《实用临床药物治疗学》丛书

主任委员　吴永佩　金有豫
总　主　译　金有豫　韩　英

国家卫生健康委医院管理研究所药事管理研究部　组织翻译

U0644114

APPLIED THERAPEUTICS
The Clinical Use of Drugs

实用临床药物治疗学
肿　瘤

第11版

主　　　编	Caroline S. Zeind　　Michael G. Carvalho
分 册 主 译	杜　光　桂　玲
分 册 译 者	（按姓氏笔画排序）

王　璐　申玲玲　刘　东　刘金玉　汤　莹
贡雪芃　杜　光　杜宏源　李　娟　李　梦
李冬艳　汪　林　张　杨　张文婷　张程亮
陈　倩　桂　玲　郭洁茹　唐仕炜　黄　媛
魏安华

分册负责单位　华中科技大学同济医学院附属同济医院

人民卫生出版社
·北京·

Applied Therapeutics: the Clinical Use of Drugs, 11th ed, ISBN: 9781496318299

© 2018 by Lippincott Williams and Wilkins, a Wolters Kluwer business. All rights reserved.

This is a Simplified Chinese translation published by arrangement with Lippincott Williams & Wilkins/Wolters Kluwer Health, Inc., USA.

Only for sale throughout Mainland of China.

本书限在中国大陆地区销售。

图书在版编目（CIP）数据

实用临床药物治疗学. 肿瘤/（美）卡罗琳·S.扎因得（Caroline·S. Zeind）主编；杜光，桂玲主译. —北京：人民卫生出版社，2020.8
　　ISBN 978-7-117-30236-4

　　Ⅰ.①实… Ⅱ.①卡…②杜…③桂… Ⅲ.①肿瘤-药物疗法 Ⅳ.①R453

　　中国版本图书馆 CIP 数据核字（2020）第 131222 号

人卫智网	www.ipmph.com	医学教育、学术、考试、健康，购书智慧智能综合服务平台
人卫官网	www.pmph.com	人卫官方资讯发布平台

图字：01-2018-6491 号

实用临床药物治疗学　肿瘤
Shiyong Linchuang Yaowu Zhiliaoxue　Zhongliu

分册主译：杜　光　桂　玲
出版发行：人民卫生出版社（中继线 010-59780011）
地　　址：北京市朝阳区潘家园南里 19 号
邮　　编：100021
E－mail：pmph @ pmph. com
购书热线：010-59787592　010-59787584　010-65264830
印　　刷：三河市潮河印业有限公司
经　　销：新华书店
开　　本：889×1194　1/16　印张：16.5
字　　数：673 千字
版　　次：2020 年 8 月第 1 版
印　　次：2020 年 12 月第 1 次印刷
标准书号：ISBN 978-7-117-30236-4
定　　价：120.00 元

打击盗版举报电话：010-59787491　E-mail：WQ @ pmph. com
质量问题联系电话：010-59787234　E-mail：zhiliang @ pmph. com

《实用临床药物治疗学》（第11版）译委会

主 任 委 员 吴永佩　金有豫

副主任委员 颜　青

总 主 译 金有豫　韩　英

副 总 主 译 缪丽燕　吕迁洲　樊德厚　蒋学华

分册（篇）主译

篇	内容		主译
第一篇	总论		蒋学华　杜晓冬
第二篇	心血管系统疾病		牟　燕　周聊生
第三篇	呼吸系统疾病		杨秀岭　蔡志刚
第四篇	消化系统疾病		韩　英
第五篇	肾脏疾病		缪丽燕　卢国元
第六篇	免疫失调		张雅敏　徐彦贵
第七篇	营养支持		吕迁洲
第八篇	皮肤疾病		鲁　严　孟　玲
第九篇	骨关节疾病		伍沪生　毛　璐
第十篇	妇女保健		张伶俐　赵　霞
第十一篇	内分泌系统疾病		梅　丹　邢小平
第十二篇	眼科疾病		王家伟
第十三篇	神经系统疾病		王长连　吴　钢
第十四篇	感染性疾病	夏培元　吕晓菊	杨　帆
第十五篇	精神疾病和物质滥用		姚贵忠　孙路路
第十六篇	肿瘤		杜　光　桂　玲
第十七篇	儿科疾病		徐　虹　李智平
第十八篇	老年疾病		封宇飞　胡　欣

《实用临床药物治疗学》为 *APPLIED THERA-PEUTICS：the Clinical Use of Drugs* 第 11 版的中译本。其第 8 版中译本曾以《临床药物治疗学》之名于 2007 年出版。

APPLIED THERAPEUTICS：the Clinical Use of Drugs 一书为临床药学的经典教材和参考书。其第 1 版由美国被誉为"药师对患者监护开拓者"（Pioneering the Pharmacists' Role in Patients Care）、2010 年美国 Remington 荣誉奖获得者的著名药学家 Marry Anne Koda-Kimble 主编，于 1975 年作为教材面世，至今出版已 44 载，虽经多版修订，但始终未离其编写初衷：采用基于"案例"和"问题"进行教育的特点和方法，帮助学生掌握药物治疗学的基本知识；学生可从中学习到常见疾病的基本知识；培养学生解决问题的能力，以制定和实施合理的药物治疗方案；每个案例均融入各章的治疗关键概念和原则等。

为了表彰作者的贡献，其第 10 版书名首次被冠名为"*Koda-Kimble & Young's Applied Therapeutics*"，以资纪念。

本版与第 8 版相比，其参加编写和每篇负责人的著名药学院校专家分别增为 214 人和 26 人。

本书第 11 版的章节数经调整后共 18 篇 110 章。与第 8 版的 101 章相比，增改了 9 章。各章内容均有所更新，特别是具有本书特点的"案例"和"问题"的数量，分别增至约 900 例和 2 800 多题，个别案例竟多达 12 题，甚至 18 题，从病情到治疗，由繁到简，环环相扣，最终解释得清清楚楚。原版全书正文总面数达 2 288 面，堪称与时俱进的经典巨著。

当前，我国正处于深化医疗改革的阶段，医疗、医保和医药联动的改革工作任务甚重。特别是在开展"以患者为中心"的药学监护（Pharmaceutical Care）工作方面，我国药师无论是在数量还是质量方面，都有相当大的差距，任重而道远。因此本书的翻译出版，定将为药师学习提高专业实践技能，促进药师在医改进展中的服务能力起到重要作用。

为此，简略地回顾一下药师的发展历史，可能有助于读者更深刻地体会本书的特点、意义和价值。

第二次世界大战后，欧美各国家制药工业迅速发展，新药大量开发应用于临床。随着药品品种和使用的增加，药物不良反应也频繁发生，不合理用药加重，药物的不合理使用导致药源性疾病的增加，患者用药风险增大。同时，人类面临的疾病负担严峻，慢性病及其他疾病的药物应用问题也愈加复杂，医疗费用迅速增加，促进合理用药成为共同关注的问题，因而要求医院药学部门工作的转型、药师观念与职责的转变，要求药师能参与临床药物治疗管理，要求高等医药院校培养应用型临床药学专业人才，这就导致药学教育的改革。美国于 1957 年首先提出高等医药院校设置 6 年制临床药学专业 Pharm D. 培养计划，培养临床型药学专业技术人才。至今美国 135 所高等医药院校的药学教育总规模 90% 以上为 Pharm D. 专业教育；规定 Pharm D. 专业学位是在医院和社会药店上岗药师的唯一资格。并在医院建立学员毕业后以提高临床用药实践能力为主的住院药师规范化培训制度。

在此背景下，美国加州旧金山大学药学院临床药学系主任、著名的药学家 Marry Anne Koda-Kimble 主编了本书的第 1 版，作为培养新型药师的教材于 1975 年问世。本书第 1 版前言中指出"正是药师——受过高级培训、成为药物治疗专家，掌握药物的最新知识及了解发展动态、为患者和医师提供咨询，在合理使用药物、防止药物不良反应等方面——将起到关键作用"。美国的一些药学院校在课程设置方面增加了相应的内容,使药师能够胜任"以患者为中心"参与临床药物治疗管理的工作职责。其后 40 年来,药师的教育和实践任务随着医疗保健工作的发展,在"以患者为中心"的基础上,不断地向临床药学、实践规范化和系统管理方面进行改革和提高。其中比较突出的有 3 位美国学者 Robert J. Cipolle(药师和教育学家)、Linda M. Strand(药师和教育学家)和 Peter C. Morley(医学人类学家和教育学家),作为一个团队,通过调查、研究、试点、总结而提出"药学监护"(Pharmaceutical Care)的理念(philosophy)、实践和规范(practice),指南(guide)以至"药物治疗管理"(Medication Therapy Management,MTM)系统。4 位专家的"革命"性变革,提高了药师在医疗保健中的地位及对其重要性的认识,促进了药师专业作用的发挥。因此 Robert J. Cipolle、Linda M. Strand 两人和 Koda-Kimble 分别于 1997 年和 2010 年获得美国药师协会颁发的代表药学专业领域最高荣誉的 Remington 奖章,对他们在药学专业领域所作的巨大贡献予以肯定和鼓励。

迄今,世界各国的药学教育和药师的工作重点和作用,也都先后向这方面转变。在我国也正在加速药学教育改革和医院药师职责的转变。本版第 1 章"药物治疗管理和治疗评估"(Medication Therapy Management and Assessment of Therapy)的内容,很适合我国药师的现状和需要。

有鉴于此,我们组织了本书的翻译,以飨读者。

本书的翻译工作由金有豫教授和吴永佩教授牵头,韩英、缪丽燕、吕迁洲、樊德厚、蒋学华等教授出任总译校审阅工作。23 家三级医院和药学院校有丰富理论和实际经验的药学、医学专家教授及部分临床药师近 200 人分别承担了 18 篇共 110 章的翻译、校译和审译工作,我们对各篇章译校专家所付出的辛勤劳动深表感谢。由于专业知识、翻译水平与经验的不足,难免有疏漏或不当之处,恳请专家和读者提出宝贵意见。

译委会

2019 年 10 月

距 *APPLIED THERAPEUTICS：the Clinical Use of Drugs* 第 1 版出版已经 40 多年了，这期间健康卫生的蓝图发生了巨大的变革。虽然科技的巨大进步改变了个体化医疗，但我们也意识到在日益复杂的医疗保健服务系统中所面临的重大挑战。我们比以往任何时候都更需要具有批判性思维和可以运用解决问题技能来改善患者预后的卫生专业技术人员。

大约 40 年后，这本教科书的基本原则——以患者为中心，以案例为基础的学习方法——仍然是卫生专业教育的基石。我们的编者们列出了约900 个案例来帮助读者在特定的临床环境中综合应用治疗学原则。我们也给卫生专业学生和实践者提供了简要的有关临床医师批判性的思维、解决问题的技能评估和解决治疗问题的思维方式。卫生专业的学生和实践者通过初步了解临床医师评估和解决治疗问题的思维来提升自身批判性思维和解决问题的能力。

熟悉本书过去版本的读者会注意到本书的整体设计与第 10 版一致，每章开头都包含了核心原则部分，提供了本章最重要的概括性信息。每个核心原则都定位于每章将被详细讨论的特定案例，关键性的参考文献和网站在每章结尾列出，每章所有的参考文献都可在网上看到。

基于过去版本中提供的基于案例学习的良好基础，第 11 版做了一些改变，以满足全球卫生专业教育工作者和学生不断变化的教育需求。主编们和编者们将美国医学研究所（Institute of Medicine，IOM）的 5 个核心能力，即以患者为中心的监护能力、跨学科团队的协作能力、基于循证证据的实践能力、质量改进技术的应用能力和信息技术的应用能力作为在书中提出案例研究和问题的主要框架。此外，2016 年药学教育认证委员会（the Accreditation Council for Pharmacy Education，ACPE）认证标准、药学教育促进中心（the Center for the Advancement of Pharmacy Education，CAPE）教育成果和北美药剂师执照考试（the North American Pharmacist Licensure Examination，NAPLEX）修订版的能力声明作为编写团队和编者们设计编撰第 11 版的指导方针。

本版的特点在于 200 多位经验丰富的临床医师做出了积极的贡献，每一章都经过修订和更新，以反映我们不断变化的药物知识以及这些知识在患者个体化治疗中的应用。几部分内容已经过广泛的重组，引入了新的章节来扩展重要主题，其中包括总论、免疫失调、类风湿性疾病、骨关节疾病、神经系统疾病、精神疾病和物质滥用及肿瘤部分。特别值得注意的是总论部分关于药物相互作用、药物基因组学和个体化用药及职业教育与实践的新章节。此外，还重新设计了 1 章，重点关注重症患者的监护，现在还补充了关于儿童危重症监护的章节。

鉴于将跨专业教育（interprofessional education，IPE）纳入教学、实践和临床环境的重要性，我们添加了一系列由本书各个部分编者们的代表编写的IPE 案例研究。

由于我们正在计划下一个版本，因此我们欢迎您的反馈。作者从文献、现行标准、临床经验中提取信息，从而分享合理的、深思熟虑的治疗策略。然而，每个实践者都有责任去评估书中实际临床环境中某些观点的适用性，我们支持任何在此领域的发展。我们强烈要求学生和实践者在需要使用新的和不熟悉的药物时参考适当的信息来源。

原著致谢

我们十分感激那些致力于完成 *APPLIED THERAPEUTICS：the Clinical Use of Drugs* 第 11 版的所有编者。我们感谢所有编者在平衡承担教育工作者、临床医师和研究人员众多责任的同时，不懈地提供最高质量的编写工作。我们感谢 26 位分册（篇）主编的出色工作，他们在本书的组织结构和章节的个性化编写中提供了必要的关键性的反馈意见，没有他们的奉献和支持，这个版本也是不可能出版的。另外，我们特别希望感谢那些已退休的主编们——Jean M. Nappi、Timothy J. Ives、Marcia L. Buck、Judith L. Beizer 和 Myrna Y. Munar，因为他们是第 11 版的指导力量。我们衷心感谢本书之前版本的编写团队，特别感谢 Brian K. Alldredge 博士和 B. Joseph Guglielmo 博士对第 11 版的指导和支持。我们还要感谢"Facts and Comparisons"允许我们使用他们的数据来构建本书的一些表格。

来自 Wolters Kluwer、Matt Hauber、Andrea Vosburgh 和 Annette Ferran 的团队应该得到特别的认可。他们非凡的耐心、对细节的关注和指导对于这个项目的成功至关重要。我们衷心感谢 Tara Slagle（项目管理）和 Samson Premkumar（制作）协助我们完成这个版本。最重要的是，我们要感谢我们的配偶和家人对我们的爱、理解和坚定的支持。他们无私地给予我们编写本书时所需要的一个个清晨、深夜、周末和假期。

与过去的版本一致，我们继续将我们的工作奉献给激励我们的学生以及教会了我们宝贵经验的患者。我们还将第 11 版献给那些临床医师和教育工作者，他们在应用基于团队的方法提供以患者为中心的监护服务方面发挥了先锋领袖和行为榜样作用。

Michael C. Angelini, PharmD, MA, BCPP
Associate Professor of Pharmacy Practice
School of Pharmacy–Boston
MCPHS University
Boston, Massachusetts

Judith L. Beizer, PharmD, CGP, FASCP
Clinical Professor
Department of Clinical Pharmacy Practice
College of Pharmacy & Allied Health Professions
St. John's University
Jamaica, New York

Marcia L. Buck, PharmD, FCCP, FPPAG
Professor
Department of Pediatrics
School of Medicine
Clinical Coordinator, Pediatrics
Department of Pharmacy
University of Virginia
Charlottesville, Virginia

Michael G. Carvalho, PharmD, BCPP
Assistant Dean of Interprofessional Education
Professor and Chair
Department of Pharmacy Practice
School of Pharmacy–Boston
MCPHS University
Boston, Massachusetts

Judy W. Cheng, PharmD, MPH, BCPS, FCCP
Professor of Pharmacy Practice
School of Pharmacy–Boston
MCPHS University
Boston, Massachusetts

R. Rebecca Couris, PhD, RPh
Professor of Nutrition Science and Pharmacy Practice
Department of Pharmacy Practice, School of Pharmacy–Boston
MCPHS University
Boston, Massachusetts

Steven Gabardi, PharmD, BCPS, FAST, FCCP
Abdominal Organ Transplant Clinical Specialist & Program Director
PGY-2 Organ Transplant Pharmacology Residency
Brigham and Women's Hospital
Departments of Transplant Surgery/Pharmacy/Renal Division
Assistant Professor of Medicine
Harvard Medical School
Boston, Massachusetts

Jennifer D. Goldman, BS, PharmD, CDE, BC-ADM, FCCP
Professor of Pharmacy Practice
School of Pharmacy–Boston
MCPHS University
Boston, Massachusetts

Christy S. Harris, PharmD, BCPS, BCOP
Associate Professor of Pharmacy Practice
School of Pharmacy–Boston
MCPHS University
Boston, Massachusetts

Timothy R. Hudd, PharmD, AE-C
Associate Professor of Pharmacy Practice
School of Pharmacy–Boston
MCPHS University
Boston, Massachusetts

Timothy J. Ives, PharmD, MPH, FCCP, BCPS
Professor
Eshelman School of Pharmacy
The University of North Carolina at Chapel Hill
Chapel Hill, North Carolina

Susan Jacobson, MS, EdD, RPh
Associate Professor of Pharmacy Practice
School of Pharmacy–Boston
MCPHS University
Boston, Massachusetts

Maria D. Kostka-Rokosz, PharmD
Assistant Dean of Academic Affairs
Professor of Pharmacy Practice
School of Pharmacy–Boston
MCPHS University
Boston, Massachusetts

Trisha LaPointe, PharmD, BCPS
Associate Professor of Pharmacy Practice
School of Pharmacy–Boston
MCPHS University
Boston, Massachusetts

Michele Matthews, PharmD, CPE, BCACP
Associate Professor of Pharmacy Practice
School of Pharmacy–Boston
MCPHS University
Boston, Massachusetts

分册主编

Susan L. Mayhew, PharmD, BCNSP, FASHP
Professor and Dean
Appalachian College of Pharmacy
Oakwood, Virginia

William W. McCloskey, BA, BS, PharmD
Professor and Vice-Chair
Department of Pharmacy Practice
School of Pharmacy–Boston
MCPHS University
Boston, Massachusetts

Myrna Y. Munar, PharmD
Associate Professor
Department of Pharmacy Practice
College of Pharmacy
Oregon State University
Oregon Health and Science University
Portland, Oregon

Jean M. Nappi, PharmD, FCCP, BCPS AQ-Cardiology
Professor
Clinical Pharmacy and Outcome Sciences
South Carolina College of Pharmacy
Medical University of South Carolina
Charleston, South Carolina

Kamala Nola, PharmD, MS
Professor and Vice-Chair
Department of Pharmacy Practice
Lipscomb University College of Pharmacy
Nashville, Tennessee

Dorothea C. Rudorf, PharmD, MS
Professor of Pharmacy Practice
School of Pharmacy–Boston
MCPHS University
Boston, Massachusetts

Carrie A. Sincak, PharmD, BCPS, FASHP
Assistant Dean for Clinical Affairs and Professor
Department of Pharmacy Practice
Midwestern University Chicago College of Pharmacy
Downers Grove, Illinois

Timothy E. Welty, PharmD, FCCP
Professor
Department of Pharmacy Practice
University of Kansas School of Pharmacy
Lawrence, Kansas

G. Christopher Wood, PharmD, FCCP, FCCM, BCPS
Associate Professor of Clinical Pharmacy
University of Tennessee Health Science Center
College of Pharmacy
Memphis, Tennessee

Kathy Zaiken, PharmD
Professor of Pharmacy Practice
School of Pharmacy–Boston
MCPHS University
Boston, Massachusetts

Caroline S. Zeind, PharmD
Associate Provost for Academic and International Affairs
Chief Academic Officer
Worcester, Massachusetts and Manchester, New Hampshire Campuses
Professor of Pharmacy Practice
Academic Affairs
MCPHS University
Boston, Massachusetts

Steven R. Abel, PharmD, FASHP
Professor of Pharmacy Practice
Associate Provost for Engagement
Purdue University
West Lafayette, Indiana

Jessica L. Adams, PharmD, BCPS, AAHIVP
Assistant Professor of Clinical Pharmacy
HIV and Infectious Diseases Specialist
Department of Pharmacy Practice and Pharmacy Administration
Philadelphia College of Pharmacy
University of the Sciences
Philadelphia, Pennsylvania

Brian K. Alldredge, PharmD
Professor and Vice Provost
University of California–San Francisco
San Francisco, California

Mary G. Amato, PharmD, MPH, BCPS
Professor of Pharmacy Practice
School of Pharmacy–Boston
MCPHS University
Boston, Massachusetts

Jaime E. Anderson, PharmD, BCOP
Oncology Clinical Pharmacy Specialist
MD Anderson Medical Center
University of Texas
Houston, Texas

Michael C. Angelini, PharmD, MA, BCPP
Associate Professor of Pharmacy Practice
School of Pharmacy–Boston
MCPHS University
Boston, Massachusetts

Albert T. Bach, PharmD
Assistant Professor of Pharmacy Practice
School of Pharmacy
Chapman University
Irvine, California

Jennifer H. Baggs, PharmD, BCPS, BCNSP
Clinical Assistant Professor
University of Arizona
Tucson, Arizona

David T. Bearden, PharmD
Clinical Professor and Chair
Department of Pharmacy Practice
Clinical Assistant Director

Department of Pharmacy Services
College of Pharmacy
Oregon State University
Oregon Health and Science University
Portland, Oregon

Sandra Benavides, PharmD, FCCP, FPPAG
Professor
Assistant Dean for Programmatic Assessment and Accreditation
Interim Chair
Department of Clinical and Administrative Sciences
Larkin Health Sciences Institute College of Pharmacy

Paul M. Beringer, PharmD, FASHP, FCCP
Associate Professor
Department of Clinical Pharmacy
University of Southern California
Los Angeles, California

Snehal H. Bhatt, PharmD, BCPS
Associate Professor of Pharmacy Practice
School of Pharmacy–Boston
MCPHS University
Clinical Pharmacist
Beth Israel Deaconess Medical Center
Boston, Massachusetts

Jeff F. Binkley, PharmD, BCNSP, FASHP
Administrative Director of Pharmacy
Maury Regional Medical Center and Affiliates
Columbia, Tennessee

Marlo Blazer, PharmD, BCOP
Assistant Director
Xcenda, an AmerisourceBergen Company
Columbus, Ohio

KarenBeth H. Bohan, PharmD, BCPS
Professor and Founding Chair
Department of Pharmacy Practice
School of Pharmacy and Pharmaceutical Sciences
Binghamton University
Binghamton, New York

Suzanne G. Bollmeier, PharmD, BCPS, AE-C
Professor of Pharmacy Practice
School of Pharmacy–Boston
St. Louis College of Pharmacy
St. Louis, Missouri

Laura M. Borgelt, PharmD, BCPS
Associate Dean of Administration and Operations
Professor
Departments of Clinical Pharmacy and Family Medicine
University of Colorado Anschutz Medical Campus
Skaggs School of Pharmacy
Aurora, Colorado

Jolene R. Bostwick, PharmD, BCPS, BCPP
Clinical Associate Professor
Department of Clinical, Social, and Administrative Sciences
University of Michigan College of Pharmacy
Ann Arbor, Michigan

Nicole J. Brandt, PharmD, MBA, CGP, BCPP, FASCP
Executive Director
Peter Lamy Center on Drug Therapy and Aging
Professor
University of Maryland School of Pharmacy
Baltimore, Maryland

Marcia L. Buck, PharmD, FCCP, FPPAG
Professor
Department of Pediatrics
School of Medicine
Clinical Coordinator, Pediatrics
Department of Pharmacy
University of Virginia
Charlottesville, Virginia

Deanna Buehrle, PharmD
Infectious Diseases Clinical Specialist
University of Pittsburgh Medical Center Presbyterian
Pittsburgh, Pennsylvania

Sara K. Butler, PharmD, BCPS, BOCP
Clinical Pharmacy Specialist, Medical Oncology
Barnes-Jewish Hospital
Saint Louis, Missouri

Beth Buyea, MHS, PA-C
Assistant Professor
Tufts University, School of Medicine
Boston, Massachusetts

Charles F. Caley, PharmD, BCCP
Clinical Professor
School of Pharmacy
University of Connecticut
Storrs, Connecticut

Joseph Todd Carter, PharmD
Assistant Professor of Pharmacy Practice
Appalachian College of Pharmacy
Oakwood, Virginia
Primary Care Centers of Eastern Kentucky
Hazard, Kentucky

Michael G. Carvalho, PharmD, BCPP
Assistant Dean of Interprofessional Education
Professor and Chair
Department of Pharmacy Practice
School of Pharmacy–Boston
MCPHS University
Boston, Massachusetts

Jamie J. Cavanaugh, PharmD, CPP, BCPS
Assistant Professor of Clinical Education, Pharmacy
Assistant Professor of Medicine
University of North Carolina at Chapel Hill
Chapel Hill, North Carolina

Michelle L. Ceresia, PharmD, FACVP
Associate Professor of Pharmacy Practice
School of Pharmacy–Boston
MCPHS University
Boston, Massachusetts
Adjunct Associate Professor
Department of Clinical Sciences
Cummings Veterinary School of Medicine at Tufts University
North Grafton, Massachusetts

Laura Chadwick, PharmD
Clinical Specialist in Pharmacogenomics
Boston Children's Hospital
Boston, Massachusetts

Michelle L. Chan, PharmD, BCPS
Clinical Pharmacy Specialist
Infectious Diseases
Methodist Hospital of Southern California
Arcadia, California

Lin H. Chen, MD, FACP, FASTMH
Associate Professor of Medicine
Harvard Medical School
Boston, Massachusetts
Director of the Travel Medicine Center
Mount Auburn Hospital
Cambridge, Massachusetts

Steven W. Chen, PharmD, FASHP, FNAP
Associate Professor and Chair
Titus Family Department of Clinical Pharmacy
William A. Heeres and Josephine A. Heeres Endowed Chair in Community Pharmacy
University of Southern California School of Pharmacy
Los Angeles, California

Judy W. Cheng, PharmD, MPH, BCPS, FCCP
Professor of Pharmacy Practice
School of Pharmacy–Boston
MCPHS University
Boston, Massachusetts

Michael F. Chicella, PharmD, FPPAG
Pharmacy Clinical Manager
Children's Hospital of The King's Daughters
Norfolk, Virginia

Jennifer W. Chow, PharmD
Director of Professional Development and Education
Pediatric Pharmacy Advocacy Group
Memphis, Tennessee

Cary R. Chrisman, PharmD
Assistant Professor
Department of Clinical Pharmacy
University of Tennessee College of Pharmacy
Clinical Pharmacist, Department of Pharmacy
Methodist Medical Center
Memphis and Oak Ridge, Tennessee

Edith Claros, PhD, MSN, RN, APHN-BC
Assistant Dean and Associate Professor
School of Nursing
MCPHS University
Worcester, Massachusetts

John D. Cleary, PharmD, FCCP, BCPS
Director of Pharmacy
St. Dominic-Jackson Memorial Hospital
Schools of Medicine and Pharmacy
University of Mississippi Medical Center
Jackson, Mississippi

Michelle Condren, PharmD, BCPPS, AE-C, CDE, FPPAG
Professor and Department Chair
University of Oklahoma College of Pharmacy
University of Oklahoma School of Community Medicine
Tulsa, Oklahoma

Amanda H. Corbett, PharmD, BCPS, FCCP
Clinical Associate Professor
Eshelman School of Pharmacy and School of Medicine
Global Pharmacology Coordinator
Institute for Global Health and Infectious Diseases
University of North Carolina
Chapel Hill, North Carolina

Mackenzie L. Cottrell, PharmD, MS, BCPS, AAHIVP
Research Assistant Professor
UNC Eshelman School of Pharmacy
University of North Carolina at Chapel Hill
Chapel Hill, North Carolina

R. Rebecca Couris, PhD, RPh
Professor of Nutrition Science and Pharmacy Practice
Department of Pharmacy Practice, School of Pharmacy–Boston
MCPHS University
Boston, Massachusetts

Steven J. Crosby, MA, BSP, RPh, FASCP
Assistant Professor of Pharmacy Practice
School of Pharmacy–Boston
MCPHS University
Boston, Massachusetts

Jason Cross, PharmD
Associate Professor Pharmacy Practice
School of Pharmacy–Worcester/Manchester
MCPHS University
Worcester, Massachusetts

Sandeep Devabhakthuni, PharmD, BCPS–AQ Cardiology
Assistant Professor of Cardiology/Critical Care
University of Maryland School of Pharmacy
Baltimore, Maryland

Andrea S. Dickens, PharmD, BCOP
Clinical Pharmacy Specialist
MD Anderson Cancer Center
University of Texas
Houston, Texas

Lisa M. DiGrazia, PharmD, BCPS, BCOP
Director, Medical Affairs
Amneal Biosciences Bridgewater, New Jersey

Suzanne Dinsmore, BSP, PharmD, CGP
Assistant Professor of Pharmacy Practice
School of Pharmacy–Boston
MCPHS University
Boston, Massachusetts

Betty J. Dong, PharmD, FASHP, FAPHA, FCCP, AAHIVP
Professor of Clinical Pharmacy and Family and Community Medicine
Department of Clinical Pharmacy
Schools of Pharmacy and Medicine
University of California, San Francisco
San Francisco, California

Richard H. Drew, PharmD, MS, FCCP
Professor and Vice-Chair of Research and Scholarship
Campbell University College of Pharmacy and Health Sciences
Buies Creek, North Carolina
Associate Professor of Medicine (Infectious Diseases)
Duke University School of Medicine
Durham, North Carolina

Robert L. Dufresne, PhD, PhD, BCPS, BCPP
INBRE Behavioral Science Coordinator and Professor
College of Pharmacy
University of Rhode Island
Kingston, Rhode Island
Psychiatric Pharmacotherapy Specialist
PGY-2 Psychiatric Pharmacy Residency Program Director
Providence VA Medical Center
Providence, Rhode Island

Kaelen C. Dunican, PharmD
Professor of Pharmacy Practice
School of Pharmacy–Worcester/Manchester
MCPHS University
Worcester, Massachusetts

Brianne L. Dunn, PharmD
Associate Dean for Outcomes Assessment & Accreditation
Clinical Associate Professor
Department of Clinical Pharmacy and Outcomes Sciences
University of South Carolina College of Pharmacy
Columbia, South Carolina

Robert E. Dupuis, PharmD, FCCP
Clinical Professor of Pharmacy
Eshelman School of Pharmacy
University of North Carolina at Chapel Hill
Chapel Hill, North Carolina

Cheryl R. Durand, PharmD
Associate Professor of Pharmacy Practice
School of Pharmacy–Worcester/Manchester
MCPHS University
Manchester, New Hampshire

Megan J. Ehret, PharmD, MS, BCPP
Behavior Health Clinical Pharmacy Specialist
United States Department of Defense
Fort Belvoir Community Hospital
Fort Belvoir, Virginia

Carol Eliadi, EdD, JD, NP-BC
Professor and Dean of Nursing
MCPHS University
School of Nursing–Worcester, Massachusetts and Manchester,
    New Hampshire Campuses

Shareen Y. El-Ibiary, PharmD, FCCP, BCPS
Professor of Pharmacy Practice
Department of Pharmacy Practice
Midwestern University College of Pharmacy–Glendale
Glendale, Arizona

Katie Dillinger Ellis, PharmD
Clinical Specialist
Neonatal/Infant Intensive Care
Department of Pharmacy
The Children's Hospital of Philadelphia
Philadelphia, Pennsylvania

Justin C. Ellison, PharmD, BCPP
Clinical Pharmacy Specialist–Mental Health
Providence Veterans Affairs Medical Center
Providence, Rhode Island

Rachel Elsey, PharmD, BCOP
Clinical Pharmacist
Avera Cancer Institute
South Dakota State University
Sioux Falls, South Dakota

Gregory A. Eschenauer, PharmD, BCPS (AQ-ID)
Clinical Assistant Professor
University of Michigan
Ann Arbor, Michigan

John Fanikos, MBA, RPh
Executive Director of Pharmacy
Brigham and Women's Hospital
Adjunct Associate Professor of Pharmacy Practice
MCPHS University
Department of Pharmacy Practice, School of Pharmacy–Boston
Boston, Massachusetts

Elizabeth Farrington, PharmD, FCCP, FCCM, FPPAG, BCPS
Pharmacist III–Pediatrics
Department of Pharmacy
New Hanover Regional Medical Center
Wilmington, North Carolina

Erika Felix-Getzik, PharmD
Associate Professor of Pharmacy Practice
School of Pharmacy–Boston
MCPHS University
Boston, Massachusetts

Jonathan D. Ference, PharmD
Assistant Dean of Assessment and Alumni Affairs
Associate Professor of Pharmacy Practice
Director of Pharmacy Care Labs
Nesbitt School of Pharmacy
Wilkes University
Wilkes-Barre, Pennsylvania

Kimberly Ference, PharmD
Associate Professor
Department of Pharmacy Practice
Nesbitt College of Pharmacy and Nursing
Wilkes University
Wilkes-Barre, Pennsylvania

Victoria F. Ferraresi, PharmD, FASHP, FCSHP
Director of Pharmacy Services
Pathways Home Health and Hospice
Sunnyvale, California

Joseph W. Ferullo, PharmD
Associate Professor of Pharmacy Practice
School of Pharmacy–Boston
MCPHS University
Boston, Massachusetts

Christopher K. Finch, PharmD, BCPS, FCCM, FCCP
Director of Pharmacy
Methodist University Hospital
Associate Professor
College of Pharmacy
University of Tennessee
Memphis, Tennessee

Douglas N. Fish, PharmD, BCPS–AQ ID
Professor and Chair
Department of Clinical Pharmacy
Skaggs School of Pharmacy and Pharmaceutical Science
University of Colorado
Clinical Specialist in Critical Care/Infectious Diseases
University of Colorado Hospital
Aurora, Colorado

Jeffrey J. Fong, PharmD, BCPS
Associate Professor of Pharmacy Practice
School of Pharmacy–Worcester/Manchester
MCPHS University
Worcester, Massachusetts

Andrea S. Franks, PharmD, BCPS
Associate Professor, Clinical Pharmacy and Family Medicine
College of Pharmacy and Graduate School Medicine
University of Tennessee Health Science Center
Knoxville, Tennessee

Kristen N. Gardner, PharmD
Clinical Pharmacy Specialist–Behavioral Health
Highline Behavioral Clinic
Kaiser Permanente Colorado
Denver, Colorado

Virginia L. Ghafoor, PharmD
Pharmacy Specialist–Pain Management
University of Minnesota Medical Center
Minneapolis, Minnesota

Brooke Gildon, PharmD, BCPPS, BCPS, AE-C
Associate Professor of Pharmacy Practice
Southwestern Oklahoma State University College of Pharmacy
Weatherford, Oklahoma

Ashley Glode, PharmD, BCOP
Assistant Professor
Department of Clinical Pharmacy
Skaggs School of Pharmacy and Pharmaceutical Sciences
University of Colorado Anschutz Medical Campus
Aurora, Colorado

Jeffery A. Goad, PharmD, MPH, FAPhA, PCPhA, FCSHP
Professor and Chair
Department of Pharmacy Practice
School of Pharmacy
Chapman University
Irvine, California

Jennifer D. Goldman, BS, PharmD, CDE, BC-ADM, FCCP
Professor of Pharmacy Practice
School of Pharmacy–Boston
MCPHS University
Boston, Massachusetts

Joel Goldstein, MD
Assistant Clinical Professor
Harvard Medical School
Division of Child/Adolescent Psychology
Cambridge Health Alliance
Cambridge, Massachusetts

Luis S. Gonzalez, III, PharmD, BCPS
Manager
Clinical Pharmacy Services
PGY1 Pharmacy Residency Program Director
Conemaugh Memorial Medical Center
Johnstown, Pennsylvania

Larry Goodyer, PhD, MRPharmS, BCPS
Professor, School of Pharmacy
De Montfort University
Leicester, United Kingdom
Medical Director
Nomad Travel Stores and Clinic
Bishop's Stortford, United Kingdom

Mary-Kathleen Grams, PharmD, BCGP
Assistant Professor of Pharmacy Practice
School of Pharmacy–Boston
MCPHS University
Boston, Massachusetts

Philip Grgurich, PharmD, BCPS
Associate Professor of Pharmacy Practice
School of Pharmacy–Boston
MCPHS University
Boston, Massachusetts

B. Joseph Guglielmo, PharmD
Professor and Dean
School of Pharmacy
University of California, San Francisco
San Francisco, California

Karen M. Gunning, PharmD, BCPS, BCACP, FCCP
Professor (Clinical) and Interim Chair of Pharmacotherapy
Adjunct Professor of Family and Preventive Medicine
PGY2 Ambulatory Care Residency Director
Clinical Pharmacist–University of Utah Family Medicine Residency/
    Sugarhouse Clinic
University of Utah College of Pharmacy and School of Medicine
Salt Lake City, Utah

Mary A. Gutierrez, PharmD, BCPP
Professor of Pharmacy Practice
Chapman University School of Pharmacy
Irvine, California

Justinne Guyton, PharmD, BCACP
Associate Professor of Pharmacy Practice
Site Coordinator
PGY2 Ambulatory Care Residency Program
St. Louis College of Pharmacy
St. Louis, Missouri

Matthew Hafermann, PharmD, BCPS
Medical ICU/Cardiology Clinical Pharmacist
Harborview Medical Center
PGY1 Pharmacy Residency Coordinator
Medicine Clinical Instructor
University of Washington School of Pharmacy
Seattle, Washington

Jason S. Haney, PharmD, BCPS, BCCCP
Assistant Professor
Department of Clinical Pharmacy and Outcome Sciences
South Carolina College of Pharmacy
Medical University of South Carolina
Charleston, South Carolina

Christy S. Harris, PharmD, BCPS, BCOP
Associate Professor of Pharmacy Practice
School of Pharmacy–Boston
MCPHS University
Boston, Massachusetts

Mary F. Hebert, PharmD, FCCP
Professor
Department of Pharmacy
Adjunct Professor of Obstetrics and Gynecology
University of Washington
Seattle, Washington

Emily L. Heil, PharmD, BCPS-AQ ID
Assistant Professor
Infectious Diseases
University of Maryland School of Pharmacy
Baltimore, Maryland

Erika L. Hellenbart, PharmD, BCPS
Clinical Assistant Professor
University of Illinois at Chicago College of Pharmacy
Chicago, Illinois

David W. Henry, PharmD, MS, BCOP, FASHP
Associate Professor and Chair
Pharmacy Practice
University of Kansas School of Pharmacy
Lawrence, Kansas

Christopher M. Herndon, PharmD, BCPS, CPE
Associate Professor
Department of Pharmacy Practice
School of Pharmacy
Southern University Illinois Edwardsville
Edwardsville, Illinois

Richard N. Herrier, PharmD, FAPhA
Clinical Professor
Department of Pharmacy Practice and Science
College of Pharmacy
University of Arizona
Tucson, Arizona

16

编者名单

Karl M. Hess, PharmD, CTH, FCPhA
Vice Chair of Clinical and Administrative Sciences
Associate Professor
Certificate Coordinator for Medication Therapy Outcomes
Keck Graduate Institute Claremont, California

Curtis D. Holt, PharmD
Clinical Professor
Department of Surgery
University of California, Los Angeles
Los Angeles, California

Evan R. Horton, PharmD
Associate Professor of Pharmacy Practice
School of Pharmacy–Worcester/Manchester
MCPHS University
Worcester, Massachusetts

Priscilla P. How, PharmD, BCPS
Assistant Professor
Director of PharmD Program
Department of Pharmacy
Faculty of Science
National University of Singapore
Principal Clinical Pharmacist
Department of Medicine
Division of Nephrology
National University Hospital
Singapore, Republic of Singapore

Molly E. Howard, PharmD, BCPS
Clinical Pharmacy Specialist
Central Alabama Veterans Health Care System
Montgomery, Alabama

Timothy R. Hudd, PharmD, AE-C
Associate Professor of Pharmacy Practice
School of Pharmacy–Boston
MCPHS University
Boston, Massachusetts

Bethany Ibach, PharmD, BCPPS
Assistant Professor of Pharmacy Practice
School of Pharmacy, Pediatrics Division
Texas Tech University Health Sciences Center
Abilene, Texas

Gail S. Itokazu, PharmD
Clinical Associate Professor
Department of Pharmacy Practice
University of Illinois, Chicago
Clinical Pharmacist
Division of Infectious Diseases
John H. Stroger Jr. Hospital of Cook County
Chicago, Illinois

Timothy J. Ives, PharmD, MPH, FCCP, CPP
Professor of Pharmacy
Adjunct Professor of Medicine
Eshelman School of Pharmacy
University of North Carolina at Chapel Hill
Chapel Hill, North Carolina

Nicole A. Kaiser, RPh, BCOP
Oncology Clinical Pharmacy Specialist
Children's Hospital Colorado
Aurora, Colorado

James S. Kalus, PharmD, FASHP
Director of Pharmacy
Henry Ford Health System
Henry Ford Hospital
Detroit, Michigan

Marina D. Kaymakcalan, PharmD
Clinical Pharmacy Specialist
Dana Farber Cancer Institute
Boston, Massachusetts

Michael B. Kays, PharmD, FCCP
Associate Professor
Department of Pharmacy Practice
Purdue University College of Pharmacy
West Lafayette and Indianapolis, Indiana

Jacob K. Kettle, PharmD, BCOP
Oncology Clinical Pharmacy Specialist
University of Missouri Health Care
Columbia, Missouri

Rory E. Kim, PharmD
Assistant Professor of Clinical Pharmacy
University of Southern California School of Pharmacy
Los Angeles, California

Lee A. Kral, PharmD, BCPS, CPE
Clinical Pharmacy Specialist, Pain Management
Department of Pharmaceutical Care
The University of Iowa Hospitals and Clinics
Iowa City, Iowa

Donna M. Kraus, PharmD, FAPhA, FPPAG, FCCP
Pediatric Clinical Pharmacist/Associate Professor of Pharmacy
    Practice
Departments of Pharmacy Practice and Pediatrics
Colleges of Pharmacy and Medicine
University of Illinois at Chicago
Chicago, Illinois

Susan A. Krikorian, MS, PharmD
Professor of Pharmacy Practice
School of Pharmacy–Boston
MCPHS University
Boston, Massachusetts

Andy Kurtzweil, PharmD, BCOP
Pharmacy Supervisor–Adult Hematology and Oncology/BMT
University of Minnesota Health
Minneapolis, Minnesota

Benjamin Laliberte, PharmD, BCPS
Clinical Pharmacy Specialist, Cardiology
Massachusetts General Hospital
Boston, Massachusetts

Jerika T. Lam, PharmD, AAHIVP
Assistant Professor of Pharmacy Practice
School of Pharmacy
Chapman University
Irvine, California

Trisha LaPointe, PharmD, BCPS
Associate Professor of Pharmacy Practice
School of Pharmacy–Boston

MCPHS University
Boston, Massachusetts

Alan H. Lau, PharmD
Professor
Director, International Clinical Pharmacy Education
College of Pharmacy
University of Illinois at Chicago
Chicago, Illinois

Elaine J. Law, PharmD, BCPS
Assistant Clinical Professor of Pharmacy Practice
Thomas J. Long School of Pharmacy and Health Sciences
University of the Pacific
Stockton, California

Kimberly Lenz, PharmD
Clinical Pharmacy Manager
Office of Clinical Affairs
University of Massachusetts Medical School
Quincy, Massachusetts

Russell E. Lewis, PharmD, FCCP
Associate Professor of Medicine, Infectious Diseases
Department of Medical and Surgical Services
Infectious Diseases Unit, Policlinico S. Orsola-Malpighi
University of Bologna
Bologna, Italy

Rachel C. Long, PharmD, BCPS
Clinical Staff Pharmacist
Carolinas HealthCare System
Charlotte, North Carolina

Ann M. Lynch, BSP, PharmD, AE-C
Professor of Pharmacy Practice
School of Pharmacy–Worcester/Manchester
MCPHS University
Worcester, Massachusetts

Matthew R. Machado, PharmD
Associate Professor of Pharmacy Practice
School of Pharmacy–Boston
MCPHS University
Boston, Massachusetts

Emily Mackler, PharmD, BCOP
Clinical Pharmacist and Project Manager
Michigan Oncology Quality Consortium
University of Michigan
Ann Arbor, Michigan

Daniel R. Malcolm, PharmD, BCPS, BCCCP
Associate Professor and Vice-Chair
Clinical and Administrative Services
Sullivan University College of Pharmacy
Louisville, Kentucky

Shannon F. Manzi, PharmD, NREMT, FPPAG
Director, Clinical Pharmacogenomics Service
Manager, Emergency and ICU Pharmacy Services
Boston Children's Hospital
Boston, Massachusetts

Joel C. Marrs, PharmD, FCCP, FASHP, FNLA, BCPS-AQ Cardiology, BCACP, CLS, ASH-CHC
Associate Professor
Department of Clinical Pharmacy
University of Colorado Anschutz Medical Campus
Skaggs School of Pharmacy and Pharmaceutical Sciences
Clinical Pharmacy Specialist
Department of Pharmacy
Denver Health and Hospital Authority
Aurora, Colorado

John Marshall, PharmD, BCPS, BCCCP, FCCM
Clinical Pharmacy Coordinator–Critical Care
Beth Israel Deaconess Medical Center
Boston, Massachusetts

Darius L. Mason, PharmD, BCPS, FACN
Clinical Pharmacist
Methodist South Hospital
Memphis, Tennessee

Susan L. Mayhew, PharmD, BCNSP, FASHP
Professor and Dean
Appalachian College of Pharmacy
Oakwood, Virginia

James W. McAuley, RPh, PhD, FAPhA
Associate Dean for Academic Affairs and Professor
Departments of Pharmacy Practice and Neurology
The Ohio State University College of Pharmacy
Columbus, Ohio

Sarah E. McBane, PharmD, CDE, BCPS, FCCP, FCPhA, APh
Professor and Chair
Department of Pharmacy Practice
West Coast University
Los Angeles, California

William W. McCloskey, BA, BS, PharmD
Professor of Pharmacy Practice
School of Pharmacy–Boston
MCPHS University
Boston, Massachusetts

Chephra McKee, PharmD
Assistant Professor of Pharmacy Practice
School of Pharmacy
Pediatrics Division
Texas Tech University Health Sciences Center
Abilene, Texas

Molly G. Minze, PharmD, BCACP
Associate Professor of Pharmacy Practice
Ambulatory Care Division
School of Pharmacy
Texas Tech University Health Sciences Center
Abilene, Texas

Amee D. Mistry, PharmD
Associate Professor Pharmacy Practice
School of Pharmacy–Boston
MCPHS University
Boston, Massachusetts

Katherine G. Moore, PharmD, BCPS, BCACP
Executive Director of Experiential Education
Associate Professor of Pharmacy Practice
Presbyterian College School of Pharmacy
Clinton, South Carolina

Jill A. Morgan, PharmD, BCPS, BCPPS
Associate Professor and Chair
Department of Pharmacy Practice and Science
University of Maryland School of Pharmacy
Baltimore, Maryland

Anna K. Morin, PharmD
Professor of Pharmacy Practice and Dean
School of Pharmacy–Worcester/Manchester
MCPHS University
Worcester, Massachusetts

Pamela B. Morris, MD, FACC, FAHA, FASPC, FNLA
Director, Seinsheimer Cardiovascular Health Program
Co-Director, Women's Heart Care
Medical University of South Carolina
Charleston, South Carolina

Oussayma Moukhachen, PharmD, BCPS
Assistant Professor Pharmacy Practice
School of Pharmacy–Boston
MCPHS University
Boston, Massachusetts
Clinical Care Specialist
Mount Auburn Hospital
Cambridge, Massachusetts

Kelly A. Mullican, PharmD
Primary Care Clinical Pharmacy Specialist
Kaiser Permanente–Mid-Atlantic States
Washington, District of Columbia

Myrna Y. Munar, PharmD
Associate Professor of Pharmacy
College of Pharmacy
Oregon State University
Oregon Health and Science University
Portland, Oregon

Yulia A. Murray, PharmD, BCPS
Assistant Professor of Pharmacy Practice
School of Pharmacy–Boston
MCPHS University
Boston, Massachusetts

Milap C. Nahata, MS, PharmD, FCCP, FAPhA, FASHP
Director, Institute of Therapeutic Innovations and Outcomes
Professor Emeritus of Pharmacy, Pediatrics, and Internal Medicine
Colleges of Pharmacy and Medicine
The Ohio State University
Columbus, Ohio

Richard S. Nicholas, PharmD, ND, CDE, BCPS, BCACP
Assistant Professor of Pharmacy Practice
Appalachian College of Pharmacy
Oakwood, Virginia

Stefanie C. Nigro, PharmD, BCACP, BC-ADM
Assistant Professor of Pharmacy Practice
School of Pharmacy–Boston

MCPHS University
Boston, Massachusetts

Cindy L. O'Bryant, PharmD, BCOP, FCCP, FHOPA
Professor
Department of Clinical Pharmacy
Skaggs School of Pharmacy and Pharmaceutical Sciences
Clinical Pharmacy Specialist in Oncology
University of Colorado Cancer Center
Aurora, Colorado

Kirsten H. Ohler, PharmD, BCPS, BCPPS
Clinical Assistant Professor of Pharmacy Practice
College of Pharmacy
University of Illinois at Chicago
Clinical Pharmacy Specialist–Neonatal ICU
University of Illinois at Chicago Hospital and Health Sciences System
Chicago, Illinois

Julie L. Olenak, PharmD
Assistant Dean of Student Affairs
Associate Professor
Department of Pharmacy Practice
Nesbitt College of Pharmacy and Nursing
Wilkes University
Wilkes-Barre, Pennsylvania

Jacqueline L. Olin, MS, PharmD, BCPS, CDE, FASHP, FCCP
Professor of Pharmacy
School of Pharmacy
Wingate University
Wingate, North Carolina

Neeta Bahal O'Mara, PharmD, BCPS
Clinical Pharmacist
Dialysis Clinic, Inc.
North Brunswick, New Jersey

Robert L. Page, II, PharmD, MSPH, FHFSA, FCCP, FASHP, FASCP, CGP, BCPS (AQ-Cards)
Professor
Departments of Clinical Pharmacy and Physical Medicine
School of Pharmacy and Pharmaceutical Sciences
University of Colorado
Aurora, Colorado

Louise Parent-Stevens, PharmD, BCPS
Assistant Director of Introductory Pharmacy Practice Experiences
Clinical Assistant Professor
Department of Pharmacy Practice
University of Illinois at Chicago College of Pharmacy
Chicago, Illinois

Dhiren K. Patel, PharmD, CDE, BC-ADM, BCACP
Associate Professor of Pharmacy Practice
School of Pharmacy–Boston
MCPHS University
Boston, Massachusetts

Katherine Tipton Patel, PharmD, BCOP
Clinical Pharmacy Specialist
The University of Texas
MD Anderson Cancer Center
Houston, Texas

Jennifer T. Pham, PharmD, BCPS, BCPPS
Clinical Assistant Professor, Department of Pharmacy Practice
University of Illinois at Chicago College of Pharmacy
Clinical Pharmacy Specialist, Neonatal Clinical Pharmacist
University of Illinois Hospital and Health Sciences System
Chicago, Illinois

Jonathan D. Picker, MBChB, PhD
Assistant Professor
Harvard Medical School
Clinical Geneticist
Boston Children's Hospital
Boston, Massachusetts

Brian A. Potoski, PharmD, BCPS
Associate Professor
Departments of Pharmacy and Therapeutics
University of Pittsburgh School of Pharmacy
Associate Director, Antibiotic Management Program
University of Pittsburgh Medical Center
Presbyterian University Hospital
Pittsburgh, Pennsylvania

David J. Quan, PharmD, BCPS
Health Sciences Clinical Professor of Pharmacy
Department of Clinical Pharmacy
School of Pharmacy
University of California, San Francisco
Pharmacist Specialist–Solid Organ Transplant
University of California, San Francisco Medical Center
San Francisco, California

Erin C. Raney, PharmD, BCPS, BC-ADM
Professor of Pharmacy Practice
Midwestern University College of Pharmacy–Glendale
Glendale, Arizona

Valerie Relias, PharmD, BCOP
Clinical Pharmacy Specialist
Division of Hematology/Oncology
Tufts Medical Center
Boston, Massachusetts

Lee A. Robinson, MD
Instructor
Department of Psychiatry
Harvard Medical School
Boston, Massachusetts
Associate Training Director
Child and Adolescent Psychiatry Fellowship
Primary Care Mental Health Integrated Psychiatrist
Cambridge Health Alliance
Cambridge, Massachusetts

Charmaine Rochester-Eyeguokan, PharmD, BCPS, BCACP, CDE
Associate Professor of Pharmacy Practice and Science
University of Maryland School of Pharmacy
Baltimore, Maryland

Carol J. Rollins, PharmD, MS, RD, CNSC, BCNSP
Clinical Associate Professor
Department of Pharmacy Practice and Science
College of Pharmacy
The University of Arizona
Tucson, Arizona

Melody Ryan, PharmD, MPH, GCP, BCPS
Professor
Department of Pharmacy Practice and Science
College of Pharmacy
University of Kentucky
Lexington, Kentucky

David Schnee, PharmD, BCACP
Associate Professor of Pharmacy Practice
School of Pharmacy–Boston
MCPHS University
Boston, Massachusetts

Eric F. Schneider, BS Pharm, PharmD
Assistant Dean for Academics
Professor
School of Pharmacy
Wingate University
Wingate, North Carolina

Sheila Seed, PharmD, MPH
Professor of Pharmacy Practice
School of Pharmacy–Worcester/Manchester
MCPHS University
Worcester, Massachusetts

Timothy H. Self, PharmD
Professor of Clinical Pharmacy
College of Pharmacy
University of Tennessee Health Science Center
Memphis, Tennessee

Amy Hatfield Seung, PharmD, BCOP
Senior Director of Clinical Development
Physician Resource Management/Caret
Cary, North Carolina

Nancy L. Shapiro, PharmD, FCCP, BCPS
Operations Coordinator
University of Illinois Hospital and Health Sciences System
Clinical Associate Professor of Pharmacy Practice
Director, PGY2 Ambulatory Care Residency
College of Pharmacy
University of Illinois at Chicago
Chicago, Illinois

Iris Sheinhait, PharmD, MA, RPh
Certified Poison Information Specialist
Adjunct Assistant Professor
Regional Center for Poison Control Serving Massachusetts and Rhode
  Island
Boston Children's Hospital and MCPHS University
Boston, Massachusetts

Greene Shepherd, PharmD, DABAT
Clinical Professor and Vice-Chair
Division of Practice Advancement and Clinical Education
Director of Professional Education, Asheville Campus
Eshelman School of Pharmacy
University of North Carolina at Chapel Hill
Asheville, North Carolina

Devon A. Sherwood, PharmD, BCPP
Assistant Professor
Psychopharmacology
College of Pharmacy
University of New England
Portland, Maine

Richard J. Silvia, PharmD, BCCP
Associate Professor of Pharmacy Practice
School of Pharmacy–Boston
MCPHS University
Boston, Massachusetts

Carrie A. Sincak, PharmD, BCPS, FASHP
Assistant Dean for Clinical Affairs and Professor
Department of Pharmacy Practice
Midwestern University Chicago College of Pharmacy
Downers Grove, Illinois

Harleen Singh, PharmD, BCPS-AQ Cardiology, BCACP
Clinical Associate Professor of Pharmacy Practice
Oregon State University
Oregon Health and Science University
Portland, Oregon

Jessica C. Song, MA, PharmD
Clinical Pharmacy Supervisor
PGY1 Pharmacy Residency Coordinator
Department of Pharmacy Services
Santa Clara Valley Medical Center
San Jose, California

Suellyn J. Sorensen, PharmD, BCPS, FASHP
Director
Clinical Pharmacy Services
St. Vincent Indianapolis
Indianapolis, Indiana

Linda M. Spooner, PharmD, BCPS (AQ-ID), FASHP
Professor of Pharmacy Practice
School of Pharmacy–Worcester/Manchester
MCPHS University
Clinical Pharmacy Specialist in Infectious Diseases
Saint Vincent Hospital
Worcester, Massachusetts

Karyn M. Sullivan, PharmD, MPH
Professor of Pharmacy Practice
School of Pharmacy–Worcester/Manchester
MCPHS University
Worcester, Massachusetts

David J. Taber, PharmD, MS, BCPS
Associate Professor
Division of Transplant Surgery
College of Medicine
Medical University of South Carolina
Charleston, South Carolina

Candace Tan, PharmD, BCACP
Clinical Pharmacist
Kaiser Permanente
Los Angeles, California

Yasar O. Tasnif, PharmD, BCPS, FAST
Associate Professor
Cooperative Pharmacy Program
University of Texas at Austin and University of Texas, Rio Grande
  Valley
Clinical Pharmacist Specialist
Doctor's Hospital at Renaissance–Renaissance Transplant Institute
Edinburg, Texas

Daniel J. G. Thirion, BPharm, MSc, PharmD, FCSHP
Professeur Titulaire de Clinique
Faculté de Pharmacie
Université de Montréal
Pharmacien
Centre Universitaire de Santé McGill
Montréal, Québec, Canada

Angela M. Thompson, PharmD, BCPS
Assistant Professor
Department of Clinical Pharmacy
Skaggs School of Pharmacy and Pharmaceutical Sciences
University of Colorado
Aurora, Colorado

Lisa A. Thompson, PharmD, BCOP
Clinical Pharmacy Specialist in Oncology
Kaiser Permanente Colorado
Lafayette, Colorado

Toyin Tofade, MS, PharmD, BCPS, CPCC
Dean and Professor
Howard University College of Pharmacy
Washington, District of Columbia

Tran H. Tran, PharmD, BCPS
Associate Professor
Midwestern University, Chicago College of Pharmacy
Downers Grove, Illinois

Dominick P. Trombetta, PharmD, BCPS, CGP, FASCP
Associate Professor
Department of Pharmacy Practice
Nesbitt School of Pharmacy
Wilkes University
Wilkes-Barre, Pennsylvania

Toby C. Trujillo, PharmD, FCCP, FAHAH, BCPS-AQ Cardiology
Associate Professor
Department of Clinical Pharmacy
Skaggs School of Pharmacy and Pharmaceutical Sciences
University of Colorado
Aurora, Colorado

Sheila K. Wang, PharmD, BCPS (AQ–ID)
Associate Professor of Pharmacy Practice
Chicago College of Pharmacy
Midwestern University
Downers Grove, Illinois
Clinical Pharmacist, Infectious Disease
Program Director, Rush University Medical Center
Chicago, Illinois

Brian Watson, PharmD, BCPS
Pharmacist
University of Maryland Medical System
St. Joseph's Medical Center
Baltimore, Maryland

Kristin Watson, PharmD, BCPS-AQ Cardiology
Associate Professor, Vice-Chair of Clinical Services
University of Maryland School of Pharmacy
Baltimore, Maryland

Lynn Weber, PharmD, BCOP
Clinical Pharmacy Specialist, Oncology/Hematology
Pharmacy Residency Coordinator and PGY-1 Residency Director
Hennepin County Medical Center
Minneapolis, Minnesota

Kellie Jones Weddle, PharmD, BCOP, FCCP, FHOPA
Clinical Professor of Pharmacy Practice
College of Pharmacy
Purdue University
Indianapolis, Indiana

C. Michael White, PharmD, FCP, FCCP
Professor and Head
Department of Pharmacy Practice
School of Pharmacy
University of Connecticut
Storrs, Connecticut

Natalie Whitmire, PharmD, BCPS, BCGP
Pharmacist Specialist
University of California, San Diego Health

Barbara S. Wiggins, PharmD, BCPS, CLS, AACC, FAHA, FCCP, FNLA
Clinical Pharmacy Specialist–Cardiology
Medical University of South Carolina
Charleston, South Carolina

Kristine C. Willett, PharmD, FASHP
Associate Professor of Pharmacy Practice
School of Pharmacy–Worcester/Manchester
MCPHS University
Manchester, New Hampshire

Bradley R. Williams, PharmD, CGP
Professor of Clinical Pharmacy and Clinical Gerontology
School of Pharmacy
University of Southern California
Los Angeles, California

Casey B. Williams, PharmD, BCOP, FHOPA
Director, Center for Precision Oncology
Director, Department of Molecular and Experimental Medicine
Avera Cancer Institute
Sioux Falls, South Dakota

Dennis M. Williams, PharmD, BCPS, AE-C
Associate Professor and Vice-Chair for Professional Education and
   Practice
Division of Pharmacotherapy and Experimental Therapeutics
Eshelman School of Pharmacy
University of North Carolina at Chapel Hill
Chapel Hill, North Carolina

Katie A. Won, PharmD, BCOP
Clinical Pharmacist
Hennepin County Medical Center
Minneapolis, Minnesota

Annie Wong-Beringer, PharmD, FIDSA
Professor of Pharmacy
School of Pharmacy
University of Southern California
Los Angeles, California

Dinesh Yogaratnam, PharmD, BCPS, BCCCP
Assistant Professor of Pharmacy Practice
School of Pharmacy–Worcester/Manchester
MCPHS University
Worcester, Massachusetts

Kathy Zaiken, PharmD
Professor of Pharmacy Practice
School of Pharmacy–Boston
MCPHS University
Boston, Massachusetts

Caroline S. Zeind, PharmD
Associate Provost for Academic and International Affairs
Chief Academic Officer
Worcester, Massachusetts and Manchester, New Hampshire,
   Campuses
Professor of Pharmacy Practice
MCPHS University
Boston, Massachusetts

Sara Zhou, PharmD
Certified Poison Information Specialist
Adjunct Assistant Professor
Regional Center for Poison Control Serving Massachusetts and Rhode
   Island
Boston Children's Hospital and MCPHS University
Boston, Massachusetts

Kristin M. Zimmerman, PharmD, CGP, BCACP
Associate Professor
Department of Pharmacotherapy & Outcomes Science
Virginia Commonwealth University
Richmond, Virginia

目 录

第 92 章　贫血 3

第 93 章　肿瘤及治疗原则 24

第 94 章　化疗和靶向制剂的不良反应 51

第 95 章　儿童恶性肿瘤 87

第 96 章　成人血液系统恶性肿瘤 114

第 97 章　乳腺癌 142

第 98 章　肺癌 157

第 99 章　肠癌 169

第 100 章　前列腺癌 184

第 101 章　造血干细胞移植 203

药物索引 233

主题索引 236

第十六篇　肿　　瘤

Christy S. Harris

92 第92章 贫血

Cindy L. O'Bryant，Ashley E. Glode，and Lisa A. Thompson

核心原则

		章节案例
①	多种病因可诱发贫血,完善的实验室检查对于准确判断是否贫血以及寻找贫血的病因十分必要。	案例92-1(问题1和2) 案例92-2(问题1) 案例92-5(问题2) 表92-1,表92-2,表92-3
②	缺铁性贫血是世界上最常见的营养不良性贫血,伴有脸色苍白、心血管系统、呼吸系统和认知系统的相关并发症,使生活质量下降。	案例92-1(问题2)
③	缺铁性贫血常通过口服或肠外补充铁剂治疗,治疗的目标是在治疗开始后2~4周将血红蛋白含量提高1~2g/dl。	案例92-1(问题1、3~5和7~9) 表92-6,表92-8
④	判断巨幼细胞贫血的病因是缺乏维生素B_{12}还是叶酸,对于减轻因其缺乏所引起的潜在的长期影响十分重要。	案例92-2(问题1和2) 案例92-3(问题1) 案例92-5(问题1和2)
⑤	镰状细胞病的患者应该接受适宜的预防治疗,包括青霉素预防感染、常规免疫接种。	案例92-6(问题1和2)
⑥	急性镰状细胞危象是一种紧急状态,应该采取适当的治疗措施,如镇痛、输血、输氧、抗生素治疗。	案例92-7(问题1~3)
⑦	炎症性贫血是由炎性细胞因子的上调导致红细胞生成减少而引起的,其治疗重点在于控制基础疾病以及使用促红细胞生成素(erythropoietin,EPO)。	案例92-8(问题1)
⑧	EPO治疗的效果取决于用药剂量和贫血病因。促红细胞生成素类药物(erythropoiesis-stimulating agents,ESA)常因缺铁而治疗效果不佳。出于安全性考虑,已经有针对ESA制剂的风险评估和缓解策略(risk evaluation and mitigation strategy,REMS)。	案例92-8(问题1)

贫血

定义

贫血是指红细胞(red blood cell,RBC)数量减少,常描述为每微升(μl)血液中红细胞计数降低,或单位容积内血红蛋白(hemoglobin,Hgb)浓度水平低于组织进行充足氧合所需的正常生理水平。贫血不是一个诊断,而是一个疾病的客观征象。贫血诊断包含发病机制,如继发于叶酸缺乏的营养不良性巨幼细胞贫血,继发于缺铁的低色素性红细胞贫血。正确的诊断有助于选择适宜的方法来纠正贫血。

发病机制

贫血是许多病理情况下常见的症状,常与营养物质缺乏、急、慢性疾病密切相关,药物也可导致贫血。红细胞生成减少、红细胞破坏增加、红细胞流失增多均可引起贫血。红细胞生成减少引起的贫血,是干细胞增殖或分化失衡导致;红细胞破坏增加引起的贫血,常继发于溶血;而红细胞丢失增多所致的贫血,多由急、慢性失血导致。急性失血性贫血、缺铁性贫血、炎症所致贫血是最主要的贫血类型。根据病理生理学和形态学特点,贫血的分类如表92-1所示:

表 92-1

贫血的分类

病理生理学分类（根据病理生理学对贫血进行分类）
失血
急性：创伤、溃疡、痔疮
慢性：溃疡、阴道出血、服用阿司匹林
红细胞生成减少
营养不良：维生素 B_{12}、叶酸、铁等缺乏
幼红细胞减少：骨髓衰竭（再生障碍性贫血、放疗、化疗、叶酸阻滞剂）或骨髓浸润（白血病、淋巴瘤、骨髓瘤、转移性实体肿瘤、骨髓纤维化）
内分泌不足：垂体、肾上腺、甲状腺、睾丸
慢性疾病：肾、肝、感染、肉芽肿、胶原性血管性疾病等相关疾病
红细胞过度破坏
内在因素：遗传性疾病（G6PD）、血红蛋白合成异常
外在因素：自身免疫反应、药物反应、感染（内毒素）
形态学分类
根据红细胞大小（小细胞性、正常细胞性、大细胞性贫血）
根据血红蛋白含量（低色素性、正常色素性、高色素性贫血）
大细胞性贫血
伴有合成减少的成熟障碍
巨幼红细胞：恶性（维生素 B_{12} 缺乏症）、叶酸缺乏
正常细胞正常色素性贫血
近期失血
溶血反应
慢性疾病
肾衰竭
自身免疫性疾病
内分泌疾病
小细胞低色素性贫血
缺铁性贫血
基因异常：镰状细胞贫血、地中海贫血

G6PD，葡萄糖-6-磷酸脱氢酶

促红细胞生成素是一种刺激骨髓中红系前体细胞增殖和分化的激素，通常红细胞数量是由促红细胞生成素（erythropoietin，EPO）的反馈机制所调控。骨髓中两种前体红系细胞为爆式红系形成单位（the burst forming unit-erythrocyte cell，BFUe）和红系集落形成单位（the colony forming unit-erythrocyte cell，CFUe），BFUe 为最早的前体细胞，它可以发育为 CFUe。BFUe 对促红细胞生成素中度敏感，并且受其他细胞因子[如白介素（IL）-3 和粒细胞-巨噬细胞集落刺激因子（GM-CSF）]的影响。与 BFUe 相比，CFUe 对促红细胞生成素高度敏感，并且能够在其作用下，分化成红细胞和网织红细胞。肾脏生成了人体内 90% 的促红细胞生成素，肝脏合成了其余部分。肾小管周围细胞感受到机体携氧能力降低时，就会促进促红细胞生成素释放至血液。慢性贫血的患者可能会因贫血程度的不同导致对 EPO 反应迟钝或不充分。

检查

症状和体征

根据红细胞减少的程度以及病程的长短，贫血的症状和体征有很大的差异。红细胞数量减少导致载氧能力降低从而引起组织缺氧。为维持重要器官如脑、心脏、肾脏的组织供氧，机体通过调节会减少非重要组织如皮肤、黏膜、四肢的灌注。在慢性发展初期的贫血可能无症状或仅表现为轻微的运动性呼吸困难、劳力性心绞痛、疲惫或全身乏力等[1,2]。

严重贫血（血红蛋白<8g/dl）时，为改善对组织的供氧，患者的心率和每搏输出量通常会增加。心率和每搏输出量的变化可能会导致收缩期杂音、心绞痛、充血性心力衰竭、肺淤血、腹水、水肿等症状。因此，伴有心脏疾病的患者通常不能耐受贫血。皮肤和黏膜苍白、黄疸、光滑或牛肉样舌、唇干裂和匙形指甲（凹甲）等症状也可能与不同病因的严重贫血有关。

病史

由于贫血的发病机制复杂，完整的病史和体格检查十分重要，包括症状发生的时间顺序和目前的临床症状。评估患者贫血的诊断时，病史应包括：①既往和当前血红蛋白或血细胞比容（hematocrit，Hct）值；②输血史；③家族史，长期存在的贫血可能提示某种遗传疾病；④职业、环境背景和社会关系；⑤用药史，用于排除因为药物反应或者交叉反应导致的贫血。

体格检查

皮肤黏膜苍白是贫血的最易观察到的体征，一般观察眼睑结膜、黏膜、指端甲床和手掌的鱼际比较可靠。血容量减少性贫血（急性失血），可出现体位性低血压和心动过速。维生素 B_{12} 缺乏性贫血，伴有神经系统症状，如深腱反射改变、共济失调、振动觉和位置感减退。溶血性贫血由于释放胆红素，可以出现轻微黄疸。出血的体征包括瘀点、瘀斑、血肿、鼻出血、牙龈出血、血尿和便血。

实验室检查

病史和体格检查可初步怀疑贫血，但进一步确定是否存在贫血、贫血的程度和贫血的原因，还需要完善的实验室检查。贫血的实验室常规检查指标，见表 92-2。最基本的检测方法是全血细胞计数（complete blood count，CBC）。其他评估营养不良的指标,包括铁元素、维生素 B_{12}、叶酸、EPO 水平有助于发现贫血原因,见表 92-3。男性的正常血细胞比容(Hct)比女性高,随着大气和血液中氧气含量的减少,生活在海拔 1 219m 以上的人群比低海拔地区的 Hct 值增加。

表 92-2

贫血的常规实验室检查

全血细胞计数(CBC):Hgb、Hct、RBC(包括 MCV、MCH、MCHC)计数、WBC(和分类)
血小板计数
红细胞形态
网织红细胞计数
胆红素和 LDH
血清铁、TIBC、血清铁蛋白、转铁蛋白饱和度
外周血涂片检查
粪便潜血检查
骨髓穿刺及活检[a]

[a] 以上检查应用于外周血涂片异常的患者。

Hgb,血红蛋白;Hct,血细胞比容;LDH,乳酸脱氢酶;MCV,平均红细胞体积;MCH,平均血红蛋白含量;MCHC,平均血红蛋白浓度;WBC,血白细胞;RBC,红细胞;TIBC,总铁蛋白结合力

表 92-3

其他的血液学检查指标

实验室检查	儿童	成人	
	1~15 岁	男性	女性
促红细胞生成素/百万 $U \cdot ml^{-1}$	4~26	4~26	4~26
网织红细胞计数/%	0.5~1.5	0.5~1.5	0.5~1.5
TIBC/$mg \cdot dl^{-1}$	250~400	250~400	250~400
Fe/$mg \cdot dl^{-1}$	50~120	50~160	40~150
Fe/TIBC/%	20~30	20~40	16~38
铁蛋白/$ng \cdot ml^{-1}$	7~140	15~200	12~150
叶酸/$ng \cdot ml^{-1}$	7~25	7~25	7~25
红细胞叶酸/$ng \cdot ml^{-1}$	—	140~960	140~960
维生素 B_{12}/$pg \cdot ml^{-1}$	>200	>200	>200

Fe,血清铁;TIBC,总铁结合力

红细胞形态学的改变有助于判断贫血的性质。红细胞指数,包括 MCV、MCH、MCHC 是全血计数的重要指标。注

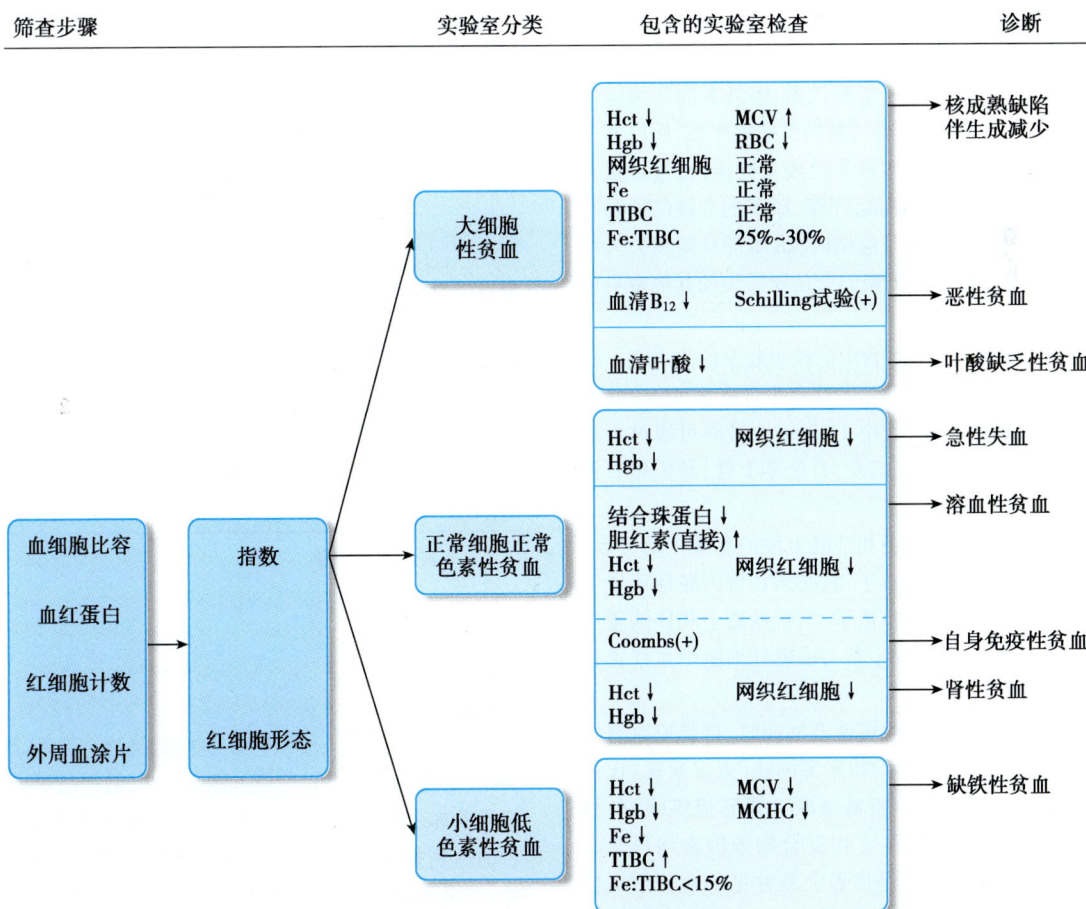

图 92-1 贫血的实验室诊断

意当提及 MCV、MCH 等时,微粒和细胞可以转换使用。显微镜下观察外周血涂片可以检测维生素 B_{12} 缺乏和叶酸缺乏引起的大细胞性贫血(大细胞),或与缺铁性贫血密切相关的小细胞性贫血(小细胞)。急性失血通常表现为正常细胞性贫血。

结合病史和体格检查中获取的信息,常规的实验室检查能为各种常见的贫血的鉴别提供完整的信息(图 92-1)。如果常规实验室检查不能确定贫血的病因,应该考虑自身免疫性疾病、胶原血管性疾病、慢性感染、可能导致贫血的内分泌失调。当不能明确病因或外周血涂片异常时,需要进行骨髓穿刺和活检。

贫血有很多病因,本章主要描述最常见的贫血类型及其治疗的药物,对溶血性贫血将不作讨论。在阅读本章前,读者应该回顾用于评价和检测贫血的基本血液学实验室检查(参见第 2 章)。

缺铁性贫血

缺铁是指机体处于铁负平衡状态,即每日摄入的铁和原有的储存铁不能满足红细胞生成及其他组织的需要[3]。这与血浆铁供给骨髓的红细胞生成减少的铁缺乏性贫血不同,其可在储存铁量正常或升高时发生。正常人体内铁总量为 3~4g,其中约 2.5g 存在于红细胞中[4,5]。大部分铁与转铁蛋白(转运铁的蛋白)结合,只有一小部分以游离形式存在于血浆中[4]。

尽管红细胞不断地进行新陈代谢,但衰老的红细胞中的铁可以被重吸收再利用,参与新的红细胞生成,所以铁的总量基本保持不变。在男性和非经期女性体内,每日仅有 1~2mg 铁通过轻微出血、尿液、汗腺、脱落的含铁的肠黏膜细胞排泄到体外[4]。女性月经期时,机体每日要多丢失约 1mg 的铁[6]。妊娠期及哺乳期妇女是铁丢失的其他常见原因(参见第 49 章)。

铁含量正常的人日常饮食中的铁吸收率约为 10%。据统计,美国人平均 1 000 卡热量的饮食中含有 5~15mg 元素铁以及 1~5mg 血红素铁,其中 1~2mg 铁最终可通过小肠吸收。对于妊娠期、哺乳期妇女、月经期女性,她们每日需摄入铁量高达 20~30mg[7]。

铁主要是通过十二指肠和空肠上段的黏膜主动吸收。食物中的铁大多是三价铁离子,它必须在胃内酸性环境下转化为更容易吸收的二价铁离子,二价铁离子和转铁蛋白结合后转运至骨髓,在骨髓中参与成熟红细胞中血红蛋白的合成。

当机体缺铁或红细胞生成速度加快时,胃肠道对铁的吸收率可提高 3~5 倍[6]。动物来源的铁(血红素铁)比植物来源的铁(非血红素铁)更易吸收。胃肠道疾病、外科搭桥、低氯环境、感染、药物-食物复合物等因素均可改变铁的吸收[7]。缺铁性贫血是世界上最常见的营养不良性疾病[6],尽管缺铁性贫血的原因很多(表 92-4),但失血是更常见的原因之一。慢性失血的常见原因主要有消化道溃疡、痔疮、摄入胃肠道刺激物、月经过多、多胎妊娠、多次献血[8]。

表 92-4

缺铁性贫血的病因[8]

失血	月经过多、胃肠道(消化性)溃疡、献血
吸收下降	药物、胃切除术、减肥手术、局限性肠炎
需求增加	婴儿、妊娠及哺乳期妇女、青少年
利用障碍	遗传性、铁利用率下降
环境	摄入不足、食物(如素食主义)

膳食参考铁摄入量见表 92-5[9,10]。妊娠期和哺乳期的妇女对铁的需求量增加,往往无法单纯从食物中获得足够的铁,需要口服补充铁剂。婴儿在出生后 6 个月内可以从母体获得足够的铁,6 个月到 3 岁的婴儿生长迅速,血容量增加 3 倍,这个时期最容易发生缺铁。早产儿铁储存量较正常婴儿少,因此需要补充治疗。

表 92-5

食物中铁摄入量参考值[9,10]

	mg/d
健康、非经期妇女	8
经期妇女	18
孕妇	27
哺乳期妇女	9
素食主义者	16[a]
早产儿	2~4
足月婴儿(出生至 6 个月)	0.27
足月婴儿(7~12 个月)	11
幼儿(1~3 岁)	7

[a] 比非素食者高 2 倍

诱发因素

案例 92-1

问题 1: 患者 H. P. ,女,31 岁,到门诊就诊。主诉:乏力、头晕、上腹痛;既往史:消化性溃疡 5 年,月经过多 10 年,慢性头痛 15 年;生育史:2 个子女,分别为 1 岁和 3 岁。目前服药情况:米诺环素 100mg,每日 2 次口服治疗痤疮;布洛芬 400mg,头痛时按需服用;埃索美拉唑 40mg,每日 1 次。系统回顾:运动耐受能力下降。体格检查:

苍白,嗜睡,看上去比实际年龄苍老,生命体征在正常范围内,心律规整,100 次/min。显著的体征为甲床苍白、脾大。

实验室检查结果:

Hgb:8g/dl

Hct:26%

血小板计数:500 000/μl

网织红细胞计数:0.2%

MCV:75fl

MCH:23pg/cell

MCHC:300g/L

血清铁:40μg/dl

血清铁蛋白:9ng/ml

总铁结合力(TIBC):450g/dl

粪便潜血:4+(正常为阴性)

缺铁是 H.P.贫血的主因。计划行上消化道和小肠检查以判定其持续上腹部疼痛的原因。

H.P.出现缺铁性贫血的原因是什么?

导致 H.P.缺铁性贫血的因素有:严重的月经过多史、4+的粪便潜血阳性提示月经、胃肠道都有失血。胃肠道的出血可能是继发于 H.P.长期服用非甾体类抗炎药物,或由于消化道溃疡复发,或两者同时存在。

许多育龄期的女性处于缺铁的临界状态,在妊娠过程中,就会由于铁的需求量增加,出现缺铁[3]。H.P.已经生育了 2 个子女,因此她体内的储存铁在最近几年被反复超负荷利用。此外,由于质子泵抑制剂和米诺环素的影响,从食物中吸收铁受到限制,最终造成缺铁(见案例 92-1,问题 6)。

症状、体征、实验室检查

案例 92-1,问题 2:H.P.的哪些主观或客观的症状、体征、实验室检查符合缺铁性贫血?

H.P.的乏力、头昏症状可能是由严重贫血导致。总体上,在贫血达到重度以前,上述症状发生的频率和正常人一样。缺铁性贫血最重要的症状、体征和心血管系统密切相关,反映出氧需求增加和氧供给减少之间的不平衡。

H.P.的心率加快、运动耐受降低、面色苍白符合组织缺氧表现及缺铁性贫血的心血管反应。H.P.的缺铁已进展为具有临床表现的缺铁性贫血。然而部分无症状患者,也可以通过检测体内储存铁的复合物——铁蛋白,判断体内储存铁的缺乏。铁蛋白主要为细胞内蛋白,除了少数情况之外,血清铁蛋白的浓度与机体储存铁紧密相关[7]。在炎症性疾病、感染、恶性肿瘤、肝病、慢性肾病状态下,其急性期反应物铁蛋白水平更高[3,7]。H.P.患者的血清铁蛋白水平为 9ng/ml,而血清铁蛋白水平<12ng/ml 即为贫血,TIBC 上升也能反映储存铁的缺乏,但它不如血清铁蛋白敏感。在缺铁时,血清铁浓度较低,而通常 TIBC 较高。因

此,在缺铁性贫血出现明显的临床症状之前,血清铁蛋白下降和 TIBC 上升均可被检测到。随着贫血的进展,这些异常指标会持续并恶化,正如 H.P.的实验室检查一样。如果检测发现 TIBC 正常或下降,且血清铁蛋白下降,说明可能是由于其他原因导致的贫血(如恶性肿瘤、感染或炎症性疾病),在这种情况下需要进一步检查寻找病因(如骨髓检查)。

H.P.的血清铁和血清铁蛋白降低,TIBC 升高,符合缺铁性贫血典型的实验室检查结果。血清转铁蛋白受体水平可以反映增生活跃的红细胞前体细胞数量,在缺铁性贫血时,其水平明显增高。随着机体储存铁被逐渐消耗,血红素和 Hgb 的合成减少。在严重的缺铁性贫血中,红细胞呈低色素(MCHC 下降)和小细胞性(MCV 下降)[5]。

通常只要血红蛋白浓度不低于 10g/dl,红细胞指数不会出现异常变化。H.P.的红细胞指数表明她的贫血是小细胞低色素性。

网织红细胞计数可以初步判断红细胞是否有效生成,它在缺铁性贫血中通常为正常或降低。H.P.的网织红细胞计数为 0.2%,这与缺铁性贫血也是一致的。

小细胞低色素性贫血的患者,通常需做粪便潜血检查。H.P.的粪便潜血结果为 4+,提示胃肠道有失血。进一步的检查(如内镜检查、胃肠道成像),对确定病因十分必要。总之,H.P.的症状、体征,以及实验室检查结果均符合缺铁性贫血的诊断。

铁剂治疗

口服铁剂

案例 92-1,问题 3:应如何处理 H.P.的缺铁性贫血?H.P.的缺铁性贫血应该给予多少剂量的铁剂治疗?使用多长时间?

H.P.的基本治疗就是控制引起贫血的原发病,在本案例中原发病可能有多种。H.P.的储存铁降低是由于胃肠道失血、多次妊娠、月经过多,以及食物中铁的吸收减少等多种原因导致,或许还与不合理的饮食有关。因此,除了对胃肠道失血的原因进行治疗外,还应该分析和调整摄入的饮食结构,依据医生的处方给予补充铁剂,以增加她的储存铁,纠正贫血。

通常成人的硫酸亚铁用量为 325mg(1 片),每日 2~3 次,各餐之间服用。由于铁在肠道的吸收有限,低剂量补铁的方案不仅有效,而且还可减少副作用,提高依从性[7]。实际上,如果没有经失血造成铁丢失,每日需要的元素铁量,可以通过公式计算得出,假定的每日最大血红蛋白生成量为 0.25g/dl:

$$每日所需元素铁量(mg/d) = (0.25g\ Hgb/100ml\ 血液/d)$$
$$(5\ 000ml\ 血液)(3.4mg\ 铁/1g\ Hgb)$$

(公式 92-1)

=40mg 铁/[d×20%吸收率(在缺铁期的近似吸收率)]

=200mg 铁/d

=1 000mg 硫酸亚铁/d(硫酸亚铁含 20%铁元素)

=325mg,每日 3 次硫酸亚铁

(公式 92-2)

药物选择

案例 92-1,问题 4:不同铁剂之间有何差别?应该选择哪种铁剂?

二价铁离子比三价铁离子容易吸收 3 倍。尽管硫酸亚铁、葡萄糖酸亚铁、富马酸亚铁的吸收率几乎相同,但它们所含铁的量有所差异[11]。羰基铁是另一种可用的铁剂,但这种形式的铁须先在胃酸中溶解方可被吸收,故其使用有限。表 92-6 对比了多种口服铁制剂中铁的含量,这有助于医生对患者治疗做出合理的选择。

表 92-6

口服铁剂的比较[11]

制剂	剂量/mg	Fe^{2+}含量/mg	铁/%
硫酸亚铁	325	65	20
富马酸亚铁	324	106	33
葡萄糖酸亚铁	240	29	12
羰基铁	—	45	—
硫酸亚铁缓释片(时间释放)	160	50	32

注:这是一份可供使用的典型口服铁制剂清单

产品剂型

在选择药物时,药物的剂型非常重要。缓释药物和肠溶制剂是能够增加胃肠道的耐受性或降低副作用的药物,有助于增加生物利用度,还能含有增强吸收的添加剂。这些药物每日只需给药 1 次,患者依从性高。

据称缓释铁制剂引起的胃肠道的副作用更少,但是还没有被对照试验证实。实际上,这些药物将运送铁经过十二指肠和空肠上段,因此会降低铁的吸收[5,7]。由于缓释制剂存在吸收差、治疗后血象变化欠佳等问题,故在初期治疗时应谨慎选用。

佐剂可以和多种铁剂联合,用以提高吸收率和降低副作用。铁在十二指肠和空肠上段的吸收需要酸性环境。1g 抗坏血酸(维生素 C)能增加 7%的吸收率,而小剂量的维生素 C(如 25mg)并不能够显著改变铁的吸收率[12]。有时需将粪便软化剂加入铁剂中以减少便秘的发生[5]。粪便软化剂剂量如果不合适,则可能需要额外加用。总之,H.P.应使用含有硫酸亚铁、葡萄糖酸亚铁、富马酸亚铁的最便宜的铁剂。

治疗目标

案例 92-1,问题 5:铁剂治疗的目标是什么?应该如何监测 H.P.的治疗效果?

铁剂治疗的目标是使血红蛋白浓度和血细胞比容达到正常,并且补足储存铁。治疗初期,如果给予足够剂量的铁制剂,网织红细胞计数将会在治疗第 3~4 日上升,并在 7~10 日达到高峰。经过 2 周的铁制剂治疗,网织红细胞计数会回到正常水平。对于门诊患者,Hgb 的反应是一种方便检测的判断治疗效果的指标。血液的反应通常在第 2~3 周可以看到,Hgb 会上升 1~2g/dl,Hct 会上升 6%。因此,可以预测 H.P.的贫血会在 1~2 个月内得到纠正。但是,铁剂治疗要在 Hgb 正常后,再服药 3~6 个月以确保补足体内的储存铁[7]。治疗持续时间与铁剂的吸收方式密切相关,在治疗的第 1 个月,有较多的铁被吸收,而当储存铁饱和后,铁的吸收减少。

患者资料

案例 92-1,问题 6:当给予口服铁剂治疗时,应该给 H.P.提供什么信息?如果 H.P.不能耐受胃肠道副作用(如恶心、上腹部疼痛),应该怎么办?

铁制剂应该被装在不易被儿童打开的容器中,建议 H.P.将铁剂存放在她的孩子不能接触到的地方。对于年幼儿童,意外的摄取口服铁制剂可造成严重的后果[13](见第 5 章,药物过量中毒治疗)。应告知 H.P.,口服铁剂后会产生黑便。她应该在空腹的时候服用铁制剂,因为食物尤其是奶制品能使吸收率降低达 50%[11]。

5%~20%的患者会出现消化道相关的副作用,如恶心、上腹痛、便秘、腹绞痛、腹泻。便秘和剂量无关,但恶心和上腹痛等副作用会随着可溶性铁与胃、十二指肠的接触增加而加重[5]。为了减少消化道不适,口服铁剂一般从小剂量开始,硫酸亚铁 325mg/d。每 2~3 日增加 1 片,直到达到硫酸亚铁的治疗剂量,325mg,每日 3 次。

应该告知 H.P.,铁剂治疗的潜在药物相互作用。目前她正在服用质子泵抑制剂,这种药物提高了胃的 pH 值,降低了二价铁盐的溶解度,抑制铁的吸收。另外,制酸剂会提高胃内的 pH,某些特定的阴离子(碳酸根和氢氧根)还会与铁离子结合形成不可溶解的复合物。表 92-7 提供了额外的铁剂与药物的相互作用以供参考。

H.P.还正在服用米诺环素治疗痤疮。当联合应用米诺环素和铁剂时,两者的吸收率都会下降,因此米诺环素应该与铁剂间隔至少 2 小时使用[11]。

注射铁剂治疗

用药指征

案例 92-1,问题 7:H.P.应该何时使用注射铁剂治疗?

表 92-7

药物与铁剂的相互作用

铁剂与药物的相互作用			
促变药物	对象药物[a]		描述
乙酰氧肟酸(AHA)	铁剂	↓	AHA 螯合重金属,特别是铁,铁的吸收可能会减少。当使用铁剂时,应肌内注射(IM)
抗酸剂	铁剂	↓	铁在胃肠道的吸收会降低
抗坏血酸	铁剂	↑	抗坏血酸的剂量≥200mg 已证明能增强铁的吸收≥30%
钙盐	铁剂	↓	可以减少胃肠道的吸收。如果可能,间隔给药
氯霉素	铁剂	↑	血清铁水平增加
消化酶	铁剂	↓	同时服用胰腺提取物,可降低口服铁的血清铁水平
H_2 阻滞剂	铁剂	↓	铁在胃肠道的吸收会降低
质子泵抑制剂	铁剂	↓	铁在胃肠道的吸收会降低
曲恩汀	铁剂	↓	这 2 种药物抑制了彼此的吸收。如需使用铁剂,至少间隔 2 小时给药
铁剂	曲恩汀		
铁剂	卡托普利	↓	在 2 小时内合用,可促进非活性卡托普利二硫二聚体的形成
铁剂	头孢菌素(如头孢地尼)	↓	铁补充剂和铁强化食品可分别使头孢地尼的吸收率降低 80% 和 30%。如果头孢地尼治疗期间需要补充铁剂,应在补充剂之前或之后 2 小时服用头孢地尼。铁-富铁婴儿配方奶粉(元素铁 2.2mg/170g)对头孢地尼的吸收没有影响
铁剂	氟喹诺酮类药物(如环丙沙星)	↓	由于铁-喹诺酮络合物的形成,可以降低氟喹诺酮类的胃肠道吸收。避免合用这类药物(有关管理建议,请参阅氟喹诺酮类专论)
铁剂	左旋多巴	↓	左旋多巴似乎与铁盐形成螯合物,降低左旋多巴吸收和血清水平
铁剂	左旋甲状腺素	↓	左旋甲状腺素的功效可能会降低,导致甲状腺功能减退,避免合用
铁剂	甲基多巴	↓	甲基多巴吸收的程度可能会降低,导致疗效降低
铁剂	霉酚酸酯	↓	霉酚酸酯的吸收可能会减少,避免合用
铁剂	青霉胺	↓	可能由于螯合作用,青霉胺的胃肠道吸收显著降低
铁剂	四环素	↓	在 2 小时内合用可降低四环素的吸收和血清水平。也可以降低铁盐的吸收
四环素	铁剂		
铁剂	甲状腺激素	↓	甲状腺激素的吸收可能会减少,避免合用

[a] ↑=对象药物增加;↓=对象药物减少。

来源:Facts & Comparisons eAnswers. http://online.factsandcomparisons.com/MonoDisp.aspx?monoID=fandc-hcp11143#IronSaltsDrug_Interactions. Accessed June 12, 2015.

应用注射铁剂有几个指征。口服铁剂治疗效果差的原因主要包括依从性差、误诊、炎症状态、吸收障碍(如萎缩性胃炎、放射性肠炎、十二指肠或上段局部切除)、需要快速补充铁、持续失血等于或大于生成红细胞的速度[3,4]。除了铁剂治疗效果差是使用注射铁剂的指征外,对口服铁剂不能耐受、需要抗酸药物治疗、大量失血并拒绝输血治疗,这些

也是使用注射铁剂的指征。对于 H. P. ,如果证实了她不能耐受、持续失血或需要长时间接受抗酸药物治疗、吸收障碍,则应使用注射铁剂。

首选途径

案例 92-1,问题 8:胃肠外铁剂治疗的首选方案是什么?

胃肠道外的铁剂主要是葡萄糖酸铁、右旋糖酐铁、蔗糖铁、羧基麦芽糖铁和纳米氧化铁,见表 92-8[14]。药物之间的比较显示出相似的功效、不同的给药方案的成本有所不同。右旋糖酐铁和羧基麦芽糖铁是美国食品药品管理局(Food and Drug Administration,FDA)批准的 2 种药物,用于不能口服铁剂和口服铁剂无效者。这 2 种铁制剂,可不经过稀释缓慢静脉推注,也可待稀释后静脉滴注。虽然 FDA 批准的说明书中没有明确指出右旋糖酐铁的用法,但是通常右旋糖酐铁溶解于 500ml 的 0.9% 生理盐水中静脉输注[3]。右旋糖酐铁制也是在胃肠道外给药的铁剂中唯一可通过肌内注射给药的铁剂。在少数情况下,例如在静脉给药受限的患者中,肌内注射方式更优。虽然数据有限,但在临床实践中给予右旋糖酐铁的总剂量(估算的总铁缺乏量)输注,证明是合理和方便的[15]。总剂量给药方式可能与发热、不适、兴奋和肌痛的流行率更高相关。由于右旋糖酐铁可能出现过敏反应,应先进行肌内注射或静脉注射的剂量测试,成人的测试剂量为 25mg 右旋糖酐铁。虽然铁剂的过敏反应在几分钟内就会发生,但推荐在测试 1 小时后再给予剩余的初始剂量。在右旋糖酐铁治疗中,应考虑后续的试验剂量,但不是必需的。

葡萄糖酸亚铁、蔗糖铁、纳米氧化铁是另外 3 种胃肠道外治疗的铁剂,FDA 批准用于正在血液透析的慢性肾病患者的缺铁性贫血。羧基麦芽糖铁用于治疗非透析依赖性慢性肾病的缺铁性贫血。葡萄糖酸亚铁、蔗糖铁、纳米氧化铁

发生严重过敏反应的概率较低,目前尚无明确的推荐试验剂量。这些患者需要的铁量多超过 1~2g,因此为满足铁的总需求剂量,葡萄糖酸亚铁和蔗糖铁需要多次给药。

一般来说,这些药物的不良反应率相似。在给予任何胃肠道外铁剂后,应监测患者的过敏反应至少 30 分钟。

剂量计算

案例 92-1,问题 9: 为使 H. P. 的 Hgb 达到正常水平并补充足够的储备铁,静脉推注的右旋糖酐铁的总剂量应如何计算?多久能看到疗效?

右旋糖酐铁总剂量可以通过下面的公式计算:

$$铁(mg) = [体重(kg) \times 0.66] \times [100 - 100 \times Hgb/14.8]$$

(公式 92-3)

这里的 Hgb 是检测到的患者的血红蛋白值(g/dl)。公式用了患者的体重(kg),并假设达到 100% 的正常的血红蛋白为 14.8g/dl。儿童的正常平均血红蛋白比较低,所以给予体重小于 13.6kg 的儿童的铁剂应为计算值的 80%。

由于失血而引起贫血的患者(如出血倾向)和接受透析的患者,需要的铁量主要是根据丢失的铁量估计。用下面的公式计算:

$$铁(mg) = 丢失的血液(ml) \times Hct(患者的血细胞比容)$$

(公式 92-4)

表 92-8

肠道外铁剂的比较

制剂	剂型	常用剂量	最大剂量
羧基麦芽糖铁	注射用溶液:50mg/ml(铁元素)	体重 ≥50kg:每剂 750mg 体重 <50kg:每剂 15mg/kg 重复给药间隔应 ≥7 日	1 500mg(每疗程累计)
纳米氧化铁	注射用溶液:30mg/ml(铁元素)	每剂 510mg;3~8 日后重复 1 次	N/A
右旋糖酐铁	注射用溶液:50mg/ml(铁元素)	试验量:25mg,再最大给予 75mg(依据患者体重确定剂量)	100mg/d
蔗糖铁	注射用溶液:20mg/ml(铁元素)	HD:连续 HD 期间 100mg,共 10 剂 CKD,非透析:14 日内 5 次不同时间给予 200mg;在第 1 日和第 14 日 1 次给予 500mg CKD,PD:第 1 日和第 14 日静脉注射 300mg,第 28 日静脉注射 400mg	N/A
葡萄糖酸铁钠复合物	注射用溶液:12.5mg/ml(铁元素)	每剂 125mg(通常最大重给药总剂量为 1 000mg)	N/A

CKD,慢性肾脏疾病;HD,血液透析;PD,腹膜透析。

来源:Facts & Comparisons eAnswers. http://online.factsandcomparisons.com/MonoDisp.aspx?monoid=fandc-hcp15283&book=DFC&search=83228%7c24&isStemmed=True&fromtop=true&section=table-list#IRONPARENTERALProductTable. Accessed June 6, 2015.

这个公式假设 1ml 正常色素血中含有 1mg 铁。

经过胃肠外铁剂治疗后，右旋糖酐铁被网状内皮细胞摄入、处理，再释放入血浆和骨髓。由于铁和血红蛋白结合的速度没有发生变化，所以注射铁的疗效与口服铁剂相同。血红蛋白在最初治疗的 2 周，预计每周可以上升 1~2g/dl，2 周后，血红蛋白每周可以上升 0.7~1g/dl，直到血红蛋白达到正常水平。

副作用

案例 92-1，问题 10：胃肠道外铁剂的副作用是什么？

胃肠道外的铁剂给药的不良反应少见[16]，少于 1% 的患者会发生过敏反应。与葡萄糖酸铁和蔗糖铁相比，经胃肠外使用右旋糖酐铁过敏反应发生率更高[16,17]。一项与右旋糖酐铁比较的小型研究中，羧基麦芽糖铁在患者中的免疫相关不良反应显著减少[18]。经胃肠外使用铁剂的其他副作用还包括胸痛、头痛、低血压、恶心、呕吐、腹部绞痛和腹泻。

巨幼细胞贫血

巨幼细胞贫血是一种常见疾病，主要病因是维生素 B_{12} 缺乏、叶酸缺乏、代谢障碍或遗传性疾病引起的维生素 B_{12} 或叶酸利用障碍[19,20]。

在细胞复制时，因 DNA 的合成障碍，形成巨幼红细胞增多症，特征是巨大的不成熟的细胞核[19]。RNA 和蛋白的合成没有受到影响，细胞质正常成熟。贫血时，巨幼细胞不仅在红细胞检测中可以见到，在许多增殖细胞（如子宫颈、皮肤、胃肠道）中都可以见到。MCV 用来表示巨幼细胞的程度，计算公式如下所示：

$$MCV(fl) = [Het(\%) \times 10] / [RBC 计数 (10^6/\mu l)]$$

（公式 92-5）

维生素 B_{12} 和叶酸缺乏在各个器官系统的临床表现不尽相同，但血液学上的改变相似。典型的巨幼细胞贫血进展缓慢，红细胞呈现为一种巨大的、椭圆的、血红蛋白化良好的红细胞，细胞大小不均还有细胞核残余物；网织红细胞计数低，胆红素水平升高；骨髓活检可以发现骨髓增生活跃；细胞核发育不成熟，但巨细胞胞浆正常成熟；由于骨髓内溶血，骨髓中储存铁增高。症状主要是疲劳，既有的心血管和肺部病变加重、溃疡、苍白、镜面舌、腹泻或便秘、食欲减退[21,22]。

维生素 B_{12} 缺乏性贫血

维生素 B_{12} 代谢

维生素 B_{12} 缺乏或利用障碍是造成巨幼细胞贫血的 2 种发病机制[22]。维生素 B_{12}（钴铵素）是微生物自然合成的。人类自己不能合成维生素 B_{12}，必须从食物中获取。动物蛋白、强化食品提供大部分膳食性维生素 B_{12}[23]。典型的西方饮食每日含有 3.5~5μg 维生素 B_{12}，足够补充每日

从尿液、汗液和其他分泌物中的丢失的 1μg 铁。

食物中的维生素 B_{12} 在胃中从蛋白复合物中释放出来，与内因子结合以避免被消化道中的微生物降解。维生素 B_{12} 吸收过程中，内因子是不可缺少的。回肠末端的特异性黏膜受体允许维生素 B_{12}-内因子复合物附着，维生素 B_{12} 被转运至回肠细胞，最后由门静脉入血。

维生素 B_{12} 被吸收后，与特异性的 β-转运球蛋白（转钴蛋白 Ⅰ、转钴蛋白 Ⅱ、转钴蛋白 Ⅲ）结合，转钴蛋白 Ⅱ 主要辅助维生素 B_{12} 通过细胞膜，并把维生素 B_{12} 转运至肝脏和其他器官。在肝脏，维生素 B_{12} 被转变成辅酶 B_{12}，辅酶 B_{12} 对于造血、维持整个神经系统髓鞘和上皮细胞的产生是必不可少的。

体内维生素 B_{12} 的总储存量为 2 000~3 000μg，其中约 50% 储存于肝脏。由于体内储存量大，通常维生素 B_{12} 缺乏 5~10 年后才出现贫血的症状[21]。

维生素 B_{12} 缺乏的发病机制和评估

维生素 B_{12} 缺乏是由于供给减少（摄入、吸收、转运、利用下降）或需求增加（新陈代谢消耗、破坏、排泄增多）引起的。维生素 B_{12} 缺乏的其他原因包括蛋白中的维生素 B_{12} 分解不充分、先天性内因子缺乏。继发性内因子缺乏可发生在胃大部切除术后、免疫功能受损者（如艾迪生病、幼年恶性贫血）、腐蚀剂使胃黏膜受损等情况下，胃黏膜不能生成内因子。

恶性贫血可导致维生素 B_{12} 缺乏[24,25]。萎缩性胃炎伴内因子缺乏和胃酸分泌减少、胃部切除术、胰腺疾病和营养不良都会导致恶性贫血。恶性贫血通常还见于甲亢、自身免疫性甲状腺炎、白癜风、风湿性关节炎、胃癌。一些恶性贫血的患者血清中存在内因子和壁细胞抗体。

这类恶性贫血发病隐匿，患者通常持续数月感觉不适，一般至少会出现以下 2 项症状：乏力、舌部溃疡、四肢出现对称性麻木和针刺感。维生素 B_{12} 缺乏的神经系统症状主要与髓磷脂的合成缺陷有关，通常表现为周围神经病变的手套或袜套样感觉障碍，或出现非特异性表现，如耳鸣、神经炎、眩晕和头痛。

实验室检查

一般而言，血清维生素 B_{12} 水平能准确反映组织内储存的维生素 B_{12}。在叶酸缺乏、转钴蛋白 Ⅰ 缺乏、骨髓瘤、孕妇和服用大剂量维生素 C 的患者中，其维生素 B_{12} 降低[21]；在骨髓增殖性疾病、肝脏或肾脏疾病患者中，则维生素 B_{12} 会近似正常。测定血清中的甲基丙二酸和同型半胱氨酸水平也可鉴别维生素 B_{12} 缺乏和叶酸缺乏，如果是维生素 B_{12} 缺乏性贫血，经过维生素 B_{12} 治疗后，血清中这些化学物质将下降。

抗体测试（壁细胞抗体以及抗内因子抗体）被用于确定维生素 B_{12} 缺乏的原因[25,26]。恶性贫血患者因为缺乏用以结合的内因子，而不能有效吸收维生素 B_{12}。一些患者虽然可生成内因子，但仍然无法吸收食物中的维生素 B_{12}。吸收不良常见于老年人，可由以下原因引起：肠道菌群夺取维生素 B_{12}、胃酸缺乏、长期使用抗酸药治疗、胰腺功能不全、

酗酒、维生素 B_{12} 从蛋白质分解障碍，以及继发于回肠祥、改道、切除引起的内因子受体缺乏等[27]。

恶性贫血

体征、症状、实验室检查

案例 92-2

问题 1：C. L. ，63 岁，北欧男性，目前在一家私人诊所就诊。病史：乏力、情绪激动 1 年，伴有舌痛、腹泻便秘交替和双足针刺感。体格检查：苍白、舌红、四肢末端振动觉障碍、定位差、肌无力和共济失调。

典型的实验室表现：

Hgb：8.7g/dl

Hct：27%

MCV：115fl

MCH：38pg/cell

MCHC：340g/L

网织红细胞计数：0.4%

血涂片：可见异形红细胞和红细胞大小不均

白细胞：4 000/μl

血小板：100 000/μl

血清铁：90μg/dl

总铁结合力：350g/dl

血清铁蛋白：140ng/ml

红细胞叶酸：300ng/ml

血清维生素 B_{12}：90pg/ml

内因子抗体：阳性

C. L. 具有恶性贫血的哪些典型的症状、体征、实验室检查结果？

C. L. 的症状和体征符合典型的恶性贫血。这种疾病与性别无关（主要发生于北欧血统的人），发病的平均年龄在

60 岁[28]。恶性贫血的病因主要为内因子在胃部的生成不足，引起维生素 B_{12} 吸收障碍，最终导致维生素 B_{12} 缺乏。维生素 B_{12} 缺乏引起 C. L. 的症状和体征，表现为舌红、舌痛、下肢振动感降低、眩晕和情绪激动。MCV 升高提示巨幼细胞贫血。

叶酸和铁剂也可影响 MCV 的变化，在患者的诊断、评估过程中，应该同步被检测。在这个案例中，C. L. 的叶酸和铁检测正常，血清维生素 B_{12} 水平降低，血涂片可见异形红细胞和红细胞大小不均，显示无效的红细胞生成，骨髓中其他细胞系的发育也受到影响。红细胞增生的同时伴有骨髓的其他细胞减少（如白细胞和血小板），使 C. L. 体内的红系对髓系细胞的比率增大。患者的血红蛋白降低、MCV 增加、血清 B_{12} 水平降低、内因子抗体的出现，符合萎缩性胃炎相关的恶性贫血。由于 Schilling 测试具有放射性，在美国已不再用于检测肠道内维生素 B_{12} 的吸收不良[21]。

治疗

案例 92-2，问题 2：C. L. 的恶性贫血应该如何治疗？预期服药后多久会见到疗效？

C. L. 应该选择使用维生素 B_{12} 注射剂，其总量为每日机体需求的量约为 2μg，加上补充组织储存的量，大约为 2 000~5 000μg，平均为 4 000μg。为补充维生素 B_{12} 的储存量，可根据表 92-9 中的给药方案肌内注射维生素 B_{12}[29]。肌内注射和皮下注射的给药方式可以持续释放维生素 B_{12}，比静脉给药的利用率高。当血液学指标达到标准后，可以考虑口服片剂或经鼻给予维生素 B_{12} 溶液维持治疗。

维生素 B_{12} 治疗可彻底逆转恶性贫血的血液系统并发症[22,23]。网织红细胞计数在治疗的第 1 周内增加，巨幼红细胞贫血在 6~8 周内缓解。神经症状可能首先恶化，然后在数周至数月内改善，有一些症状可能永久不能改善。由于红细胞生成加速，机体钾的需求增加，应该监测血清钾

表 92-9

巨幼细胞贫血的维生素 B_{12} 补充方案

患者人群	初始补充			长期（终身）补充		
	剂量	频率	给药途径	剂量	频率	给药途径
成人	100μg	首先，每日 1 次，持续 7 日；其次，每 2 日 1 次，持续 14 日；最后，每 3~4 日 1 次，持续 2~3 周	肌内注射或皮下注射	100~200μg	每月 1 次	肌内注射或皮下注射
严重缺乏	100~1 000μg	每日 1 次或每 2 日 1 次，持续 1~2 周	肌内注射或皮下注射	100~1 000μg	每 1~3 月 1 次	肌内注射或皮下注射经鼻给药
				500μg	每周 1 次	
	1 000~2 000μg	每日 1 次，持续 1~2 周	口服	1 000μg[a]	每日 1 次	口服

a 胃肠道对维生素 B_{12} 吸收正常的患者，每日 1~25μg 的剂量作为膳食补充是足够的

的水平,如果机体出现缺钾,应该补充钾。每 3~6 个月检查 1 次外周血细胞计数,以评估治疗效果。如果维持治疗中断,恶性贫血可在 5 年内复发,患者的依从性对长期治疗的成功至关重要。

口服维生素 B₁₂

案例 92-2,问题 3: 影响口服维生素 B₁₂ 吸收的因素有哪些? C. L. 何时可将胃肠外给药有效地换为口服维生素 B₁₂ 治疗?

一次服药或一餐中吸收的维生素 B₁₂ 为 1~5µg,美国人平均每日可以从食物中吸收 5µg 维生素 B₁₂ [23]。若增加口服维生素 B₁₂,其吸收率将下降。若给予 1µg 的维生素 B₁₂,约 50% 被吸收,而给予 20µg 的维生素 B₁₂,只有 5% 被吸收。总的来说,口服维生素 B₁₂ 被认为是安全、有效的[30],尽管缺乏长期疗效数据,但仍认为口服维生素 B₁₂ 不应该作为维生素 B₁₂ 缺乏症急性治疗的常规方法[27]。口服大剂量的维生素 B₁₂ 治疗恶性贫血,仅用于特定患者,特别是那些不能或不愿意接受胃肠外治疗的患者[27,31]。依从性问题或口服治疗的效果不佳将置患者于严重神经系统损伤的危险之中。为确保患者的依从性,对口服维生素 B₁₂ 的患者的监测应该更频繁。

胃切除术后贫血

案例 92-3

问题 1: F. M. 由于反复发作的难治性溃疡病行胃切除术,在胃切除后可能会出现何种贫血? F. M. 应该接受维生素 B₁₂ 的预防性治疗吗?

胃大部切除或全胃切除由于无法产生内因子,导致维生素 B₁₂ 吸收障碍而容易发生贫血,特别是恶性贫血。储存的维生素 B₁₂ 在 2~3 年内被完全消耗后,患者血液学和神经系统的异常才会出现。因此,全胃切除后的患者需要预防性给予维生素 B₁₂ [32]。由于储存的维生素 B₁₂ 不会被立刻完全消耗,对 F. M. 仅需要维持治疗(见案例 92-2,问题 2)。

胃旁路术后贫血

案例 92-4

问题 1: P. G. ,48 岁,女性,计划进行腹腔镜 Roux-en-Y 胃旁路术(RYGB)手术治疗病态肥胖,体重指数(BMI)>40。预计 P. G 会出现哪些类型的贫血?

当患者进行 RYGB 手术,将缩小胃部大小,并进行胃空肠吻合和空肠吻合[33]。这使食物绕过吸收铁的十二指肠和近端空肠,导致铁缺乏性贫血。胃袋不再是酸性环境,损害了铁转运机制的功能,降低了铁剂的生物利用度。患者还被建议避免食用红肉,而红肉是铁的常见膳食来源。维生素 B₁₂ 的生物利用也需要酸性环境,导致其吸收减少。

因为体内储存了大量的维生素 B₁₂,减肥手术后维生素 B₁₂ 缺乏的诊断罕见。食物中叶酸摄入量减少,可能导致叶酸缺乏。叶酸多数从小肠的上 1/3 处吸收,也能在任何其他位置吸收。缺铁是减肥手术患者贫血的最常见病因,同时因其他微量元素缺乏也可引起贫血。

案例 92-4,问题 2: P. G. 应选择何种策略来预防贫血?

减肥手术后,患者需要终身服用多种维生素和微量营养素的补充剂[34]。患者应服用每日推荐量 100% 的强效复合维生素以及至少 75% 的营养素,应至少含有 18mg 铁、400µg 叶酸、硒和锌[35]。患者应每日额外服用 1~2 片铁盐(硫酸亚铁或富马酸亚铁),以预防缺铁性贫血。除强效复合维生素外,患者还应每日口服 350~500µg 或每月注射 1 000µg 氰钴胺。

叶酸缺乏性贫血

叶酸代谢

所有食物中都含有叶酸,尤其是新鲜的蔬菜、水果、发酵粉,以及动物蛋白。由于食品强化,美国人每日饮食平均可以提供 50~2 000µg 叶酸,如果在大量水中烹饪时间超过 15 分钟,将破坏食物中的叶酸[36]。人体需要的叶酸据年龄、叶酸代谢率、细胞周期不同有所差异,但总量约为 $3µg/(kg \cdot d)$ [36]。成人每日需要的最低叶酸量为 50µg,由于食物中的叶酸并不能完全被吸收,建议每日摄取量为 200µg。当代谢加快,细胞分裂加速时,叶酸需求量增加(如孕妇、婴儿、感染、恶性肿瘤、溶血性贫血)。下面是根据年龄和生长需要计算的每日叶酸需求量:儿童 80~400µg,婴儿 65µg,孕妇或哺乳期妇女 600µg[37]。

叶酸以多聚谷氨酸盐形式存在,通过胃肠道酶的作用,形成单谷氨酸盐被吸收。一旦被吸收,无活性的二氢叶酸在二氢叶酸还原酶作用下转变为具有活性的四氢叶酸(叶酸)。

与维生素 B₁₂ 的储存量相比,机体叶酸的储存量很小,大约只有 5~10mg。一旦摄入减少,叶酸缺乏,在 3~4 个月后即可出现巨幼细胞贫血。

发病诱因

叶酸缺乏最常见原因为酒精中毒、细胞新陈代谢加速、叶酸摄入不足。酗酒患者从每日食物中的叶酸吸收受到限制,甚至不能吸收,而且由于酒精对于肝脏的毒性作用,影响了叶酸在肝脏的再利用。妊娠末期的妇女,由于饮食不合理和代谢加速,叶酸缺乏加重。叶酸辅酶参与大部分的代谢途径(图 92-2)。因此细胞新陈代谢加速(如溶血性贫血、血红蛋白病、铁粒幼细胞贫血、白血病、淋巴瘤和多发性骨髓瘤)或食物中叶酸缺乏(如时尚饮食和减肥饮食)均会导致叶酸缺乏。叶酸缺乏也常见于慢性透析患者、影响吸收的肠道疾病(如炎性腹泻和节段性肠炎)、空肠切除术和影响叶酸代谢的药物[38,39](如甲氧苄啶、乙胺嘧啶、甲氨蝶呤、柳氮磺胺嘧啶、避孕药和抗惊厥药),少数患者为先天性叶酸代谢障碍[40]。

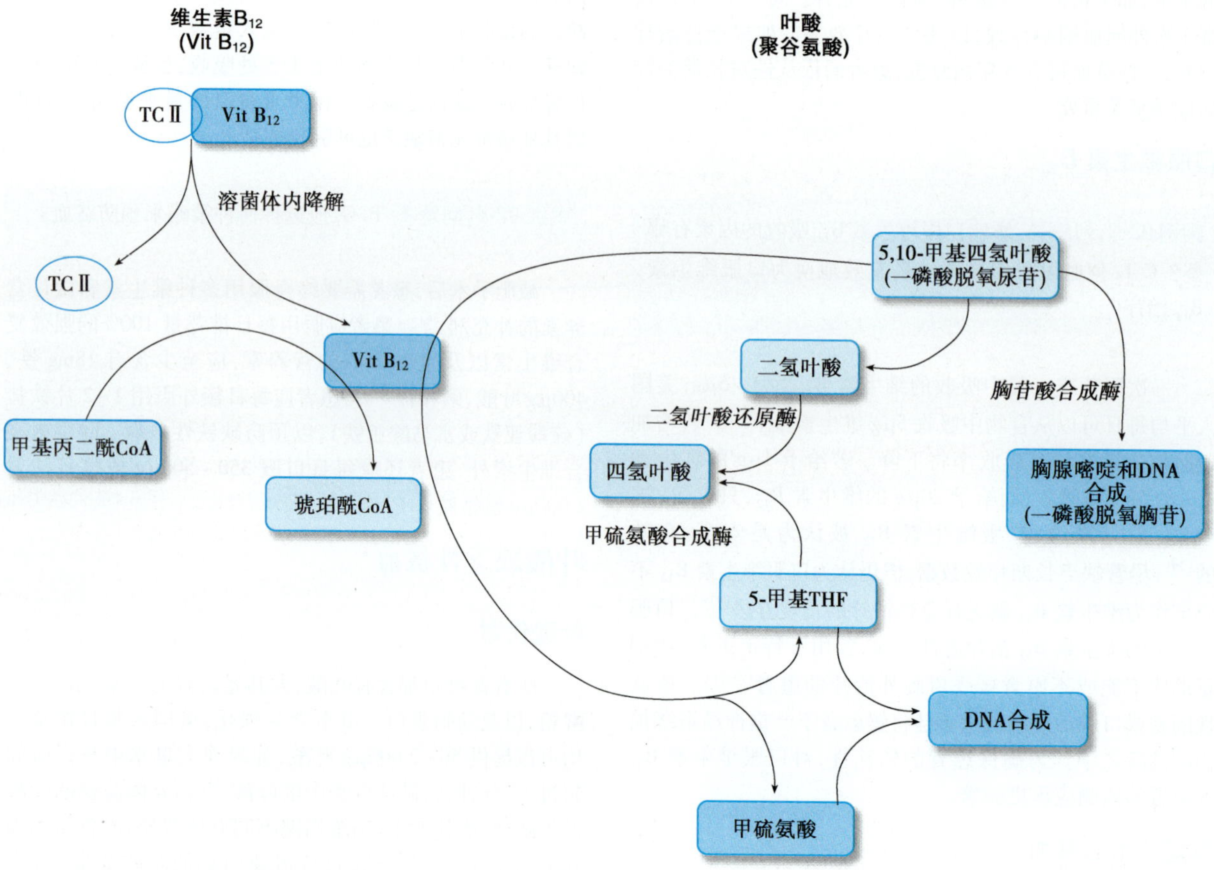

维生素B₁₂
(Vit B₁₂)

叶酸
(聚谷氨酸)

图 92-2 细胞内代谢途径。维生素 B₁₂ 和叶酸对合成 DNA 的核酸前体都是必需的。TC Ⅱ,转钴蛋白 Ⅱ;THF,四氢叶酸

对巨幼红细胞贫血的评估必须彻底,因为不加区分地使用非指导性治疗可能是危险的。大剂量的叶酸可以部分逆转由维生素 B₁₂ 缺乏导致的造血异常;但叶酸并不能纠正维生素 B₁₂ 缺乏引起的神经系统损害。因此,在叶酸治疗开始之前,必须将叶酸缺乏与维生素 B₁₂ 缺乏区分开,否则可能出现维生素 B₁₂ 缺乏引起的神经系统后遗症。

案例 92-5

问题1: D. H.,女性,26 岁,中期妊娠,经产妇女,营养不良,到当地诊所常规检查。D. H. 有 7 年的酗酒史和 3 年的吸毒史。她与她的男朋友以及一个 19 个月的女儿生活在一起。D. H. 在 2 次妊娠期前 3 个月,由于早孕反应恶心、呕吐和厌食致体重下降了 3.6～4.5kg。主诉为活动后气紧、心悸、腹泻。

相关实验室检查为:

Hct:25.5%

MCV:112fl

MCH:34pg/cell

RBC:1.1×10⁶/μl

血清铁:179μg/dl

叶酸:40ng/ml

血清维生素 B₁₂:350pg/ml(正常 200～1 000pg/ml)

网织红细胞:1%

血小板:70 000/μl

白细胞计数:2 000/μl

粗颗粒中性多形核粒细胞

LDH:425U/L

胆红素:1.2mg/dl

D. H. 没有服用任何处方药物。导致 D. H. 叶酸缺乏的因素是什么?

与大部分叶酸缺乏患者相似,D. H. 有多个引起叶酸缺乏的高危因素,如吸毒、酗酒,以及多胎妊娠引起的恶心、呕吐、厌食造成营养不良。酒精对肠道黏膜具有毒副作用,还可影响骨髓对叶酸的利用。应该详细询问 D. H. 的饮食习惯和最近的体重变化。可能由于经济原因或过度烹饪食物,她的饮食中缺乏叶酸。可卡因也可引起厌食。滥用药物和酗酒的人群很少摄入有营养的食物。考虑到叶酸缺乏的进展可以周或月计,叶酸缺乏的诊断是合理的。

诊断和治疗

案例 92-5,问题 2: 哪些实验室检查支持叶酸缺乏的诊断,D. H. 应该如何治疗和监测?

D. H. 的实验室检查显示为大细胞性贫血（Hct，25.5%；MCV，112fl），全血细胞减少（红细胞数、白细胞计数、血小板数）。血清维生素 B_{12} 测定显示维生素 B_{12} 的储存正常，而红细胞叶酸浓度降低、全血细胞的减少，以及大细胞性贫血证实叶酸的储存量不足。

通常血清叶酸浓度反映前 3 周的叶酸平衡，但一餐均衡饮食能够提高血清中叶酸的水平，并造成叶酸储存假性升高。红细胞中以多聚谷氨酸盐的形式存在的叶酸能准确反映组织中叶酸的储存量，它大约是相应的血清叶酸浓度的 10~30 倍[41]。溶血作用和维生素 B_{12} 缺乏可以导致细胞内叶酸以单谷氨酸盐的形式释放，形成一个高峰，造成血清中叶酸水平上升的假相[42]。

建议 D. H. 改变现有的饮食和生活习惯。因为人体储存叶酸的总量为 5~10mg，如果 D. H. 每日摄入 1mg 的叶酸，连用 2~3 周，应能超过她机体缺乏的叶酸储存量。然而，如考虑酒精和其他因素的影响，应服用更高的剂量，如每日 5mg[38]。当补充足够的储存量后，D. H. 还应该在妊娠期和哺乳期继续服用叶酸。在治疗一段时间后，应该重新评估，以检测治疗效果以及引起叶酸缺乏的病因是否已纠正。只要存在影响叶酸代谢的危险因素，每日应该补充 1mg 叶酸。因为母体可以优先为胎儿提供叶酸，D. H. 的胎儿叶酸缺乏的可能性很小，然而孕期中母体持续性的叶酸缺乏会引起新生儿出生缺陷（见第 49 章，产科药物治疗学）。

判断 D. H. 的治疗效果可以通过几个不同的参数判定。尽管没有常规地骨髓穿刺检查，红细胞的形态在启动治疗的 24~48 小时应该开始恢复正常，外周血中的粗颗粒中性白细胞应该大约在 1 周消失。血清生化和血象也会在治疗 10 日内开始正常。网织红细胞计数应该在 2~3 日开始升高，10 日达到高峰。乳酸脱氢酶（LDH）和胆红素在 1~3 周可恢复正常。贫血应该在 1~2 个月内可以纠正。一旦贫血纠正，每日 $100\mu g$ 的叶酸足够供机体的需要（与患者的怀孕或哺乳状态无关）。

镰状细胞贫血

发病机制

镰状细胞贫血是一种遗传性、常染色体隐性 Hgb 疾病，特征是 β-球蛋白基因上的 DNA 替换[43]。成人血红蛋白由 4 部分组成，包括两个 α-球蛋白链、两个 β-球蛋白链（α2β2）。在胎儿整个发育过程中，γ-球蛋白是 β-球蛋白基因的主要表达产物，形成胎儿的 Hgb（HbF 或 α2γ2）。正常情况下，从婴儿出生到出生后 3~6 个月这个阶段，γ-球蛋白逐渐被 β-球蛋白代替，表现为成人 Hgb（HbA，α2β2）逐渐增多[44,45]。

镰状细胞贫血是由于 DNA 编码中谷氨酸密码子的腺嘌呤被胸苷酸取代，使 B_6 缬氨酸代替了谷氨酸[45]，βS 代表镰状 β-球蛋白的遗传性[46]，这种基因替换使其与正常血红蛋白相比，产生更多的阴性电荷，在脱氧状态会聚集和聚合，形成镰状红细胞[44,45]。镰状红细胞更为僵硬，在通过微血管时可能会"滞留"，导致血管闭塞。

另外镰状红细胞表面含有重排列的氨基磷脂，可增强红细胞启动凝血功能的能力，更容易黏附于血管内皮、激活补体。这些与其他类型细胞的异常交互作用导致溶血现象及血管闭塞，从而引起多种并发症，例如贫血、疼痛、感染、多器官损害等[44]。基于以上原因，更应致力于新生儿早期诊断，以降低 3 岁以下儿童的发病率及死亡率[47]。

异常血红蛋白聚合作用的遗传模式不止 1 种。镰状细胞贫血患者为纯合子，继承双亲每一方的镰状基因（α2βS2）；而具有镰状细胞性状的患者是杂合子，遗传了来自父母一方的镰状细胞基因和来自另一方的 HbA 基因（α2βAβS）。其他遗传模式包括患者含有 1 个镰状细胞基因及 1 个 HbC 基因[在这样的患者谷氨酸被赖氨酸 B_6 所替换（α2βSβC）]。患者还可能遗传 1 个镰状细胞基因和 1 个 β-地中海贫血基因（α2βSβSthal），这种情况的患者临床症状的严重程度比镰状细胞贫血更轻[48]。与后 2 种遗传模式相比，血液系统异常更常见于镰状细胞贫血的患者[44,45]。

实验室检查

在镰状细胞病患者中，WBC 和血小板计数通常升高，白细胞分类正常[44]。网织红细胞计数范围在 5%~15%，MCV 也可能升高。如果 MCV 在正常范围内，则必须考虑到是否伴有缺铁性贫血或 β_0-地中海贫血的可能。镰状细胞贫血患者的氧合不足的血液中更有可能观察到镰状细胞。与之相对，镰状细胞特征的患者可以表现为正常红细胞形态、WBC、网织红细胞，以及血小板计数正常，罕见镰状细胞。镰状细胞贫血伴 β_0-地中海贫血患者的血液系统的异常表现更为多样化，它取决于 HbA 表达的量。这种类型的贫血难以与镰状细胞贫血区分，小红细胞血症可能是唯一的区分指标[44]。

临床病程及处理

为了早期发现这类患者，美国已将新生儿镰状细胞贫血或镰状细胞性状作为了筛选项目，因此绝大多数患者能够在出生后第 1 年内得以诊断。患有镰状细胞疾病或携带镰状细胞基因的家族亦可以进行遗传咨询。而对已患有镰状细胞疾病的患者提供由血液病学专家、多学科团队进行的医学治疗。

镰状细胞贫血者表现的临床症状比只具有镰状细胞性状的患者更重。镰状细胞贫血者最容易受影响的器官为肾脏，在肾脏髓质形成的微小梗死灶导致肾小管尿浓缩功能受损。妊娠期间，泌尿系统感染及血尿发生概率增加。然而，血管栓塞事件不常见，通常由低氧状态引起。

对于镰状细胞贫血的治疗主要针对预防感染及血管闭塞危象的支持性治疗。镰状细胞疾病的临床表现多变，难以预测。一些患者可发生大量的健康问题。肾脏、脾脏、视网膜、骨等器官的 pH 较低，容易发生缺氧，是血管闭塞事件的多发部位。也可发生心、肺、神经系统、肝胆系统、产科（妇科）、眼科、皮肤、骨科等的并发症。针对这些并发症的治疗具有器官特异性，主要是支持性治疗。

镰状细胞 HbC 病几乎没有并发症，这类患者通常体检只发现脾大而其他正常。患者有细菌感染风险,由于升高的血红蛋白水平,可能会引起眼睛、骨及肺部的血管闭塞事件[44,48]。

感染

案例 92-6

问题 1: B. C. ,4 个月,女,近期被诊断为镰状细胞贫血(父母双方均具有镰状细胞遗传性状),她还有 1 个具有镰状细胞性状,但无症状的年长同胞。B. C. 的这一诊断将如何影响其感染风险?

B. C. 由于镰状细胞贫血所导致的脾脏功能、补体活性、粒细胞功能、细胞免疫,以及微量元素缺乏等缺陷,而面临更高的感染风险[49]。脾功能的受损导致 B. C. 对于多糖荚膜类细菌感染风险增高,如肺炎链球菌、流感嗜血杆菌、脑膜炎奈瑟氏菌、伤寒沙门氏菌等。尽管这类感染风险将贯穿终身,但最易发生于婴幼儿时期。由肺炎链球菌、支原体或病毒所引起的肺炎,可以导致组织缺氧加重,逐渐引起血管闭塞和急性胸痛综合征(下面将更深入地讨论)。肺炎、血管闭塞所导致的肺部并发症也可能引起右心衰竭。其他的一些感染,诸如金黄色葡萄球菌或鼠伤寒所导致的骨髓炎、大肠杆菌引起的泌尿系感染等,也是镰状细胞贫血患者常见的并发症[44,46]。

案例 92-6,问题 2: 对于 B. C. 而言应采取怎样的措施来预防感染?

首先,镰状细胞贫血患者应遵守常规的预防措施,如勤洗手、避免接触患者、吃熟透的食物,以防未熟的食物可能携带有沙门氏菌(尤其是鸡肉、鸡蛋之类)[49]。其次,对于儿童应密切观察其临床症状,在感染最早期开始使用抗生素治疗。预防性使用青霉素可以有效地降低 3 岁以下儿童[50]的肺炎发病率及死亡率[46],推荐持续使用到 5 岁。如 B. C. 这类患者,1 岁之前应给予 62.5mg,每日 2 次,1~3 岁增加至 125mg,每日 2 次,然后给予 250mg,每日 2 次,直到 5 岁。美国指南推荐 5 岁时停止使用青霉素预防,除非孩子接受了脾切除术或患有侵袭性肺炎球菌感染[51]。

对于镰状细胞纯合子患者,推荐接受所有儿童及成人的标准疫苗接种。对于 B. C. 而言,在 2 岁及 5 岁时应接受肺炎链球菌 23 价多糖疫苗接种,并且以后每 10 年进行增强接种[47]。因为镰状细胞患者对于疫苗通常反应不佳,仅有 50%患者能够受到疫苗保护。因此,在低龄儿童中仍需要进行青霉素预防性用药[52]。

案例 92-6,问题 3: B. C. ,3 岁,临床表现面色苍白、活动明显减少,她目前在日托班,她的母亲提到 B. C. 的许多同学刚经历了轻微的病毒性疾病。我们从她的儿科医生处获得以下的血细胞检查资料:

Hgb,6. 2g/dl

Hct,18. 1%

血小板,97 000/μl

网织红细胞计数,0. 5%

WBC 计数,6 000/μl

B. C. 出现上述症状的病因是什么? 应该如何进行治疗?

人乳头瘤病毒(HPV) B19 是引起短暂 RBC 再生障碍的常见病因,感染后引起血液系统再生障碍改变的概率高达 67%[53]。这是一种感染性极高的儿童期疾病,超过 70%的成年人血清检测阳性[49]。近 70%的镰状细胞纯合子患者在 20 岁时 HPV B19 血清检测呈阳性[54]。在正常个体感染之后,通常为无症状性或表现为轻微的流感样症状,伴或不伴全身性斑丘疹。在 65%~80%的被感染个体中,HPV B19 同样可以影响骨髓中的红系干细胞,造成短暂的 7~10 日的临时性的红细胞生成中断。正常个体的 RBC 寿命是 120 日,这种短期内的中断并不会产生任何典型症状,而对于镰状细胞贫血患者而言,RBC 的生存周期仅有 5~15 日,这一短暂性的红细胞生成中断将会引起严重的贫血。同样约有 1/4 的被感染个体会出现血小板减少症,少于 20%的患者出现粒细胞减少症。尽管大部分的儿童会在 2 周内恢复,但大多数患者需要输血治疗以纠正贫血。

血管闭塞性并发症

案例 92-7

问题 1: J. T. ,18 岁,男性,患有镰状细胞贫血,因"急性腹痛、气短"入院。

在幼童时期,曾发作过数次急性疼痛、手足肿胀、黄疸。本次入院前 3 年,J. T. 因镰状细胞贫血引起的骨坏死,需接受左髋关节置换术。近期,通过反复输血减少了镰状细胞危象的发生。

体格检查:黑种人,体形消瘦,急性痛苦面容,巩膜黄染,脉搏为 118 次/min,呼吸频率为 17 次/min,体温 37. 1℃,双肺听诊呼吸音清,心脏听诊心音亢进,左胸骨旁可闻及收缩期杂音,脾大,胸片提示心脏扩大。

全血细胞计数检查结果如下:

Hgb:5. 9g/dl

Hct:27%

WBC 计数:5 000/μl

血小板:335 000/μl

网织红细胞计数:1%

胆红素:5. 8mg/dl

血肌酐:3. 1mg/dl

血尿素氮:54mg/dl

外周血涂片显示偶见镰状细胞。以上哪些症状、体征符合镰状细胞贫血? 哪些是并发症?

血管闭塞发作,或"镰状细胞危象",可引起剧烈疼痛和器官损害。常见诱因包括缺氧、脱水、感染和怀孕等[55]。根据脾大及伴有镰状细胞的贫血表现,J. T. 目前存在急性脾隔离危象（acute splenic sequestration crisis），表现为几个小时内脾脏快速肿大并伴有进行性的贫血。急性脾隔离危象由脾脏内红细胞捕获引起，导致脾大和进行性贫血。网织红细胞计数减低与急性脾隔离危象相关，如果贫血在近几日内发生，网织红细胞则会出现代偿性增高。J. T. 的网织红细胞代偿不充分可能反映了贫血的进展迅速、HPV B19 感染，以及继发于肾功能不全的骨髓对 EPO 反应减低。

根据 J. T. 的症状和体征，需及时进行输血治疗[51]。并且考虑到患者的血清肌酐及尿素氮水平均升高，提示液体量不足，应该进行充分水化。镰状细胞贫血患者由于尿液浓缩功能受损经常引起脱水，而这将进一步促进镰状细胞的形成。急性疼痛通常持续 2~6 日，应立即给予镇痛药物包括静脉注射阿片类制剂进行治疗，为了使患者感到舒适，应该积极地镇痛治疗，并持续至出院后几日（见第 55 章，疼痛及其管理）。不要因为害怕成瘾，而拒绝使用阿片类药物[55]。

成年患者出现重度脾大、反复梗死或反复疼痛发作，可以考虑脾切除；儿童患者则要出现危象才予考虑。长期卧床的镰状细胞贫血患者应给予肝素抗凝治疗，以避免出现血管闭塞或深静脉血栓。

J. T. 目前为急性胸痛综合征，是导致镰状细胞疾病患者发病和死亡的主要原因。急性胸痛综合征的诊断主要为胸部 X 线片可见新发浸润性病变，同时伴有发热、咳嗽、进行性加重的贫血、胸膜炎性或非胸膜炎性胸痛等 1 个或以上症状。患者亦有可能出现气短、水泡音、缺氧和喘息（更多见于儿童）[51]。而引起急性胸痛综合征的原因包括肺脂肪栓塞、肺梗死和感染等[3]。通常与肺炎衣原体、肺炎支原体、肺炎链球菌、流感嗜血杆菌，以及各种病毒相关。

治疗的首要目标是防止进展为急性呼吸衰竭，因此，治疗应主要包括疼痛管理、补液治疗、吸氧、诱发性肺活量训练、抗生素使用和输血治疗[51]。优化的疼痛管理和诱

发性肺活量训练对防止肺换气不足和肺不张十分重要，同时这也能提升患者自我舒适度。氧气的补充应该给予低流量鼻导管供氧（氧饱和度，92%~95%，肺泡氧分压，70~80mmHg）。对于如 J. T. 一样伴发热的重症患者，由于很难排除细菌感染，应该及时静脉给予广谱抗生素治疗。经验性抗生素的使用应考虑以上所提及的常见病原体。

输血主要用于增加血液中氧的亲和力，适用于低氧血症患者或临床状态逐渐恶化，血红蛋白比基线值降低 > 1.0g/dl 的患者。对于 J. T. 而言，应密切监测其呼吸功能，如果临床症状无法改善，应进行输血治疗。

频发血管闭塞危象的治疗

HgbF（HbF）具有阻止血红蛋白聚合的保护性作用。研究表明 HgbF 水平高于 20% 的患者，病情相对较轻或良性，很少发生血管闭塞危象[55]。羟基脲已经被证实可以增加 HgbF 的合成，从而减少 RBC 镰状改变及其相关并发症的发生[56-58]。羟基脲可预防性应用于复发的中-重度血管闭塞危象发作的患者，但不能紧急使用。由于羟基脲是 1 种细胞毒性制剂并伴有骨髓抑制，故在镰状细胞患者中的应用时需仔细权衡其利弊。美国指南推荐羟基脲用于在 12 个月内至少 3 次镰状细胞相关的中度至重度疼痛危象的成年患者[51]。接受羟基脲治疗的患者，应在治疗前检查骨髓，并在治疗中定期复查。羟基脲的其他不良反应包括胃肠道反应（恶心、呕吐、腹泻）、皮肤反应（斑丘疹、皮肤瘙痒），且如果用药时间过长有继发肿瘤（白血病）的风险。羟基脲治疗镰状细胞贫血的推荐剂量为 15~35mg/（kg·d）。治疗目标包括改善疼痛和健康感，增加 HbF、Hgb（如果严重贫血），以及维持可接受的血小板和粒细胞计数。治疗开始后，应密切监测全血细胞计数，并根据检查结果及时调整药物剂量。一些临床试验表明经过羟基脲的治疗，能够使镰状细胞贫血患者的临床进程得以改善[57,59]。其他有希望治疗镰状细胞贫血的方法包括骨髓移植和基因治疗[60,61]。

铁螯合治疗

需要长期输注浓缩红细胞的患者因铁过多而导致铁中毒的风险明显增加[62]。通常血浆中的铁与转铁蛋白结合，然而当转铁蛋白已结合饱和时，患者会出现高水平的非转铁蛋白-结合铁，后者将在其他器官存积，最常见的是肝脏。而在这些器官中，非转铁蛋白-结合铁形成自由基，引起组

织损伤及纤维化。

镰状细胞疾病患者应该注意监测铁过量[51]，尽管检测血清铁蛋白水平是最为常用的筛查铁过载的方法，但其准确性受到炎症过程的影响。因此，当患者不处于急性危象时，应进行连续性的血清铁蛋白监测，以获得患者的稳态值。还有更多特殊检查如磁共振成像也可检测心脏、肝脏、胰腺、脾脏等器官中的铁含量水平，但由于费用太高而未列入常规检测[62]。测定铁过量的金标准是通过肝活检测定其铁浓度，但这项检查是专科医生才能实施的侵入性检查。

> **案例 92-7, 问题 6：** J.T. 回来进行铁过载的持续评价。他重复测定的血清铁蛋白水平分别为 1 357μg/L 和 1 500μg/L(间隔 3 个月)。肝脏铁浓度为 7.8mg/g 干重。J.T. 满足接受铁螯合物治疗的标准吗？有哪些的方案可供选择？

J.T. 的稳态血清铁蛋白水平持续高于 1 000μg/L，且肝脏铁含量高于 7mg/g 干重[51]，符合铁螯合物治疗的标准。患者接受铁螯合物治疗的其他指征包括：浓缩红细胞的输注量约为 100ml/kg，或体重 40kg 及以上的患者输注 20U 的浓缩红细胞的量。

目前有 3 种铁螯合剂被批准用于镰状细胞贫血患者，它们的剂量和不良反应如表 92-10 所示。这些螯合剂通过结合循环系统和组织中的游离铁、然后通过尿液和胆汁排出体外来发挥作用。

甲磺酸去铁胺(deferoxamine, DFO) 是最早使用的、临床应用经验最多的制剂。DFO 和地拉罗司这两种药物在低至 2 岁的镰状细胞贫血患者中均有使用，去铁酮未被批准用于儿童。由于其半衰期短，DFO 必须每日持续静脉或皮下输注，连续给药 5 日。而地拉罗司(deferasirox)半衰期相对较长，可每日 1 次口服给药，更为方便，患者依从性更好。在一项纳入 195 例镰状细胞疾病患者的研究中，2 组患者分别给予 DFO 及等比剂量的地拉罗司，血清铁蛋白水平降低基本一致[63]。此外，地拉罗司组中更多患者认为他们接受了方便的治疗[62]。尽管去铁酮的研究主要在对其他铁螯合剂反应不足的输血性铁过载患者中进行，但研究显示去铁酮对镰状细胞贫血患者的疗效与地拉罗司相似[64]。尽管 2 种药物均可导致眼、耳毒性，但 DFO 表现出更显著的剂量依赖性[65,66]，地拉罗司则有更强的肾毒性、肝毒性、更易引起血细胞减少。DFO 和地拉罗司对 J.T. 目前都是适用的。

J.T. 还需接受适当的监测，包括血清铁蛋白水平及每年进行视力和听力的评估，而在一些治疗中心每 2 年将对患者进行 1 次肝活检以评估疗效[51]，对于使用地拉罗司的患者在开始使用或剂量调整后的第 1 个月内，需每周 1 次进行血肌酐检测，此后每月检测 1 次[51]。同时应注意每月监测尿蛋白及肝功能。

表 92-10

FDA 批准的铁螯合疗法

药物治疗	剂量	给药频率	给药途径	常见/严重的不良反应	备注
甲磺酸去铁胺(DFO)	25~50mg/(kg·d)，根据效果调整剂量(儿童最大剂量 40mg/kg)	周一至周五每日给药	皮下注射 8~12 小时	常见的：头痛，上呼吸道感染，腹痛，恶心，呕吐，发热，疼痛，关节痛，咳嗽，鼻咽炎，便秘，胸痛，注射部位不适，肌肉痉挛，病毒感染 严重的：耳毒性，肝毒性，肾毒性，眼毒性，低血压，过敏反应，呼吸窘迫综合征，生长迟缓	需要一个注射器泵或气囊输液器；不同部位轮流注射以避免瘢痕形成
地拉罗司	Exjade：20mg/(kg·d)，逐渐加量，直到有效。Jadenu：14mg/(kg·d)，逐渐加量，直到有效。	每日 1 次	Exjade：口服饮用 Jadenu：口服片剂	常见的：头痛，腹痛，恶心，发热，呕吐，腹泻，背痛，上呼吸道感染，关节痛，疼痛，咳嗽，鼻咽炎，皮疹，便秘，胸痛 严重的：肾毒性，血细胞减少，肝衰竭，胃肠道出血，过敏反应，眼部不适	Exjade 应溶解于果汁中服用
去铁酮	75mg/(kg·d)(分 3 次，每次 25mg/(kg·d)。滴定到有效(最大剂量 99 mg/(kg·d)	每日 3 次	口服片剂	常见的：尿液颜色改变、恶心、呕吐、腹痛、谷丙转氨酶增高、关节痛、中性粒细胞减少 严重的：粒细胞缺乏症、中性粒细胞减少症、肝毒性、缺锌	可出现红棕色尿液 妊娠分级：D

镰状细胞贫血的其他并发症

神经系统并发症

神经系统并发症与年龄密切相关。脑卒中常发生在10岁以前,而脑内出血则是与成年期相关的并发症。对于进行 RBC 输注患者卒中的一级预防的目标是维持 HbS 水平低于 30%,这样可使高风险患者卒中的发生率降低92%[67]。如果卒中已发生,除非接受长期 RBC 输注治疗,否则大约 50% 的患者会在 3 年内出现复发性脑卒中[45]。RBC 输注治疗值得关注的一个问题是铁超载。关于慢性羟基脲联合放血治疗(移除血液以减少铁负荷)作为脑卒中二级预防的获益的证据仍有争议[68,69]。

泌尿生殖系统并发症

肾脏和生殖系统并发症在镰状细胞贫血中很常见,因所处环境(组织缺氧、酸中毒和高渗)使肾髓质或阴茎海绵体容易发生梗死,从而导致患者发生尿排钾减少、高尿酸血症、血尿、低渗尿和肾脏衰竭。伴有肾脏疾病的患者也可能会有不适当的低水平 EPO。而发生海绵体血管闭塞的男性患者可出现急性或慢性阴茎异常勃起,保守治疗包括静脉输液和疼痛控制,顽固性病例可能需要外科手术治疗[44,46]。

微梗死并发症

微梗死同样也经常导致眼科、肝脏、骨科及妇产科并发症,镰状细胞贫血的患者可能需要筛查以监测是否出现这些并发症[51]。

炎症性贫血

炎症性贫血(anemia of inflammation,AI)常指由于慢性疾病引起红细胞存活时间和生成减少所致的轻度和中度贫血,通常数月或数年内发生[70]。炎症性贫血与许多疾病有关,如自身免疫性疾病、急慢性感染、慢性肾衰竭、肿瘤等[71]。由于这些疾病十分常见,因此 AI 十分普遍,据估计其发病率仅次于缺铁性贫血。大多数炎症性贫血表现为正常细胞正常色素性贫血,但有 1/4 的患者表现为小细胞低色素性贫血[72]。AI 的突出特点是铁的利用度发生改变,由于铁调节蛋白(调节铁代谢的激素)增加,因此铁指数不能可靠地反映出铁的利用

度[73]。此外,EPO 反应可能与贫血的程度不相匹配[74]。

AI 的发病机制尚不十分明确,炎症细胞因子的产生,如干扰素-γ、肿瘤坏死因子-α、IL-6 和 IL-1 可激活巨噬细胞,进而导致红细胞消耗和破坏,或通过抑制红细胞系前体,如BFUe,使红细胞生成受到抑制[75]。作为对炎症的反应,IL-6水平升高,通过 JAK-STAT 信号通路使铁调节蛋白生成增多,从而抑制储存铁向血浆中释放。这种高浓度的铁调节蛋白导致低铁血症(功能性铁缺乏),并减少红细胞的生成[73]。铁调节蛋白通过降低十二指肠铁吸收,可进一步改变体内铁的内稳态[72]。铁相关检测的回顾分析对鉴别患者是 AI 还是缺铁性贫血非常重要。在 AI 中,血清铁、转铁蛋白饱和度和 TIBC 降低,血清铁蛋白升高。相反,缺铁性贫血患者血清铁、转铁蛋白饱和度和血清铁蛋白降低,TIBC 增高。然而,应该认识到这 2 种类型的贫血均可在 AI 患者见到。

轻度和中度 AI 的管理通常侧重于基础疾病的治疗。尽管会影响患者的生活质量,但 AI 通常不会进展或危及生命。患者可能需要输血治疗贫血症状,这与肝炎、病毒感染、铁过载、治疗相关急性肺损伤和免疫原性反应的风险相关。除非伴有维生素 B_{12} 和叶酸缺乏,否则不需要补充维生素。功能性缺铁性贫血或绝对缺铁性贫血的患者,可能需要补充铁。重组人促红细胞生成素(erythropoiesis-stimulating agents,ESA)已成功用于治疗类风湿性关节炎、获得性免疫缺陷综合征(acquired immunodeficiency syndrome,AIDS)、肿瘤和慢性肾脏疾病所致的 AI 患者。然而药物费用和增加的安全风险也很明显,当决定治疗时应该评估其风险收益比[72,74]。

重组人促红细胞生成素(rhEPO)治疗

rhEPO 治疗适用于与慢性肾脏疾病相关的贫血、药源性贫血(骨髓抑制化疗和齐多夫定治疗)和择期非心脏、非血管手术的自体输血[76-78]。根据剂量和贫血病因,ESA 治疗效果的出现可能需要数日到数周。有 2 种 ESA 目前在美国已被批准使用:阿法依泊汀(epoetin alfa)和阿法达依泊汀(darbepoetin alfa)。阿法达依泊汀是在阿法依泊汀增加 2条碳链,显著增加了硅酸含量,从而使其清除率降低,血清半衰期延长至阿法依泊汀的 3 倍。药动学参数的差异使阿法达依泊汀的给药频率降低。表 92-11 显示了阿法依泊汀和阿法达依泊汀目前治疗方案。在所有患者中,对 ESA 缺少反应(ESA 低反应性)最常见的原因是缺铁。

表 92-11

重组人促红细胞生成素(rhEPO)的使用及治疗方案[a]

贫血的病因	阿法依泊汀		阿法达依泊汀	
	剂量/$U \cdot kg^{-1}$	给药次数	剂量/$\mu g \cdot kg^{-1}$	给药次数
齐多夫定诱导	100	每周 3 次	—	—
化疗诱导	150 或 40 000U(总量)	分别每周 3 次或每周 1 次	2.25 或 500μg(总量)	分别每周 1 次或每 3 周 1 次
慢性肾脏疾病	50~100	每周 3 次	透析患者 0.45 或 0.75 非透析患者 0.45	分别每周 1 次或每 2 周 1 次 每 4 周 1 次

[a] 成人剂量

尽管有些评估 ESA 用于治疗慢性肾脏疾病和化疗引起的贫血（chemotherapy-induced anemia, CIA）的研究显示了获益（如减少了红细胞的输注），但也有证据表明 ESA 的使用在不同患者人群中增加了心血管事件、卒中、血栓形成、总生存期缩短和/或肿瘤进展和复发的风险[79,80]。2011 年，基于识别阿法依泊汀和阿法达依泊汀风险因素的研究，FDA 授权了风险评估和缓解策略（Risk Evaluation and Mitigation Strategy, REMS）项目。最近，FDA 对 ESA REMS 的要件进行了评估，发现这些要件对 ESA 的利用影响最小，远小于 CMS 覆盖范围规定和 FDA 的其他监管措施。因此，2017 年，FDA 决定不再要求 ESA REMS 要件，用药风险和收益可通过当前产品说明书信息传达。在开始使用 ESA 前，鼓励卫生保健服务提供者向患者介绍其风险和收益。

肾功能不全相关贫血

肾功能不全相关贫血的病因比较复杂，但涉及 EPO 生成的减少和 RBC 寿命的缩短。重复输血是一种可行的治疗，但可导致并发症，除非需要快速纠正 Hgb，否则应避免重复输血。因为 EPO 在缺氧时分泌于肾脏，并且负责红细胞从其他干细胞的正常分化，所以促红细胞生成治疗被用于治疗正在接受血液透析的肾衰竭患者的贫血[79,81]。终末期肾病患者使用批准剂量的阿法依泊汀和阿法达依泊汀治疗，Hct 呈现剂量依赖性升高（见表 92-11）。更高目标浓度的 Hgb（>13g/dl）与死亡率和不良反应增加有关。FDA 发布的对这些药物的黑框警告中要求进行个体化治疗以维持达到降低输血所需的 ESA 最低剂量[76-78]。该目标 Hgb 不同于目前的肾脏疾病指南[79,82]，关于肾功能不全贫血患者治疗目标和 ESA 的恰当使用以及静脉注射铁的更多信息，参见第 28 章慢性肾脏病。

恶性肿瘤相关性贫血

案例 92-8

问题 1：P. M.，女性，62 岁，被诊断为Ⅳ期卵巢癌。因第 4 周期的卡铂和紫杉醇化疗来就诊。她称上楼时气短和乏力，除此之外状态良好。CBC 检查结果如下：

Hgb：9.7g/dl

Hct：29%

MCV：90fl

网织红细胞，$100 \times 10^3/\mu l$

外周血涂片显示正常细胞正常色素性红细胞，铁在正常限度范围内。P. M. 贫血最可能的原因是什么？什么治疗策略比较合适？

P. M. 看起来像恶性肿瘤相关贫血，可被归为 AI 或 CIA。贫血在癌症患者中很常见，发生率高达 30%～90%[83]。癌症患者贫血的病因学通常比较复杂，可由多种因素引起，如合并症、恶性肿瘤、失血、营养缺乏，以及放疗和/或化疗[84]。化疗引起的贫血是造血功能损害影响红细胞生成和化疗药物（如含铂药物）的肾毒性作用降低促红

细胞生成素产生的结果[80]，其贫血通常是正常细胞正常色素性，在治疗过程中发生[85]。和 P. M. 一样，CIA 通常为轻到中度，患者无症状或症状轻微（虚弱、运动耐量降低）[86]。影响癌症患者恶性肿瘤相关贫血发病率的因素为肿瘤类型、分期和疾病持续时间、治疗的类型、方案和强度、既往骨髓抑制化疗或放疗史。接受化疗的癌症患者应通过全血细胞计数定期常规筛查 CIA。根据 NCNN 肿瘤学临床实践指南（NCCN 指南），在 Hgb 低于 11g/dl 时应该进行 CIA 评估。其他应进行的检测还包括外周血涂片、网织红细胞计数，以及其他贫血潜在原因的检查。

CIA 的推荐治疗包括输血或使用 ESA 治疗（含或不含铁补充剂）[80]。如果可能，应治疗基础疾病。关于治疗方案的选择，当需要快速纠正 Hgb 时，应使用浓缩红细胞（packed red blood cells, PRBC），输注 1 单位的 PRBC 预期能使 Hgb 增加 1g/dl、Hct 增加 3%。使用输血进行长期治疗与已知风险（尤其是癌症患者血栓事件风险）的增加相关[87]。关于输血对死亡率的影响研究数据还存在争议[80]。癌症患者的贫血治疗需考虑给予含或不含铁补充剂的 ESA，可以降低输血需求。大样本多中心的随机临床试验表明，对于非化疗引起的贫血患者没有从使用 ESA 中获益。在接受 ESA 治疗的头颈部癌、乳腺癌、非小细胞肺癌、淋巴瘤和宫颈癌贫血患者的临床试验中，发现死亡和肿瘤进展的风险增加，使得所有 ESA 产品信息上增加了黑框警告，提醒以上风险和其他严重不良反应风险会增加[88]。因为没有临床试验报道其对生存有不良影响（小细胞肺癌可能例外），ESA 推荐用于接受骨髓抑制化疗且治疗目的不是治愈的癌症贫血患者。根据 FDA 的推荐，只在血红蛋白低于 10g/dl 并且还有两个月的化疗计划时方可启动 ESA 治疗，且应给予避免输注红细胞所需的最低剂量，当化疗结束时应停止该药物的使用[76-78]。尽管临床试验证明使用 ESA 治疗的患者反应率高达 70%～80%，但不是每位患者均对治疗有反应[89]。对 rhEPO 治疗无效的最常见原因是铁的绝对缺乏或功能性铁缺乏。在治疗前和治疗期间均应评价是否伴有缺铁，如果需要应给予补充。口服或静脉铁可用于补充，但临床试验数据显示需要给予 ESA 时，静脉补铁较优[80]。

P. M. 这个病例，临床医师可以选择几种治疗方案。如推迟化疗时间，以便血液学指标恢复和贫血症状减退；另一选择便是给予输血支持治疗，使患者症状减轻并能更好地耐受化疗。而且，可考虑应用 ESA；另外，因患者患有的转移性疾病（不可治愈），将继续化疗直至疾病进展，也应考虑使用阿法依泊汀或阿法达依泊汀进行促红细胞生成治疗。这种治疗能提高 Hct 和 Hgb，减少输血，改善患者的生活质量。应用阿法依泊汀治疗 P. M.，治疗方案为初始剂量 150U/kg，通常皮下注射给药，每周 3 次，或者每周 1 次给予阿法依泊汀 40 000U[77,78]。替代给药方案，每 2 周 80 000U 或每 3 周 120 000U，在造血和输血方面证明是安全有效的[80,90]。阿法达依泊汀对于 P. M. 治疗也是一种选择，最初的治疗剂量为 2.25μg/kg，皮下给药，每周 1 次[76,91]。临床研究发现，每周给予 100μg 阿法达依泊汀或每 2 周给予 200μg 阿法达依泊汀或每 3 周给予 300μg 阿法达依泊汀，

能取得类似的受益效果,阿法依泊汀也存在相似的情况[93,94]。每周检测 Hgb 以监测 ESA 的治疗反应,直到 Hgb 水平稳定为止。在此期间,应将剂量调整至避免输血所需的最低量。至少需要 2 周才能见到红细胞增加。如果 Hgb 在任一 2 周内的增加超过 1g/dl,或 Hgb 达到避免输血的水平,则需要减少剂量(阿法依泊汀为 25%,阿法达依泊汀为 40%)。在应用阿法依泊汀 4 周内或阿法达依泊汀 6 周时,如果未见反应(Hgb 增加量低于 1g/dl,总量仍然低于 10g/dl),则应考虑增加剂量。阿法依泊汀的常见剂量递增方案为:如果最初每周 3 次 150U/kg 治疗,则升高至每周 3 次 300U/kg;如果最初每周 1 次 40 000U,则每周 1 次 60 000U。如果阿法达依泊汀的治疗剂量最初为每周 1 次 2.25μg/kg,则增为每周 1 次 4.5μg/kg。此时还应考虑是否需要补充铁。在第 8 或 9 周再次评估效果,并根据 Hgb 水平或能否避免输血而适当减少剂量。如果治疗第 8 或 9 周后 Hgb 没有显著改变或者仍需要输血治疗,则可停止该药物治疗[76-78]。

人类免疫缺陷病毒(HIV)相关性贫血

贫血在 HIV 患者中很常见,并与疾病的严重程度及临床预后相关[95]。在该类患者群体中,贫血被认为是一项增加发病率和死亡率的独立预后因素[96]。它还被证明是未达到病毒抑制的患者治疗失败的标志,因此应作为治疗的一部分进行监测[97]。几个因素可导致 HIV 患者发生贫血,包括感染、恶性肿瘤、血红蛋白遗传性疾病的存在、营养不良,以及抗逆转录病毒联合治疗(cART)的应用。感染的例子包括细菌感染(鸟分枝杆菌复合病)、真菌感染(组织胞浆菌病)、病毒感染(巨细胞病毒、Ⅰ 或 Ⅱ 型疱疹病毒、HPV B19)。使用骨髓抑制药物(抗 HIV 病毒药物:齐多夫定、扎西他滨、去羟肌苷、拉米夫定)、使用其他治疗艾滋病相关疾病的药物(例如骨髓抑制化学治疗药物:更昔洛韦、复方磺胺嘧啶、氨苯砜),以及恶性肿瘤、卡波西肉瘤和淋巴瘤等损害正常的骨髓功能的疾病,均会使患者患贫血的概率增加[98]。维生素 B_{12} 缺乏是 1/3 艾滋病患者贫血的主要原因[97],且与艾滋病的进展相关[99]。回肠内 HIV 感染单核细胞,以及感染所致胃黏膜功能改变,引起维生素 B_{12} 吸收障碍[100]。血液毒性药物(如齐多夫定、甲氧苄啶)能改变维生素 B_{12} 和叶酸的利用[101],给患者带来风险。最新证据表明,病毒可在病理生理学上发挥作用,导致红细胞生成和促红细胞生成反应减少[95]。HIV 相关性贫血的常见特征包括网织红细胞计数减少,形态学正常细胞和正常色素的红细胞,铁储备充足而促红细胞生成素的反应受损[95]。

治疗 HIV 相关性贫血包括促红细胞生成疗法,或在允许的情况下撤去致病药物。无论是否使用药物、CD4+ 计数或病毒量多少,促红细胞生成疗法均能提高 HIV 感染成人患者的 Hgb 水平和生活质量[100]。尽管在美国齐多夫定已不再是 HIV 治疗的一线药物,但仍在孕妇、儿童,以及发展中国家使用。它的使用与开始治疗 3~6 个月内发生的细胞减少症,特别是贫血的发生有关[102]。临床研究表明,在服用齐多夫定的患者中,促红细胞生成素基线水平低于 500U/L 的人,输血需求明显减少[103]。齐多夫定诱导的贫血患者,最初可以 100U/kg 每周 3 次阿法依泊汀治疗。密切监测红细胞指数,如果 Hgb 超过 12g/dl,则应暂停给药,直到其下降到小于 11g/dl。此时推荐剂量减少 25%,或采用预防输血所需的最低剂量。治疗 8 周后,如果患者对阿法依泊汀的治疗反应不佳,可增加剂量 50~100U/kg 每周 3 次,每隔 4~8 周加量 1 次,或增加至 300U/kg 每周 3 次。若使用 300U/kg 剂量共 8 周仍无效果,这表示继续治疗无法获益,应停用该药物[76-78]。此外,每周 1 次阿法依泊汀的给药方案已经在 40 000U 的起始剂量下进行了评估[104]。已经评估了阿法达依泊汀在接受透析的 HIV 患者中的使用,在治疗贫血时它和阿法依泊汀一样安全和有效[105]。

(唐仕炜 译,黄媛 校,汪林 审)

参考文献

1. Bergin JJ. Evaluation of anemia. Getting the most out of the MCV RDW and other tests. *Postgrad Med J.* 1985;77:253.
2. Dawson AA et al. Evaluation of diagnostic significance of certain symptoms and physical signs in anaemic patients. *Br Med J.* 1969;4:436.
3. Cook JD. Diagnosis and management of iron-deficiency anaemia. *Best Pract Res Clin Haematol.* 2005;319:322.
4. Waldvogel-Abramowski S et al. Physiology of iron metabolism. *Transfus Med Hemother.* 2014;41:000.
5. Alleyne M et al. Individualized treatment for iron-deficiency anemia in adults. *Am J Med.* 2008;943:948.
6. Killip S et al. Iron deficiency anemia [published correction appears in Am Fam Physician. 2008;78:914]. *Am Fam Physician.* 2007;75:671.
7. Zhu A et al. Evaluation and treatment of iron deficiency anemia: a gastro-enterological perspective. *Dig Dis Sci.* 2010;55:548.
8. Camaschella C. Iron-deficiency anemia. *N Engl J Med.* 2015;1832:1843.
9. National Academy of Sciences, Institute of Medicine, Food and Nutrition Board. *Dietary Reference Intakes for Vitamin A, Vitamin K, Arsenic, Boron, Chromium, Copper, Iodine, Iron, Manganese, Molybdenum, Nickel, Silicon, Vanadium, and Zinc.* Washington, DC: National Academies Press; 2001.
10. Baker RD et al. Diagnosis and prevention of iron deficiency and iron-deficiency anemia in infants and young children (0–3 years of age). *Pediatrics.* 2010;126:1040.
11. Iron-containing products. Facts & comparisons eAnswers. http://online.factsandcomparisons.com/monodisp.aspx?monoid=fandc-hcp11143&book=dfc&search=83228|24&isstemmed=true&fromtop=true&section=druginters#IronSaltsDrugInteractions. Accessed June 2015.
12. Cook JD et al. Effect of ascorbic acid intake on nonheme-iron absorption from a complete diet. *Am J Clin Nutr.* 2001;73:93–98.
13. Centers for Disease Control and Prevention (CDC). Toddler deaths resulting from ingestion of iron supplements—Los Angeles, 1992–1993. *MMWR Morb Mortal Wkly Rep.* 1993;42(06):111–113.
14. Iron parenteral. Facts & comparisons eAnswers. http://online.factsandcomparisons.com/MonoDisp.aspx?monoid=fandc-hcp15283&book=DFC&search=83228%7c24&isStemmed=True&fromtop=true&section=table-list#IRONPARENTERALProductTable. Accessed June 2015.
15. Reddy CM et al. Safety and efficacy of total dose infusion of iron dextran in iron deficiency anaemia. *Int J Clin Pract.* 2008;62:413.
16. Chertow GM et al. Update on adverse drug events associated with parenteral iron. *Nephrol Dial Transplant.* 2006;378:382.
17. Bailie GR. Comparrison of rates of reported adverse events associated with i.v. iron products in the United States. *Am J Health Syst Pharm.* 2012;69:310–320.
18. Bailie GR et al. Differences in spontaneously reported hypersensitivity and serious adverse events for intravenous iron preparations: comparison of Europe and North America. *Arzneimittelforschung.* 2011;61:267–275.
19. Aslinia F et al. Megaloblastic anemia and other causes of macrocytosis. *Clin Med Res.* 2006;4:236.
20. Kaferle J et al. Evaluation of macrocytosis. *Am Fam Physician.* 2009;79:203–208.
21. Langan RC et al. Update on Vitamin B12 deficiency. *Am Fam Physician.* 2011;1425:1430.
22. Stabler S.P. Vitamin B12 deficiency. *N Eng J Med.* 2013;149–160.
23. Institute of Medicine (US) Standing Committee on the Scientific Evaluation of Dietary Reference Intakes and its Panel on Folate, Other B Vitamins, and

Choline. Dietary Reference Intakes for Thiamin, Riboflavin, Niacin, Vitamin B6, Folate, Vitamin B12, Pantothenic Acid, Biotin, and Choline. Washington, DC: National Academies Press (US): 1998.

24. Bizzaro N et al. Diagnosis and classification of pernicious anemia. *Autoimmun Rev.* 2014;13:565–568.

25. Hernandez CM. Advances in mechanisms, diagnosis, and treatment of pernicious anemia. *Discov Med.* 2015;19:159–168.

26. Hvas AM et al. Diagnosis and treatment of vitamin B12 deficiency. An update. *Haematologica.* 2006;91:1506–1512.

27. Dali-Youcef N, Andrès E. An update on cobalamin deficiency in adults. *QJM.* 2009;102:17.

28. Lahner E, Annibale B. Pernicious anemia: new insights from a gastroenterological point of view. *World J Gastroenterol.* 2009;15:5121.

29. Cyanocobalamin. Facts & Comparisons eAnswers. http://online.factsandcomparisons.com/MonoDisp.aspx?monoid=fandc-atoz0158&book=ATOZ&ParentBook=DFC&fromdfc=fandc-hcp14510. Accessed June 2015.

30. Butler CC et al. Oral vitamin B$_{12}$ versus intramuscular vitamin B12 for vitamin B12 deficiency: a systematic review of randomized controlled trials. *Fam Pract.* 2006;23:279.

31. Lane LA, Rojas-Fernandez C. Treatment of vitamin b(12)-deficiency anemia: oral versus parenteral therapy. *Ann Pharmacother.* 2002;36:1268.

32. Adachi S et al. Enteral vitamin B12 supplements reverse postgastrectomy B12 deficiency. *Ann Surg.* 2000;232:199–201.

33. vonDrygalski A et al. Anemia after bariatric surgery: more than just iron deficiency. *Nutr Clin Pract.* 2009;217:226.

34. Love AL et al. Obesity, bariatric surgery, and iron deficiency: true, true, true, and related. *Am J Hematol.* 2008;83:403–409.

35. Allied Health Sciences Section Ad Hoc Nutrition Committee. ASMBS allied health nutritional guidelines for the surgical weight loss patient. *Surg Obes Relat Dis.* 2008;4:S73–S108.

36. Herbert V. Recommended dietary intakes (RDI) of folate in humans. *Am J Clin Nutr.* 1987;45:661.

37. Folic Acid and Derivatives. Facts & Comparisons eAnswers. http://online.factsandcomparisons.com/monodisp.aspx?monoid=fandc-hcp10889&quick=376262|5&search=37626215&isstemmed=true. Accessed November 2010.

38. Kornberg A et al. Folic acid deficiency, megaloblastic anemia and peripheral polyneuropathy due to oral contraceptives. *Isr J Med Sci.* 1989;25:142.

39. McKinsey DS et al. Megaloblastic pancytopenia associated with dapsone and trimethoprim treatment of Pneumocystis carinii pneumonia in the acquired immunodeficiency syndrome. *Arch Intern Med.* 1989;149:965.

40. [No authors listed]. Hereditary dihydrofolate reductase deficiency with megaloblastic anemia. *Nutr Rev.* 1985;43:309.

41. Chanarin I. Megaloblastic anaemia, cobalamin, and folate. *J Clin Pathol.* 1987;40:978.

42. Snow CF. Laboratory diagnosis of vitamin B$_{12}$ and folate deficiency: a guide for the primary care physician. *Arch Intern Med.* 1999;159:1289.

43. Pack-Mabien A, Haynes J, Jr. A primary care provider's guide to preventive and acute care management of adults and children with sickle cell disease. *J Am Acad Nurse Pract.* 2009;21:250.

44. Embury SH, Vichinsky E. Sickle cell disease. In: Hoffman R et al, eds. *Hematology: Basic Principles and Practices.* 3rd ed. New York, NY: Churchill Livingstone; 2000:510.

45. Frenette PS, Atweh GF. Sickle cell disease: old discoveries, new concepts, and future promise. *J Clin Invest.* 2007;117:850.

46. Redding-Lallinger R, Knoll C. Sickle cell disease—pathophysiology and treatment. *Curr Probl Pediatr Adolesc Health Care.* 2006;36:346.

47. Karnon J et al. The effects of neonatal screening for sickle cell disorders on lifetime treatment costs and early deaths avoided: a modeling approach. *J Public Health Med.* 2000;22:500.

48. Powars DR et al. Outcome in hemoglobin SC disease: a four-decade observational study of clinical, hematologic, and genetic factors. *Am J Hematol.* 2002;70:206.

49. Booth C et al. Infection in sickle cell disease: a review. *Int J Infect Dis.* 2010;14:e2.

50. Gaston MH et al. Prophylaxis with oral penicillin in children with sickle cell anemia: a randomized trial. *N Engl J Med.* 1986;314:1593.

51. National Institutes of Health; National Heart, Lung, and Blood Institute Division of Blood Diseases and Resources. *Evidence-based management of sickle cell disease: Expert Panel Report, 2014.* www.nhlbi.nih.gov/guidelines/sickle-cell-disease-guidelines. Accessed June 15, 2015.

52. John AB et al. Prevention of pneumococcal infection in children with homozygous sickle cell disease. *Br Med J (Clin Res Ed).* 1984;288:1567.

53. Serjeant BE et al. Haematological response to parvovirus B19 infection in homozygous sickle-cell disease. *Lancet.* 2001;358:1779.

54. Smith-Whitley K et al. Epidemiology of human parvovirus B19 in children with sickle cell disease. *Blood.* 2004;103:422.

55. Mousa S et al. Management of painful vaso-occlusive crisis of sickle-cell anemia: consensus opinion. *Clin Appl Thromb Hemost.* 2010;16:365.

56. Charache S et al. Effect of hydroxyurea on the frequency of painful crises in sickle cell anemia. Investigators of the Multicenter Study of Hydroxyurea in Sickle Cell Anemia. *N Engl J Med.* 1995;332:1317.

57. Goldberg MA et al. Treatment of sickle cell anemia with hydroxyurea and erythropoietin. *N Engl J Med.* 1990;323:366.

58. Ferster A et al. Hydroxyurea for the treatment of severe sickle cell anemia: a pediatric clinical trial. *Blood.* 1996;88:1960.

59. el-Hazmi MA et al. On the use of hydroxyurea/erythropoietin combination therapy for sickle cell disease. *Acta Haematol.* 1995;94:128.

60. Walters MC et al. Impact of bone marrow transplantation for symptomatic sickle cell disease: an interim report. Multicenter investigation of bone marrow transplantation for sickle cell disease. *Blood.* 2000;95:1918.

61. Panepinto JA et al. Matched-related donor transplantation for sickle cell disease: report from the Center for International Blood and Transplant Research. *Br J Haematol.* 2007;137:479.

62. Inati A. Recent advances in improving the management of sickle cell disease. *Blood Rev.* 2009;23(Suppl 1):S9.

63. Vichinsky E et al. A randomised comparison of deferasirox versus deferoxamine for the treatment of transfusional iron overload in sickle cell disease. *Br J Haematol.* 2006;136:501.

64. Calvaruso G et al. Deferiprone versus deferoxamine in sickle cell disease: results from a 5-year long-term Italian multi-center randomized clinical trial. *Blood Cells Mol Dis.* 2014;53:265.

65. Exjade [package insert]. Stein, Switzerland. Novartis Pharma Stein AG; 2010.

66. Desferal [package insert]. Stein, Switzerland. Novartis Pharma Stein AG; 2008.

67. Adams RJ et al. Prevention of a first stroke by transfusions in children with sickle cell anemia and abnormal results on transcranial Doppler ultrasonography. *N Engl J Med.* 1998;339:5.

68. Ware RE et al. Prevention of secondary stroke and resolution of transfusional iron overload in children with sickle cell anemia using hydroxyurea and phlebotomy. *J Pediatr.* 2004;145:346.

69. Ware RE et al. SWiTCH Investigators. Stroke with transfusions changing to hydroxyurea (SWiTCH). *Blood.* 2012;119:3925.

70. Linker CA. Blood disorders. In: McPhee SJ, Papadakis MA, eds. *Current Medical Diagnosis and Treatment.* 49th ed. New York, NY: McGraw Hill; 2010:439.

71. Weiss G, Goodnough LT. Anemia of chronic disease. *N Engl J Med.* 2005;352:1011.

72. Gangat N, Wolanskyj AP. Anemia of chronic disease. *Semin Hematol.* 2013;50:232.

73. Sankaran VG et al. Anemia: progress in molecular mechanisms and therapies. *Nat Med.* 2015;21:221.

74. Nemeth E, Ganz T. Anemia of inflammation. *Hematol Oncol Clin North Am.* 2014;28:671.

75. Libregts SF et al. Chronic IFN-gamma production in mice induces anemia by reducing erythrocyte life span and inhibiting erythropoiesis through the IRF-PU.1 axis. *Blood.* 2011;118:2578.

76. Aranesp (darbepoetin alfa) [prescribing information]. Thousand Oaks, CA: Amgen; 2015.

77. Procrit (epoetin alfa) [prescribing information]. Thousand Oaks, CA: Amgen; 2013.

78. Epogen (epoetin alfa) [prescribing information]. Thousand Oaks, CA: Amgen; 2014.

79. Kidney Disease Improving Global Outcomes. KIDGO clinical practice guidelines for anemia in chronic kidney disease. http://www.kdigo.org/clinical_practice_guidelines/pdf/KDIGO-Anemia%20GL.pdf. Accessed June 16, 2015.

80. National Comprehensive Cancer Network. NCCN guidelines for cancer- and chemotherapy-induced anemia v1.2018. http://www.nccn.org. Accessed August 3, 2017.

81. KDOQI. KDOQI Clinical Practice Guideline and Clinical Practice Recommendations for anemia in chronic kidney disease (2006). *Am J Kidney Dis.* 2006;47(Suppl 3):S1.

82. KDOQI. KDOQI Clinical Practice Guideline and Clinical Practice Recommendations for anemia in chronic kidney disease: 2007 update of hemoglobin target. *Am J Kidney Dis.* 2007;50:471.

83. Knight K et al. Prevalence and outcomes of anemia in cancer: a systemic review of the literature. *Am J Med.* 2004;116(Suppl 7A):11S.

84. Schwartz RN. Anemia in patients with cancer: incidence, causes, impact, management and use of treatment guidelines and protocols. *Am J Health Syst Pharm.* 2017;64:S5.

85. Ludwig H et al. The European Cancer Anaemia Survey (ECAS); a large, multinational. Prospective survey defining the prevalence, incidence, and treatment of anaemia in cancer patients. *Eur J Cancer.* 2004;40:2293.

86. U.S. Department of Health and Human Services. National Institutes of Health. National Cancer Institute. Common Terminology Criteria for Adverse Events (CTCAE) Version 4.0. http://evs.nci.nih.gov/ftp1/CTCAE/CT-CAE_4.03_2010-06-14_QuickReference_8.5x11.pdf. Accessed June 16, 2015.

87. Khoranna AA et al. Blood transfusions. Thrombosis, and mortality in hospitalized patients with cancer. *Arch Intern Med*. 2008;168:2377.

88. Fishbane S. The role of erythropoiesis-stimulating agents in the treatment of anemia. *Am J Manag Care*. 2010;16(Suppl):S67.

89. Ludwig H et al. Treatment patterns and outcomes in the management of anaemia in cancer patients in Europe: findings form the Anaemia Cancer Treatment (ACT) study. *Eur J Cancer*. 2009;45:1603.

90. Demetri GD et al. Quality-of-life benefit in chemotherapy patients treated with epoetin alfa is independent of disease response or tumor type: results from a prospective community oncology study. Procrit Study Group. *J Clin Oncol*. 1998;16:3412.

91. Vansteenkiste J et al. Double-blind, placebo-controlled, randomized phase III trial of darbepoetin alfa in lung cancer patients receiving chemotherapy. *J Natl Cancer Inst*. 2002;94:1211.

92. Schwartzberg LS et al. A randomized comparison of every-2-week darbepoetin alfa and weekly epoetin alfa for the treatment of chemotherapy-induced anemia in patients with breast, lung, or gynecologic cancer. *Oncologist*. 2004;9:696.

93. Boccia R et al. Darbepoetin alfa administered every three weeks is effective for the treatment of chemotherapy-induced anemia. *Oncologist*. 2006;11:409.

94. Canon JL et al. Randomized, double-blind, active-controlled trial of every-3-week darbepoetin alfa for the treatment of chemotherapy-induced anemia. *J Natl Cancer Inst*. 2006;98:273.

95. Redig AJ et al. Pathogenesis and clinical implicatiosn of HIV related anemia in 2013. *Hematology Am Soc Hematol Educ Program*. 2013;2013:377.

96. Mocroft A et al. Anaemia is an independent predictive marker for clinical prognosis in HIV-infected pateints from across Europe. EuroSIDA study group. *AIDS*. 1999;13:943.

97. Anude Cj et al. Immuno-virologic oitcomes and immune-virologic discordance among adults alive and on anti-retroviral therapy at 12 months in Nigeria. *BMC Infect Dis*. 2013;13:113.

98. Murphy RA et al. Antiretroviral therapy-associated toxicities in the resource-poor world: the challenge of a limited formulary. *J Infect Dis*. 2007;196(Suppl 3):S449.

99. Tang AM et al. Low serum vitamin B-12 concentrations are associated with faster human immunodeficiency virus type 1 (HIV-1) disease progression. *J Nutr*. 1997;127:345.

100. Volberding PA et al. Anemia in HIV infection: clinical impact and evidence-based management strategies. *Clin Infect Dis*. 2004;38:1454.

101. Beach RS et al. Altered folate metabolism in early HIV infection. *JAMA*. 1988;259:519.

102. Sharma SK. Zidovudine-induced anaemia in HIV/AIDS. *Indian J Med Res*. 2010;132:359.

103. Fischl M et al. Recombinant human erythropoietin for patients with AIDS treated with zidovudine. *N Engl J Med*. 1990;322:1488.

104. Brokering KL, Qaqish RB. Management of anemia of chronic disease in patients with the human immunodeficiency virus. *Pharmacotherapy*. 2003;23:1475.

105. Lucas C et al. Effectiveness of weekly darbepoetin alfa in the treatment of anaemia of HIV-infected haemodialysis patients. *Nephrol Dial Transplant*. 2006;21:3202.

93 第93章 肿瘤及治疗原则

Jaime E. Anderson, Andrea S. Dickens, and Katherine Tipton Patel

核心原则	章节案例
1 肿瘤是一组疾病,其特点为异常细胞无限制的生长和扩散。肿瘤远处转移较原发肿瘤通常会对并发症的发生率、患者生活质量与死亡率,造成更大的影响。	案例93-1(问题1)
2 避免已知的致癌因素可以预防癌症。另外,对于特定的高危人群,疫苗的应用和肿瘤筛查也可起到预防作用。	案例93-2(问题1)
3 肿瘤的组织学诊断是选择治疗方案的最重要依据。分期诊断会影响治疗的选择和预后。作为分期诊断的重要手段,影像学检查有助于识别肿瘤的远处转移。	案例93-3(问题1)
4 恶性肿瘤的初始症状会因为组织部位、肿瘤位置及大小而发生改变。如果这些症状影响患者的生活状态(可以衡量患者的体力状况),则可能影响治疗方案。	案例93-4(问题1)
5 癌症主要有3种治疗方法:外科手术,放射疗法和系统性治疗。治疗目标是尽可能使患者获得治愈。	案例93-5(问题1)
6 化疗中出现的生化耐药是大多数癌症治疗获得成功的最大阻碍。发生在肿瘤细胞合成期或分裂期的基因突变,可导致耐药。	案例93-6(问题1)
7 不同类型的系统性疗法包括:化疗、靶向制剂、内分泌治疗和生物反应调节剂。应根据肿瘤患者的组织学检查结果、疾病分期,以及对治疗的预期耐受性,综合选择系统性治疗方法为患者制订联合治疗方案。	案例93-7(问题1) 案例93-8(问题1) 案例93-9(问题1)
8 治疗反应评估包括抗肿瘤作用、毒性反应,以及对患者生活质量影响的评估。评估应当定期的重复进行,包括体格检查、实验室检测,以及对不同阶段癌症的重复性诊断检查。	案例93-10(问题1)
9 癌症的系统性治疗有潜在的致癌、致畸、致突变风险。应用和管理这些药物会对医护人员的健康造成一定风险。应按照国家指导方针和标准,制定正确的工作准则和规程,以最大限度地提高安全性并降低风险。	案例93-11(问题1~4)

肿瘤疾病介绍

癌症(瘤、肿瘤或者恶性肿瘤)并不是单个疾病。它是以异常细胞无限制的生长和扩散为特征的一组疾病。癌细胞并不遵循细胞生长、增殖与生存的正常流程,而且它们也不具备其他正常分化(成熟)细胞的生理功能。癌细胞的其他特征还包括:它们能侵入相邻的正常组织,从初始肿瘤细胞(组织)进行分裂,并通过血液或淋巴发生转移,在远处器官内继续生长,形成新的肿瘤。癌细胞刺激新血管生成和无限增殖的潜能,有利于自身的生长和存活[1]。肿瘤可以产生于体内任何组织。癌细胞得以不受控制地生长,最终就会导致患者的死亡。

癌症统计

每年,美国癌症协会都会发表新发案例数目和癌症死亡人数的预测。美国国家癌症研究所发表的癌症统计数据中,包括了癌症风险、癌症流行和生存状态[2]。美国癌症协会预测,有 1/2 的美国男性和 1/3 的美国女性最终会患癌症,2015 年将会诊断出大约 1 658 370 个新案例[3]。表 93-1 中列举了美国成年人中最常见的癌症和相关死亡率。癌症发病率和相关死亡率受年龄和种族背景的共同影响,在老年人和非裔美国人中发病率较高[3]。其他导致癌症发病率上升的个人因素包括环境因素、生活方式、遗传因素、免疫抑制,以及暴露于单个或多个潜在致癌物中[4]。

病因

癌症起源于单个正常细胞的变异。最初的 1 个"事件"会造成细胞 DNA 的损伤或突变。这些"事件"可能包括生活方式、环境因素或者职业因素,药物治疗(比如细胞毒性化疗、免疫治疗或放射性治疗),以及遗传因素。吸烟可能是导致癌症的最大单因素。大约有 1/3 是由于可预测的原

表 93-1

预估新发癌症病例和死亡率,2015[3],美国

预估新发癌症病例			
男性		**女性**	
前列腺	220 800(26%)	乳腺	231 840(29%)
肺部和支气管	115 610(14%)	肺部和支气管	105 590(13%)
结肠和直肠	69 090(8%)	结肠和直肠	63 610(8%)
膀胱	56 320(7%)	子宫体	54 870(7%)
皮肤黑色素瘤	42 670(5%)	甲状腺	47 230(6%)
非霍奇金淋巴瘤	39 850(5%)	非霍奇金淋巴瘤	32 000(4%)
肾和肾盂	38 270(5%)	皮肤黑色素瘤	31 200(4%)
口腔和咽喉	32 670(4%)	胰腺	24 120(3%)
白血病	30 900(4%)	白血病	23 370(3%)
肝及肝内胆管	25 510(3%)	肾和肾盂	23 290(3%)
所有部位	**848 200(100%)**	**所有部位**	**810 170(100%)**
预估死亡率			
男性		**女性**	
肺部和支气管	86 380(28%)	肺部和支气管	71 660(26%)
前列腺	27 540(9%)	乳腺	40 290(15%)
结肠和直肠	26 100(8%)	结肠和直肠	23 600(9%)
胰腺	20 710(7%)	胰腺	19 850(7%)
肝和肝内胆管	17 030(5%)	卵巢	14 180(5%)
白血病	14 210(5%)	白血病	10 240(4%)
食管	12 600(4%)	子宫体	10 170(4%)
膀胱	11 510(4%)	非霍奇金淋巴瘤	8 310(3%)
非霍奇金淋巴瘤	11 480(4%)	肝和肝内胆管	7 520(3%)
肾和肾盂	9 070(3%)	大脑和其他神经系统	6 380(2%)
所有部位	**312 150(100%)**	**所有部位**	**277 280(100%)**

来源:Siegel RL et al. Cancer statistics, 2015. *CA Cancer J Clin.* 2015;65(1):5-29.

因,比如缺乏体力活动、肥胖、营养状况不佳等其他生活方式因素[5]。据估计,每年有200万被确诊的皮肤癌,是可以通过正确的皮肤防护来避免的[6]。

癌症是1种遗传性疾病。与癌症的发病机制有着紧密联系的是2种基因:致癌基因和抑癌基因。细胞DNA的损坏会引起基因突变,从而导致致癌基因活化和抑癌基因减少或失活。在一定情况下,致癌基因的过度活跃或表达会导致肿瘤形成。致癌基因来源于正常基因(原癌基因)的遗传变异,如染色体异位、基因缺失、前病毒插入和癌基因突变。

正常细胞的生长和繁殖受一些蛋白质的影响,这些蛋白质被称作生长因子。生长因子和细胞表面的受体结合后,会激活细胞内的一系列酶,刺激细胞信号通路和基因转录,这些基因编码所表达的蛋白质可以调节细胞的生长和增殖。这种细胞信号的协调和整合过程被称为信号转导。原癌基因负责编码以下几种信号通路转导分子:生长因子、生长因子受体、信号酶和DNA转录因子。这几种反应蛋白处于非正常状态或数量过多,会扰乱正常细胞的生长信号通路,导致过度生长和增殖,最终引起恶性转化。

抑癌基因是正常细胞中存在的基因,它编码那些抑制细胞异常分裂和生长的蛋白质。抑癌基因缺失和突变会导致这些蛋白质失活,从而失去了对细胞分裂的正常抑制作用。第3类基因,即DNA修复基因的突变,也与肿瘤的形成有关。DNA修复基因编码的蛋白质可以对基因复制过程中引起的基因损伤进行修复。DNA修复基因的突变进一步加重基因突变引起的肿瘤的发生。

癌症发展是一个多步骤的过程。因此,细胞内多种基因的突变、致癌基因的激活和抑癌基因的丢失与失活,是癌变的必要因素[7]。正常组织的癌变或肿瘤转移通常是多基因协作的结果。

肿瘤生长

细胞周期

癌细胞和正常细胞一样,通过特定、有序的过程来完成细胞复制,这一过程被称为细胞周期(图93-1)。在细胞周期的4个阶段(M, G_1, S和G_2)中,每一个阶段都为细胞分裂做着必要的准备。在第1阶段,M期,细胞进行有丝分裂,是细胞分裂的过程。有丝分裂后,细胞进入第1间隙或静止期(G_1)。在此G_1静止或间隙期,细胞合成DNA复制过程中所必需的酶。DNA的复制过程发生在S期。S期后,细胞进入第2静止期(G_2),大量合成RNA和蛋白质,为有丝分裂M期做准备。完成有丝分裂的细胞,可以进入下一个增殖周期再次分裂,分化或成熟为具有特定功能的细胞并最终死亡,或者进入第3静止期(G_0)[8]。

正常细胞的增殖是受精准调控的,以维持细胞凋亡和细胞生长之间的平衡。如上文所说,原癌基因发出促进信号,肿瘤抑制基因发出抑制信号,各司其职,调控着整个细胞周期。细胞周期中,细胞的转化是一个被严格调控的过程,有一系列的调控点接受各种信号转导,监督细胞的增殖数量和完整性[8]。细胞周期蛋白是在细胞核内发现的一组相互作用的蛋白,其与细胞周期蛋白依赖性激酶(cyclin-

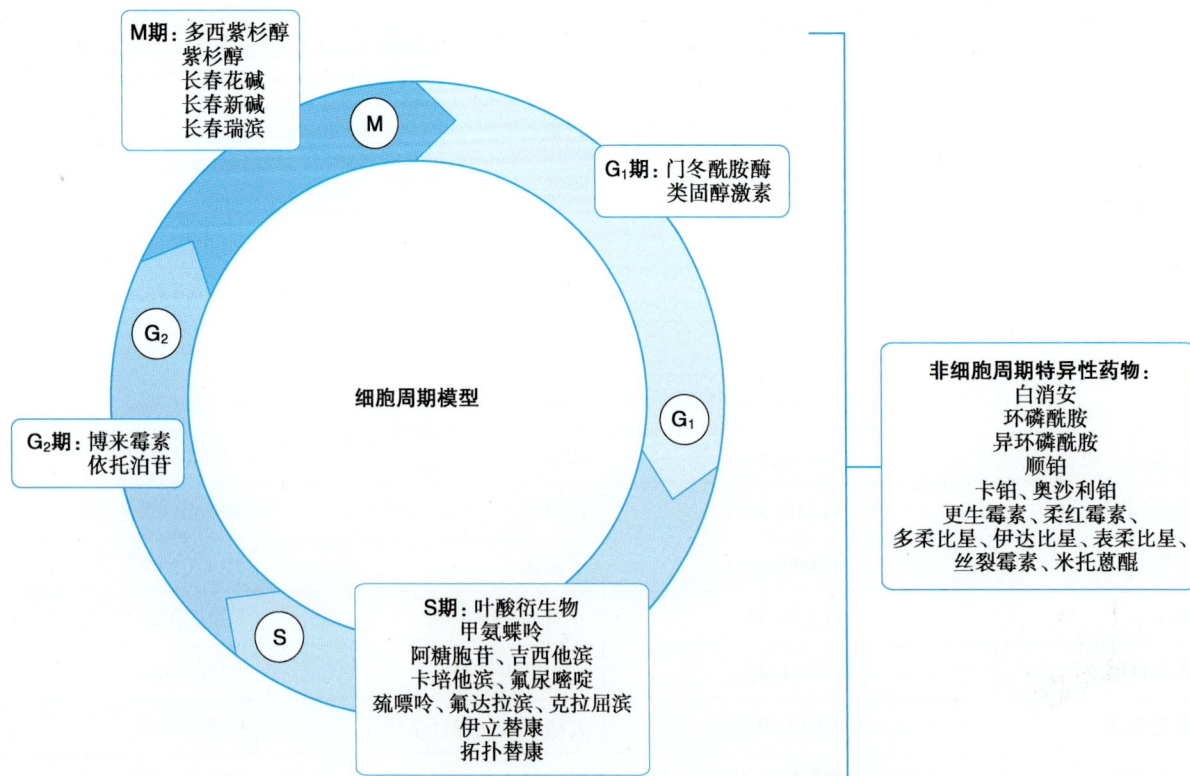

M期:多西紫杉醇
紫杉醇
长春花碱
长春新碱
长春瑞滨

G_1期:门冬酰胺酶
类固醇激素

非细胞周期特异性药物:
白消安
环磷酰胺
异环磷酰胺
顺铂
卡铂、奥沙利铂
更生霉素、柔红霉素、
多柔比星、伊达比星、表柔比星、
丝裂霉素、米托蒽醌

G_2期:博来霉素
依托泊苷

细胞周期模型

S期:叶酸衍生物
甲氨蝶呤
阿糖胞苷、吉西他滨
卡培他滨、氟尿嘧啶
巯嘌呤、氟达拉滨、克拉屈滨
伊立替康
拓扑替康

图93-1 细胞周期和作用于细胞周期的代表性细胞毒类药物

dependent kinases,CDK)一起组成了细胞周期中不同阶段的信号通路调节的分子机制。细胞周期蛋白和周期素依赖性蛋白激酶结合,形成分子开关的复合体。当一个细胞通过 G_1 到 S 阶段出现的限制点时,其中一个分子开关会对其进行调控。如果在 G_1 阶段,细胞周期蛋白和周期素依赖性蛋白激酶不足,那么这个细胞将无法进入 S 阶段开始细胞分裂。通过了这个限制点的细胞一定会进入细胞周期的下一个阶段[8]。周期素依赖性蛋白激酶复合物的下降标志着一个阶段的结束。细胞周期蛋白和周期素依赖性蛋白激酶的增加或者下降是被很多因素影响的,比如细胞周期蛋白基因转录、细胞周期蛋白降解、周期素依赖性蛋白激酶抑制剂,以及各种蛋白质和酶的磷酸化。激活信号从细胞外环境通过生长因子受体信号转导通路传递到细胞核,影响细胞周期和细胞周期蛋白-CDK 复合物的形成。复合物通过三磷酸腺苷分子(ATP)生成磷酸基团,并转化为视网膜母细胞瘤蛋白(retinoblastoma protein,pRb)。如果 pRb 能充分磷酸化,它将释放细胞所需的转录因子,生成细胞分裂所需的蛋白质。换句话说,磷酸化的 pRb 促进细胞周期从 G_1 阶段进入 S 阶段,从而进行随后的细胞分裂。其他抑制细胞增殖的信号通路,通过内源性 CDK 抑制剂,从而导致 pRb 的去磷酸化。

在癌细胞中,细胞周期蛋白、CDK 和抑制蛋白的调节作用可能通过恶性转化被破坏,或者这些蛋白质发生改变,导致恶性转化。人类发生癌症时,这些过程常会发生缺陷,包括 Rb 基因和编码 pRb 的肿瘤抑制基因的缺失,CDK 过于活跃或 CDK 抑制因子的缺失导致的 CDK 失调[9]。如上所述,pRb 调控细胞周期从 G_1 阶段进入 S 阶段,如果该分子表达减少,会发生细胞过度增殖。在正常细胞中,p53 基因可调控细胞在受到生化或分子损伤时进入暂时的停滞期,直到 DNA 损伤被修复[10]。如果损伤无法修复,细胞将会凋亡(细胞程序性死亡),以防止基因受损的细胞过度增殖。第 2 种抑癌基因 p53 的缺失或突变同样在人类癌症中很常见,并且其缺失和突变与癌细胞对细胞周期的阻滞或凋亡的抵抗有关。

癌变

癌变是由正常细胞转化为癌细胞的过程。如果刺激和抑制生长信号的平衡变得失调,可能会发生癌变。在癌变过程中,细胞凋亡和衰老(老化)的正常机制不能正确运作,过度的细胞分裂不能得到控制。因为调节这些过程的原癌基因和肿瘤抑制基因异常表达于癌细胞中,细胞新生和成熟(衰老)细胞消亡之间的平衡被破坏。而且癌细胞较少依赖于来自外部生长因子的刺激信号[10]。除此之外,由于有激活端粒酶的能力,癌细胞具备无限复制的潜能[1,11]。端粒酶是一种合成端粒序列的酶,能使细胞无休止地增殖。在大多数正常人体细胞中端粒酶的表达受到抑制,但在大多数癌细胞中被激活[10,11]。端粒是存在于真核细胞线状染色体末端的一小段 DNA-蛋白质复合体[11]。随着每次连续的细胞复制,端粒会发生损失,并且在端粒达到临界长度后,细胞会经历不可逆的生长停滞(复制衰老)[11]。正常细胞中有限的端粒序列可以调节细胞的寿

命,与此不同的是,癌细胞能通过它们的能力无限维持端粒的长度。

转移

案例 93-1

问题 1:S.T.,男性,16 岁。因右腿肿胀并伴有疼痛被送至急诊室。X 线检查结果怀疑为骨肿瘤所致骨折。活组织切片检查确认为骨肉瘤。例行的 X 线胸片检查发现有 3 处可能为恶性肿瘤的结节。那么 S.T. 究竟是患有肺癌还是合并有腿部骨肉瘤相关的肺部转移?

S.T. 并没有患有肺癌,并且肺部的结节极有可能由腿部骨肉瘤转移产生。癌症细胞最具恶性的特征在于癌细胞的散播和转移能力。与原发性肿瘤相比,在并发症的发生频率以及肿瘤患者的生活质量上,肿瘤的转移产生的影响更大。同样地,在致死率上,肿瘤的转移比起原发肿瘤更具影响力。因此,诊断为肿瘤转移的患者预后更差。

癌细胞要发生转移必须生成新的血管并获得养分以达到能蔓延至远处部位的目的(转移)。出于对低氧供应(缺氧)等因素的应对,癌细胞和周围组织分泌生长因子来刺激新血管的生长(血管生成),从周围正常宿主组织中现有的血管上生长出来。血管内皮生长因子(vascular endothelial growth factor,VEGF)、血小板衍生的生长因子(platelet-derived growth factor,PDGF)和碱性成纤维细胞生长因子(basic fibroblast growth factor,bFGF)是被研究的最为深入的 3 种维持内皮细胞生长所需的生长因子。这些生长因子一旦被肿瘤细胞释放,它们将与现有血管内皮细胞表面的酪氨酸激酶受体相结合,并激活一系列细胞内相关蛋白的信号转导,这些蛋白将信号转导至细胞核内,产生可以激发新的内皮细胞生长的信号因子[12]。一旦原有的内皮细胞被生长因子激活,它们将开始合成基质金属蛋白酶(matrix metalloproteinase,MMP)。这些酶破坏周围细胞的细胞外基质,从而原有内皮细胞侵入细胞外基质,并开始细胞分裂[12]。这样的浸润和增殖过程被重复几次,直至新的血管形成。

肿瘤细胞可以通过这些新生血管扩散转移到远端。细胞必须从原发肿瘤脱离和扩散到体内其他部位,才能形成转移灶。正常情况下,细胞间彼此黏附并且和细胞外基质也相互粘连。细胞-细胞黏附分子被称为钙黏着蛋白,细胞-细胞外基质黏附分子被称为整合蛋白。在癌细胞中,这些分子通常缺乏,从而使肿瘤细胞轻易地从原发肿瘤肿块扩散到其他地方。

一旦肿瘤细胞离开原发肿块,肿瘤细胞可以通过体内血液或淋巴系统,形成转移位点。通常,从原发肿瘤释放后,肿瘤细胞扩散到它们遇到的第 1 个毛细血管床。如果原发部位的血供应到腔静脉,癌细胞将到达肺中的毛细血管床。同样,如果原发部位排出的血液供应到门脉循环,癌细胞将到达肝脏中的毛细血管床。此外,肿瘤细胞有可能通过它们遇到的第 1 个毛细血管床,进入动脉循环。如果恶性细胞到达动脉循环系统,它们可以扩散到遍及全身的

其他器官和组织。

组织或器官内的生长条件（如生长因子、生理条件）也可以决定肿瘤转移位点的位置。当癌细胞建立转移部位后,它必须再次进行血管生成,以确保持续增长。总之,血管生成和血液及淋巴扩散能够帮助癌症细胞侵入健康的组织,增加肿瘤的发生率和死亡率。

癌症预防

烟草

吸烟是引发癌症的重要因素之一,它可以增加肺癌、头颈癌、胃肠道癌症、膀胱癌,以及宫颈癌等许多癌症的发生率[5]。因而,减少烟草的摄入量在癌症预防中起到重要作用。有关更多信息,请访问美国癌症协会网站的以下页面:https://www.cancer.org/cancer/cancer-causes/tobacco-and-cancer.html。关于烟草依赖性和戒烟方法,见第88章。

化学预防

化学预防是使用药物或物质来逆转、抑制或预防癌症的发生。已经对许多类型的癌症开展了预防研究。化学预防在特定的乳腺癌、结肠癌和前列腺癌高危人群中有效[13]。讨论的这些癌症的化学预防,见第97章、第99章和第100章。

人乳头瘤病毒(human papilloma virus,HPV)疫苗

案例93-2

问题1：M.M.,女性,44岁。向你咨询关于宫颈癌的疫苗预防。她听说疫苗现已推出。M.M.是否应该考虑将疫苗在她的女儿或者儿子身上使用? 这能取代她女儿的巴氏涂片筛查吗?

人乳头瘤病毒(HPV)主要通过性接触直接传播,并且血清型16和18(HPV-16,HPV-18)是近70%的宫颈癌发生的主要原因[14]。有3种不同的HPV病毒疫苗,每一种都需要在6个月内肌内注射3次。HPV 2价疫苗(Cervarix)包括人类乳头瘤病毒类型16和18,而4价人乳头瘤病毒(Gardasil)疫苗包括6型、11型、16型和18型HPV病毒。2种疫苗都显示了能够降低子宫上皮瘤变(cervical intraepithelial neoplasia,CIN)的发病率。这是一种可导致宫颈癌的癌前病变[15-17]。由于HPV感染进展为浸润性宫颈癌需要几年甚至几十年的时间,CIN在HPV疫苗临床试验中作为替代疗效终点。预期使用HPV疫苗将最终降低宫颈癌的发病率。

HPV 9价疫苗(Gardasil 9)也包含同样的HPV病毒型为2价疫苗和4价疫苗(6,11,16,18),但另外5种HPV类型(31,33,45,52,58)的增加能够预防大约90%的宫颈癌[18]。人HPV 4价疫苗和HPV 9价疫苗都被批准用于预防外阴上皮内瘤变(vulvar intraepithelial neoplasia,VIN)和阴道上皮内瘤变(vaginal intraepithelial neoplasia,VAIN),以及预防男性与HPV相关的生殖器疣和肛门癌。没有数据

显示这些疫苗可以预防HPV相关的其他癌症(阴茎癌或头颈部癌)。

常规巴氏涂片和HPV筛查应继续应用于所有接种疫苗的妇女,因为疫苗不预防HPV的所有血清型,并且疫苗诱导抗HPV免疫持续时间是未知的。

M.M.应在与她女儿的儿科医师商讨后,再确定她女儿是否使用HPV疫苗。疫苗适用于9~26岁的女性,且在性行为发生之前接种疫苗最有效。无论M.M.的女儿是否接种疫苗,她还是应该根据目前的指导方针接受常规巴氏涂片检查[19]。HPV 4价疫苗和9价疫苗已被批准预防9~26岁男性相关的肛门癌和生殖器疣。因此,M.M.应该也可以考虑为她的儿子接种疫苗。疾病控制中心推荐所有在11~12岁的女性和男性都可以接种HPV疫苗[20]。

饮食

饮食已被证实与结肠癌、前列腺癌和乳腺癌的发展相关。尽管如此,美国癌症协会倡导健康的饮食,包括蔬菜、水果、全谷类纤维和低脂肪、少红肉[21]。有关更多信息,请访问美国癌症协会网站的以下页面:http://www.cancer.org/Cancer/CancerCauses/Dietand PhysicalActivity/index。

流行病学研究表明,饮食、环境和其他社会因素都在前列腺癌的发展中发挥一定作用,并且随着人口从低发地区迁移至高发地区,结直肠癌的发病率呈上升趋势[22,23]。在女性中,乳腺癌的患病风险增加同肥胖和缺乏运动有关,但是与高脂肪膳食的关系并不明晰[24]。同时,一定程度的酒精摄入也与乳腺癌的风险有关[25]。有关更多信息,请访问美国癌症协会网站的以下页面:http://www.cancer.org/Healthy/EatHealthyGetActive/index。

日晒和紫外线辐射

除了日晒和其他形式的紫外线辐射,大多数和皮肤癌有关的危险因素是不可控的。紫外线辐射和皮肤癌之间的相互作用关系是复杂的,因为非黑色素瘤(如基底细胞癌和鳞状细胞癌)和紫外线辐射暴露总累计量有关,然而黑色素瘤和间歇性阳光暴露有关[26]。黑色素瘤的患病风险在经历了5次及以上严重皮肤晒伤的人群中更高,特别是在青春期[26,27],或有使用日光浴床的历史。平流层中臭氧层的变薄也可能导致黑色素瘤的发病率增加[26]。

预防皮肤癌的发生基于限制阳光暴露和紫外线辐射。美国癌症协会指南指出,上午10点到下午4点是紫外线最强的时间,此时应避免或减少阳光照射。同时,穿戴防护衣物(包括帽子、太阳镜、长袖衬衫、长裤)和使用防晒霜等也是减少阳光暴露的推荐措施[27]。单独使用防晒霜来预防黑色素瘤是有争议的,尤其是在有意进行阳光暴露的情况下,为了减少患皮肤癌的风险,人们应当尽可能地减少日晒[27,28]。

癌症的筛查和早期检测

标准化筛查测试有助于无症状个体(筛选)和有症状个体(早期检测)的疾病诊断。根据美国癌症协会要求,癌

症筛查检测要满足 4 个基本要求：①必须有充分的证据表明该测试可有效降低发病率或死亡率；②测试带来的益处应高于其风险；③该测试的成本应与预期获益达到平衡；④测试在目前医护背景下应是切实可行的。有关更多信息，请访问美国癌症协会网站的以下页面：http://www.cancer.org/Healthy/FindCancerEarly/CancerScreeningGuidelines/american-cancer-society-guidelines-for-the-early-detection-of-cancer 。

　　筛查指南经常更新，在为患者提供咨询服务时应参照最新的指南。专业组织，包括美国癌症协会（http://www.cancer.org）和美国国家综合癌症网络（http://www.nccn.org），都会定期发布乳腺癌、宫颈癌、结肠癌、肺癌和前列腺癌的筛查建议[29]。

癌症诊断与分期

　　肿瘤的组织学诊断是治疗方式选择的决定性因素。这是因为组织学分类会影响其自然特性、进展模式和对治疗的反应。病理学专家通过活组织切片的显微镜观察和生化检查，可以提供最准确的病理学诊断。之后，再开始对癌症进行分期。

案例 93-3

问题 1：经乳房肿块活检后，J. S. 被诊断出患有乳腺癌。化疗、放疗和手术通常用于乳腺癌的治疗与诊断。对 J. S. 来说，还需要什么样的信息指导治疗计划的选择？

　　癌症分期，以及组织学诊断，都会影响治疗选择和预后。对肿瘤进行分期，可以确定疾病或扩散的程度。

　　癌症的分期，通常需要通过物理或放射的方法来测量原发肿瘤的大小［如 X 线、计算机断层（computed tomography，CT）扫描、磁共振成像（magnetic resonance imaging，MRI）扫描或正电子发射断层（positron emission tomography，PET）扫描］，局部淋巴结的病理检查来提供扩散的证据[30]。有些症状（如疼痛）或体征（如红肿、异常实验室检查结果）可能表明肿瘤已在一个较远的位点出现，临床医生也会对这些症状和体征加以评估。肿瘤转移的常见部位可见表 93-2。

　　所有类型的肿瘤均可进行分期。对于实体瘤，最广泛使用和接受的分期方式是 TNM 系统，包含了原发肿瘤的大小（T）、区域淋巴结的传播程度（N）和肿瘤是否转移到其他器官（M）。癌症发展的程度与预后和 TNM 的不同分期息息相关。大多数实体瘤根据 TNM 的各个分期进一步归纳为总的分期，以帮助确定治疗决策和比较不同的患者人群。结直肠癌、乳腺癌和肺癌均有 TNM 分期系统。

　　TNM 系统可以用于实体瘤的分期，但却不适用于恶性血液病的分期，如白血病、淋巴瘤和多发性骨髓瘤等。由于血液系统恶性肿瘤主要发生在广泛分布于全身的血细胞和淋巴组织中，TNM 系统不能有效描述这些疾病。为了确定疾病程度，指导治疗方案和提供预后信息，已经为恶性血液病开发了特定的分期系统。成人血液恶性肿瘤分期系统将在第 96 章中详细讨论。

表 93-2

癌症转移的常见部位

肿瘤类型	转移部位
乳腺	骨（溶骨性病变），肺，肝，脑。雌激素阳性肿瘤优先转移至骨骼，而雌激素阴性肿瘤更多的转移至脏器
肺	肝、脑、肾上腺、胰腺、对侧肺和骨
前列腺	骨（溶骨性病变）
结肠	门脉循环模式有助于传播到肝脏和腹膜腔，但转移也发生在肺部
卵巢	近距离扩散至腹腔
骨髓瘤	骨（溶骨性病变），有时扩散到其他器官

　　一些肿瘤的分期系统中还包括其他特点，如临床症状和体征，生化特性和其他实验室检查，可以帮助进一步确定疾病并对预后进行判断。例如霍奇金淋巴瘤的分期系统包括一些体征（如发热、盗汗、体重减轻），这些症状表明预后较差，可能预示需要强化治疗。

　　肿瘤分期在最初诊断时进行，并在治疗期间定期进行，用以评估患者对治疗的反应。肿瘤分期也应在如下情况进行：①当有证据表明在治疗期间肿瘤有了进一步发展或是在治疗后肿瘤复发，以确定下一阶段的治疗方案；②为了能评估对治疗的反应。

　　J. S. 需要经过适当的影像学和实验室检查，并进行临床评估，以对其乳腺癌进行分期。这些检查包括血液检查（如完整血细胞计数、血小板计数和肝功能检查）、乳房 X 线检查或乳房超声波检查、确定肿瘤的 ER（PR）和 HER2 状态、乳腺 MRI 检查、骨扫描、腹部扫描，以及胸部影像学检查。一旦分期完成，治疗建议和方案就得以确定。不同阶段乳腺癌的治疗方案将在第 97 章中具体阐述。

临床表现和肿瘤并发症

　　恶性肿瘤的初始体征和症状是多种多样的，取决于组织学诊断、肿瘤位置（包括转移性肿瘤）和肿瘤大小。由邻近组织和器官的压迫、梗阻和破坏引起的继发性疼痛是最常见的症状。其他患者常见的初始症状还包括厌食、体重减轻和疲劳。然而有些症状可以被伴随性疾病所遮掩，如有慢性肺病的肺癌患者。大多数肿瘤会出现早期症状和体征，但是有一些却在病程晚期或肿瘤明显增大后才有症状出现。在这种情况下，早期诊断十分困难。因此，高于平均患病风险水平的人群应该定期进行筛查，以发现早期病变。肝、肾、肺部肿瘤会加深治疗的复杂程度，因为会引起器官功能障碍和代谢紊乱。除此之外，压迫或梗阻会通过削弱正常组织器官的功能，产生疼痛或其他不舒服的生理反应而产生一个"占位效应"。对于危及生命的并发症，如上腔静脉阻塞、脊髓压迫和脑转移等，需要立即采取干预措施。

问题 1：P. N. ，女性，59 岁。出现气短、乏力、食欲缺乏、消瘦，以及腹痛和腹胀，在过去 3 周已显著恶化。CT 扫描时发现腹部胰头处的肿块，活检确认为胰腺癌。分期检查证实存在远处转移。她的丈夫说，她以前是一个活跃的人，但最近一直无法打扮自己或参与日常活动，基本无法下床，她的活动状况是否会影响她接受的治疗类型？

癌症会对患者的生活质量和治疗耐受能力产生深远的影响。例如，营养不良的患者，由于身体过于虚弱，会继发出现厌食、机械性梗阻和不能容忍一些治疗的相关疼痛。体力状态是患者体能的测量评估方法，可以反映患者行走、照顾自己或他人，以及开展正常活动的能力。对于某些肿瘤来说，治疗前体力状态较差，意味着患者对治疗耐受能力降低、肿瘤对治疗的应答减弱，以及较差的治疗结果。在这些情况下，尤其不能确定肿瘤是否对治疗有反应时，通常推荐保守治疗。因此，病人的体力状态在分期评估和治疗期间都十分重要。不同的评分标准（如 Karnofsky 评分，美国东部肿瘤协作组）都可被用来确定体力状态。Karnofsky 评分和东部肿瘤协作组评分标准见于表 93-3[31]。由于 P. N. 体力状态不佳（美国东部肿瘤协作

组表现情况中第 3 项），她可能无法很好地耐受化疗，她的肿瘤科医生会推荐较为保守的、毒性较小的治疗计划。同时由于其他的情况，如抑郁症，可能加重她的症状，所以对 P. N. 应进行综合评估。

治疗

问题 1：T. J. ，男性，40 岁。既往无疾病史，主诉出现腹痛、恶心、呕吐、无力、体重锐减。体检报告显示他有轻微黄疸，以及轻度贫血。腹部 CT 扫描提示在胰腺部位有肿块，提示为恶性肿瘤。已确诊并分期，T. J. 问医生如何治疗这种恶性肿瘤？治疗的目标是什么？

特定治疗方式的选择及治疗目标不仅取决于患者组织学检查和癌症分期，而且和患者对不同治疗方式下的耐受预期相关，因为要综合考虑治疗的获益和风险。治疗的目的应当是使患者有可能治愈。在肿瘤负荷低（早期）的时候，无论何种治疗方式，患者的治愈率都是优先考虑的。当无有效的治疗方式时，治疗可以暂缓一步，控制疾病症状成为首要目标。治疗目标在于平衡生存期和生活质量。

表 93-3

体力状态评级[31]

美国东部肿瘤协作组（ECOG）		Karnofsky 评分	
等级	说明	等级	说明
0	活动能力完全正常，与起病前活动能力无任何差异	100	正常，无症状和体征
		90	能进行正常活动，有轻微症状和体征
1	剧烈活动受限，能自由走动及从事轻体力活动	80	勉强进行正常活动，有一些症状或体征
		70	生活能自理，但不能维持正常生活和工作
2	能自由走动及生活自理，但已丧失工作能力，日间不少于一半时间可以起床活动	60	生活能大部分自理，但偶尔需要别人帮助
		50	常需要人照料和频繁的医疗协助
3	生活仅能部分自理，日间一半以上时间卧床或坐轮椅	40	生活不能自理，需要特别照顾和帮助
		30	生活严重不能自理；虽然住院治疗但不会死亡
4	活动能力完全丧失，生活不能自理，基本卧床或者轮椅	20	病重，需要住院和积极的支持治疗
		10	濒死
5	死亡	0	死亡

癌症治疗主要有 3 个方式:手术、放射治疗和全身治疗(包括化疗、靶向治疗和生物反应调节剂等)。全身治疗是血液恶性肿瘤的主要治疗方式。对大多数实体恶性肿瘤,手术或放射治疗是治疗局部疾病的最初选择。基于这些信息,联合治疗将可以最大程度地治愈或控制疾病(如放疗联合化疗,或是全身化疗后进行手术)。相反地,化疗主要用于治疗血液恶性肿瘤,以及在诊断时就已经转移或在初期治疗后转移复发的恶性肿瘤。T. J. 的治疗将取决于肿瘤组织学和分期结果。T. J. 的治疗目标由其所处阶段和预后所决定。如果 T. J. 疾病有可能治愈,那么他应该采取有针对性的治疗方法,而如果 T. J. 的疾病处于晚期,预后较差,那么则应该采取保守治疗。

手术

手术是患者治疗实体肿瘤的一种重要的选择方式。随着近些年外科手术技术的进步(如微创手术)以及对肿瘤生长和转移进一步的研究,肿瘤被成功切除的患者数量呈递增趋势。手术可以用作预防性(如切除结肠息肉或宫颈病变的细胞)或诊断治疗,或用于一些癌症分期(如活检组织学评估)。

手术对局部和晚期肿瘤均适用。手术是局部肿瘤的有效治疗方法时,外科医生可将肿瘤及肿瘤周围正常组织进行切除,对于那些不能完全切除的局部肿瘤,患者可行减瘤术来切除部分肿瘤,以期待在之后的化疗或放疗过程中可以成功杀死肿瘤细胞。

对局限的转移性肿瘤患者转移部位进行姑息性手术,可改善肿瘤进展所导致的疼痛症状或器官功能异常(如,胃肠道梗阻)。姑息性手术可以改善生活质量但不能延长患者生存。

放疗

放射疗法可用于治疗局部实体瘤。放疗可以是治愈性疗法、辅助疗法,抑或是姑息性疗法。根据组织类型(如骨、肺、乳腺、肝、脑)和治疗目的的不同,放疗采取不同的剂量。治疗部位接收的辐射总量存在一定的限度,这取决于接收辐射的组织类型。如果患者在进行放疗的同时或不久后接受化疗,肿瘤周围正常组织的损伤将非常大且有可能恶化。放疗完成后随后接受化疗,这将会产生局部毒性"放射记忆",体现为辐射点部位的皮肤发红、肿胀和脱皮。

不是所有的癌症都对辐射敏感,所以这种物理疗法限用于以下情况(表 93-4)。对放疗敏感的肿瘤,放疗较手术治疗有潜在的优势。例如,放疗可以包括肿瘤周围更广的区域,并且可以治疗手术不能安全操作的肿瘤区域。当手术可能导致严重的致残或毁容时,可以应用放疗。患者可以同时多部位地接受放射治疗。

有多种方法将放疗运用到肿瘤治疗中。其中外放射治疗和近距离放射疗法是常用于恶性肿瘤的 2 种方法。较新的放疗技术,包括术中放疗、超分割放疗、立体定向放疗、调强放疗、带电粒子(质子)放疗、计算机三维成像放

疗,可降低相关毒性,增强肿瘤应答,提高放疗的临床应用价值[32,33]。

表 93-4

常应用于放疗的癌症

急性淋巴细胞性白血病(中枢神经系统照射)
脑和中枢神经系统
乳腺
头颈癌,鳞状细胞
肺
淋巴瘤
神经母细胞瘤
前列腺
直肠
睾丸,精原细胞瘤

系统性治疗

并非所有的癌症都可以通过手术或放射疗法进行治疗。有些患者在初始诊断时肿瘤就已发生转移,有些通过治疗不能根除,有些在经过手术或放疗的初步治疗后又复发。在这些情况下,肿瘤细胞已经从原发肿瘤中释放出来。系统性治疗(包括化疗、靶向治疗、内分泌疗法和生物反应调节剂)通常是控制疾病的唯一希望。

化疗

美国国家癌症研究所将化疗定义为治疗癌细胞的化学药物[34]。在本章中,化疗被定义为直接作用于快速分裂的细胞的细胞毒性治疗。化疗药物能破坏 DNA,干扰 DNA 合成或阻止细胞分裂来杀死癌细胞。化疗药物按其对细胞周期的影响或作用机制分类。影响细胞周期特定阶段的被称为细胞周期特异性药物或顺序依赖性药物。相反,影响细胞周期任何阶段的被称为细胞周期非特异性药物或剂量依赖性药物(图 93-1)。一些化疗药物的具体作用机制描述见表 93-5[35]。

影响化疗反应的因素

细胞杀伤

20 世纪 60 年代的啮齿类动物模型研究表明当生长比率为 100% 时(所有细胞处于分裂期),肿瘤细胞对药物敏感,化疗药物杀死肿瘤细胞的数量和其剂量呈正相关[36,37]。例如,如果化疗药物将肿瘤负荷由 10^{10} 减少至 10^8 个细胞,当肿瘤负荷仅为 10^7 时,相同剂量可同样将其减少至 10^5 个细胞。这一理论已经成为大家所熟知的细胞杀伤或对数杀伤假说(图 93-2)。

在临床上,并不是每次化疗都能和预期的一样使肿瘤细胞减少。这是由于人类肿瘤细胞的生长比率并不是 100%,细胞群是非均匀的且部分细胞对化疗产生了耐药性。

表 93-5

化疗药物

亚类	药物（商品名）	作用机制	给药途径	主要毒性反应
烷基化剂				
氮芥（及相关制剂）		双官能团烷基化，促进 DNA 交叉联结		骨髓抑制；恶心、呕吐；疲乏
	苯达莫司汀（Treanda）	氮芥类似物烷化剂	IV	以及：肝功能障碍；发热；头痛
	苯丁酸氮芥（Leukeran）		PO	以及：皮疹；肝功能障碍；肺纤维化；肌阵挛、幻觉
	环磷酰胺（Cytoxan）		IV、PO	以及：免疫抑制；出血性膀胱炎；脱发；罕见的心肌炎
	异环磷酰胺（Ifex）		IV	以及：出血性膀胱炎（与 MESNA 合用）；脑病；脱发
	美法仑（Alkeran）		IV、PO	以及：反胃
	塞替哌（Thioplex）	氮芥类似物烷化剂，形成不稳定的亚乙基亚胺基	IV、IT、腔内给药	以及：过敏、皮疹、视力模糊；眩晕；脱发
亚硝基脲		通过 DNA 和 RNA 交联干扰正常的细胞功能		骨髓抑制；恶心、呕吐；肺纤维化；肝脏和肾脏功能障碍
	卡莫司汀（BiCNU）		IV、脑内植入	
	洛莫司汀（CeeNU）		PO	以及：眼部变化
铂类似物		与 DNA 亲核位点反应，导致 DNA 交联		骨髓抑制、恶心、呕吐；周围神经炎；过敏或类过敏样反应；二次恶性肿瘤
	卡铂（Paraplatin）		IV	以及：电解质紊乱
	顺铂（Platinol）		IV，IP	以及：肾功能障碍；耳毒性；电解质异常；疱疹
	奥沙利铂（Eloxatin）		IV	以及：对冷敏感，颌骨痉挛，吞咽困难；腹泻；肺纤维化
三氮烯		DNA 烷基化导致双链断裂和细胞凋亡		骨髓抑制；恶心，呕吐，厌食；疲劳；头痛；脱发
	达卡巴嗪（DTIC-Dome）	前药（由 CYP 激活）	IV	以及：流感样综合征
	替莫唑胺（Temodar）	达卡巴嗪的前药（自发水解）	IV、PO	以及：便秘

表 93-5

化疗药物(续)

亚类	药物(商品名)	作用机制	给药途径	主要毒性反应
其他				
	白消安(Myleran, Busulfex)	双官能团烷基化,促进 DNA 交叉联结,干扰正常功能	IV、PO	骨髓抑制;肺纤维化;皮肤色素沉着;肝功能障碍;癫痫发作、大剂量引发静脉闭塞性疾病
	丙卡巴肼(Matulane)	通过蛋氨酸的甲基化抑制 DNA 和 RNA 的合成	PO	骨髓抑制;恶心,呕吐;神经毒性;肝功能障碍;继发性恶性肿瘤
抗代谢药物				
DNA 去甲基化药物		掺入 RNA 和 DNA,并抑制甲基化		骨髓抑制;恶心、呕吐、腹泻;淤血、瘀斑;疲乏,发热
	阿扎孢苷(Vidaza)		IV 或 SC	以及:注射部位反应
	地西他滨(Dacogen)		IV	以及:电解质紊乱;水肿;精神异常
	奈拉滨(Arranon)		IV	以及:嗜睡、眩晕、癫痫、周围神经病变;水肿
叶酸阻滞剂		抑制二氢叶酸还原酶;干扰 DNA 合成、修复和细胞复制		骨髓抑制;口腔炎;恶心;疲劳;肝脏功能障碍
	甲氨蝶呤(Trexall)		IV、PO	以及:肾功能障碍;光敏性;肺毒性;神经毒性
	培美曲塞(Alimta)	以及:抑制其他酶参与叶酸代谢	IV	以及:皮疹
	普拉曲沙(Folotyn)	选择性地进入表达减少叶酸携带酶-1 的细胞	IV	以及:发热;水肿;腹泻;咳嗽、皮疹
嘌呤类似物		通过掺入 DNA 抑制 DNA 合成和修复		骨髓抑制;恶心、呕吐、食欲减退;疲劳
	克拉屈滨(Leustatin)	前药(细胞内磷酸化)	IV	以及:发热;疲劳;头痛;皮疹;注射部位反应
	氯法拉滨(Clolar)	以及:抑制核糖核苷酸还原酶	IV	以及:头痛;皮疹、瘙痒;焦虑;发热;心动过速、低血压;腹泻;肝肾功能障碍
	氟达拉滨(Fludara)	以及:抑制 DNA 的聚合酶和核糖核酸还原酶	IV	以及:发热、畏寒;水肿;咳嗽;皮疹

表 93-5

化疗药物（续）

亚类	药物（商品名）	作用机制	给药途径	主要毒性反应
	巯嘌呤（Purinethol）	以及:在 S 期转化为核糖核苷酸	PO	以及:皮疹;药物引起的发热;肝功能障碍
	硫鸟嘌呤（Tabloid）	以及:与巯基嘌呤完全交叉耐药	PO	以及:肝毒性、静脉闭塞性疾病;口腔炎;高尿酸血症;液体潴留
其他				
	羟基脲（Hydrea,Droxia）	使细胞处于细胞周期的 G_1 期	PO	骨髓抑制;皮肤毒性;恶心、呕吐、腹泻
嘧啶类似物		掺入 RNA 和 DNA;干扰 RNA 功能		骨髓抑制;恶心、呕吐、口腔炎、腹泻
	卡培他滨（Xeloda）	以及:为 5-氟尿嘧啶的前药,抑制胸苷酸合成酶	PO	以及:手足综合征;厌食症
	阿糖胞苷（Cytosar-U,Ara-C）	以及:抑制 DNA 聚合酶	IV, IT（脂质体）	以及:阿糖胞苷综合征（发热、肌痛、骨痛、皮疹、结膜炎）;肝功能障碍
	氟尿嘧啶（Adrucil）	以及:抑制胸苷酸合成酶	IV	以及:脱发;手足综合征
	吉西他滨（Gemzar）	以及:抑制 DNA 聚合酶和核糖核苷酸还原酶	IV	以及:流感样综合征;皮疹,水肿
抗有丝分裂药物				
埃博霉素		直接和 β-微管蛋白结合,提升微管组织的稳定性		脱发;骨髓抑制;周围神经炎;肌肉骨骼疼痛、关节痛;口腔炎、恶心、呕吐、腹泻
	伊沙匹隆（Ixempra）		IV	
紫杉烷类（及相关药物）		直接和 β-微管蛋白结合,提升微管组织的稳定性,抑制微管的分解		骨髓抑制;脱发;恶心、呕吐、腹泻;周围神经炎;肌肉骨骼痛、关节痛;疲乏
	卡巴他赛（Jevtana）		IV	
	多西他赛（Taxotere）		IV	以及:手足综合征;水肿;超敏反应
	紫杉酚（Taxol）		IV, IP	以及:超敏反应
	白蛋白结合型紫杉醇（Abraxane）		IV	

表 93-5

化疗药物（续）

亚类	药物（商品名）	作用机制	给药途径	主要毒性反应
长春生物碱类		与微管蛋白结合，抑制微管组装和阻碍有丝分裂纺锤体形成		骨髓抑制；神经毒性；神经病变；骨痛；便秘；疱疹
	长春碱（Velban）		IV	
	长春新碱（Oncovin）		IV	以及：自主神经病变（大剂量）；发热；恶心；便秘；SIADH
	长春瑞滨（Navelbine）		IV	以及：疲乏；肝功能障碍
大田软海绵素类似物		破坏微管聚合		骨髓抑制；脱发；恶心、便秘；周围神经病变；疲乏
	艾日布林（Halaven）		IV	
其他				
	雌莫司汀（Emcyt）	使微管形成稳定	PO	男性乳房发育；肝功能障碍；水肿；恶心、腹泻
抗肿瘤抗生素				
蒽环类抗生素		稳定拓扑异构酶Ⅱ与DNA结合形成的易断裂复合物，导致DNA单链或双链断裂		骨髓抑制；黏膜炎；脱发；恶心、呕吐；累积性心脏毒性；继发性恶性肿瘤
	柔红霉素（Cerubidine）		IV	以及：疱疹
	柔红霉素脂质体（DaunoXome）		IV	以及：腹泻；疲乏、僵直、神经病变；呼吸困难
	多柔比星（Adriamycin, Rubex）		IV	以及：急性心脏毒性；疱疹
	多柔比星脂质体（Doxil）		IV	以及：疲乏；口腔炎；皮疹、手足综合征
	表柔比星（Ellence）		IV	以及：黏膜炎、脱发；疱疹
	伊达比星（Idamycin）		IV	以及：腹泻；脱发；疱疹
	戊柔比星（Valstar）		膀胱内	尿急；尿频、排尿困难、血尿

表 93-5

化疗药物（续）

亚类	药物（商品名）	作用机制	给药途径	主要毒性反应
其他				
	博来霉素（Blenoxane）	与 DNA 结合，使 DNA 单链或双链断裂	IV	红斑、色素沉着；肺毒性；发热、寒战
	更生霉素（Cosmegen）	插入 DNA，抑制 DNA 合成和 DNA 依赖性 RNA 合成	IV	骨髓抑制；恶心、呕吐；肝功能障碍；疱疹；放射增敏
其他型				
三尖杉碱		抑制核糖体功能，损害蛋白质合成		骨髓抑制；腹泻、恶心；输液相关反应、注射部位反应；高尿酸血症；感染、发热、疲乏
	Omacetaxine（SyRiBo）		SC	
诱导分化剂		促进骨髓分化和成熟		恶心、呕吐、腹泻；皮肤毒性；头痛、疲劳、水肿；骨痛
	三氧化二砷（Trisenox）	还有：导致形态学变化和 DNA 破裂的细胞凋亡特征	IV	还有：RA-APL 综合征（发热、呼吸困难、呼吸窘迫、水肿、多器官衰竭）、骨髓抑制、白细胞增多；心脏效应；精神混乱；电解质紊乱
	维 A 酸（Vesanoid）		PO	以及：RA-APL 综合征、白细胞增多；心脏效应；精神混乱；血脂异常
	贝沙罗汀（Targretin）		PO	以及：血脂异常；甲状腺功能减退；骨髓抑制
DNA 拓扑异构酶抑制剂		抑制拓扑异构酶，使 DNA 双链断裂		骨髓抑制、疲劳；脱发
	依托泊苷（VePesid）	抑制拓扑异构酶 II	IV、PO	以及：恶心、呕吐；超敏反应；继发性恶性肿瘤
	伊立替康（Camptosar）	抑制拓扑异构酶 I	IV	以及：腹泻、胆碱能综合征；肝功能障碍
	拓扑替康（Hycamtin）	抑制拓扑异构酶 I	IV、PO	以及：恶心、呕吐、腹泻
其他				
	门冬酰胺酶（Elspar，Erwinase）	大量减少门冬酰胺，导致蛋白质合成受到抑制	IV	超敏反应；恶心、呕吐；凝血因子减少；肾功能障碍

CYP，细胞色素；DNA，脱氧核糖核酸；IP，腹腔注射；IT，鞘内注射；IV，静脉注射；PO，口服；RA-APL，维 A 酸-急性早幼粒细胞白血病；RNA，核糖核酸；SC，皮下注射；SIADH，抗利尿激素分泌过多综合征

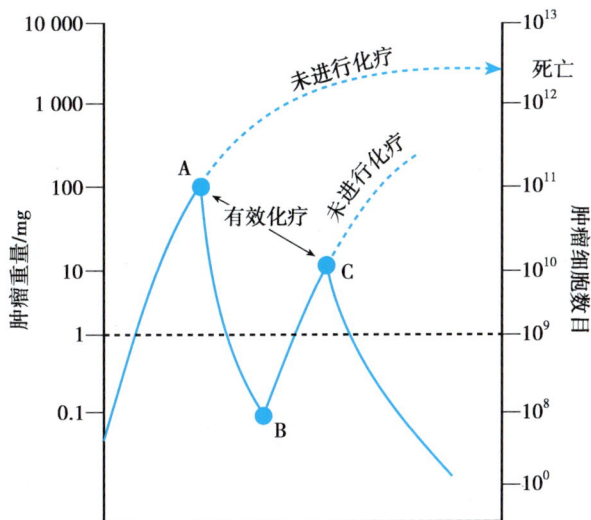

图 93-2　对数杀伤假说。肿瘤细胞刚开始生长时速率很快,当细胞数目达到 10^{11} 时逐渐减慢,肿瘤细胞数达到 2 万亿(2×10^{12})或重量达到 2kg 时对人类则是致命的。在点 A 给以有效的化疗可使肿瘤细胞数降至点 B。在恢复期肿瘤将重新生长至下次化疗开始,即点 C

剂量强度

剂量强度是指化疗中单位时间所给药物的剂量(如,$mg/(m^2\cdot week)$)。逐步加大药物的剂量强度可以克服耐药。证据表明,减少剂量会导致化疗敏感性肿瘤患者第 1 次接受化疗治疗失败[38]。也有报道在一些人类肿瘤包括乳腺癌、淋巴瘤、晚期卵巢癌和小细胞肺癌的治疗中,剂量强度和反应率有着直接的联系[39,40]。然而,剂量密集疗法并不能提高大多数实体瘤的总治愈率。

大多数化疗方案的剂量强度因剂量相关毒性和骨髓抑制而受到限制。为了使毒性降到最低和给予更高的剂量,可为患者补充造血生长因子、进行自身干细胞移植和改变给药计划[41,42]。

周期依赖性

化疗药物按周期给药(如:每 2 周、每 3 周或每 4 周),周期之间存在着恢复期。一个典型的化疗疗程通常由数个化疗周期组成。周期的重复频率取决于被治疗的癌症类型和所使用的药物。

最佳给药方案也和药物的动力学参数有关。例如,周期特异性药物只有在特定细胞周期才能发挥它的细胞毒性作用。如果一个具有较短半衰期的周期特异性药物以静脉推注方式给药,大量肿瘤细胞暴露于药物后将不会处于易被杀灭的细胞周期阶段。相对地,药物通过频繁的静脉推注或连续输液,可以使更多的细胞进入在易被杀灭的周期[43]。

耐药性

案例 93-6

问题 1：B. C.,男性,39 岁,患有侵略性非霍奇金淋巴瘤(NHL)。在诊断时,B. C. 颈部淋巴结肿大,呼吸困难,胸部 X 线检查发现 1 个大的纵隔肿块。起始化疗用环磷酰胺、多柔比星、长春新碱、泼尼松和利妥昔单抗。第 1

个化疗周期后,B. C. 的淋巴结肿大大幅缩小。第 2 个周期胸部 X 线检查显示出明显改善。当化疗进行到第 5 个周期时发现淋巴结肿大复发和胸片显示纵隔肿块扩大。为什么 B. C. 在持续化疗情况下其肿瘤还在生长,他的治疗方案应该如何进行调整?

B. C. 肿瘤继续生长很可能是因为肿瘤对化疗耐药引起的,因此中止当前的治疗方案是明智的做法。对化疗的生化耐药是大多数癌症能获得成功治疗的主要障碍[38]。耐药性既可以发生在癌细胞的新生期,也可以发生在细胞分裂期进而导致变异[38]。在 1979 年提出的一个数学模型表明肿瘤细胞变异产生耐药的速度与肿瘤的遗传不稳定性有关[44]。因此,肿瘤块含有耐药克隆株的概率,与发生突变的速度以及肿瘤大小相关。肿瘤细胞抗细胞毒性药物活性的一些特殊作用机制已经得以阐明。

一些对单一化疗药物产生耐药性的细胞株也可能会对在结构上完全不同的其他细胞毒性药物产生耐药,这种现象被称为多种药物耐受性或多药耐药(MDR)[45]。具有这种耐药性的细胞株通常也会对天然细胞毒药物耐药,例如长春花碱、抗肿瘤抗生素、表鬼白毒素,喜树碱和紫杉烷类。MDR 产生的主要机制是细胞膜上外排转运体数目增加,例如 P-糖蛋白。这些蛋白介导化疗药物流出,使得细胞(药物活性部位)内的药物减少[45]。其他的转运蛋白(例如:乳腺癌耐药蛋白)也被发现与耐药性有关[46]。

第 2 种 MDR 产生的原因是药物靶点的改变或突变,如与拓扑异构酶 Ⅱ 结合的改变。拓扑异构酶 Ⅱ 是一种在蒽环类抗生素和表鬼白毒素作用下,可以促进 DNA 链断裂的酶[47]。因为存在发生 MDR 的可能性,根据 MDR 的机制,B. C 接受的化疗方案中应当不包含能通过 MDR 机制从肿瘤细胞中外排转运的药物。备选方案如吉西他滨或奥沙利铂，联用或不联用利妥昔单抗，可能是一个较为合理的选择，因为这一方案可有效对抗非霍奇金淋巴瘤且并未发现这些药物是各种外排转运蛋白的底物。

肿瘤部位

化疗药物的细胞毒作用和肿瘤暴露于有效药物浓度时间有关[即，浓度×时间（C×T）]。给药剂量、输液速率、给药途径、亲脂性和蛋白结合率都能够影响药时曲线。其他因素，比如肿瘤的大小和位置，也可以影响药物的细胞毒性。随着肿瘤的增大，其血管供应减少，使得药物更难渗透进整个肿块。若肿瘤位于药物渗透较差的身体部位（如大脑），则不能达到足够的药物浓度来杀伤肿瘤。

遗传药理学

化疗药物的抗癌活性和副作用均与基因多态性有关，这些基因影响着药物的代谢和消除。要想获得更多关于UGT1A1、CY2D6 和 HER2 受体基因多态性的具体信息，请参考第 97 章和第 99 章。

联合化疗

> ## 案例 93-7
>
> **问题 1**：K. K. 新近诊断为 Ⅱ 期、体积较大的霍奇金淋巴瘤。在最初 2 个月，她的初始症状表现为无症状性淋巴结肿大、盗汗，并伴有体重下降 15%。自今日开始行多柔比星、博来霉素、长春碱和达卡巴嗪联合化疗。这些化疗药均对霍奇金淋巴瘤有活性，为什么建议 K. K. 用 4 药联合化疗，而不是单药？

虽然单药化疗对霍奇金淋巴瘤、急性淋巴细胞白血病和成人非霍奇金淋巴瘤早期有效，但是大多数肿瘤对单药化疗仅显示部分或短暂有效。必须承认的是，单药化疗很少能获得长期的缓解，从而促进了多药联合化疗的应用。对于霍奇金淋巴瘤，联合化疗使超过 60% 的患者获得更长的无病生存期。如果 K. K. 接受单药化疗，她不会被治愈。而推荐的联合化疗可以使她有机会获得长期无病生存。

联合化疗对异质肿瘤块中的耐药细胞株有更广的覆盖性。如下一些原则为化疗药物的选择提供依据：

- 单个的化疗药物只有对特定类型的肿瘤有明确活性，才可以应用于联合化疗。
- 方案中所有的药物都应该具有不同的作用机制。
- 药物不应该有重叠的毒性，以使得急性和慢性毒性的严重程度和持续时间最小化。
- 方案中所有的药物都应选择其最适宜的剂量和周期。

后续章节将提供血液病和实体恶性肿瘤治疗中常见化疗方案的示例。

有几个治疗概念是值得注意的。其中心主要围绕

在肿瘤的一线化疗和用来治疗复发性或难治性肿瘤的二线化疗或挽救疗法。本节内容也包括了关于化疗、外科及其他治疗在抗肿瘤治疗疗程中应用时机的基本理论。

初始化疗是一线治疗，在某些肿瘤类型中可以被称为诱导化疗。初始化疗的选择是由临床试验观察结果所决定，而这些临床试验已被证实具有很高的抗肿瘤活性。这些方案可能包括化疗、靶向药物、内分泌药物或生物反应调节剂。当肿瘤对初始治疗耐受或患者无法忍受初始治疗的痛苦时，可实施二线或补救性治疗。在恶性肿瘤患者的疗程中，化疗以各种方式经常被用到。根据特定的肿瘤类型，化疗可以是治愈性的或是姑息性的（表 93-6）[48]。经过初始化疗后，为了提高其长期生存的机会，患者可能需要接受额外的化疗以进一步消除残余病灶，这个化疗被称为巩固、强化，或维持化疗。血液病和实体恶性肿瘤治疗中原发、巩固、维持化疗的应用具体讨论见后续章节。

表 93-6

初始治疗：化疗为初始治疗方式的肿瘤

急性白血病
非霍奇金淋巴瘤
骨髓瘤
霍奇金淋巴瘤
生殖细胞癌
原发性中枢神经系统淋巴瘤
卵巢癌
小细胞肺癌
肾母细胞瘤
胚胎性横纹肌肉瘤

来源：DeVita VT Jr, Chu E. Principles of medical oncology: basic principles. In: DeVita VT Jr et al, eds. *DeVita*, *Hellman*, *and Rosenberg's Cancer*: *Principles & Practice of Oncology*. 8th ed. Philadelphia, PA: Lippincott Williams & Wilkins; 2008:338.

辅助化疗

> ## 案例 93-8
>
> **问题 1**：F. R.，女性，58 岁。除了近期进行了卵巢癌 Ⅲ 期的手术切除，没有其他的健康问题。她被告知目前没有癌症的迹象，但仍需接受 6 个月的化疗。为什么她目前没有可见肿瘤，仍推荐进行化疗呢？

在经过初始治疗后，患者可能仍存在微小转移和残余病变。尽管初始治疗可能已经移除了原发肿瘤所有可见部位，但是这些患者仍有很大的复发可能。为了清除检测不到的肿瘤，最初手术治疗（或放疗）后应推荐进行全身化

疗。初始治疗后进行全身化疗(在 F. R. 的案例下,初始疗法是手术)被称为辅助化疗。因为此时肿瘤负荷相对较低,初始治疗后应紧跟着进行辅助治疗。要从辅助治疗中获益,患者肿瘤复发的风险必须很高,同时要有能有效清除肿瘤的药物。辅助治疗被认为是乳腺癌、肺癌和大肠癌的某些期别的标准治疗,同时对部分卵巢癌、尤因肉瘤、肾母细胞瘤,以及其他恶性肿瘤的患者有效(表 93-7)[48]。辅助治疗的给药持续时间由肿瘤类型和使用药物所决定,但持续时间通常都是数周至数月。实体恶性肿瘤使用辅助化疗的具体讨论请参阅后续章节。F. R. 将接受 6~8 个周期的卡铂加紫杉醇的辅助化疗。

因为微小转移和残留肿瘤很难被检测到,所以决定哪些患者需要接受辅助化疗是一个极大的挑战。临床医生通常依据原发肿瘤的组织学和细胞学特征是否具有复发高风险性来作出决定。

表 93-7

辅助化疗:术后明确需要治疗的肿瘤

多形性胶质细胞瘤	黑色素瘤
乳腺癌	非小细胞肺癌
结直肠癌	骨肉瘤
胃癌	卵巢癌

来源:DeVita VT Jr, Chu E. Principles of medical oncology: basic principles. In: DeVita VT Jr et al, eds. *DeVita, Hellman, and Rosenberg's Cancer: Principles & Practice of Oncology*. 8th ed. Philadelphia, PA: Lippincott Williams & Wilkins; 2008:339, with permission.

新辅助化疗

新辅助化疗主要是在初始治疗(通常是手术或放疗)前的治疗,且患者有局部晚期肿瘤(如较大的肿瘤或与周围重要组织紧密相连的肿瘤),仅进行初始治疗被治愈的可能性不大。我们的目标是采用新辅助治疗来缩小肿瘤,从而提高后续手术或放疗消除肿瘤的可能性。新辅助治疗同时也可以减轻患者所需根治性手术的负荷,这可以保留周围正常组织的外观和功能。肿瘤可对新辅助治疗耐受并继续生长,使得手术和放疗更加困难。患者可能也会经历新辅助治疗所带来的毒性,这会延误手术和影响术后愈合。在局部晚期肿瘤中新辅助化疗已被证实可以提高生存率,包括非小细胞肺癌、乳腺癌、肉瘤、食管癌、喉癌、膀胱癌和骨肉瘤(表 93-8)[48]。实体瘤中新辅助化疗应用的具体讨论请参阅后续章节。

案例 93-9

问题 1:H. P. 是一名 57 岁的男性患者,被怀疑为肺转移性腺癌,目前正在进行分期诊断。他已经听说了细胞毒化疗是唯一治疗转移性癌症的方式。除了细胞毒药物,还有哪些药物可以用来治疗癌症?

表 93-8

新辅助化疗:针对局部晚期需要化疗的肿瘤

肛门癌	肺癌
膀胱癌	头颈部肿瘤
乳腺癌	卵巢癌
宫颈癌	骨肉瘤
胃食管癌	胰腺癌

来源:DeVita VT Jr, Chu E. Principles of medical oncology: basic principles. In: DeVita VT Jr et al, eds. *DeVita, Hellman, and Rosenberg's Cancer: Principles & Practice of Oncology*. 8th ed. Philadelphia, PA: Lippincott Williams & Wilkins; 2008:338.

靶向治疗药物

通过了解癌细胞无序生长和存活、侵犯组织并转移的作用机制,可以设计出抑制这些过程的药物。

单克隆抗体

针对肿瘤的特异性受体,单克隆抗体阻碍配体与它们的靶点结合。不同于传统的化学疗法,单克隆抗体可以选择性靶向作用于癌症通路上的受体或它们的配体,所以,它可以将对非癌细胞的毒性减至最小。表 93-9 是目前由美国食品药品管理局(FDA)批准的治疗恶性肿瘤的单克隆抗体种类[35]。

酪氨酸激酶抑制剂

酪氨酸激酶抑制剂(tyrosine kinase inhibitors,TKI)是一种通过与 ATP 竞争结合细胞内酪氨酸激酶结构域发挥抑制酪氨酸酶激活的小分子。这些抑制剂的优点包括它可以抑制一些不过度表达表面受体或有受体突变的细胞,从而直接抑制其激活或细胞信号通路。另外,虽然大多数酪氨酸激酶抑制剂都只抑制单个靶点,但是它们也会通过抑制影响生物级联反应的其他分子而产生抗肿瘤活性或毒性。

这类药物均是口服给药。由于不同的药代动力学,应向患者提供关于相关的给药说明(如,空腹服用、全餐服用)。另外,许多 TKI 是 CYP P450 酶的底物,对其有抑制或诱导的作用。因而,注意此类药物的潜在相互作用对安全用药至关重要。

表 93-10 为目前 FDA 已批准的治疗恶性肿瘤的酪氨酸激酶抑制剂[35]。

其他靶向药物

随着信号转导途径和细胞增殖信息的深入了解,越来越多的靶向药物正在研发。组蛋白去乙酰化酶抑制剂、mTOR 抑制剂、蛋白酶体抑制剂是具有新作用机制的代表。表 93-11 列出了目前 FDA 批准治疗恶性肿瘤的靶向药物[35]。

表 93-9

单克隆抗体[a]

抗体类型	药品（商品名）	作用机制	主要毒性
抗 CD-19，抗 CD-3	博纳吐单抗（Blincyto）	结合 B 细胞上的 CD19 和 T 细胞上的 CD3 细胞，引起 B 细胞和 T 细胞形成溶细胞突触	神经毒性；感染；震颤；发热；水肿、皮疹；恶心、腹泻、便秘；细胞因子释放综合征
抗 CD-20	奥妥珠单抗（Gazyva）	结合 B 细胞上的 CD20；诱导细胞通过 ADCC、CDC 和抗体依赖性细胞吞噬作用死亡	骨髓抑制；肝肾功能障碍；电解质紊乱；感染；输液反应
	奥法木单抗（Arzerra）	与利妥昔单抗在不同结合位点的 B 细胞上结合 CD20；通过 ADCC 和 CDC 诱导细胞死亡	咳嗽；腹泻、恶心；疲劳；骨髓抑制；超敏反应、发热；皮疹；感染
	利妥昔单抗（Rituxan）	与 B 细胞上的 CD20 结合；通过 ADCC 和 CDC 诱导细胞死亡	超敏反应；骨髓抑制；感染；肿瘤溶解综合征
抗 CD-20 放射剂	替伊莫单抗（Zevalin）	钇-90（Y-90）与利妥昔单抗结合；与 B 细胞上的 CD20 结合并释放辐射（β 粒子），通过自由基引发细胞损伤	输液反应；畏寒、恶心；疲劳；骨髓抑制；参见利妥昔单抗的主要毒性
	托西莫单抗（Bexxar）	碘-131 与利妥昔单抗结合；与 B 细胞上的 CD20 结合并释放辐射；通过 ADCC 和 CDC 诱导细胞死亡	输液反应；恶心；骨髓抑制、感染；甲状腺功能减退症；参见利妥昔单抗主要毒性
抗 CD-30	本妥昔单抗（Adcetris）	三组分抗体药物偶联物；与表达 CD30 的细胞结合并被内在化；然后释放一个单甲基耳硅烷 E，从而破坏微管网络	骨髓抑制；周围神经病变；疲劳；恶心、呕吐、腹泻；发热；皮疹；上呼吸道感染
抗 CD-52	阿仑单抗（Campath）	结合 CD52，导致 CD52 阳性白血病细胞裂解	超敏反应；骨髓抑制、机会性感染、发热；恶心、皮疹
抗 EGFR	西妥昔单抗（Erbitux）	通过抑制表皮生长因子受体（EGFR）来抑制细胞增殖	脓疱性皮疹；超敏反应；疲劳；恶心、呕吐、口腔炎；低镁血症
	帕尼单抗（Vectibix）	比西妥昔单抗更高的亲和力结合 EGFR，防止细胞活化和抑制细胞增殖	脓疱性皮疹、瘙痒；疲劳；超敏反应，腹痛、恶心、腹泻；低镁血症；甲沟炎
抗 HER2	曲妥珠单抗-美坦新偶联物（Kadcyla）	曲妥珠单抗与微管抑制剂 DM1 的 HER2 抗体药物偶联物；结合 HER2 诱导细胞周期停滞和细胞死亡	骨髓抑制、恶心、便秘、腹泻；疲劳、周围神经病变；低钾血症，发热
	帕妥珠单抗（Perjeta）	结合 HER2，抑制 HER2 二聚化和下游信号转导，阻止细胞生长	骨髓抑制；心肌病；疲劳、脱发；恶心、呕吐，腹泻
	曲妥珠单抗（Herceptin）	与 HER2 结合；通过 ADCC 诱导细胞死亡	心肌病；腹泻、恶心、呕吐；输液反应
抗 VEGF	贝伐单抗（Avastin）	结合并抑制 VEGF 配体与受体的相互作用，阻断血管生成	高血压；出血、血栓形成；消化道穿孔；伤口愈合延缓；蛋白尿
	拉莫鲁单抗（Cyramza）	结合并抑制 VEGF2 配体与受体（VEGF-A，VEGF-C，VEGF-D）的相互作用，阻断血管生成	高血压；蛋白尿；输液反应；出血，血栓形成；消化道穿孔

表 93-9

单克隆抗体[a]（续）

抗体类型	药品（商品名）	作用机制	主要毒性
免疫检查点抑制剂	伊匹单抗（Yervoy）	抑制 CTLA-4 增强 T 细胞活化和增殖,恢复抗肿瘤免疫应答	疲劳;恶心、厌食、腹泻、结肠炎;瘙痒、皮疹;肝功能障碍;垂体炎
	纳武单抗（Opdivo）	通过抑制 PD-1 活性增强 T 细胞的活化和增殖,致使 T 细胞通路负调控因子恢复抗肿瘤免疫应答	皮疹、瘙痒;恶心、便秘、腹泻;疲劳;电解质异常;肝功能障碍;肌肉骨骼疼痛;咳嗽;肺炎
	派姆单抗（Keytruda）		疲劳;瘙痒、皮疹;电解质异常;肝功能障碍;恶心、便秘、腹泻;关节痛;咳嗽、肺炎
其他	达妥昔单抗（Unituxin）	通过 ADCC 和 CDC 对 GD-2 表达神经母细胞瘤细胞的裂解作用	骨髓抑制;荨麻疹;腹泻、恶心、呕吐;肝毒性;发热;毛细血管渗漏综合征;输液相关反应;周围神经病变

[a] 所有单克隆抗体均为静脉给药。

ADCC,抗体依赖性细胞毒性;CDC,补体依赖性细胞毒性;CTLA-4,细胞毒性 T 淋巴细胞相关抗原-4;EGFR,表皮生长因子受体;HER,人表皮生长因子受体;PD-1,程序性细胞死亡受体-1;VEGF,血管内皮生长因子

表 93-10

酪氨酸激酶抑制剂

类别[a]	药品（商品名）	作用机制	主要毒性
ALK 抑制剂		抑制 ALK,从而减少表达 ALK 融合蛋白的细胞中肿瘤细胞增殖;也抑制 ROS1 激酶	骨髓抑制,视觉障碍;肝酶升高;腹泻、恶心、呕吐;疲劳
	色瑞替尼（Zykadia）	抑制 IGF-1R、胰岛素受体激酶	以及:肌酐升高;高血糖
	克唑替尼（Xalkori）		以及:味觉障碍;水肿;心动过缓
BCR-ABL 抑制剂		抑制 BCR-ABL 激酶,c-KIT 和 PDGFR 激酶	骨髓抑制;恶心、呕吐、腹泻;疲劳;皮肤毒性
	伯舒替尼（Bosulif）	包括抗大多数伊马替尼耐药的 BCR-ABL 突变和 SRC 激酶活性	以及:电解质紊乱;肝酶升高;发热;咳嗽、呼吸困难
	达沙替尼（Sprycel）	抑制大多数伊马替尼耐药的 BCR-ABL 突变激酶和 SRC 激酶	以及:头痛;体液潴留、胸腔积液
	甲磺酸伊马替尼（Gleevec）		以及:液体潴留;头痛;肝脏毒性;肌肉骨骼疼痛
	尼罗替尼（Tasigna）	抑制大多数伊马替尼耐药的 BCR-ABL 突变激酶	以及:肌肉骨骼疼痛;肝脏毒性;高血糖;QT 延长
	帕纳替尼（Iclusig）	抑制大多数伊马替尼耐药的 BCR-ABL 突变激酶和 VEGFR、SRC-RET 和 FLT3 激酶	以及:高血压;水肿、动脉缺血;头痛;关节痛;便秘;肝功能障碍;呼吸困难、胸腔积液
BTK 抑制剂		不可逆地抑制 B 细胞受体信号通路的 BTK	骨髓抑制;恶心,腹泻;疲劳;水肿;发热;皮肤毒性;肌肉骨骼疼痛;肿瘤溶解综合征

表 93-10

酪氨酸激酶抑制剂（续）

类别[a]	药品（商品名）	作用机制	主要毒性
	依鲁替尼（Imbruvica）		
EGFR 抑制剂		抑制 EGFR-TK；肿瘤生长抑制作用	皮疹、皮肤干燥、瘙痒；甲沟炎；腹泻
	阿法替尼（Gilotrif）	EGFR 及 HER2、HER4 的不可逆抑制剂	以及：口腔炎、食欲减退
	厄洛替尼（Tarceva）	EGFR 可逆抑制剂	
HER2 抑制剂		可逆性抑制 HER2 和 EGFR TK	恶心、腹泻；皮肤毒性；骨髓抑制；肝毒性；心肌病、QT 延长；肺毒性
	拉帕替尼（Tykerb）		
MEK 抑制剂		通过抑制 MEK 的激活来减少细胞增殖和增加细胞凋亡，MEK 是 BRAF（突变体）的下游效应子	心肌病；痤疮样皮疹；腹泻；肝功能障碍；水肿；QT 延长；低白蛋白血症
	曲美替尼（Mekinist）		
PI3K 抑制剂		抑制在 B 细胞上表达的 PI3K	骨髓抑制；恶心、腹泻、结肠炎、胃肠穿孔；疲劳；肝毒性；肺毒性
	艾代拉里斯（Zydelig）		
VEGF 抑制剂		抑制 VEGF 受体酪氨酸激酶从而阻断血管生成和肿瘤生长	高血压；腹泻、恶心、呕吐
	阿西替尼（Inlyta）		以及：电解质紊乱、肌酐增加；疲劳；骨髓抑制；蛋白尿
	卡博替尼（Cometriq）	还抑制 FLT-3、KIT、MET、RET 激酶	以及：肝酶升高，口腔炎、体重减轻、厌食；疲劳；电解质紊乱；手足综合征、毛发颜色变化
	仑伐替尼（Lenvima）	还抑制 PDGFR、KIT 和 RET 激酶	以及：掌跖感觉丧失性红斑；蛋白尿；血栓形成、出血；肝毒性；胃肠道穿孔
	帕唑帕尼（Votrient）	还抑制 c-KIT、PDGFR、FGFR 激酶	以及：头发和皮肤的脱色；味觉障碍，视觉障碍；肌肉痉挛；脱发，皮疹
	瑞戈非尼（Stivarga）	还抑制 PDGFR-α 和 PDGFR-β、RET、RAF-1 激酶	以及：黏膜炎；疲劳；蛋白尿；掌跖感觉丧失性红斑；皮疹；发声障碍；发热；骨髓抑制；感染
	索拉非尼（Nexavar）	还抑制 RFK 激酶，PDGFR-β，FLT-3，c-KIT、RET 激酶	以及：皮疹、掌跖感觉丧失性红斑；骨髓抑制
	舒尼替尼（Sutent）	还抑制 PDGFR-α 和 FLT-3 激酶	以及：骨髓抑制；QT 间期延长；掌跖感觉丧失性红斑、皮肤变色
	凡德他尼（Caprelsa）	还抑制 EGFR、RET、SRC 激酶	以及：QT 延长；头痛；结肠炎；肝功能障碍；白细胞减少症；皮疹、光敏性

[a] 所有酪氨酸激酶抑制剂均为口服给药。

　　ALK，间变性淋巴瘤激酶；ROS1，c-ros 癌基因 1；IGF-1R，胰岛素样生长因子 1 受体；BCR-ABL，断点簇区域-ABL1 基因融合基因；KIT，酪氨酸蛋白激酶试剂盒；PDGFR，血小板衍生生长因子；SRC，类固醇受体辅活化剂；VEGFR，血管内皮生长因子受体；RET，c-RET 癌基因；FLT-3，Fms 样酪氨酸激酶 3；BTK，Bruton 酪氨酸激酶；EGFR，表皮生长因子受体；TK，酪氨酸激酶；HER2，人表皮生长因子受体 2；HER4，人表皮生长因子受体 4；MEK，丝裂原活化蛋白激酶（MAPK）/细胞外信号调节激酶；BRAF，原癌基因 b-Raf；PI3K，磷脂酰肌醇 3-激酶；MET，原癌基因 c-Met；FGFR，成纤维细胞生长因子受体；RAF，MAPK 3 激酶

表 93-11

其他靶向相关制剂

分类	药品(商品名)	作用机制	给药途径	主要毒性
组蛋白去乙酰化酶(HDAC)抑制剂		抑制 HDAC 导致乙酰基的积累,细胞周期阻滞与细胞凋亡		恶心;呕吐;疲劳;骨髓抑制;发热;周围水肿;心电图改变
	贝林司他(Beleodaq)		IV	
	帕比司他(Farydak)		PO	以及:腹泻;电解质紊乱;肌酐升高;发热
	罗米地辛(Istodax)		IV	以及:厌食、消化不良;瘙痒症、皮炎;感染
	伏立诺他(Zolinza)		PO	以及:腹泻、食欲减退、体重减轻、消化不良;蛋白尿、瘙痒、脱发
蛋白酶体抑制剂		抑制蛋白酶体,调节细胞内蛋白质稳态的酶		恶心、腹泻、便秘;周围神经病变;头痛、疲劳、发热;骨髓抑制;带状疱疹复发
	硼替佐米(Velcade)		IV 和 SC	
	卡菲佐米(Kyprolis)		IV	以及:水肿、呼吸困难;心脏毒性;超敏反应
mTOR 抑制剂		抑制 mTOR 激酶,VEGFR		疲劳、恶心、厌食;皮肤毒性;高脂血症、高血糖、电解质紊乱;口腔炎;骨髓抑制、感染;肺炎
	依维莫司(Afinitor)		PO	
	坦罗莫司(Torisel)		IV	以及:胃肠道穿孔
免疫调节剂		免疫调节和血管生成作用		疲劳;致畸潜能;血栓栓塞;关节痛
	来那度胺(Revlimid)	抑制促炎细胞因子的分泌;诱导骨髓瘤细胞细胞周期阻滞和凋亡	PO	以及:血小板减少、中性粒细胞减少、瘙痒;皮疹;腹泻、发热;头晕
	泊马度胺(Pomalyst)	诱导骨髓瘤细胞细胞周期阻滞和凋亡;增强 T 细胞和 NK 细胞介导的细胞毒性	PO	以及:皮疹;周围水肿;便秘、恶心、腹泻;骨髓抑制;肌肉痉挛;呼吸困难、肾功能障碍
	沙利度胺(Thalomid)		PO	以及:心动过缓;头晕;嗜睡;中性粒细胞减少症、周围神经病变
BRAF 抑制剂		阻断突变 BRAF 的细胞增殖		皮肤毒性;恶心、腹泻;水肿;头痛;肝功能障碍;发热、寒战;继发性皮肤癌
	达拉非尼(Tafinlar)		PO	以及:电解质异常、高血糖;骨髓抑制

表 93-11

其他靶向相关制剂(续)

分类	药品 (商品名)	作用机制	给药 途径	主要毒性
	威罗菲尼 (Zelboraf)		PO	以及:疲劳;关节痛;厌食症
其他				
CDK 抑制剂	帕布昔利布 (Ibrance)	可逆性抑制 CDK	PO	骨髓抑制、感染、疲劳;恶心、呕吐、腹泻;口腔炎、脱发;血栓形成
刺猬抑制剂	维莫德吉 (Erivedge)	在刺猬信号转导途径中选择性结合并抑制跨膜蛋白;抑制皮肤基底细胞的无限制增殖	PO	疲劳;脱发;厌食、恶心、腹泻、便秘;肌肉痉挛;关节痛
IL-2 受体抑制剂	地尼白介素 (Ontak)	含有白喉毒素和 IL-2 片段的融合蛋白;指导白喉毒素对 IL-2 受体表达细胞的细胞杀伤作用,从而抑制蛋白合成,细胞死亡	IV	超敏反应;恶心、呕吐、腹泻;疲劳;皮疹;发热、僵硬;毛细血管渗漏综合征;周围性水肿
PARP 抑制剂	奥拉帕尼 (Lynparza)	抑制 PARP 酶,诱导 BRCA 缺陷细胞合成致死	PO	恶心、呕吐、疲劳;骨髓抑制;肌肉骨骼疼痛、血栓形成;上呼吸道感染;间质性肺病;继发性恶性肿瘤
VEGF 抑制剂	阿柏西普 (Zaltrap)	包含 VEGF 受体结合域的融合蛋白,可作为 VEGF 的诱饵受体,抑制血管生成	IV	疲劳、腹泻、口腔炎;骨髓抑制;高血压、蛋白尿;出血、伤口愈合不良;血栓形成;胃肠道穿孔

IV,静脉注射;PO,口服;SC,皮下;HDAC,组蛋白去乙酰化酶;mTOR,哺乳动物雷帕霉素靶向;VEGFR,血管内皮生长因子受体;NK,自然杀伤;BRAF,原癌基因 b-Raf;CDK,细胞周期素依赖性激酶;IL-2,白细胞介素 2;PARP,多聚 ADP-核糖聚合酶

靶向药物联合治疗

在细胞毒化疗的基础上联合靶向药物的最佳治疗活性是很难预测的。尽管临床研究在继续,但将靶向药物和化疗相结合的知识仍是有限的。实体肿瘤和恶性血液病中靶向治疗联合化疗使用的具体讨论请参阅后续章节。

内分泌治疗

内分泌疗法可用于治疗几种常见的癌症,包括乳腺癌、前列腺癌和子宫内膜癌,它们都来源于激素敏感组织(表93-12)。这些肿瘤生长都是由内源性激素引起,内源性激素通过与细胞膜或细胞质中的特异性受体相结合来触发生长信号。目前内分泌疗法通过阻断受体或消除滋养肿瘤的内源性激素来抑制肿瘤生长。并不是所有激素敏感组织引起的肿瘤都对激素调控有响应。响应缺乏可能与激素耐受肿瘤细胞或内源滋养激素的抑制不足有关[49]。

免疫治疗

免疫疗法由刺激人体免疫系统以识别循环肿瘤细胞的物质组成。有些制剂以免疫系统的某些细胞为靶点,其他制剂则更加非特异性[34]。机体的免疫系统在癌症的发展和根除中起着至关重要的作用。通常情况下,完整的免疫系统可以保护宿主细胞免受恶性细胞和感染性病原体的攻击,目前的证据表明,"弱化的"免疫系统的个体患癌风险增加。免疫治疗可包括疫苗、细胞因子和检查点抑制剂。

Sipuleucel-T(Provenge)最近已被批准用于对先前激素治疗产生抵抗的转移性前列腺癌患者[50]。免疫系统在受到刺激后可以自动识别患者的自身癌细胞。细胞因子干扰素-α 和白细胞介素-2 都是最先可获得的治疗癌症的重组细胞因子。它们非特异性地刺激 B 细胞和 T 细胞增殖和分化并影响其他的免疫功能[51-56]。免疫检查点抑制剂释放免疫系统的刹车,使其能够更好地识别和杀死癌细胞[34]。

如果 H. P. 确诊为Ⅳ期肺腺癌,治疗期间除了进行细胞毒性的化疗外,还需接受其他的药物。H. P. 接受的非细胞毒性药物的具体讨论详见第98章。

表 93-12

内分泌疗法

分类	药品	作用机制	给药途径	主要毒性
雄激素类		睾酮的合成衍生物;通过负反馈系统抑制 GnRH、LH、FSH		声音变粗、脱发、多毛症、面部或躯干痤疮、液体潴留、月经不调、胆汁淤积性黄疸
	甲睾酮(Androxy)		PO	
雄激素阻滞剂				潮热;乳房压痛;肝功能障碍、腹泻;疲劳;水肿;高血压;关节痛
	阿比特龙(Zytiga)	抑制睾酮前体(DHEA,雄烯二酮)的形成;选择性抑制 CYP17	PO	以及:高甘油三酯血症;电解质异常
	比卡鲁胺(Casodex)	非甾体雄激素受体抑制剂	PO	以及:男性乳房发育;背痛;便秘;感染
	恩杂鲁胺(Xtandi)	抑制雄激素受体易位,导致细胞凋亡	PO	以及:便秘;中性粒细胞减少症
	氟他胺(Eulexin)	抑制雄激素在组织中的摄取和结合;非甾体类	PO	以及:溢乳;性欲减退;阳痿;直肠出血
	尼鲁米特(Nilandron)	非甾体雄激素受体抑制剂	PO	以及:失眠;头痛;便秘;流感样综合征;性欲减退
雌激素阻滞剂		雌激素受体的竞争性结合会导致雌激素受体的下调		肝酶升高;潮热;肌痛、关节痛;恶心、呕吐;血栓栓塞
	氟维司群(Faslodex)		IM	
	他莫昔芬(Nolvadex, Soltamox)		PO	以及:恶心、呕吐;水肿;子宫内膜癌
芳香酶抑制剂		抑制芳香化酶,阻止雄激素向雌激素的转化		潮红;恶心;疲劳、失眠;增加骨折、关节痛的危险
	阿那曲唑(Arimidex)		PO	
	依西美坦(Aromasin)		PO	
	来曲唑(Femara)		PO	以及:高胆固醇血症
雌激素类		通过负反馈系统抑制雄激素的合成以及促性腺激素、FSH 和 LH 的分泌		恶心、呕吐、液体潴留、潮热、厌食、血栓栓塞、肝功能障碍
	炔雌醇(Estradiol)		PO	
	共轭雌激素(Premarin)		PO	以及:头痛
GnRH 类似物(LHRH 激动剂)		下调垂体 GnRH 受体,降低 FSH 和 LH 的分泌		闭经、潮热、性功能障碍;恶心、水肿;肿瘤耀斑;注射部位反应;骨质疏松
	戈舍瑞林(Zoladex)		SC	以及:头痛、情绪不稳定、膀胱炎、阴道炎
	组氨瑞林(Vantas)		SC	

表 93-12

内分泌疗法（续）

分类	药品	作用机制	给药途径	主要毒性
	亮丙瑞林（Lupron, Eligard）		IM,SC	以及:阴道炎
	曲普瑞林（Trelstar）		IM	
GnRH 阻滞剂		结合垂体上 GHRH 受体,阻断 FSH 和 LH 的分泌		潮热;肝毒性;注射部位反应
	地加瑞克（Firmagon）		SC	
孕激素类		促进子宫内膜组织的分化和维持		体重增加、水肿;潮热、阴道出血;血栓形成
	甲羟孕酮（Provera）		PO	以及:情绪不稳
	醋酸甲地孕酮（Megace）	还可抑制 LH 并增强雌激素代谢	PO	

CYP,细胞色素;DHEA,脱氢表雄酮;FSH,促卵泡激素;GnRH,促性腺激素释放激素;IM,肌内;LH,促黄体生成激素;LHRH,促黄体生成激素释放激素;PO,口服;SC,皮下

给药方式

全身给药

细胞毒化疗药物最常见的全身给药途径为静脉给药、快速推注（通常<15 分钟）、短时静脉输注（15 分钟到若干小时）或连续输注（持续 24 小时至几个星期）。某些细胞毒性药物可通过口服给药、肌内注射或皮下给药。

靶向制剂既可通过静脉给药也可口服给药。单克隆抗体主要经静脉短时输注给药,而小分子酪氨酸激酶抑制剂主要通过口服给药。内分泌药物主要通过口服或皮下途径给药。

尽管化疗最初是用于全身给药,科技的发展已经使得人们可以利用化疗药物局部作用于身体的特定部位从而治疗肿瘤（表 93-13）。局部化疗能够在肿瘤区域保持药物高浓度的同时减少药物的全身暴露以及后续毒性。这种给药方式的一个潜在的缺点是,远端的微转移区域无法暴露于化疗药物中,使肿瘤得以继续生长。

表 93-13

局部化疗

给药途径	适应证
鞘内或脑室内	白血病、淋巴瘤
膀胱内	膀胱癌
腹腔内	卵巢癌
胸腔内	恶性胸腔积液
动脉内	黑色素瘤,肉瘤
肝动脉	肝转移
化疗栓塞（动脉或静脉）	结肠癌、直肠癌、良性肿瘤、肝转移

疗效评估

案例 93-10

问题 1：G. K.，女性,67 岁,诊断为转移性乳腺癌。她的症状包括弥漫性疼痛,食欲减退,以及疲劳。目前已接受 2 个周期的联合化疗。近期的 CT 显示她腹部的几处肿瘤缩小,而且疼痛也减少了。那么她还应当接受多久的化疗呢?

在全身治疗过程中一个非常重要的步骤就是评估患者对治疗的反应。疗效评估应该包括治疗过程中抗肿瘤以及毒性作用的评估,以及对患者整体生活质量和生存率的评估。评估应定期重复进行,包括体格检查、实验室检测,以及重复的分期诊断。通常情况下,除非有新的体征或症状提示出现其他部位转移,才会进行重复的分期诊断。

为了统一评价标准,定义如何选择可评估的肿瘤,以及利用新的成像技术（螺旋 CT 和 MRI）,2000 年出台了实体瘤疗效评价标准（Response Evaluation Criteria in Solid Tumors,RECIST）。世界卫生组织、美国国家癌症研究所和欧洲癌症研究与治疗组织都采用 RECIST 标准作为评估肿瘤状况的常用方法。包括肿瘤大小的直接测定、治疗疗效的持续时间和患者存活期在内的多个标准用于评估抗肿瘤治疗的效果（表 93-14）[57]。

表 93-14

目标病灶化疗疗效的评价标准 (RECIST1.1 版)

完全缓解

所有目标病灶消失。全部病理性淋巴结 (无论目标病灶淋巴结与否) 的短直径必须减小至 <10mm

部分缓解

以基线和直径为参考,靶区直径总和至少减少 30%

疾病进展

目标病灶直径之和至少增加 20% ,以目标病灶直径和的最小值作为参照 (如果研究中基线值最小则以基线值为参照) 。另外,必须满足病灶直径和的绝对值增加至少 5mm 。出现一个或多个新病灶也可被认为是疾病进展

病情稳定

病灶的缩小既没有达到部分缓解的标准,其增加也不足以达到疾病进展的水平,研究中可将直径和的最小值作为参考

表 93-15

临床上常用的肿瘤标志物

肿瘤标志物	与标志物相关的肿瘤
CA-19-9	胰腺癌
CA-15-3,CA-27-29	乳腺癌
甲胎蛋白 (AFP)	肝癌、睾丸癌、卵巢癌
CA-125	卵巢癌
癌胚抗原 (CEA)	结肠癌、肺癌
人绒毛膜促性腺激素 (HCG)	滋养细胞肿瘤、睾丸癌
β_2-微球蛋白	多发性骨髓瘤
前列腺特异性抗原 (PSA)	前列腺癌

几个标准化毒性分级量表常用来评估与化疗相关的毒性作用,但美国国家癌症研究所常见不良事件的毒性标准是最常用的评估标准[31,58]。化疗药物和靶向制剂的毒性作用将在第 94 章《化疗药物和分子靶向药物的副作用》进一步探讨。

由于化疗药物潜在的毒性是很严重的,所以对治疗的风险与效益进行评估非常重要。治疗方案对患者的生理、心理和社会交往等方面的影响应当是利大于弊的。为了评估患者的生活质量,出现了多种综合评测工具[59]。此外,其他的临床获益(如疼痛的降低、止痛药使用的减少、体重增加、体能改善)已经被美国 FDA 认可作为评估患者生活质量和批准新的化疗药物的标准。

鉴于 G.K. 的肿瘤对治疗的反应,只要治疗过程中没有出现她无法忍受和危及生命的治疗相关毒性,就应该继续接受治疗。对于某些癌症,由于在一定的化疗周期之后毒性作用非常严重,继续化疗对患者而言已经无法获得收益。

肿瘤标志物

肿瘤标志物是指能够在肿瘤组织找到,或者由肿瘤释放进血液和其他体液(例如尿液)中的物质[34]。然而并不是所有的肿瘤都有相应的肿瘤标志物。理想的肿瘤标志物应当是主要由癌细胞(或者其他对肿瘤产生反应的组织细胞)根据肿瘤的大小按相应比例水平产生并释放的。手术切除肿瘤、化疗和放疗均会导致标志物水平的下降。此外,理想的肿瘤标志物应该能够在极低的水平被检测到,这样才能发现比常规的 CT 和 X 线片所能检测到的更小的肿瘤[60]。因此,肿瘤标志物可用于监测缓解期患者和检测复发疾病。不幸的是,很少有标志物能够满足上述标准从而有效地在临床上用于筛查和诊断检查。大多数肿瘤标志物对肿瘤缺乏特异性,可能由于其他原因而升高。表 93-15 列出了一些常用的肿瘤标志物。

细胞毒药物的使用和处理

对药房的影响

案例 93-11

问题 1: 一位医疗诊所的管理人员宣布近期将会引进 2 名肿瘤医师加入到该医疗团队。此前,患者都是到其他地方就诊,该诊所没有准备和使用过细胞毒性药物。这 2 名医师的到来对药剂科意味着什么呢?

该机构新增的癌症治疗服务将会从以下 3 个方面影响药剂科:预算、药品安全处理和处置的政策,以及规程、员工培训。该药剂科需要增加预算以适应更多的患者,购买新设备、耗材、辅助用药和化疗药物。为了估算预算的增加,药剂师应当向肿瘤医师咨询预计的化疗药物使用量、他们开具化疗药物处方的偏好,以及他们预备会用到的辅助药物。所有的化疗药物和辅助药物(如止吐药、镇痛药、生长因子)都必须按规定引进该医疗机构。此外,药剂师还应当确定预计使用的临床研究中的药物,其可能需要的临床药学服务,以及任何计划相关的门诊输液程序。药剂科应该制定新的政策和规程来确保化疗药物的安全使用。这些都必须通过员工培训传达给每一位工作人员,因为安全使用化疗药物是降低用药错误和损伤的关键。

用药差错

近年来,一些因为化疗药物相关的用药差错导致的死亡以及永久性的残疾被媒体广泛报道。这些灾难性的事件使人们高度重视整个肿瘤药物的使用过程,并确定了若干会造成风险的因素。尤其是使用缩写、口头医嘱、多日的治疗方案、不正确的引用和协议,以及难以辨认的医嘱都会导

致用药差错。随着电脑处方和打印医嘱的使用，很多的用药错误都在减少。一些团队还通过提出政策建议使得用药差错达到最小化[61-66]。

风险

案例93-11，问题2：使用细胞毒性药物有什么潜在的风险？有什么资源可以协助药剂科责任人和员工制定政策及规程？

在动物实验以及治疗剂量的使用过程中，很多这类药物都是致癌、致畸、致突变的[66]。医务人员在使用这些药物的时候，面临2个方面的危险，药物自身的毒性，以及工作人员暴露在药物中的程度（例如剂量及时间）[66]。多项研究试图评估医务人员在有毒药物中职业暴露的危害。这些研究测定尿液致突变性、染色体损伤、血药浓度，以及配制和使用药品时工作区域的污染[66-68]。某些研究表明，尿液致突变性和染色体损伤仍被认为是细胞毒性药物暴露导致的直接结果。另外有些报道，包括与细胞毒药物相关的生殖系统风险（如导致不孕不育或增加胎儿流产概率等），以及医护人员由于怀孕期间接触细胞毒药物导致胎儿存在先天缺陷等[67,69]。根据这些报告的结果，结合在接受化疗患者中观察到的毒性，美国社会卫生系统药师指出接触有害药物的医护人员可能会吸收或吸入这些药物，存在造成不良后果的风险[66]。

鉴于存在毒性药物产生的职业暴露，一些机构已经发布了在工作场所安全使用（存储、配制、给药和处置）这些药物的指南[66,68]。这些文件可以帮助药学部门建立政策与规程。

政策与规程

案例93-11，问题3：什么政策和规程是必要的，在建立和实施使用指南时应当和哪些部门协商？

制定的政策必须全方位地解决工作场所潜在的职业暴露，应包括：①工作人员对潜在危险的"知情权"；②对工人进行危险药物使用的教育和培训；③监管保证药物安全使用的质量保证程序；④为备孕、怀孕及正在哺乳的员工制订指南。

具体的规程应当明确指出如何合理使用这些有毒药物，应涉及储存、使用、处置等各个环节。相关规定明确指出：①接收药品和在库房内的储存；②对注射制剂的配制和输注；③对口服和外用制剂的处理和调剂；④对渗出或泄漏药品的清理；⑤急性暴露的处理；⑥毒性药物的废弃处置和用以准备和分发化疗药物的设备用品。如果肿瘤治疗中包括门诊输液或家庭护理，规程也应当涉及如何在家里适当地使用和处置这些药物。口服化疗药物的使用和生物治疗也必须有明确指导。制定的政策应包括工具清洗步骤，及不可随意处置的用于拆分口服细胞毒性药物的工具，以尽量减少对其他药物的污染[70]。

会受到这些准则影响的有关部门包括医务人员、护理、家政（在清理设备和泄漏的药品时）、维护人员（设备维护）和接收药品的相关部门（其中细胞毒性药物可从供应商处直接接收）。最后，制定政策和规程时还应该咨询该医疗机构安全办公室和法律工作人员。

必要的设备和用品

案例93-11，问题4：处理危险药物时必要的设备和用品有哪些？

适当的设备和用品可以保护工作人员和环境，最大限度地减少医疗场所的职业暴露。所有操作指南推荐的对危险药物的操作（如重组、混合），都应在Ⅱ级生物安全柜（biologic safety cabinet，BSC）中完成，以最大限度的保护工作人员和环境。进一步的研究还需要评估工作环境中因化疗药物的挥发而产生的职业暴露。工作人员还需要穿戴手套（1双或2双）、防护靴套、发罩、口罩和长袖隔离衣等。此外，只能使用具有Luer-Lok接头配件的注射器和静脉输液装置。最终产品（如注射器，静脉输液包或输液瓶）应放置在可密封的容器如塑料袋中，以防止意外的溢出，并明确标注为危险药物。美国药典规定了混合无菌产品的准则[71]。

危险废弃物处置需要特定的容器，在每个会用到这些药物的场所均应放置。这些药物的处置应遵循国家和地方的法规和制度。在所有储存、配制、使用这些危险药物的场所，用于清理溢出物的材料（如吸收材料、塑料袋或容器、防护服）都必须放置。

（杜宏源、申玲玲 译，桂玲 校，杜光 审）

参考文献

1. Hanahan D, Weinberg RA. The hallmarks of cancer. *Cell*. 2000;100:57.
2. National Cancer Institute. Surveillance, Epidemiology, and End Results (SEER). http://seer.cancer.gov. Accessed June 10, 2015.
3. Siegel RL. Cancer Statistics, 2015. *CA Cancer J Clin*. 2015;65(1):5–29.
4. Byers T. Trends in United States Cancer Mortality. In: DeVita VT, Jr et al, eds. *DeVita, Hellman, and Rosenberg's Cancer: Principles & Practice of Oncology*. 9th ed. Philadelphia, PA: Lippincott Williams & Wilkins; 2011:128.
5. American Cancer Society. Tobacco-related cancers fact sheet. http://www.cancer.org/cancer/cancercauses/tobaccocancer/tobacco-related-cancer-fact-sheet. Accessed June 10, 2015.
6. American Cancer Society. Cancer Facts & Figures 2015. Atlanta, GA: American Cancer Society; 2015.
7. Weinberg R. How cancer arises: an explosion of research is uncovering the long-hidden molecular underpinnings of cancer—and suggesting new therapies. *Sci Am*. 1996:62.
8. Park MT, Lee SJ. Cell cycle and cancer. *J Biochem Mol Biol*. 2003;36:60.
9. Sherr CJ. Cancer cell cycles. *Science*. 1996;274:1672.
10. Hahn WC, Weinberg RA. Rules for making human tumor cells [published correction appears in N Engl J Med. 2003; 348:674]. *N Engl J Med*. 2002;347:1593.
11. Hahn WC. Role of telomeres and telomerase in the pathogenesis of human cancer. *J Clin Oncol*. 2003;21:2034.
12. Rundhaug JE. Matrix metalloproteinases, angiogenesis, and cancer. *Clin Cancer Res*. 2003;9:551.
13. Tsao AS et al. Chemoprevention of cancer. *CA Cancer J Clin*. 2004;54:150.
14. Muñoz N et al. Epidemiologic classification of human papillomavirus types associated with cervical cancer. *N Engl J Med*. 2003;348:518.
15. Paavonen J et al. Efficacy of a prophylactic adjuvanted bivalent L1 virus-like-particle vaccine against infection with human papillomavirus types

16 and 18 in young women: an interim analysis of a phase III double-blind, randomised controlled trial [published correction appears in Lancet. 2007;370:1414]. *Lancet.* 2007;369:2161.

16. FUTURE II Study Group. Quadrivalent vaccine against human papillomavirus to prevent high-grade cervicallesions. *N Engl J Med.* 2007;356:1915.

17. Garland SM et al. Quadrivalent vaccine against human papillomavirus to prevent anogenital diseases. *N Engl J Med.* 2007;356:1928.

18. Joura EA et al. A 9-valent vaccine against infection and intraepithelial neoplasia in women. *N Engl J Med.* 2015;372(8):711.

19. American Cancer Society. American Cancer Society Guidelines for the Early Detection of Cancer. http://www.cancer.org/healthy/findcancerearly/cancerscreeningguidelines/american-cancer-society-guidelines-for-the-early-detection-of-cancer. Accessed June 10, 2015.

20. Centers for Disease Control and Prevention. Immunization schedules. http://www.cdc.gov/vaccines/schedules/hcp/imz/child-adolescent.html. Accessed June 10, 2015.

21. American Cancer Society. Diet and physical activity. http://www.cancer.org/Cancer/CancerCauses/DietandPhysicalActivity/index. Accessed June 10, 2015.

22. Libutti SK et al. Cancer of the colon. In: DeVita VT, Jr et al, eds. *DeVita, Hellman, and Rosenberg's Cancer: Principles & Practice of Oncology.* 9th ed. Philadelphia, PA: Lippincott Williams & Wilkins; 2011:768.

23. Scher HI et al. Cancer of the prostate. In: DeVita VT, Jr et al, eds. *DeVita, Hellman, and Rosenberg's Cancer: Principles & Practice of Oncology.* 9th ed. Philadelphia, PA: Lippincott Williams & Wilkins; 2011:932.

24. Morrow M et al. Cancer of the breast: malignant tumors of the breast. In: DeVita VT, Jr et al, eds. *DeVita, Hellman, and Rosenberg's Cancer: Principles & Practice of Oncology.* 9th ed. Philadelphia, PA: Lippincott Williams & Wilkins; 2011:1117.

25. Hamajima N et al. Alcohol, tobacco and breast cancer—collaborative reanalysis of individual data from 53 epidemiological studies, including 58,515 women with breast cancer and 95,067 women without the disease. *Br J Cancer.* 2002;87:1234.

26. Gilchrest BA et al. The pathogenesis of melanoma induced by ultraviolet radiation. *N Engl J Med.* 1999;340:1341.

27. American Cancer Society. Skin cancer prevention and early detection. http://www.cancer.org/acs/groups/cid/documents/webcontent/003184-pdf.pdf. Accessed June 10, 2015.

28. Christensen D. Data still cloudy on association between sunscreen use and melanoma risk. *J Natl Cancer Inst.* 2003;95:932.

29. NCCN Clinical Practice Guidelines In Oncology (NCCN Guidelines®) for Detection, Prevention, and Risk of Cancer. http://www.nccn.org/professionals/physician'gls/f guidelines.asp. Accessed June 10, 2015.

30. American Cancer Society. Imaging (Radiology) Tests for Cancer. http://www.cancer.org/treatment/understandingyourdiagnosis/examsandtestdescriptions/imagingradiologytests/index. Accessed June 10, 2015.

31. Oken MM et al. Toxicity and response criteria of the Eastern Cooperative Oncology Group. *Am J Clin Oncol.* 1982;5:649.

32. Heron DE et al. Radiation medicine innovations for the new millennium. *J Natl Med Assoc.* 2003;95:55.

33. Durante M, Loeffler JS. Charged particles in radiation oncology. *Nat Rev Clin Oncol.* 2010;7:37.

34. National Cancer Institute. Dictionary of cancer terms. http://www.cancer.gov/dictionary/. Accessed June 10, 2015.

35. Facts & Comparisons eAnswers [online]. 2015. Alphen aan den Rijn, South Holland: Wolters Kluwer Health. Accessed June 10, 2015.

36. Skipper HE et al. Experimental evaluation of potential anticancer agents: XIII. On the criteria and kinetics associated with "curability" of experiment leukemia. *Cancer Chemother Rep.* 1964;35:1.

37. Skipper HE. Reasons for success and failure in treatment of murine leukemias with the drugs now employed in treating human leukemias. In: Skipper HE, ed. *Cancer Chemotherapy.* Ann Arbor, MI: University Microfilms International; 1978;1.

38. Sparreboom A, Baker SD. Cancer therapeutics: pharmacokinetics and pharmacodynamics of anticancer drugs. In: DeVita VT, Jr et al, eds. *DeVita, Hellman, and Rosenberg's Cancer: Principles & Practice of Oncology.* 9th ed. Philadelphia, PA: Lippincott Williams & Wilkins. 2011:174.

39. Wood WC et al. Dose and dose intensity of adjuvant chemotherapy for stage II, node-positive breast carcinoma [published correction appears in N Engl J Med. 1994;331:139]. *N Engl J Med.* 1994;330:1253.

40. Lorigan P et al. Randomized phase III trial of dose-dense chemotherapy supported by whole-blood hematopoietic progenitors in better-prognosis small-cell lung cancer [published correction appears in J Natl Cancer Inst.

2005;97: 941]. *J Natl Cancer Inst.* 2005;97:666.

41. Balducci L et al. Management of adverse effects of treatment: neutropenia and thrombocytopenia. In: DeVita VT, Jr et al, eds. *DeVita, Hellman, and Rosenberg's Cancer: Principles & Practice of Oncology.* 9th ed. Philadelphia, PA: Lippincott Williams & Wilkins; 2011:1960.

42. Lazarus HM et al. Stem cell transplantation: autologous stem cell transplantation. In: DeVita VT, Jr et al, eds. *DeVita, Hellman, and Rosenberg's Cancer: Principles & Practice of Oncology.* 9th ed. Philadelphia, PA: Lippincott Williams & Wilkins; 2011:1907.

43. Mormont MC, Levi F. Cancer chronotherapy: principles, applications, and perspectives. *Cancer.* 2003;97:155.

44. Goldie JH, Coldman AJ. A mathematic model for relating the drug sensitivity of tumors to the spontaneous mutation rate. *Cancer Treat Rep.* 1979;63:1727.

45. Gottesman MM. Mechanisms of cancer drug resistance. *Annu Rev Med.* 2002;53:615.

46. Leonard GD et al. The role of ABC transporters in clinical practice. *Oncologist.* 2003;8:411.

47. Pessina A et al. Altered DNA-cleavage activity of topoisomerase from WEHI-3B leukemia cells with specific resistance to ciprofloxacin. *Anticancer Drugs.* 2001;12:441.

48. DeVita VT, Jr, Chu E. Principles of medical oncology: basic principles. In: DeVita VT, Jr et al, eds. *DeVita, Hellman, and Rosenberg's Cancer: Principles & Practice of Oncology.* 8th ed. Philadelphia, PA: Lippincott Williams & Wilkins; 2008:338.

49. Ali S, Coombes RC. Endocrine-responsive breast cancer and strategies for combating resistance. *Nat Rev Cancer.* 2002;2:101.

50. Higano CS et al. Integrated data from 2 randomized, double-blind, placebo-controlled, phase 3 trials of active cellular immunotherapy with sipuleucel-T in advanced prostate cancer. *Cancer.* 2009;115:3670.

51. Kirkwood J. Cancer immunotherapy: the interferon-alpha experience. *Semin Oncol.* 2002;29(3, Suppl 7):18.

52. Atkins MB. Interleukin-2: clinical applications. *Semin Oncol.* 2002;29(3, Suppl 7):12.

53. Lotze MT et al. Lysis of fresh and cultured autologous tumor by lymphocytes cultured in T-cell growth factor. *Cancer Res.* 1981;41:4420.

54. Rayner AA et al. Lymphokine-activated killer (LAK) cells: analysis of factors relevant to the immunotherapy of human cancer. *Cancer.* 1985;55:1327.

55. Rosenberg SA et al. Aprogress report on the treatment of 157 patients with advanced cancer using lymphokine-activated killer cells and interleukin-2 or high-dose interleukin-2 alone. *N Engl J Med.* 1987;316:889.

56. Rosenberg SA et al. Treatment of 283 consecutive patients with metastatic melanoma or renal cell cancer using high-dose bolus interleukin 2. *JAMA.* 1994;271:907.

57. Eisenhauer EA et al. New response evaluation criteria in solid tumours: revised RECIST guideline (version 1.1). *Eur J Cancer.* 2009;45:228.

58. National Cancer Institute. Common Terminology Criteria for Adverse Events Version 4.0. http://evs.nci.nih.gov/ftp1/CTCAE. Accessed June 10, 2015.

59. Cella D et al. Advances in quality of life measurements in oncology patients. *Semin Oncol.* 2002;29(3, Suppl 8):60.

60. Fojo AT, Bates SE. Cancer therapeutics: assessment of clinical response. In: DeVita VT, Jr et al, eds. *DeVita, Hellman, and Rosenberg's Cancer: Principles & Practice of Oncology.* 9th ed. Philadelphia, PA: Lippincott Williams & Wilkins; 2011:311.

61. American Society of Health-System Pharmacists. ASHP Guidelines on Preventing Medication Errors With Antineoplastic Agents. http://www.ashp.org/DocLibrary/Best Practices/MedMisGdlAntineo.aspx. Accessed June 10, 2015.

62. Neuss MN et al. 2013 Updated American Society of Clinical Oncology/Oncology Nursing Society Chemotherapy Administration Safety Standards Including Standards for the Safe Administration and Management of Oral Chemotherapy. *J Oncol Practice.* 2013;9(2s):5–13.

63. Cohen MR et al. Preventing medication errors in cancer chemotherapy. *Am J Health Syst Pharm.* 1996;53:737.

64. Attilio RM. Caring enough to understand: the road to oncology medication error prevention. *Hosp Pharm.* 1996;31:17.

65. Goldspiel BR et al. Preventing chemotherapy errors: updating guidelines to meet new challenges. *Am J Health Syst Pharm.* 2015;72:668–669.

66. American Society of Health-System Pharmacists. ASHP guidelines on handling hazardous drugs. *Am J Health Syst Pharm.* 2006;63:1172.

67. Selevan SG et al. A study of occupational exposure to antineoplastic drugs and fetal loss in nurses. *N Engl J Med.* 1985;313:1173.

68. National Institute for Occupational Safety and Health. NIOSH alert: preventing occupational exposures to antineoplastic and other hazardous drugs in health care settings. http://www.cdc.gov/niosh/docs/2004-165/pdfs/2004-165.

pdf. Accessed June 10, 2015.

69. Hemminki K et al. Spontaneous abortions and malformations in the offspring of nurses exposed to anaesthetic gases, cytostatic drugs, and other potential hazards in hospitals, based on registered information of outcome. *J Epidemiol Community Health*. 1985;39:141.

70. Goodin S et al. Safe handling of oral chemotherapeutic agents in clinical practice: recommendations from an international pharmacy panel. *J Oncol Pract*. 2011;7:7.

71. American Society of Health-Systems Pharmacists. The ASHP Discussion Guide on USP Chapter <797> for Compounding Sterile Preparations. Summary of Revisions to USP Chapter <797>. http://www.ashp.org/s_ashp/docs/files/discguide797-2008.pdf. Accessed June 10, 2015.

94 第94章 化疗和靶向制剂的不良反应

Amy Hatfield Seung and Emily Mackler

核心原则	章节案例
1 骨髓抑制是细胞毒抗肿瘤治疗中最常见的毒副反应之一。细胞毒治疗可能会影响到任何一个或所有的骨髓系细胞,如红细胞、中性粒细胞和血小板。因贫血、中性粒细胞减少,以及血小板减少诱发的并发症如出血、感染等致残及致死率很高。预防性给予生长因子类药物,可减轻化疗的骨髓抑制不良反应。	案例94-1(问题1~4)
2 整个胃肠道(gastrointestinal,GI)对细胞毒化疗药物都高度敏感,可引起恶心、呕吐、黏膜炎、口干、便秘和腹泻等不良反应。预先干预的效果有限,支持疗法是治疗患者不良反应的基础。	案例94-2(问题1~3) 案例94-3(问题1)
3 抗肿瘤治疗的皮肤毒性包括脱发、指甲变化、色素沉着过度、放射敏感、手足综合征、皮肤干燥,以及痤疮样皮疹。大部分的毒性反应都是一过性的,停药后可以恢复。皮肤毒性反应的出现及持续时长取决于使用的化疗药物。治疗方法主要是支持疗法。	案例94-4(问题1~4) 表94-1、表94-2
4 渗漏是指化疗药物在输注时不小心渗入静脉周围组织。一些抗肿瘤药物具有起疱特性,可引起组织坏死以及渗出部位的永久损害。渗漏案例需紧急处理,根据不同药物采取不同措施。如抬高患肢、强力抽吸残留的渗漏药物、冰敷或热敷,以及使用有效的解毒剂。	案例94-4(问题5~7) 表94-3~表94-5
5 许多抗肿瘤治疗都和免疫球蛋白E介导的超敏反应有关。最常见的引起超敏反应的药物有单克隆抗体药物利妥昔单抗、曲妥珠单抗、西妥昔单抗及奥法木单抗等。超敏反应通常发生在第1次给药,提前给予对乙酰氨基酚、苯海拉明和糖皮质激素可使超敏反应的发生率降到最低。	案例94-5(问题1) 表94-6、表94-7
6 抗肿瘤药物具有多种类型的中枢神经系统(central nervous system,CNS)毒性,包括:脑病、小脑毒性和周围神经病变,不同的药物毒性表现不同。大部分的神经毒性症状经过一段时间后可恢复正常,但还是有必要调整用药方案包括停药或减量。	案例94-6(问题1~4) 表94-8
7 在接受注射和口服抗肿瘤药物治疗的患者中常见的心脏毒性表现为心肌疾病、心律失常和高血压。蒽环类药物引起的心肌疾病与患者的累积药量密切相关,可用常用的强心药物治疗。	案例94-7(问题1~4)
8 部分抗肿瘤药物会产生严重的肾脏和膀胱毒性,采取预防措施十分必要。顺铂是肾毒性最大的药物之一。预防顺铂肾毒性的方法包括常规给予生理盐水、甘露醇、氨磷汀。甲氨蝶呤引起的肾损伤可通过碱化尿液预防,亚叶酸钙解救。异环磷酰胺引起的出血性膀胱炎可通过同时给予美司钠预防。	案例94-8(问题1和2) 案例94-9(问题1~3) 表94-9

		章节案例
⑨	很多抗肿瘤药物具有器官特异性毒性,如博莱霉素可引起肺纤维化,阿糖胞苷引起的转氨酶升高。这些器官毒性没有确定的解救方法,只能采取必要的支持疗法缓解症状。如果毒性不良反应不能减轻,则有必要停药或减量。	案例 94-10(问题 1~4) 案例 94-11(问题 1) 表 94-10~表 94-13
⑩	许多抗肿瘤药物在治疗后会引起长期并发症,包括治疗相关的急性髓细胞性白血病、淋巴瘤、膀胱癌、骨肉瘤。在评估特定的治疗方案时应充分考虑包括继发性恶性肿瘤在内的不良反应以及风险和效益比。	案例 94-12(问题 1 和 2)
⑪	某些细胞毒化疗药物具有潜在的生殖毒性。性别、年龄、药物及累积用药量是决定不孕风险的主要因素。在开始治疗前需要同患者讨论保留生育能力的方法。	案例 94-13(问题 1) 案例 94-14(问题 1~3)

细胞毒药物、靶向抗肿瘤药物,以及免疫治疗药物对肿瘤细胞有毒性,对宿主的各种组织和器官也有毒性。不管是注射给药还是口服给药,抗肿瘤治疗都有不良反应,这些不良反应可以分为一般毒性和严重毒性、特定器官毒性,以及长期并发症。一般及严重毒性大多是因为药物抑制了宿主细胞的分化。对细胞毒药物最敏感的机体组织富含新生细胞群,如淋巴组织、骨髓、胃肠道(gastrointestinal, GI)和皮肤上皮组织。还有一些一般及严重毒性反应(如恶心和呕吐、超敏反应)经常发生在治疗刚刚结束之后。特殊的器官毒性往往是因为该器官对药物的特异性吸收或抗肿瘤药物对该器官有选择性毒性。长期并发症通常发生在抗肿瘤治疗之后数月到数年。继发于持续的免疫低下或者特殊治疗引起的组织细胞永久性坏死。不管是哪种类型的毒性,其中大部分都可以依据美国国家癌症研究所(National Cancer Institute, NCI)不良反应通用术语标准对其严重性进行分级。这个分级办法采用通用的方法将临床事件进行分级,并为接受标准治疗方案的患者提供毒性反应处理方法[1]。这些标准可以在 NCI 网页(http://ctep. cancer. gov/protocolDevelopment/electronic_applications/ctc. htm)上看到。

抗肿瘤治疗相关的毒性是制约有效治疗剂量的最重要因素。所以探讨任何抗肿瘤药物的疗效时都不能忽略药物有关的不良反应。需要考虑的药物毒性包括不良反应的发生率、可预见程度、严重程度,以及可逆性。此外,药物的选择、药物剂量、给药间隔会影响一些不良反应的发生率。尽管在特定的人群中不良反应的发生率和可预见性已经明确,但因个体敏感性不同,发生率还是会有差异。对于某个患者来说,会发生什么样的不良反应很难预测。因为有的毒性反应特点很明确,医生应能辨识大部分常见的毒性反应。

临床医生还应考虑患者的特异性,如疾病分期、伴发疾病、合并用药,这些都有可能产生和抗肿瘤治疗不良反应类似的症状和体征。很多患者同时患有其他的疾病,也可引起器官功能的损害。此外大部分肿瘤患者同时在服用其他的药物,包括抗菌药物、止痛药物,这些药物可能引起其他的不良反应或与抗肿瘤药物产生相互作用。当这些患者出现了新的症状,很难判定是疾病进展了,还是其他药物引起的,或者是抗肿瘤治疗本身引起的反应。

一般及严重毒性反应

血液系统毒性

骨髓中含有一群多功能干细胞,这些细胞具有自我更新能力,可分化成任何一种成熟的血细胞。这些细胞形成初期兼具髓系和淋巴系分化能力。髓系干细胞可进一步分化成为红细胞(red blood cell, RBC)、血小板和白细胞(white blood cell, WBC)。粒细胞有几种类型,包括中性粒细胞,嗜碱性粒细胞和嗜酸性粒细胞,其中中性粒细胞是最主要的类型。

当干细胞转化为特定的细胞系后,骨髓祖细胞将经历一系列的分裂(有丝分裂期),使细胞数量增加。之后经过一些发育阶段,最终分化为成熟的细胞(减数分裂期)离开骨髓。正常静息状态下,细胞经历分裂池和后分裂池大约需 10~14 日。这个过程受多个细胞因子调控。虽然很多细胞因子已经被确认,但只有几个生长因子可以通过 DNA 重组技术获得。这些生长因子可以扩展分裂池,加速干细胞的成熟和分化。最终可使整个分化过程缩减至 5~7 日。

造血干细胞发育及生存周期长短决定该细胞系被抑制的严重程度(最低点)以及外周血细胞减少持续时间的长短。因为红细胞在外周血中的生存周期大约 120 日,如果短时间的红细胞生成功能损伤,临床不太可能产生明显的贫血症状。贫血通常进展缓慢,需要经过数个细胞毒治疗周期。相反,血小板的生存周期约为 10 日,粒细胞只有 6~8 小时。因此出现中性粒细胞减少的时间早于血小板减少,不过两者都会在第 1 次或后续的细胞毒化疗后出现。临床医生将不得不根据最低值调整下一次化疗剂量,让患者慢慢恢复。对危及生命的中性粒细胞减少或血小板减少,医生有必要采取措施,使接下来的细胞毒化疗不良反应的风险降到最低。为了减少骨髓抑制的发生,可以采取减量、延长化疗时间间隔使患者恢复,或使用集落刺激因子(colony-stimulating factors, CSF)。集落刺激因子作为一种替代疗法可以预防严重的中性粒细胞减少症。

骨髓抑制

案例 94-1

问题 1：J. T.，男性，68 岁，59kg，既往健康，因咳嗽和呼吸困难（shortness of breath，SOB）就医，胸片显示右上肺损伤；外科手术和细胞学检查支持非小细胞肺癌（non-small-cell lung cancer，NSCLC）诊断。未发现转移。J. T. 被诊断为早期（Ⅱ期）非小细胞肺癌。他的医生打算采用卡铂辅助化疗方案，目标剂量为第 1 日药时曲线下面积（area under the concentration-time curve，AUC）6mg/（ml·min），紫杉醇 135mg/m²。讨论这个治疗方案可能产生的毒性。治疗方案可能对骨髓产生什么影响，J. T. 接受治疗后会有什么临床表现？哪些因素会影响这些不良反应的发生率和严重性？J. T. 什么时候会出现这些症状？

尽管一些毒性反应通常与卡铂和紫杉醇相关，但这个化疗方案最可能出现的和最严重的毒性反应是骨髓抑制。这个化疗方案会显著影响各个细胞系，包括红细胞、中性粒细胞、血小板。血细胞减少将显著升高发病率和死亡率。红细胞减少会引起贫血，患者通常会表现出虚弱、运动耐力下降。中性粒细胞计数减少则会显著增加患者细菌感染风险。此外，血小板减少会引起血小板减少症，从而引起胃肠道和泌尿生殖道出血。

患者和药物相关因素都能显著影响细胞毒治疗后血细胞减少的程度。药物相关因素包括：特定药物、剂量强度和给药间隔。因为大部分抗肿瘤治疗都不是单药治疗，同时服用其他细胞毒治疗药物可能比单药的骨髓抑制效应更强。患者个人因素会影响骨髓腔内细胞密度，从而影响血细胞减少的程度。包括：①年龄。年轻患者比年长患者更能耐受细胞毒化疗药物，因为他们有更多的红骨髓，而骨髓脂肪的含量较低。②骨髓储备。某些疾病肿瘤细胞会侵入骨髓，如白血病和一些淋巴瘤，在这种情况下，骨髓没有足够的造血干细胞储备去帮助恢复造血功能。③之前接受细胞毒化疗、放疗或联合放化疗引起骨髓抑制的程度。之前的细胞毒化疗和放疗治疗范围如果包括含骨髓的骨头（盆骨和胸骨），也会使造血功能下降。④肝、肾代谢及排泄药物的能力。如果药物用于某些器官功能不全（如肝或肾）患者，药物清除变慢，会导致系统暴露于药物时间延长，从而产生很大的毒性，包括延长血细胞减少时间。

这些因素以及干细胞动力学知识可以帮助临床医生预测治疗引起的血细胞减少的严重程度和持续时间。

对于大部分骨髓抑制药物而言，患者白细胞和血小板计数在细胞毒治疗开始后 5~7 日内开始下降，7~10 日达到最低值，14~26 日恢复。细胞周期特异性细胞毒化疗药物，如长春新碱和抗代谢药，会很快引起血细胞减少症状，与非细胞周期特异性药物，如烷化剂和蒽环类药物相比，恢复速度也更快。亚硝基脲类药物在用药后 4~6 周会出现严重的迟发性中性粒细胞减少和血小板减少症，目前机制不明。其他类似药物还有丝裂霉素和氮芥。所有这些药物

的细胞毒性出现在细胞的静止期。亚硝基脲类、丝裂霉素和氮芥引起的中性粒细胞减少会有 2 个低谷期。1 个和细胞周期非特异性药物引起的血细胞减少时期一致，另 1 个发生在治疗后 4~6 周左右。所以很多与这些药物联用的化疗方案会以 6 周为 1 个化疗周期，从而避免在第 2 个最低值出现前进行其他治疗。但对其他具有骨髓抑制作用的治疗方案而言，3~4 周为 1 个周期是安全的。大部分的靶向治疗不产生骨髓抑制作用，因为药物经过设计，只抑制 1 个特定的分子通道，而不是作用于所有的增殖性细胞。因这些药物骨髓抑制作用最小，在与引起血细胞减少的化疗方案联用时，会更倾向于选择这些药物。

J. T. 治疗方案中的所有药物都有骨髓抑制的不良反应。他的年龄也是骨髓抑制的高风险因素。应仔细交待 J. T.，一旦出现感染（包括发热）或出血症状，立即联系医生或到急诊科就诊。通常，这些症状在开始化疗后 10~14 日出现。

预防中性粒细胞减少

案例 94-1，问题 2：第 1 次细胞毒药物化疗结束后第 9 日，J. T. 开始咽喉痛并发热。入院后静脉注射（intravenous，IV）抗菌药物。当时，他的白细胞计数 300/μl；绝对中性粒细胞计数（absolute neutrophil count，ANC），50/μl；血小板，102 000/μl；血红蛋白（hemoglobin，Hgb），11g/dl。3 日后，他的体温恢复正常，所有细菌培养结果为阴性。此时距上次化疗时间 3 周，而他正准备接受第 2 次化疗。是否应给予和第 1 次相同的剂量？

J. T. 可以选择减少后来所有化疗周期中每一种药物的剂量（通常减少 25%）。尽管减量可以明显减轻中性粒细胞减少的症状，但同时也可能降低药效，使这些对化疗敏感的肿瘤有存活的机会。因为 J. T. 的肿瘤（如，早期非小细胞肺癌）对化疗药物敏感且有治愈的可能，减量不是最好的选择。为了在后续治疗中使粒细胞减少的风险降到最低，可以给 J. T. 使用 CSF，预防潜在的粒细胞减少相关的并发症。

预防性给予 CSF 可以减少细胞毒化疗引起的骨髓抑制。在美国有几个这样的产品：集落刺激因子粒细胞集落刺激因子［granulocyte colony-stimulating factor，G-CSF（非格司亭，tbo-非格司亭和非格司亭-sndz）］、粒细胞巨噬细胞集落刺激因子［granulocyte-macrophage colony-stimulating factor，GM-CSF（沙格司亭）］、聚乙二醇长效形式的白细胞生长因子、聚乙二醇非格司亭。开发聚乙二醇非格司亭的目的是为了保证在提供与非格司亭相同的药理作用的同时减少注射次数，给患者带来益处和方便。2015 年 3 月，FDA 批准了第 1 个非格司亭生物类似物非格司亭-sndz 在美国上市。尽管在 2012 年，tbo-非格司亭就已获得 FDA 的上市批准，但那是在美国建立生物制剂审批制度前，作为生物制品许可申请提交的，而非生物类似物。在新制度里，生物类似药的审批关注药物的临床安全，特别是药物的免疫原性，对药物耐受性和安全性的评估应建立在临床应用的基础上[2]。美国临床肿瘤学会（American Society of Clinical Oncology，

ASCO）发表了 CSF 临床应用循证指南[3]。对那些既往能引起约 20% 的患者产生发热性中性粒细胞减少症的化疗方案，指南推荐所有患者在使用这些方案时，应使用 CSF 进行初级预防。这不仅可以减少发热性中性粒细胞症的发生率，还可以降低患者的住院率及广谱抗菌药物的使用率。但使用 CSF 并不能改善整体生存率和肿瘤对药物的反应。2 个随机Ⅲ期临床试验表明，对那些已知的中性粒细胞减少发生率为 20% 的方案而言，预防性使用 CSF，可降低这一比例。其中一个实验，928 位乳腺癌患者接受多西他赛 100mg/m²，每个周期 21 日的治疗方案，患者被随机分成 2 组，1 组给予安慰剂，1 组化疗后 24 小时皮下注射（subcutaneously,SC）聚乙二醇非格司亭 6mg。使用聚乙二醇非格司亭组患者发热性中性粒细胞减少发生率较低（2 组分别为 1% 和 7%），住院治疗率也较低（分别为 1% 和 14%）[4]。另一个试验，共纳入 171 例接受大剂量化疗的小细胞肺癌患者，化疗方案为第 1 日给予环磷酰胺 1 000mg/m²、多柔比星 45mg/m²、第 1～3 日依托泊苷 100mg/m²，每个治疗周期 21 日。患者随机分成 2 组，一组预防性给予抗菌药物和非格司亭，另一组只预防性给予抗菌药物。5 个疗程结束后，预防性给予抗菌药物组发热性粒细胞减少症发生率为 32%，而抗菌药物联用非格司亭组为 18%[5]。一项纳入 17 个随机试验的 Meta 分析研究表明，3 493 名实体瘤或淋巴瘤成年患者，预防性给予非格司亭能够降低发生发热性中性粒细胞减少的风险，提高细胞毒化疗药物按计划足量给药患者的比例。此外，研究者还发现，使用非格司亭可显著减少感染引起的死亡率[6]。对于前一周期未使用 CSF 但发生中性粒细胞减少并发症的患者，ASCO 推荐第 2 周期预防性给予 CSF，因为此时减量或延迟治疗会给生存或治疗效果带来负面影响[3]。因为 J. T. 的治疗方案引起发热性中性粒细胞减少的概率未达到 20%，因而第 1 个化疗疗程结束后，医生没有建议其使用 CSF。现在，既然 J. T. 已经患上发热性中性粒细胞减少，同时他又是个有治愈可能的恶性肿瘤患者，那么，在他接下来的化疗疗程中应该加入 CSF，以预防中性粒细胞减少性发热的再次发生。

集落刺激因子的剂量

> 案例 94-1,问题 3：为了减轻化疗引起的中性粒细胞减少,J. T. 应该使用多大剂量的 CSF?

非格司亭、tbo-非格司亭或非格司亭-sndz 的推荐起始剂量是 5μg/（kg·d），单次皮下注射，沙格司亭的起始剂量为 250μg/（m²·d），皮下注射，给药时间为骨髓毒性化疗药物给药后 24～72 小时。美国临床肿瘤学会指南申明：不管是以体重计算的非格司亭还是沙格司亭，都应折算成最相近的药品包装剂量，可以让患者更方便、减少费用，同时也不影响临床效果。因为市场上销售的非格司亭有 300 和 480μg 2 种规格，体重低于 75kg 的成年患者可以使用 300μg 规格的药品，每日 1 次，体重大于 75kg 的成年患者可使用 480μg 规格[3]。市售沙格司亭的规格不同，体重划分值也不同。体重大于 60kg 的患者每日用药剂量应为

500μg，体重不足 60kg 的患者，每日用药剂量应为 250μg 规格。聚乙二醇非格司亭每个治疗周期给药 1 次，给药时间为骨髓毒性化疗药物给药后 24～72 小时，且距离下一次治疗开始时间不少于 14 日，成人给药剂量为 6mg，皮下注射，不考虑患者体重因素。近期上市了 1 个聚乙二醇非格司亭新剂型，有 1 个定时的自动注射装置，装置激活后 27 小时会自动给药[7]。

美国临床肿瘤学会指南还推荐了比说明书更短的疗程。说明书推荐在出现化疗引起的粒细胞减少最低值时开始连续使用非格司亭或沙格司亭，直到患者的中性粒细胞计数大于 10 000/μl，推荐原因是：据观察，停用 CSF 后，患者中性粒细胞计数会下降约 50%。而对于中性粒细胞计数小于 500～1 000/μl 的患者来说，细菌感染的风险最高，但对于中性粒细胞计数大于 500～1 000/μl 的患者则没有那么高的细菌感染风险。因此，很多医生选择在患者中性粒细胞计数恢复到 2 000～4 000/μl 时停用 CSF。这样一来，既减少了用药天数和治疗费用，又减少了额外的细菌感染的风险。美国临床肿瘤学会指南支持较早停用 CSF 这一建议。

总而言之，J. T. 应该从最后 1 剂化疗药物给药结束后第 2 日开始皮下注射非格司亭、tbo-非格司亭或非格司亭-sndz 300μg/d，或者沙格司亭 250μg/d。治疗需持续到 ANC 上升到 2 000～4 000/μl。目前非格司亭比沙格司亭的应用更为广泛。J. T. 还有另一种方式可以选择，即化疗结束后第 2 日单剂量注射 6mg 的聚乙二醇非格司亭。这种更方便的给药方式归功于聚乙二醇非格司亭良好的药代动力学特性。经过聚乙二醇化结构修饰，聚乙二醇非格司亭几乎完全依赖于中性粒细胞受体介导的清除，通过这种机制，聚乙二醇非格司亭可以自我调节血清浓度。聚乙二醇非格司亭的血清浓度在化疗引起粒细胞减少的情况下持续上升，当中性粒细胞计数恢复正常时开始下降[8]。除了费用高和不方便以外，非格司亭和沙格司亭唯一的不良反应是轻微和短暂的骨痛。骨痛最通常发生在患者从外周血细胞减少最低值开始恢复的阶段。骨痛发生的可能原因为 CSF 对粒细胞生成的刺激作用。大部分患者主诉的骨痛发生在骨髓丰富的部位，例如胸骨和盆骨部位。他们应该被告知：骨髓恢复期发生骨痛是正常的，通常可以通过服用止痛药缓解。

集落刺激因子治疗发热和中性粒细胞减少

> 案例 94-1,问题 4：如果 J. T. 没有预防性使用非格司亭，在发生发热性中性粒细胞减少症之后使用 CSF 是否会有帮助?

发热性粒细胞减少使患者入院率增加、延长住院时间、发病率和致死率增加，所以最好的选择是预防性使用 CSF，但也有不少研究想弄清楚 CSF 是否可用于治疗中性粒细胞减少引起的发热。因为对于已经出现发热性中性粒细胞减少患者来说，中性粒细胞减少的持续时间是最有意义的预后因素，CSF 带来的主要益处就是能缩短中性粒细胞减少的持续时间。CSF 通过扩展定向祖细胞分裂池，将细胞在

后分裂池中的时间从 6 日减少到 1 日,从而加速整个造血过程。如果 CSF 减少了发热性粒细胞减少患者粒细胞减少的持续时间,患病率、致死率和医疗费用就会显著减少。

不少随机、双盲、安慰剂对照研究[9]和 2 个 meta 分析[3,10,11]都表明对于已经出现发热性粒细胞减少的患者而言,使用 CSF 可以减少粒细胞减少的持续时间。联合非格司亭和沙格司亭的研究资料显示,两者或多或少可以缩短住院时间,但对病死率没有影响。此外,对于是否所有发热性粒细胞减少患者都需要住院治疗目前尚存争议。一些研究表明,不住院治疗发热性粒细胞减少症可以获得相同的疗效和安全性,且成本效益比更高[12-14]。尽管 CSF 确实可以促进中性粒细胞减少症的恢复,对于已经出现发热性中性粒细胞患者使用过这类药物的成本-效益比仍有待进一步证实。美国临床肿瘤学会指南目前并不支持在发热性中性粒细胞患者中常规使用 CSF,尽管他们确实认识到,某些发热性中性粒细胞减少患者和潜在不良临床结局风险较高的患者(例如年龄>65 岁、肺炎、真菌感染、低血压、脓毒血症综合征,以及没有控制住的原发疾病)可能从使用 CSF 中获益[3]。

血小板减少症

血小板减少是化疗药物另一个常见的骨髓抑制毒性。通常,临床通过输注血小板和调整化疗药物剂量来治疗血小板减少症。虽然血小板生长因子奥普瑞白介素,可用于防治严重的血小板减少症,并减少非髓系恶性肿瘤伴严重血小板减少症高风险患者的血小板输注次数,但因为其潜在的副作用和有限的疗效,临床上应用的并不多[15,16]。大多数临床医生并不考虑使用奥普瑞白介素治疗患者因化疗引起的血小板减少症,该药也未纳入标准治疗方案。血小板生成素受体激动剂罗米司亭和艾曲泊帕的应用正在研究中。这 2 个药物都被批准用于特发性血小板减少性紫癜(idiopathic thrombocytopenia purpura,ITP),但用于治疗化疗药物引起的血小板减少症,目前只有个案报道和 Ⅰ 期临床试验研究[17],因而不会在这个病例中使用。

贫血

贫血通常不是与细胞毒化疗药物剂量相关的毒性反应,因为红细胞的生存期约为 120 日。化疗主要是可以引起红细胞大小不均或产生大红细胞症。这主要是因为药物抑制了 DNA 的合成,主要发生在使用抗代谢药之后,如:叶酸类似物、羟基脲、嘌呤阻滞剂和嘧啶阻滞剂。贫血通常不伴有红细胞大小的变化。此外,需要输注红细胞的低血红蛋白血症很少是因为化疗这一个因素引起的。要了解更多贫血及其治疗的信息,参见第 92 章。

凝血障碍

癌症患者在化疗后,可出现继发于化疗所致的血小板减少或血栓形成的出血。出血通常发生在使用门冬酰胺酶或聚乙二醇门冬酰胺酶后,药物会抑制受维生素 K 影响的在肝脏内合成的纤维蛋白原和其他特定的凝血因子[18-20]。门冬酰胺酶对蛋白质合成的影响范围较广,用药后较短时间范围内,许多血浆蛋白因子的合成受到抑制。使用了门冬酰胺酶的患者常常会出现凝血酶原时间(prothrombin time,PT)延长或部分促凝血酶原激酶时间(partial chromboplastin time,PTT)延长的现象。因凝血因子的变化直接导致出血或血栓形成的报告或最终确认的记录并不多。持续使用该药凝血因子水平可能恢复到正常水平,表明因使用门冬酰胺酶而受损的蛋白质合成已被肝脏部分修复。关于凝血因子、纤维蛋白原或维生素 K 用于治疗延长的 PT 和 PTT,指南中并没有给出具体建议[21]。

血栓形成事件

肿瘤患者静脉血栓事件的风险显著升高。其病理生理机制可能包括:以凝血因子异常、凝血瀑布形成为标志的高凝状态、血管壁损伤、血管壁受肿瘤瘤体压迫。发生血栓事件的危险因素包括:肿瘤的类型、肿瘤的分期、合并症、转移能力和接受的系统抗肿瘤治疗。胰腺癌、胃癌、肾癌、肺癌、脑癌及子宫癌发生血栓的风险最大[22]。系统的抗肿瘤治疗发生血栓的风险比不用这些治疗的风险高 2.2 倍[23]。

Trousseau[24]首次报道了肿瘤患者静脉血栓的发生率升高,随后许多研究者确认了多发性或迁移性血栓和肿瘤的关系。有 1/3 看上去很健康的人不明原因的患上深部静脉血栓,之后都被查出患有恶性肿瘤[25,26]。

急性早幼粒细胞性白血病(acute promyelocytic leukemia,APL)治疗初期常常会发生弥散性血管内凝血(disseminated intravascular coagulation,DIC)[27,28]。DIC 是个系统过程,通常因大量凝血瀑布被激活,表现为同时发生的出血和血栓事件。这些事件可引起靶器官损伤。APL 患者接受抗肿瘤治疗后,裂解的肿瘤细胞释放出促凝血物质,同时引起出血或血栓。治疗 DIC 的基础是应对原发疾病。使用肝素和抗纤维蛋白溶解药物降低凝血风险的用法尚存争议。其他治疗是首先给予血液制品支持,包括血小板和冷沉淀剂[28]。

还有一些抗肿瘤药物会增加血栓形成的风险,包括细胞毒化疗药物(顺铂、氟尿嘧啶)、激素靶向药物(他莫昔芬、芳香化酶抑制剂)、抗血管生成药物(贝伐单抗),以及免疫调节药物(沙利度胺、来那度胺)[29]。在治疗多发性骨髓瘤和其他疾病时,沙利度胺或来那度胺和其他药物如地塞米松、多柔比星等联用可以引起静脉血栓事件[30-32]。当这些药物联用时应注意预防。一些指南和综述对这类患者预防和治疗性使用抗凝药物进行了讨论,药物包括低分子肝素或华法林[30]。使用作用直接的口服抗凝药物如利伐沙班或阿哌沙班的研究还不充分,目前也未推荐用于这类患者的预防给药。贝伐单抗与动脉血栓和出血事件的发生均有相关性。一项回顾性分析对 5 个试验中接受化疗的结直肠癌、乳腺癌或非小细胞肺癌患者进行了分析,联用贝伐单抗的化疗患者动脉血栓发生率为 3.8%,只接受化疗的患者为 1.7%[33]。大部分和贝伐单抗相关的出血事件都不严重,但在转移性结直肠癌和肺癌患者中有严重出血事件的报道[34]。对于贝伐单抗在其他类型癌症患者中引起的不同类型的血栓事件也已经被确认[35]。

其他因素也可使患者产生血栓。许多接受癌症化疗的患者都患有其他疾病,使他们更容易产生血栓。此外,外科手术操作和卧床休息也会增加血栓风险。当肿瘤患者表现出血栓的体征或症状时，医生应保持高度警惕。一些综述总结了血栓的风险因素和防治措施，并对特殊的临床案例进行了较深入的探讨[30,36,37]。

消化道毒性

消化道对细胞毒化疗药物毒性的敏感性仅次于骨髓。消化道毒性包括恶心、呕吐和口腔并发症、食管炎、结直肠功能紊乱。

恶心和呕吐

恶心和呕吐是许多细胞毒和靶向抗肿瘤药物常见的、严重的毒性反应。抗肿瘤药物及其代谢产物能刺激胃肠道、化学感受器触发器或者中枢神经系统（central nervous system，CNS）的多巴胺或五羟色胺受体，最终作用于呕吐中枢。呕吐通常发生在化疗的第 1 日，并会持续几日[38]。大部分患者在接受传统细胞毒化疗药物前、后几日都需要给予止吐药物控制症状。最合适的止吐方案需结合药物和患者自身特点。一些靶向治疗药物有致吐的风险，不过通常都较轻微。指南正在将这些靶向药物按照临床试验中引起恶心和呕吐的概率纳入致吐分类表（参见第 22 章）。

口腔并发症

口腔并发症包括口腔黏膜炎（口腔炎）、口干症（口干）、感染和出血。不同的抗肿瘤治疗引起严重口腔黏膜炎的概率不同。多柔比星和持续输注氟尿嘧啶是引起严重口腔黏膜炎的高风险药物。事实上，所有接受骨髓移植及造血干细胞移植（hematopoietic cell transplantation，HCT）或接受头、颈部放疗的患者都患有口腔并发症[39]。这些毒性反应的发生是因为化疗对所有快速分裂的细胞没有选择性，包括快速更新的口腔黏膜细胞，其更新时间大约为 7～14 日。细胞毒治疗降低了基底上皮细胞的更新速度，引起黏膜萎缩、腺体和胶原蛋白退化[39,10]。头颈部放射治疗也会减少细胞更新，引起黏膜萎缩。放疗还可以引起唾液腺、肌肉、韧带、血管纤维化，损伤味蕾[40]。同时接受化疗和放疗则会引起口腔感染和出血。这是因为治疗导致骨髓抑制引起了血小板减少症和中性粒细胞减少症。因为口腔黏膜血管丰富，经常会有损伤，血小板减少通常会导致出血。此外，细胞毒化疗和中性粒细胞减少症会改变寄居在口腔内的大量的微生物菌群，从而引起口腔感染。口腔并发症通常会相互加重。例如，口干症会加速黏膜炎的发展、龋齿的形成和局部感染。黏膜炎可明显诱发口腔局部出血和感染，还可引起系统感染导致脓毒血症。这些口腔并发症能引起各种不同程度的不适和不良反应，影响患者的进食能力，从而可能影响机体营养状况。指南中关于口腔并发症的治疗方法有大量综述[41]。

口干症

案例 94-2

问题 1： J. B.，男，55 岁，最近被诊断为局部晚期头颈部肿瘤。他的治疗方案包括：外科术后顺铂、氟尿嘧啶结合放疗 6 周。经过系统评估，J. B. 口腔卫生状况不好，需咨询大学附属医院口腔科后再进行放、化疗治疗。J. B. 在化疗中是否有患口腔并发症的风险？应采取何措施降低此风险？

如前所述，J. B. 患口腔并发症的风险很高。口干症是头颈部放疗最常见的不良反应之一，继发于放疗引起的唾液腺变化[42]。有证据表明，对唾液腺给予的放射剂量与腺体变化程度直接相关[43]。大多患者在接受不超过 60Gy（放射吸收剂量）放射治疗后，唾液腺会发生变化，这种变化在化疗结束后 6～12 个月逐渐恢复。J. B. 还需要服用化疗药物（如顺铂），该药会引起口干症，从而进一步增加对唾液腺的毒性。临床经验显示，即使只有 2～3 个 2Gy 的放射剂量也可引起口干症[43]。

唾液腺的损伤会引发各种效应，包括失去唾液的缓冲功能、唾液的 pH 降低、没有机械冲刷作用、唾液中免疫球蛋白 A 减少，以及唾液分泌的减少。此外，口干症可使味觉发生改变，使一些患者失去分辨甜味和咸味的能力，有些患者总觉得味苦。口干症往往还会引起龋齿。龋齿和脱钙作用严重到一定程度，牙齿完整性受损，从而产生裂缝。因为没有足够的唾液帮助口腔清除细菌，口干症患者口腔内细菌增多更容易诱发感染。

治疗和预防

阿米福汀，是一个有机硫代硫酸化疗保护药物。有研究证明，术后接受放疗的头颈部肿瘤患者，使用阿米福汀可以减少中到重度口干症的发生率。ASCO 发布的指南推荐在分次放疗且未同时进行化疗的头颈部肿瘤患者中使用阿米福汀，以减少急性和迟发型口干症的发生率[44]。但因价格过高和不良反应，阿米福汀的应用受到限制。如果发生了口干症，治疗措施包括刺激现有的唾液分泌和唾液替代品补充损失的唾液。较低剂量的毛果芸香碱全身给药（口服每次 5～10mg，每日 3 次）可以刺激唾液分泌，可能在临床上给放射后口干症患者带来显著益处[45]。但也有研究不支持这一结果。毛果芸香碱与剂量相关的不良反应包括类胆碱反应，如出汗、鼻炎、头痛、恶心和腹部绞痛。一篇关于肿瘤治疗中口腔并发症的综述文章建议西维美林（30mg 口服，每日 3 次）和氯贝胆碱（25mg 口服，每日 3 次）比使用毛果芸香碱的副作用少[42]。无蔗糖的硬糖果以及无糖口香糖都能刺激唾液分泌，但这种方法通常被看作口腔安慰剂。唾液替代品也能给口干症患者带来舒适感。市售的唾液替代品通常被推荐用于餐前和睡前。常用的有几种剂型，包括喷雾剂、洗剂、口香糖。患者觉得某种产品或剂型无法接受或无效，可以试试其他剂型或产品。研究表明，含羧甲基纤维素或羟乙基纤维素的唾液替代品比水或甘油基质的溶液更能有效地缓解口干[46,47]。

预防放疗引起的龋齿最好是同时进行氟化物冲击疗法[48]。一般来说，酸性氟化物最有效，但是对于口腔黏膜炎患者而言，中性氟化物可能更易于接受。指导患者每日用 5～10ml 氟化物洗液含漱 1 分钟。0.4% 的氟化亚锡凝胶或 1.1% 的氟化钠凝胶牙膏也可用于减少患龋齿风险。认真对待口腔卫生、定期做牙科检查，以及禁食蔗糖都可以使龋齿风险降到最低。

总之，对接受头、颈部放射治疗或化疗，具有口腔并发症高风险的患者而言，开始治疗前应咨询牙科医生。还有罹患恶性血液病最有可能经历长时间骨髓抑制的患者。治疗前进行口腔评估，采取干预措施可以消除潜在的口腔感染或刺激因素。治疗期间采取预防措施也可显著降低口腔并发症发病率[48,49]。考虑到 J. B. 放疗的放射剂量和同时使用顺铂等风险因素，在开始治疗前需要进行牙科检查。

黏膜炎和口腔炎

案例 94-2，问题 2：J. B. 成功地完成了他第一疗程 2 周的联合放化疗治疗；但在第 3 周的第 3 日，他主诉舌头腹侧表面有灼烧感、不适和疼痛。临床检查发现，他两侧的舌腹侧表面及口腔底都出现红斑，两个区域都有一些离散的损伤。J. B. 这些新的症状最可能是什么原因引起的呢？此时采取何治疗方法？

黏膜炎是化疗和放疗对口腔上皮细胞的非特异性效应。未角化的黏膜最易受影响。因此，口颊面、唇、软腭黏膜、舌两侧和口腔底是最常受累的位置。尽管最初损伤都是离散的，但通常会进展成大面积的溃疡。损伤通常不会侵入到口腔外，但会下行至食管乃至整个消化道。黏膜炎和口腔炎这两个术语可以相互通用。黏膜炎可以发生在整个消化道的任何一个位置。症状和体征通常出现在化疗后 5～7 日或放疗过程中的任意时间段。抗代谢药物（例如，甲氨蝶呤、氟尿嘧啶、卡培他滨和阿糖胞苷）和抗肿瘤抗生素是最常见的对消化道上皮细胞产生直接作用的化疗药物。通常损伤减轻或完全恢复需要大约 1～3 周时间，时间长短取决于损伤的严重程度。同传统化疗药物引起的口腔毒性不同，mTOR（雷帕霉素哺乳动物靶点）抑制剂类药物常见而且典型的口腔损害为口疮样黏膜损伤或口腔炎。损伤大多发生在第 1 个化疗周期的第 1 周内。治疗方法主要是支持疗法和减量[50]。

在严重的病例中，黏膜炎可能需要经胃肠外给予阿片类镇痛药缓解疼痛。其他症状包括难以进食和说话。黏膜炎可能会和口腔感染（特别是鹅口疮）混淆，或者这两者会同时发生。局部或全身性细菌、真菌、病毒感染可能发生，并可引起特征性病变，但损伤的出现通常并不总是与感染源相关。这一点在中性粒细胞减少患者身上特别明显，因为这类患者不能产生完整的炎症反应。在这些患者中，感染性损伤的临床表现可能和病原菌的存在及其数量并没有很大的相关性。正常情况下，黏膜提供了天然的屏障，阻挡正常口腔菌群的侵入，但溃疡的黏膜使得病原菌可以进入血循环，除了局部感染以外，患者还可能因此患上致命的感染或脓毒血症。

治疗和预防

黏膜炎的治疗方法为姑息疗法。通常推荐使用局部麻醉药物，包括利多卡因溶液或 0.5% 和 1% 盐酸达克罗宁。相同配比的利多卡因、苯海拉明，以及含镁离子或铝离子的抗酸剂合用，分别发挥麻醉、止血的功效。很多医疗机构自制的混合漱口产品也含有这些成分，以及抗菌药物、制霉菌

素或糖皮质激素。糖皮质激素具有抗炎活性，抗菌药物和抗真菌药物具有抗菌或抗真菌活性。另一个局部用药硫糖铝，具有黏膜保护作用，可以保护损伤部位，减轻不适感。所有这些局部用药都只能控制症状，没有证据支持某一个药物比另一种药物止痛效果更好。此外，这些产品只能缓解口腔和咽喉部损伤，无法到达胃肠道发挥作用。

所有含局麻药物制剂的推荐用法都是"含漱-吐出"。一般每次 5～10ml，每日 3～6 次。患者含漱的时间越长，与药物接触时间就越长，理论上讲，缓解症状的效果就越好。所以建议患者在吐出含漱液以前应尽可能地延长含漱时间。如果患者不慎吞服了含局麻药的含漱液，产生全身效应的风险很小。但大剂量吞服可以导致镇静或心律失常。其他的姑息疗法包括局麻药苯佐卡因和冰块。对小面积局部损伤先用海绵拭干表面，然后再涂上苯佐卡因药膏。患者还会发现含化冰块也能舒缓症状。但是，大部分患者需要全身止痛治疗以减轻疼痛。文中表 94-1 提供了治疗口腔炎的指南[41]。

表 94-1

黏膜炎治疗指南

口腔护理包括以下内容：

1. 去掉义齿，避免进一步刺激和组织损伤
   坚持使用软毛牙刷，轻轻刷洗牙齿
   避免使用含酒精的漱口产品，因为酒精会引起疼痛，使口腔黏膜干燥。应使用普通的生理盐水或碳酸氢钠漱口水

2. 使用局麻药物，控制局部疼痛，特别是饭前（可以加入抗酸药和抗组胺药）。全身性应用阿片类止痛药物包括芬太尼透皮贴剂可治疗严重口腔黏膜炎引起的疼痛。通常避免使用对乙酰氨基酚和布洛芬，因为对乙酰氨基酚会掩盖中性粒细胞减少患者的发热症状。布洛芬会增加血小板减少患者的出血倾向

3. 充分水化和充足的营养摄入：
   清淡饮食，避免辛辣、酸的和含盐量高的食物
   避免粗糙食物，必要时使用食物搅拌器加工
   用无糖口香糖或无糖硬糖，刺激唾液分泌和加强咀嚼运动
   必要时给予静脉营养支持
   避免过热或过冷饮食
   将营养补充剂制成奶昔或冰激凌

Gelclair 是一种生物黏附口腔凝胶，含有聚乙烯吡咯烷酮、透明质酸和甘草次酸（但没有酒精或麻醉药物）。它为黏膜表面提供了一层黏附屏障，保护受损的口腔黏膜免受食物、饮料和唾液的刺激[51]。目前缺乏临床对照研究数据。在一项研究中，20 位正在接受放疗治疗的头颈部肿瘤患者发生了口腔炎，将 Gelclair 和标准的治疗包括硫糖铝和利多卡因进行比较研究，结果在止痛作用方面，两者没有显著性差异[52]。

J. B. 此时有轻度的口腔炎症状，应鼓励他保持口腔卫

生，做好口腔护理。此外，还应为其开具局部麻醉药。推荐局部使用利多卡因或局部用利多卡因与苯海拉明及抗酸药的混合物，每次 5~10ml，每日含漱 3~6 次。如果后续几日损伤进一步加重，则需全身性应用阿片类药物。J. B. 还应对口腔局部感染进行仔细评估。

案例 94-2，问题 3： J. B. 的口腔炎可以预防吗？

以前，对放化疗引起的口腔炎的治疗旨在减轻症状，以及避免对口腔黏膜的进一步损伤。冷冻疗法对减轻化疗引起的口腔炎的严重程度也有些效果[53]。在化疗开始前 5 分钟将冰块含在口中，坚持 30 分钟。理论上，冰块可以减少口腔血流，从而保护分裂期细胞免受细胞毒药物的危害。0.12% 的葡萄糖酸氯己定可减少口腔炎的感染频率和严重程度[54,55]，但不是所有研究都证明其有效。这种溶液可以当作漱口水用，每日 2 次。不良反应包括偶尔的灼烧感（可能是由于产品中含有酒精的成分，可以通过用水稀释减轻刺激）、牙齿染成浅棕色，不过较容易去除。葡萄糖酸氯己定可能通过清除口腔内的微生物，减少口腔炎发作的次数和严重程度。

尽管有这些预防措施，但上述方法的疗效都未经证实。目前为止，唯一有证据支持其有效性的药物是帕利夫明，这是一种重组人角质细胞生长因子，有研究证明，对接受异基因造血干细胞移植（HCT）的恶性血液病患者，使用该药可减少口腔炎的发生率和严重口腔炎的持续时间。更多信息参见第 101 章。

其他减少口腔炎发生率，减轻症状的方法包括减少放射量或化疗药物剂量，但这又会有治疗效果降低的风险。对一些抗肿瘤治疗方案而言，口腔炎是与剂量相关的毒副作用。不幸的是，没有预防措施可以减少 J. B. 在放化疗阶段患口腔炎的概率，因而对于 J. B. 来说，治疗的目标就是缓解症状。

食管炎

细胞毒化疗和放疗还可以损伤食管黏膜。尽管吞咽困难是食管炎患者常见症状，还是应该排除其他原因引起的吞咽困难。因为接受骨髓抑制细胞毒化疗的患者可能会出现感染性食管炎，在开始治疗食管炎前，治疗前应做细菌、病毒、真菌培养，确定食管炎感染原因。食管炎的对症治疗方法和口腔炎类似。其他的治疗方式包括注意饮食（例如：禁食酸性和刺激性食物）和服用其他药物（例如：组胺-2[H_2]受体阻滞剂、抗酸剂、质子泵抑制剂）都可以减少对食管的刺激，改善舒适度。患有严重食管炎的患者应给予仔细监护，确保充分水化和充足的营养摄入，教育患者避免食用酸性和刺激性食物。随着骨髓抑制减轻，食管炎症状会在 1~2 周内缓解。

下消化道并发症

抗肿瘤治疗引起的消化道并发症包括吸收不良、腹泻和便秘。这些症状可能与放化疗后消化道结构改变有关。一些研究者指出，在接受细胞毒联合化疗的患者或动物的消化道内，绒毛萎缩和隐窝细胞有丝分裂停止[56-58]。另有研究者认为，化疗可以引起肠壁细胞线粒体、内质网肿胀，肠微绒毛缩短。小肠和大肠的各种变化使得药物的吸收减少，而平时，药物主要是在小肠的上部被吸收。

细胞毒药物引起的肠道结构变化可能也是腹泻的原因，含有伊立替康、高剂量阿糖胞苷或氟尿嘧啶的治疗方案经常引起腹泻。相反便秘较少。长春碱可以引起腹部绞痛、便秘、自主神经失调（见神经毒性部分）导致的麻痹性肠阻塞，出现化疗引起的便秘。便秘也是沙利度胺的不良反应。便秘应预先给予软便剂或轻泻剂。化疗相关的腹泻或便秘发生率很难识别，因为通常与肿瘤及抗肿瘤治疗相关的药物（例如：阿片类镇痛药、止吐药、抗酸药）和临床条件（如：不活动、骨髓压迫）也可能引起这些症状。

腹泻

案例 94-3

问题 1： B. G.，女，60 岁，复发性结直肠癌，对 FOLFOX（氟尿嘧啶、亚叶酸钙和奥沙利铂）方案不敏感，正准备接受初次的西妥昔单抗和伊立替康治疗。如果她出现腹泻，该给她什么指导？

腹泻是肿瘤治疗常见的毒性反应，在用氟尿嘧啶和伊立替康治疗的患者中更常见。此外，腹泻也是新的靶向治疗最常见的副作用之一。近期的一篇综述很好的总结了靶向治疗引起的腹泻[59]。腹泻是一种毒性反应，患者教育在腹泻中非常重要。患者如果没有认识到潜在的严重状况，明白自我治疗的重要性，或不知道什么时候应该联系医生，则有可能导致危及生命的后果。腹泻发生的机制并不完全明确，很可能是多种因素作用的结果，其变化取决于治疗方式的不同。腹泻可能是药物直接作用于胃肠道黏膜的结果，分泌因素、肠蠕动紊乱、免疫治疗相关因素（伊匹单抗），以及副交感神经（伊立替康）的作用。伊立替康在治疗的早期或晚期都可以引起严重的腹泻，不同阶段的腹泻产生的原因不同。伊立替康特有的早发性腹泻（治疗后 24 小时内）可能由副交感神经兴奋引起。患者经常会报告胆碱能神经系统症状，如鼻炎、唾液增多、瞳孔缩小、流泪、出汗、面部潮红和腹部绞痛。这些症状可以通过阿托品静脉或皮下给药 0.25~1mg 预防或治疗。迟发性腹泻（一般在治疗结束 24 小时以后）可能持续时间长，从而引起脱水、电解质紊乱和住院率显著升高。对伊立替康引起的腹泻，患者应该立即服用洛哌丁胺 4mg，之后 12 个小时内每隔 2 小时给予 2mg，减少肠蠕动[60]。洛哌丁胺的最大用药剂量为 24 小时内不超过 16mg，但这并不适用于伊立替康引起的腹泻。如果必要，还要给患者补充液体和电解质。鉴于化疗相关性腹泻可能会引起严重的并发症，迅速采取治疗措施是十分必要的。

如果患者使用最大剂量的洛哌丁胺仍无法控制腹泻症状，可以选用生长抑素类似物奥曲肽控制腹泻。一项随机对照试验比较了洛哌丁胺和奥曲肽在急性白血病患者或接受 HCT 治疗患者中的止泻效果，结果显示洛哌丁胺更加有效[61,62]。不过,有些证据显示奥曲肽可以很好地控制氟尿嘧啶或其他高剂量化疗方案引起的腹泻[63,64]。这些研究的结果并不一致。在一些研究中,接受放化疗或单纯化疗的结直肠癌患者使用长效奥曲肽没能减轻腹泻[64,65]。奥曲肽有抑制肠道分泌活性,增加肠道内钠离子、氯离子和水的吸收。奥曲肽的使用剂量为每次皮下注射 100~2 000μg,每日 3 次,或使用长效制剂 20~40mg[64,65]。尽管止泻作用和奥曲肽的剂量显示出一定的相关性,但最佳剂量仍需更多的研究来确定。依据现有的证据,奥曲肽应限于细胞毒化疗相关性腹泻的二线治疗药物。其他的治疗选择,包括抗菌药物、阿片类药物以及糖皮质激素类药物,在一些综述文献里有评价和总结[59,66]。

B.G. 应被告知腹泻是伊立替康的常见不良反应,在接受伊立替康治疗后 24 小时内,一旦开始有腹泻症状,应立即告知看护人员,以便及时接受阿托品治疗。此外,还需为她开具处方药洛哌丁胺,并指导她在化疗后的 24 小时以后出现腹泻时如何使用该药物。

皮肤毒性

抗肿瘤治疗的皮肤毒性包括脱发、色素沉着过度、放射性回忆反应、光敏性皮炎、指甲变化、手-足综合征、痤疮、超敏反应、渗出。对此,一些综述性文献详细表述了靶向药物的皮肤毒性,为这类问题提供了很好的参考[67-70]。

脱发

案例 94-4

问题 1:C.W.,女性,45 岁,近期被诊断为乳腺癌,并接受了乳房肿块及淋巴结切除术。她将接受 20 个疗程的患侧乳房放射治疗。还需要接受化疗使复发的风险降到最低。她的化疗方案为 4 个疗程的多柔比星和环磷酰胺,今天是她第 1 次到医院接受化疗。尽管手术很顺利,但 C.W. 特别害怕接受联合化疗。你在接受 C.W. 咨询时,应告知她最常见的毒性反应。说明骨髓抑制、恶心、呕吐发生的可能性和处理方法。当你详述这些事项时,C.W. 专心聆听,但她最关心的问题是她是否会脱发。C.W. 关心的问题是否为大部分肿瘤患者都关心的问题? 该怎样回答这个问题?

C.W. 关心的脱发问题是肿瘤患者在接受第 1 次化疗时都会关注的问题。事实上,一些调研报告表明,在患者最害怕的毒性反应中,脱发仅次于恶心和呕吐排第 2 位。因为毛囊球部细胞每 12~24 小时更新 1 次,细胞对各种细胞毒化疗药物都很敏感。通常,头发毛囊有独立的生长周期,包括生长期(生长)、衰退或过渡期(毛发生长中期),还有休止期(静止期)。尽管大部分人每日大概会掉 100 根头发,但肿瘤患者掉发的数量大大增加。因为大约 85%~90% 的头发毛囊都处于生长期,化疗药物会部分或完全抑制有丝分裂,损伤毛母细胞的新陈代谢过程。这些作用会导致头发变稀疏、变脆弱,或者无法生长。即使是轻微的接触,如正常梳理头发或在枕头上摩擦也可以破坏脆弱的头

发导致脱发。脱发通常在第 1 疗程完成后 7~10 日开始,1~2 个月内最明显。

其他的毛发,如胡须、眉毛、睫毛、腋毛、阴毛等都会受影响,但这些影响程度不同,取决于有丝分裂的速度和处于生长阶段的毛发的比例[71,72]。

C.W. 应被告知会出现脱发的情况,还应让她知晓细胞毒化疗引起的脱发是可逆的。在化疗结束后 1~2 个月头发会开始再生。再生的头发颜色、质地可能发生改变,新的头发可能颜色变浅、变深,有的头发也会变卷。

一些干预措施可以预防化疗期间的脱发。这些措施尝试阻止化疗药物从血液循环进入毛囊。要么使用止血带压紧头皮,要么使用冰帽使局部低温、血管收缩。考虑到这些方式会给肿瘤细胞提供避难所,这些措施严禁用于恶性血液病患者以及其他有头皮转移风险的肿瘤。考虑到这些用品的有效性和安全性,美国禁止这些产品在市场销售[72,73]。局部使用米诺地尔的研究,目前没有令人满意的结果[74]。

C.W. 所担心的是许多肿瘤患者都会担心的问题,而不只是乳腺癌患者。C.W. 很可能会大面积脱发,也可能头发会掉光,这取决于她的头发厚度和生长速度。她应被告知怎样减少脱发给外貌带来的变化,比如戴假发、时尚的头巾或帽子。她还可以寻求志愿者的帮助,以度过这段困难的时期。作为医疗消费,发套是可以免税的,一些健康保险项目也包含了这类费用。如果 C.W. 打算使用头套,那么可以建议她在脱发前挑选一副假发。

案例 94-4,问题 2: 除了脱发,C.W. 还会有其他的皮肤或指甲变化吗?

指甲和皮肤变化

细胞毒和靶向抗肿瘤药物还会引起一些皮肤和指甲的变化,这也会给 C.W. 带来困扰。

这些毒性的主要结果是影响外表。通常在化疗停止或结束后 6~12 个月能够恢复。

指甲变化

脚趾甲和手指甲生长停滞的方式和头发一样。甲床有丝分裂减少或停止,会在指甲上产生一条水平凹陷。几周之内,这些苍白色水平凹陷(博氏线)开始出现在甲床上。这种症状在接受化疗超过 6 个月的患者中很常见。这条生长停止线会随着指甲的进一步生长向指尖端推移,通常 6 个月后会消失。使用紫杉醇和多西他赛的患者约有 40% 会出现出血、甲床剥离、变色、急性渗出性甲沟炎等指甲症状[67,75]。环磷酰胺、氟尿嘧啶、柔红霉素、多柔比星和博来霉素会引起指甲色素沉着,其机制不明[76,77]。表现为棕色或蓝色横纹或纵纹。皮肤颜色越深的患者越容易出现这种症状。和博氏线一样,这些色素沉着线也会慢慢随着指甲生长,最终被剪掉。与指甲相关的不良反应没有标准化的治疗方法。可以考虑使用口服抗菌药物和糖皮质激素。

皮肤色素变化

皮肤色素变化是最常见的化疗不良反应之一,但对其机制了解最少。接受细胞毒药物治疗的患者偶有色素减退的报告,但色素沉着更为常见。通常色素沉着和某一确定的因素或系统毒性没有关系。使用很多种类的细胞毒药物都可以引起皮肤色素沉着,如蒽环类药物、烷化剂、抗代谢类药物。大部分药物引起弥漫的、全身性色素沉着。但也可以局部出现于黏膜、头发或指甲。能引起大面积皮肤色素沉着的典型药物有白消安、环磷酰胺、氟尿嘧啶、放线菌素和羟基脲等[67]。

各种不同的化疗药物可以引起不同形式的色素沉着。氟尿嘧啶和博来霉素可以引起一种特殊的发生在注射给药的静脉上的蔔行性色素沉着[78,79]。一些研究者将这种症状归为亚临床的静脉炎。博来霉素能在压力止血点处产生色素沉着。有报道表明,塞替派可以在绑缚绷带的皮肤上产生色素沉着,可能是因为分泌的汗液中含有塞替派[80]。有趣的是,又有报道称皮肤接触到塞替派和氮芥会产生色素减退[81,82]。尽管色素沉着反应经常会发生在皮肤上,也有罕见的发生在头发上的报道。甲氨蝶呤可以在浅色头发上产生色素带。这种情况出现在间断性接受高剂量甲氨蝶呤化疗的患者身上。有研究者将这一现象称为"标志特征"[83]。另外,头发褪色也见于一些酪氨酸激酶抑制剂类药物,包括舒尼替尼、伊马替尼、帕唑帕尼。这种副作用是因为c-KIT信号抑制导致的色素合成减少[84]。为了减轻患者对这些色素变化的担忧,在开始化疗前应为患者提供咨询。

如前所述,患者在接受细胞毒化疗时发生的色素变化基本上是个美观性的问题。能够预见这些令人苦恼的不良反应,在患者教育时恰当的描述一些案例是非常重要的。这个时候,C. W. 应该接受咨询,医生应告知她将会产生的不良反应,因为她要使用的几个药物都会引起弥漫性或局部性的皮肤、指甲色素沉着。还应该确定的告诉她所有的色素改变问题都会随时间解决。

手-足综合征

有些患者在接受化疗时手掌皮肤会出现红斑,有时会出现在脚掌上。患者还会表述手或脚有刺痛、灼烧感,而不仅仅是表述为疼痛。这些体征和症状可能在几日后消失,也可能会进展为大疱样损伤,继而产生脱皮现象。这种反应被称为化疗相关性肢端红斑或掌跖感觉丧失性红斑综合征。通常引起这种反应的药物包括阿糖胞苷、氟尿嘧啶、多柔比星、脂质体多柔比星、多西他赛、卡培他滨、索拉非尼、舒尼替尼、帕唑帕尼、瑞格非尼、阿西替尼,以及威罗菲尼[85,86]。有研究表明,使用含尿素的霜剂能有效地预防手足综合征,这个研究结果源于使用卡培他滨和索拉非尼的患者。两类研究中的患者都使用了10%的尿素霜,1日3次,疗程6~12周,手足综合征的发病率有所降低[87,88]。治疗主要针对症状控制,停药或中断治疗都对缓解症状有帮助。症状缓解后重新开始治疗时,可以从较低剂量开始。

痤疮-红斑皮疹

表皮生长因子受体(epidermal growth factor receptor, EGFR)抑制剂和表皮生长因子受体单克隆抗体最常见的毒性就是皮肤毒性,其机制可能是抑制了EGFR依赖性组织中的酪氨酸激酶通路,包括皮肤中的角质细胞。厄洛替尼、吉非替尼、阿法替尼和拉帕替尼是小分子的酪氨酸激酶抑制剂,靶向EGFR的细胞内区域,西妥昔单抗和帕尼单抗都是单克隆抗体,靶向的是EGFR的细胞外区域。这些药物都和皮肤毒性相关。使用这些药物的患者发生皮肤毒性反应的比例超过50%,而且反应呈剂量相关性。通常在接受治疗1~2周内,患者躯体上部、面部和头皮会突然出现大量小脓疱和斑丘疹。

皮疹的严重程度大多为1~2级,有时还有皮肤干燥和瘙痒,但一旦停药都会完全康复,没有后遗症[69,89]。有证据表明皮疹的严重程度和这类药物的有效性相关。一项针对Ⅲ期临床研究的回顾性分析指出,在接受厄洛替尼的非小细胞肺癌患者中,出现皮疹的患者比没出现皮疹的患者生存期更长。没有皮疹的患者生存期约1.5个月,皮疹程度为1级的患者生存期8.5个月,皮疹程度为2~3级的患者生存期达到了19.6个月[90]。在使用西妥昔单抗治疗结直肠癌的患者中也有皮疹和疗效相关的证据[91]。很多正在研究中的治疗方法有望减轻或预防这种副作用。应告知患者尽量减少日光暴露,使用润肤乳或润肤霜保持皮疹的湿度,避免干燥物[92-95]。癌症支持疗法多国学会(Multinational Association of Supportive Care in Cancer, MASCC)研发了一种表皮生长因子抑制剂皮肤毒性工具,用来帮助临床医生监测和上报表皮生长因子引起的皮肤毒性。此外,MASCC还出版了表皮生长因子抑制剂相关皮肤毒性的预防及治疗患者信息手册和临床实践指南。因为皮疹会引起明显的不适,推荐大多数患者在治疗开始后的6~8周采取预防措施,包括含1%氢化可的松的保湿霜、防晒霜,或者使用米诺环素和多西环素[95]。

皮肤干燥

很多细胞毒抗肿瘤药物(特别是博来霉素、羟基脲和氟尿嘧啶)以及一些靶向制剂(表皮生长因子抑制剂)可引起皮肤干燥。通常皮脂腺和汗腺分泌油脂、乳酸酯,以及其他物质使得皮肤角质层保持柔软,帮助皮肤角质层保留水分。在接受细胞毒治疗的患者身上,药物产生对皮脂腺和汗腺细胞的抑制作用是引起皮肤干燥的可能原因。局部应用润肤霜可以改善这种干燥症状。

与放射治疗的相互作用

> 案例94-4,问题3:C. W. 最近完成了整个乳腺癌放疗疗程。这次随诊后3日,她打算离开1周,去佛罗里达度假。在放射治疗、阳光暴露和细胞毒抗肿瘤药物之间会有相互作用吗?C. W. 需要特别注意些什么?哪些是她需要了解的和药物毒性相关的症状和表现呢?

细胞毒治疗、放射治疗,以及紫外线(包括体外照射和自然光源)间的相互作用可以分为:放射敏感性反应、放射回忆反应、光敏反应、晒伤复发反应(表94-2)。

引起放射回忆反应的药物和引起放射敏感性反应的药物是一样的,这一点不足为奇。处理方法为支持疗法,主要是局部用药,包括糖皮质激素等[96,98-101]。

因为紫外光有足够的能量可以引起生物分子的光化学改变,细胞毒药物可以对这个过程产生影响。随后产生的反应通常没有放疗产生的反应严重,产生的机制可能也不一样。光敏反应的定义为由某些药物引起的对紫外光的红斑反应增强(见表94-2)。甲氨蝶呤还能引起晒伤复发反应,和前文中描述的放射回忆反应表现类似,但较轻微。反应比初始的阳光灼伤严重,会引起严重的水疱,通常仅见于接受大剂量甲氨蝶呤的患者。尽管化疗药物引起光敏反应的发生率没有准确的数据,但可能比我们想象的要高。例如,有些我们认为是过敏引起的红斑状周期性皮疹可能就是光敏反应[67,102]。

C. W. 使用的多柔比星可以和放疗产生相互作用。尽管这种报道并不多,但多柔比星确实能使接受过放疗的某些皮肤区域产生更多的红斑。因为 C. W. 发生光敏反应的风险增高,她应该在化疗后几日到一周的时间里避免直接曝露在阳光下。尽管目前没有资料表明防晒霜对 C. W. 这类患者有效,还是应该建议她在无法避免阳光暴露时使用高防护因子的防晒霜。防晒服和帽子可以为 C. W. 提供更好的保护。此外她还需利用间歇休息时间定时评估皮肤对阳光的反应,全天候观察。

表94-2

放、化疗相关反应

放射敏感反应

博来霉素	多柔比星	羟基脲
更生霉素	氟尿嘧啶	甲氨蝶呤
依托泊苷	吉西他滨	

放射回忆反应

包括以上所有药物		
长春碱	表柔比星	卡培他滨
依托泊苷	紫杉醇	奥沙利铂
	多西他赛	

对紫外光的反应

光毒反应

达卡巴嗪	硫鸟嘌呤	甲氨蝶呤
氟尿嘧啶	长春碱	丝裂霉素

阳光灼伤激活反应

甲氨蝶呤		

来源:Payne AS et al. Dermatologic toxicity of chemotherapeutic agents. *Semin Oncol.* 2006;33:86; Yeo W, Johnson PJ. Radiation-recall skin disorders associated with the use of antineoplastic drugs: pathogenesis, prevalence, and management. *Am J Clin Dermatol.* 2000;1:113; Alley E et al. Cutaneous toxicities of cancer therapy. *Curr Opin Oncol.* 2002;14:212.

一些很好的综述性文章对每一种相互作用都做了详细的阐述。后面将讨论放射治疗和细胞毒治疗相互作用的重要原则[96-98]。少数细胞毒药物和放射治疗可以产生协同作用,使得放疗效果增强。原因可能是药物干扰了放射修复过程。放疗可以改变 DNA 分子结构,但切除修复可以使细胞去掉 DNA 单链上小的、被破坏的部分,依据另一条链上的模板插入新的碱基。这种修复机制需要几种酶,包括 DNA 聚合酶。细胞毒药物可以干扰细胞损伤修复所需的一些酶及合成机制。尽管放疗和细胞毒治疗的协同作用经常用于实体瘤的治疗,但这种作用也可能对正常组织(如皮肤、食管、肺和胃肠道)产生不良反应。其中放射反应最常累及皮肤。

这些反应可以产生严重的组织坏死,危及器官功能,使得后续治疗延迟或被迫终止。这种反应可以进一步分为放射敏感反应或放射回忆反应。2 种反应最根本的区别在于放疗和化疗的时间关系。通常敏感反应是指放疗同时或放疗后 1 周内再加上化疗。回忆反应是指放疗几周到数年后再进行化疗时,之前接受过放疗的组织产生的炎症反应。放射回忆反应与以前临床表现出的放射性损伤没有关联。

案例 94-4,问题 4: C. W. 怎样知道她自己发生了放射性皮肤反应? 如果发生了这种反应,应给予哪些治疗?

如果 C. W. 发生了放射皮肤反应,她的皮肤会很容易灼伤,出现红斑或发红,随后还会出现干性脱皮。反应更严重的话,会出现小的水疱和渗出。特别严重的情况会出现坏死伴持续疼痛的溃疡。可能出现炎症后色素沉着过度或皮肤脱色情况。治疗的方法取决于反应的严重性。情况不严重可以使用加入激素类润肤霜或清凉敷贴。但受过辐射的皮肤恢复能力差,坏死和溃疡非常难以处理。通常会用外科清创术保持溃疡面清洁。但即使溃疡是清洁的,分泌物和细菌污染也是持续的困扰。除了皮肤以外,其他产生放射反应的组织(例如肺、食管、胃肠道)通常用口服糖皮质激素治疗,尽管目前对这些药物改善症状或减轻进一步损害的效果缺乏证据支持。如果 C. W. 出现了以上任何体征或症状,她应该立刻就医。

刺激和起疱反应

案例 9-4,问题 5: 在接受第 3 阶段化疗时,C. W. 使用的药物为多柔比星和环磷酰胺静脉注射,在给药后,C. W. 立刻感觉在注射部分有灼烧和疼痛感。她形容这种感觉和她在以前的疗程中感受到的轻微的不适明显不同。体格检查发现注射部位有轻微的红斑和硬结。在给予化疗药物后会有哪些类型的局部反应?

一些明显的局部反应(从短暂的局部刺激到严重的皮

肤、周围脉管系统和支撑结构坏死)会在细胞毒化疗后发生[68,103,104](表94-3)。有的反应特点是立即产生局部灼烧感、痒和红斑。有些患者还会发生沿给药静脉的"爆发"反应。还有发生在细胞毒药物化疗后更严重的反应,包括刺激性药物或稀释液外渗引起的静脉刺激(静脉炎)[68,103]。外渗是一种潜在的严重局部反应,在化疗过程中发生率为1%,原因是静脉给药时因为渗漏或注射器刺穿了静脉,药物被不慎注入了周围组织,从而使周围组织直接暴露在细胞毒化疗药物下引起损伤。

表94-3
产生局部毒性的化疗药物

可能引起疱疹的药物	
放线菌素 D	表柔比星
柔红霉素	链佐星
多柔比星	长春碱
伊达比星	长春新碱
氮芥	紫杉醇
丝裂霉素	奥沙利铂
刺激性化疗药物	
卡莫司汀	依托泊苷
顺铂	米托蒽醌
达卡巴嗪	马法兰
长春瑞滨	长春地辛
环磷酰胺	替尼泊苷

来源:Doellman D et al. Infiltration and extravasation:update on prevention and management. *J Infus Nurs.* 2009;32:203; Boulanger J et al. Management of the extravasation of antineoplastic agents. *Support Care Cancer.* 2015;23(5):1459.

发生外渗的药物如果有发疱或刺激性特性,反应会更加严重。所有具有发疱特性的药物都有可能产生破坏性的反应。那些能和 DNA 结合的药物(如蒽环类药物)可能产生最严重的损害。使用具有这些特性的细胞毒药物治疗可能产生静脉炎和疼痛。外渗可以引起严重的局部刺激或软组织溃疡,但程度取决于使用的药物、外渗的药量和浓度。此外对于很多细胞毒化疗药物的发疱特性还没有清晰的共识,许多参考书根据药物引起疱疹的特性和刺激特性对药物进行了不同的分类。最初可能无法区分局部刺激反应和外渗引起的疱疹,所以一旦使用了能发疱或有刺激性的药物,出现反应时就要按外渗处理。

当发生外渗时,不同患者会表现出一系列不同的体征和症状。具有发疱特性的药物渗入组织,通常会产生严重的灼烧感,这一感觉会持续数小时。尽管有时候并没有立刻出现任何明显的症状或体征,但在用药后数日到数周内,

外渗点外部的皮肤会发红、发硬。发红的部位可能会逐渐消失,也可能会发展为溃疡或坏死[103]。

案例94-4,问题6:什么因素使 C.W. 发生外渗的风险增加?什么样的给药技巧和注意事项可以使外渗风险降到最低?

有几个因素与细胞毒性化疗后外渗和随后组织损伤的风险增加有关。这些风险因素包括全身性血管疾病,常见于老年或体虚患者、经常接受静脉穿刺,以及使用刺激性化疗药物的患者(后者的静脉变得脆弱和不稳定,局部血流减少);静脉压升高,常见于腋下手术后上腔静脉堵塞或静脉回流受阻的患者;注射部位之前接受过放射治疗;给药的静脉近期接受过静脉穿刺术;注射部位位于关节表面,增加了针头移位的风险;其他的风险因素[68,103]。

如果外渗发生在皮下组织较少的部位(例如手背或手腕),组织损伤会更严重。因为伤口愈合会更困难,皮下深层结构(如肌腱)药物暴露的风险也会增加[103]。这些风险因素增加了接受发疱化疗药物治疗患者使用中央导管的概率。

C.W. 有几个产生外渗的风险因素,因为乳腺癌,她接受了腋窝淋巴结清除术,发生静脉回流受阻的风险很高。此外,她接受过多次静脉穿刺术,人较瘦,皮下组织相对较少。

具有发疱特性的药物外渗可能产生非常严重的组织损伤,可能导致截肢或死亡。为了防止发病率和死亡率显著上升,工作重点应放在预防上。所有参与给药操作的看护人员都需熟练掌握静脉给药的技能,在执行这类药物的给药操作前,需接受特殊的指导。患者也应知晓,药物注射过程中可能出现的不良反应,一旦感觉异常,如疼痛、痒或灼烧感,应立即报告医生或护士。

案例94-4,问题7:C.W. 的肿瘤科护士认为,在给药过程中多柔比星可能发生了外渗,这种情况该如何处理呢?同其他具有发疱特性的药物的处理方式有何不同?

如果尚未使用全部药物,应立即处理潜在的药物外渗,包括停止注射。各种其他的推荐措施可以使药物暴露以及随后的组织损害降到最低(表94-4)。这包括对外渗部位进行冰敷,抬高患肢。冰敷可以使血管收缩,有助于使外渗物留在局部,让局部血管有时间置换外渗的药物,而热敷被认为会导致血管舒张,增加药物分布和吸收,从而降低刺激性药物在外渗部位的浓度。热敷被推荐用于长春碱类和表鬼臼毒素类药物引起的外渗[103,104]。除了这 2 类药物以外,冷敷的效果比热敷要好。建议使用能够使外渗的化疗药物失活的特定解毒药物。但很多解毒药物的效果都只基于很少的患者资料或动物模型实验,在很多病例中的疗效未得到证实。在一些指南中推荐的解毒药还可能使组织损伤进一步恶化(如,多柔比星的解毒剂碳酸氢钠)。用于发疱类化疗药物外渗的推荐治疗方法见表94-5[103,104]。

右雷佐生已被确认为可靠的蒽环类抗肿瘤药物外渗解毒剂。右雷佐生，一种铁离子螯合剂，其研究是建立在该药可以避免蒽环类药物对心脏组织的毒性上。2项前瞻性、多中心无对照研究，对54位确认产生蒽环类药物外渗的患者使用了右雷佐生。98.2%的患者避免了外科手术，71%的患者可以继续按原方案治疗，不需要延期。41%的患者因外渗入院。毒性反应包括骨髓抑制、肝功能实验室检查指标升高、恶心、蒽环类药物注射部位疼痛[105]。基于这些结果，右雷佐生被批准用于蒽环类药物的外渗的治疗。右雷佐生的用法为：静脉给药，每日1次，连用3日，第1、2日的剂量为1 000mg/m^2，第3日的剂量为500mg/m^2。该药应在发生外渗后6小时内用药[106]。

超敏反应

几乎所有的抗肿瘤药物都有过个别的发生超敏反应的病例。抗肿瘤药物也能引起所有类型的超敏反应，但据记载，Ⅰ型超敏反应是最常见的类型。Ⅰ型超敏反应是快速发生的反应，大部分由免疫介导，尽管也存在其他的可能的机制。当抗原和免疫球蛋白E（immunoglobulin E，IgE）相互作用，结合到肥大细胞的细胞膜上，引起肥大细胞脱颗粒，就会产生过敏反应，也称IgE介导的反应。Ⅰ型超敏反应

表94-4

处理发疱类药物疑似外渗的操作步骤建议

1. 立即停止注射，不要拔出针头。任何残留在输液管、针头，以及外渗区域的药物，都应被抽吸出来
2. 尽快联系医生
3. 如果确定恰当，向渗出部位注入解毒剂（尽可能通过原来产生外渗的静脉（IV）针头）
4. 拔出针头
5. 外渗点使用冰敷，抬高四肢24~48小时（如果是长春碱或表鬼臼毒素类药物，使用热敷）
6. 在患者病历上记录药物、可能发生外渗的量，以及治疗措施
7. 5~7日内经常检查外渗部位
8. 尽早请外科专家就外渗情况会诊，外科专家可以定期检查外渗部位，如果发生溃疡，外科医生可以快速判断是否有必要开展清创术或切除

引自：Doellman D et al. Infiltration and extravasation：update on prevention and management. *J Infus Nurs*. 2009；32：203；Boulanger J et al. Management of the extravasation of antineoplastic agents. *Support Care Cancer*. 2015；23（5）：1459.

表94-5

推荐的外渗解毒药物

分类/具体药物	局部/系统解毒药	具体步骤
烷化剂类 顺铂[a] 奥沙利铂 氮芥	1/6-M 硫代硫酸钠溶液	将4ml 10%硫代硫酸钠同6ml 无菌注射用水混合用于注射，1/6-M 的溶液，注入外渗部位，每1mg 氮芥或每100mg 顺铂的外渗需注射2ml
丝裂霉素-C	99%二甲基亚砜（W/V）	敷在外渗部位，每6小时1次，每次1~2ml，连续14日，风干，不要遮盖
蒽环类 多柔比星 柔红霉素	冰敷 右雷佐生	第1日立即冰敷30~60分钟 每日1次，连用3日，第1次用药应该在外渗发生后6小时内 第1日：1 000mg/m^2，IV 第2日：1 000mg/m^2，IV 第3日：500mg/m^2，IV
长春碱类 长春碱 长春新碱	热敷 透明质酸酶	立即热敷30~60分钟，每15分钟更换1次，持续1日 注入外渗部位150单位
鬼臼毒素类[a] 依托泊苷	热敷 透明质酸酶	立即热敷30~60分钟，每15分钟更换1次，持续1日 注入外渗部位150单位
紫杉烷类 多西他赛 紫杉醇	冰敷 透明质酸酶	立即冰敷30~60分钟，每6小时1次，持续1日 注入外渗部位150单位

[a] 治疗方法仅适用于大量的外渗（例如：超过疗程一半的剂量）

IV，静脉注射；W/V，重量/体积

来源：Goolsby TV, Lombardo FA. Extravasation of chemotherapeutic agents：prevention and treatment. *Semin Oncol*. 2006；33：139；Doellman D et al. Infiltration andextravasation：update on prevention and management. *J Infus Nurs*. 2009；32：203；Totect（dexrazoxane injection）［package insert］. Rockaway, NTTU, Inc.；2011.

的主要症状包括荨麻疹、血管神经性水肿、皮疹、支气管痉挛、腹部痉挛和低血压。尽管和抗肿瘤药物有关的很多反应都是免疫球蛋白介导的，但也不排除其他机制引起的 I 型超敏反应。那些直接作用于细胞表面的反应，包括肥大细胞和嗜碱性粒细胞脱颗粒等，能释放组胺和其他血管活性物质。即便补体旁路被激活，肥大细胞仍可释放血管活性物质。当非 IgE 介导超敏出现 I 型超敏反应症状时，可称为类过敏反应（见第 32 章）。

很多由抗肿瘤药物引起的 I 型超敏反应不是由 IgE 介导的。尽管很少有人研究这种反应的机制，但有 2 个反应特点表明该反应不是由 IgE 介导的。首先，很多反应发生在首次给药过程中或刚开始给药时。这和免疫球蛋白介导的反应不同，后者需要抗原的预先暴露（也就是机体在发生超敏反应前需要先被致敏）。此外，特定的症状或症候群更易诊断为免疫介导的疾病。这些症状包括荨麻疹、血管神经性水肿、支气管痉挛、喉痉挛、血细胞减少、关节炎、口腔黏膜炎、血管炎性青斑和水疱性皮炎。尽管病例报道的症状和严重程度差别很大，根据美国国家癌症研究所（NCI）不良反应通用术语标准，肿瘤药物引起的大部分超敏反应都可以归类为

1 级（短暂出现的皮疹，轻度）或 2 级（轻微的支气管痉挛，中度）。再者，如果患者对某药过敏，且不是由免疫球蛋白介导的，那么只要给予化疗前预防用药，则可安全的完成后续的化疗。例如，很多（>60%）曾经对紫杉醇发生过超敏反应的患者在采取适当的预防措施后都可以继续治疗；提前干预还能减少短时间输注（如 3 小时）时超敏反应的发生率。一些药物通常会在第 1 次治疗后或随后的治疗中发生超敏反应。

另几种类型的超敏反应通常和细胞毒及靶向治疗药物无关。II 型超敏反应是溶血性贫血。III 型超敏反应是抗原-抗体复合物沉积在血管或组织内，导致组织损伤。被致敏的 T 淋巴细胞和抗原反应，引起淋巴因子的释放，导致 IV 型超敏反应[107]。最常见的能引起超敏反应的抗肿瘤药物以及它们的反应特点列入表 94-6[108-134]。大多数有价值的信息引自患者一系列或个别的案例报道，但提供的信息经常相互矛盾和不一致，特别是在发生率、严重性、特殊症状、病程、成功再激发等方面。如果一位患者发生了超敏反应，而临床决定继续按照现行方案治疗，那么建议医生阅读所有相关文献包括药品生产厂家的资料。一些综述性文章对此会有帮助[107,135,136]。

表 94-6

肿瘤化疗药物常见超敏反应

药物	发生率	风险因素	临床表现	机制	备注
门冬酰胺酶[107]	10%~20%	增加剂量；给药间隔时间（数周到数月）；静脉给药；过敏史；没有联用泼尼松、巯基嘌呤和（或）长春新碱	瘙痒，呼吸困难，焦虑不安，荨麻疹，血管神经性水肿，喉痉挛	I 型	换用聚乙二醇-门冬酰胺酶，但有多达 32% 患者会表现出轻度超敏反应
紫杉醇[107,108]	第 1、2 次给药时，多达 10%	不明	皮疹，呼吸困难，支气管痉挛，低血压	非特异性介质释放，聚氧乙烯蓖麻油	预先服用苯海拉明、糖皮质激素和 H₂-受体阻滞剂。换用白蛋白结合型紫杉醇（紫杉醇纳米制剂），部分患者可以更好耐受
顺铂[109-113]	胸膜内给药近 20%，5%~10% 系统症状，溶血性贫血个案报道	增加剂量（通常大于 6 倍剂量）贫血：不明原因	皮疹，荨麻疹，支气管痉挛，贫血，溶血性贫血	I 型 贫血：III 型	可以换用卡铂，但也有报道两者之间存在交叉过敏
甲基苄肼[116-118]	接近 15%，个案报道	不明	荨麻疹，肺炎	I 型 III 型	再激发患者会即刻出现症状
蒽环类药物[119-123,125]	依据不同的药物，发生率约 1%~15%	不明	呼吸困难，支气管痉挛，血管神经性水肿	未知，非特异性介质释放	有交叉反应，但发生率及反应相似性未知

H_2

表 94-6
肿瘤化疗药物常见超敏反应(续)

药物	发生率	风险因素	临床表现	机制	备注
博来霉素[126-128]	常见	淋巴瘤	发热(高达 42℃),呼吸急促	内源性热原释放	未按照超敏反应严格分类;预先服用对乙酰氨基酚和苯海拉明
利妥昔单抗[129]	首次治疗 80%,后续治疗 40%	女性,肺浸润,慢性淋巴细胞性白血病,套细胞淋巴瘤	发热,寒战,偶发恶心,荨麻疹,体虚,头痛,疼痛,瘙痒,支气管痉挛,呼吸短促,血管神经性水肿,关节炎,血压下降,呕吐,面色潮红	未知,和制造工艺有关	停药或输注速度降低50%,静脉补液,需要时给予对乙酰氨基酚、苯海拉明或血管加压药
曲妥珠单抗[130]	第 1 次治疗发生率 40%,后续治疗少见	不明	寒战,发热,偶尔恶心和呕吐,疼痛,僵硬,头痛,眩晕,呼吸短促,血压下降,皮疹,虚弱	未知,和制造工艺有关	服用对乙酰氨基酚、苯海拉明、哌替啶
西妥昔单抗[131]	第 1 次治疗,发生率 15%～20%;程度 3～4 级,3%;后续治疗中少见	不明	气道阻塞(支气管痉挛、哮鸣音、声音嘶哑),荨麻疹,低血压,心脏骤停		预防给予苯海拉明;停止输液或降低输液速度;给予支持治疗:肾上腺素、糖皮质激素、静脉抗组胺药、支气管扩张药,并在需要时给氧
阿仑单抗[132]	第 1 周静脉给药约 90%	不明	低血压,僵硬,发热,呼吸短促,支气管痉挛,寒战,皮疹	未知	持续几日剂量滴定;静脉给药改为皮下给药;预防给予对乙酰氨基酚、苯海拉明、哌替啶
多西他赛[133]	化疗前给药发生率 0.9%	不明	血压下降,支气管痉挛,皮疹,面色潮红,瘙痒,呼吸短促,疼痛,发热,寒战	未知	预防给予对乙酰氨基酚、地塞米松、苯海拉明
多柔比星脂质体[134]	6.8%	不明	面色潮红,呼吸短促,血管神经性水肿,头痛,寒战,血压下降	未知,和脂质体成分有关	停止输注,用较低速度重新开始

Ⅰ型:抗体和 IgE 反应结合到肥大细胞膜上引起脱颗粒。药物结合到肥大细胞膜表面引起脱颗粒。激活经典或替代补体通路产生过敏物质。血管活性物质的神经源性释放。Ⅲ型:抗原抗体复合物在血管内皮或组织内沉积

单克隆抗体

案例 94-5

问题 1:S. R.,男,58 岁,转移性结肠癌,最早接受 4 个疗程 FOLFOX 化疗方案(第 1 日奥沙利铂 85mg/m²,静脉注射;第 1、2 日,亚叶酸钙 100mg/m²,静脉注射;第 1 日,氟尿嘧啶 400mg/m²,单剂量静脉注射,之后 600mg/m²连续静脉注射 22 小时,连续 2 日)加贝伐单抗 5mg/kg,病情进一步进展。之后他又接受了 2 个疗程的 FOLFIRI二线方案(第 1 日,伊立替康 180mg/m²;第 1、2 日,亚叶

酸钙 100mg/m²;氟尿嘧啶 400mg/m² 单剂量给药,之后2 日 600mg/m² 连续静脉注射 22 小时),病情仍未得到控制。现在,S. R. 来到医院,准备接受第 1 周的西妥昔单抗治疗(负荷剂量 400mg/m²,静脉注射,之后每周250mg/m²,静脉注射)。讨论 S. R. 可能会产生的毒性反应以及反应的发生时间。应怎样处理这些不良反应?S. R. 还想知道如何能够预防这些不良反应。

目前观察到的西妥昔单抗最常见的毒性反应包括皮疹、腹泻、低镁血症、头痛、恶心和超敏反应。在第 1 次接

受输液时,约 15%~20% 的患者会发生输液相关反应。但严重的超敏反应发生率约为 1%~3%(包括变态反应和过敏反应)。这些反应和输注西妥昔单抗有关,且通常发生在首次输液过程中或输液后 1 小时内。输液前患者应服用苯海拉明。如果 S.R. 开始有这些反应,应停止输液或降低速率。使用西妥昔单抗后产生的皮疹和皮肤干燥和药物抑制表皮生长因子受体有关,这也是该药在临床试验中最常见的不良反应。在治疗开始的 1~3 周内,约有 80% 的患者会出现皮疹。5%~10% 的患者会发生 3~4 级皮疹[137]。

一些单克隆抗体(例如利妥昔单抗、曲妥珠单抗、西妥昔单抗、奥法木单抗)发生超敏反应的概率比传统细胞毒药物高。这些药物是基因工程人源单抗隆抗体,含有外源性蛋白,可以激发超敏反应。首次注射曲妥珠单抗时,约 40% 的患者会产生轻度到中度的综合征,表现为寒战、高烧或两者同时出现。这些症状通常在后续治疗中不会再出现[135]。相比之下,使用利妥昔单抗的患者约有 80% 会在第 1 次给药时产生输液相关反应,从发热、寒战、僵硬到严重反应(7%),表现为缺氧、肺浸润、成人呼吸窘迫综合征、心肌梗死、心室纤颤、心源性休克等。约 40% 接受利妥昔单抗治疗的患者在第 2 次用药时会出现输液相关反应(5%~10% 为严重反应)[135]。对这些反应的治疗应遵循传统药物引起的超敏反应的治疗指南。

治疗

对超敏反应的推荐治疗方案概括在表 94-7 中。如果患者对任何一种抗肿瘤药物发生了严重的 I 型超敏反应,应停止治疗。如果一个结构类似物或同一类化学结构的另一种药物对该肿瘤有效,后续治疗应换用类似物或另一种药物,避免将来再次发生超敏反应。如果反应不严重,患者可以预先采取一些措施,抑制超敏反应的发生,从而维持原治疗方案。常规用于预防超敏反应的指南见表 94-7。提前给予糖皮质激素和苯海拉明可显著减少超敏反应的发生率和严重程度。但 H_2 受体阻滞剂和肾上腺素的作用尚存争议。由于这些预防措施是否能够奏效取决于反应产生的原因(免疫原性或者过敏原性),前文所述 I 型超敏反应的临床特点可用来评估潜在的病因。此外,药物中其他的化学成分或者和化疗药物同期服用的其他药物也能引起超敏反应。可能的过敏性物质包括化疗药物稀释剂或配方成分,包括聚氧乙烯蓖麻油(紫杉醇含该物质)、聚山梨醇酯 80(多西他赛含该物质)、苯甲醇(含在非口服甲氨蝶呤、阿糖胞苷、依托泊苷中)、甲氧基聚乙二醇(多柔比星脂质体含该物质)。正确识别潜在的过敏源,可以明显影响对现有反应的治疗,使将来发生反应的风险降到最低。

为了减少紫杉醇的超敏反应,已经发明了白蛋白结合型紫杉醇(紫杉醇纳米制剂),一种紫杉醇血清蛋白结合制剂。因为紫杉醇血清蛋白结合制剂不含聚氧乙烯蓖麻油,同传统的紫杉醇制剂相比,发生超敏反应的可能性较低,患者不必预先使用皮质激素和苯海拉明。2 种药物的剂量没有可比性。尽管这种制剂的超敏反应很少,但其骨髓抑制毒性还是一种剂量限制性毒性[108,138]。

表 94-7

抗肿瘤药物超敏反应的预防和治疗

预防
建立静脉通道
监测血压
预防给药
治疗前 6 小时和 12 小时口服地塞米松 20mg、苯海拉明 50mg,之后在治疗前静脉注射相同剂量以上药物
考虑加用 H_2 受体阻滞剂,用药时间和地塞米松相同
备好肾上腺素和苯海拉明,以防发生超敏反应
在停止治疗后 2 小时内观察患者

治疗
停药(如果是静脉滴注,应立即停止)
肌内注射肾上腺素 0.3mg,或皮下注射直到反应消退
静脉注射苯海拉明 50mg
出现低血压,且肾上腺素无效,则应静脉补液
如果出现喘息,且肾上腺素无效,则应使用沙丁胺醇喷雾
尽管糖皮质激素对最初的反应无效,它们可以阻断之后的过敏反应。因此静脉注射甲泼尼龙 125mg(或等效剂量),以防再次发生过敏症状

特异性器官毒性

神经毒性

特异性药物

案例 94-6

问题 1:A.L.,一名患有急性淋巴细胞白血病的 39 岁女性,收住院进行诱导化疗。医嘱如下:第一日,静脉注射甲氨蝶呤 $3g/m^2$,1 次给药;第 2~3 日,每 12 小时静脉注射阿糖胞苷 $2g/m^2$,共给药 4 次;第 1 日和第 8 日,静脉注射长春新碱 2mg,共给药 2 次;口服地塞米松 20mg,每日 1 次,连续服用 5 日。实验室检查结果显示白细胞计数 120 000/μl,含 9% 中性粒细胞、11% 淋巴细胞和 80% 原始细胞。第 3 日,A.L. 出现神志混乱,并难以完成指鼻试验。第 10 日,患者主诉上下肢麻木。此外,医生发现患者眼睑下垂以及共济失调现象。同时患者主诉有严重便秘。A.L. 身上表现出哪些神经毒性症状和表征?是否需要调整后期的白血病治疗方案?

甲氨蝶呤、阿糖胞苷和长春新碱

甲氨蝶呤在口服给药或静脉注射剂量小于 $1g/m^2$ 时很少或几乎没有神经毒性。然而,大剂量静脉注射甲氨蝶呤

（通常>1g/m²）偶尔可出现急性脑病。这种发生于甲氨蝶呤治疗后的脑病通常是短暂的和可逆的。部分患者在静脉注射大剂量的甲氨蝶呤后可能会出现进行性脑白质病。发生脑白质病的风险会随着甲氨蝶呤剂量的累积和同时进行的颅内放疗而增加[139,140]。可逆性后部脑病综合征也与大剂量的甲氨蝶呤和鞘内应用甲氨蝶呤有关。鞘内应用甲氨蝶呤亦可导致化学性脑膜炎。除此之外，鞘内应用甲氨蝶呤偶可导致脊髓病变和截瘫[141]（参见第95章）。在给患者鞘内应用甲氨蝶呤或静脉大剂量应用甲氨蝶呤时应密切监测和神经毒性有关的临床症状和体征。

约8%~37%的患者应用大剂量的阿糖胞苷（多剂量>1g/m²）后引起了中枢神经系统的毒性[142,143]。这些神经系统毒性与化疗药物的剂量和疗程相关。增加剂量，每个疗程用量大于18g/m²，会使神经毒性发生概率提高。老年人比年轻人更加敏感，并且在治疗后期比早期更易出现。就A.L.为例，在应用阿糖胞苷化疗几日后就可出现神经系统毒性，在多数情况下，神经系统毒性表现为一般中枢性脑病，其症状如精神错乱、淡漠、癫痫发作和昏迷。小脑功能障碍，表现为共济失调、步态不稳及协调困难、辨距障碍（不能随意停止肌肉的运动并且在进行随意运动时肌肉间的收缩缺乏协调性），也较常见于接受大剂量阿糖胞苷化疗的患者。这些神经系统症状在停止化疗的几日到几周后可能部分缓解。也有报道指出应用阿糖胞苷化疗后还可能出现一些神经毒性包括进行性脑白质病和化学性脑膜炎。鞘内应

用阿糖胞苷包括其脂质体制剂也可导致化学性脑膜炎或蛛网膜炎[141,144]。脑白质病通常表现为渐进性的性格改变和智力减退、痴呆、偏瘫，有时也会表现为癫痫发作。这些神经毒性在使用其他化疗药物治疗的过程中也会出现。

门冬酰胺酶和聚乙二醇化的门冬酰胺酶也可导致脑白质病，最常表现为嗜睡和精神错乱。这些药物通常在急性淋巴性白血病的化疗方案中使用。偶有严重的大脑功能障碍出现，患者可表现为木僵、昏迷、严重嗜睡、定向力障碍、幻觉或严重抑郁。这些症状可能在用药早期出现（在门冬酰胺酶应用的几日内）或在晚些时候出现，具体情况与治疗方案有关[145,146]。其机制可能是门冬氨酸、谷氨酸和氨的直接神经毒性。这种神经毒性通常是可逆的，急性综合征消失迅速，但是延迟出现的综合征会持续数周。

A.L.的症状很可能是由于大剂量的甲氨蝶呤和阿糖胞苷共同引起的神经系统毒性作用。由于存在这些因素使得下一步的治疗非常复杂，因为如果去掉或者减少甲氨蝶呤和（或）门冬酰胺酶的剂量都将影响完全缓解的可能性。大剂量阿糖胞苷的小脑毒性可能是不可逆的。因此，临床医生可能会在A.L.的下一步治疗方案中停用阿糖胞苷。此外，调整甲氨蝶呤的使用包括减少剂量也是必需的。

引起中枢神经系统毒性的众多抗肿瘤药物还包括氟尿嘧啶、氟达拉滨、奈拉滨、丙卡巴肼和异环磷酰胺（表94-8）。因为患者常伴有（肿瘤）转移性疾病和其他副肿瘤综合征，

表94-8

化疗药物的神经毒性

急性脑病	慢性脑病综合征	小脑神经病变	外周神经病变	脑神经病变	蛛网膜炎（蛛网膜下腔治疗）	自主神经病变	SIADH
门冬酰胺酶	阿糖胞苷	阿糖胞苷	硼替佐米	氟尿嘧啶	阿糖胞苷	长春碱	环磷酰胺
顺铂	甲氨蝶呤	顺铂	本妥昔单抗	异环磷酰胺	甲氨蝶呤	长春新碱	长春碱
阿糖胞苷	奈拉滨	氟达拉滨	顺铂		塞替派	长春瑞滨	长春新碱
氟达拉滨	塞替派	氟尿嘧啶	多西他赛				长春瑞滨
异环磷酰胺		异环磷酰胺	氟尿嘧啶				
甲氨蝶呤			异环磷酰胺				
奈拉滨			来那度胺				
甲基苄肼			奈拉滨				
			紫杉醇				
			沙利度胺				
			长春碱				
			长春新碱				
			长春瑞滨				

SIADH，抗利尿激素分泌异常综合征。

来源：Newton HB. Neurological complications of chemotherapy to the central nervous system. *Handbook of Clinical Neurology*. 2012；105：903-916；Magge RS，DeAngelis LM. The double-edged sword：Neurotoxicity of chemotherapy. *Blood Rev.* 2015；29（2）：93-100.

使得由化疗药物的细胞毒性引起的神经毒性通常很难被意识到,但是它对于是否需要调整药物剂量甚至是停药的评估是很重要的。针对化疗引起的神经毒性的体征、症状、机制,以及可能的治疗措施,已有一些综述做了详细解释[145,147]。当患者出现神经毒性的任何迹象或症状时,应接受神经系统检查,然后降低剂量或停止治疗。

氟尿嘧啶

氟尿嘧啶可导致急性小脑功能障碍,表现为迅速发作的步态失调、肢体活动失调、构音障碍、眼球震颤。在整个治疗过程中接受常规剂量氟尿嘧啶的患者大约有5%~10%会出现小脑功能障碍并且在初期治疗后该症状可持续数周到数月。应用氟尿嘧啶治疗后可发生更广泛的脑病,其表现为头痛、精神错乱、定向力障碍、嗜睡和癫痫。在停用或减量氟尿嘧啶后这些症状是可逆的。在应用卡培他滨(一种口服的氟尿嘧啶前体药物)时也会出现小脑共济失调[148-150]。

氟达拉滨和奈拉滨

当应用氟达拉滨5~7日,剂量大于$90mg/m^2$时可出现严重的神经毒性[145,151,152]。症状包括精神状态的改变、恐光症、黑矇(失明是暂时的且眼睛本身没有病变)、癫痫全身性发作、痉挛性或迟缓性麻痹、四肢瘫痪和昏迷。即使停止治疗,患者也可能会死亡。但是,如果应用目前的推荐剂量$20\sim30mg/(m^2 \cdot d)$,共用5日,这些神经毒性一般很少出现。据报道一般情况下只出现轻微的神经系统症状,而严重的神经毒性[145,151]和视神经脱髓鞘偶有发生[153]。出现症状和体征的患者提示有显著神经毒性,应该接受神经系统检查且必要时停药而无需做低剂量尝试。新型嘌呤类似物奈拉滨具有剂量限制性神经毒性,18%~37%的患者在Ⅱ期试验中表现出严重的3级或4级神经毒性[154,155]。其临床表现包括严重的嗜睡、抽搐,以及外周神经病变,由感觉异常到运动障碍。加重的外周神经病变和脱髓鞘的严重病例也有报道[156]。由于一些情况是不可逆的,所以当出现2级毒性反应时治疗就应停止[157]。

异环磷酰胺

异环磷酰胺与发生脑病的关系被认为是由其代谢产物中的氯乙醛所导致的。脑病的发生率为10%~20%;它在开始治疗后的几个小时到几日内出现,表现为精神错乱和定向力障碍且一般具有自限性。亚甲蓝、白蛋白和硫胺素可用于预防和治疗,当前还没有促进常规预防的确凿证据[158]。据报道,该并发症的危险因素包括异环磷酰胺引起的脑病病史、先前的顺铂暴露、联用阿片类药物、联用CYP2B6抑制剂、肾功能障碍、低血清白蛋白、血红蛋白升高和腹部疾病[159,160]。

案例94-6,问题2: 导致A.L.肢体麻木的最可能的药物是什么?

外周神经病变

感觉异常(麻木和刺痛)包括双足和双手(或两者)是长春新碱神经毒性的早期主观症状,其通常在治疗的几周内出现。因为A.L.在治疗的第1日和第8日使用了长春新碱,那么可以合理假定她的四肢麻木是由长春新碱引起的。这种周围神经毒性通常是双侧对称的,临床上称之为"手套袜套样"神经病变。症状初始有感觉异常、踝反射消失、膝腱反射的抑制。在累积治疗量超过6~8mg的患者中50%~70%会出现无反射(反射缺失)。尽管高龄患者较年轻患者更易出现感觉缺失,但几乎所有患者都主诉在长春新碱或长春碱联合化疗后有感觉缺失。针刺觉和温度觉丧失通常比振动觉和本体感觉丧失更明显。患者也可能表现为运动减弱、足下垂或肌肉萎缩。运动减弱可成为与长春新碱神经毒性有关的最严重的症状,偶尔可致肌肉废用。虽然一些患者出现了肌肉萎缩,但在长春新碱治疗后很少发生真正的肌无力。伴随这种周围神经病变发生的跌倒通常不是由肌无力引起的,一般来说患者在黑暗处容易发生跌倒是因为视觉定向力缺乏而引起本体感觉缺失。这些合并症是部分或完全可逆的,但通常需要几个月的恢复[161]。

其他像长春新碱这种有周围神经毒性作用的药物包括长春碱、长春瑞滨、顺铂、依托泊苷、奥沙利铂、紫杉醇、多西他赛、卡巴他赛、伊沙匹隆、硼替佐米、沙利度胺和来那度胺[147]。与长春花生物碱不同,大多数所列药物只引起肢体麻木,而不会引起反射的缺失或无力。然而,患者可能主诉感觉缺失和疼痛。此症状的发生率与药物的累积剂量相关,同时也与个体危险因素如有糖尿病引起的神经病变的病史相关[162-164]。已有许多预防策略被评估过,包括氨磷汀、谷氨酰胺、谷胱甘肽、维生素E等等,但研究因样本量少并且设计缺少安慰剂-空白随机对照而受限[165]。通过对48名接受奥沙利铂方案治疗的患者进行的随机、双盲、安慰剂对照的Ⅲ期试验,评价了5-羟色胺-去甲肾上腺素再摄取抑制剂文拉法辛对神经病变的预防作用。主要终点是无急性神经毒性的患者百分比,文拉法辛治疗组明显高于安慰剂组(分别为31.3%和5.3%,$p=0.03$)。由于研究人群较少,并且担心化疗效果受损,这种预防策略并不是常规做法。治疗策略只是缓解症状,包括辅助镇痛药物,如三环类抗抑郁药、抗惊厥药(普瑞巴林和加巴喷丁)和局部用药。周围神经病变通常是可逆的,尽管需要几个月的时间来消退。一些文献对此提供了详细的参考信息[165-167]。

奥沙利铂引起的周围神经病变与其他抗肿瘤药物不同。奥沙利铂引起的神经毒性表现为急性的神经感觉混乱和累积的感觉神经病变。过度兴奋的外周神经导致手、脚,以及口周区域感觉异常和感觉迟钝,其发生率为85%~95%。喉部感觉迟钝也有报道。这种表现是由于暴露于寒冷而触发的。这种累积剂量限制性的慢性脑病被认为是一种感觉神经病变,它在治疗停止后几个月内可逆转。对于有持续神经毒性的患者可进行药量调整,通常会延迟治疗直至状况改善[168,169]。一项前瞻性的随机双盲试验(n=102)评估了静脉输注镁和钙对这些毒性的预防作用,参与试验的是接受奥沙利铂、5-氟尿嘧啶和亚叶酸辅助治疗的结肠癌患者。患者在给予奥沙利铂或安慰剂输注前15分钟及输注结束后立即静脉注射葡萄糖酸钙1g和硫酸镁1g。与安慰剂相比,静脉注射钙和镁显著减少2级或2级以上的感觉神经毒性的发生（分别为 22%、41%）[170]。另一项样本量为 353 人的 Ⅲ 期随机试验中，与安慰剂相比，患者在接受钙和镁处理前后使用奥沙利铂，周围神经病变的发生率没有显著性差异[171]。报道指出静脉注射钙和镁可降低抗肿瘤治疗的效果[172]。因此，钙、镁静脉注射的使用仍有争议。

> **案例 94-6，问题 3：** A. L. 的眼睑下垂有何意义？

脑神经毒性

脑神经毒性出现于 1%~10% 接受长春花生物碱的患者中。其中大部分患者表现上睑下垂或眼肌麻痹[173,174]，这可能与第三脑神经损伤有关。这种毒性作用于其他脑神经可导致三叉神经痛、面瘫、角膜反射抑制和声带麻痹。这可能发生在给药后的前几日到几周内[175]。与应用长春花生物碱相关的神经毒性还包括下颚疼痛，最早可在第 1 次或第 2 次注射后发生[176]。这种疼痛通常可自发终止且不随后续治疗而再发。一些脑神经毒性作用，尤其是应用长春新碱所致的，可由剂量限制，有研究表明随剂量增加而毒性出现增多。A. L. 的眼睑下垂可能是长春新碱所致。

异环磷酰胺、长春碱和顺铂已报道可导致脑神经病变。动脉内给予化疗药物（如卡莫司汀）可增加脑病和脑神经病变的危险性。

耳毒性是以进行性、高频率、神经感觉性耳聋为特征，通常发生于顺铂治疗中[177,178]。最可能的致病机制是顺铂对耳蜗的直接毒性。耳毒性在大剂量时出现更频繁，且随脑神经放疗而加重，在儿童表现更为突出。顺铂耳毒性的可逆性还有待研究。在某些中心，会对接受顺铂治疗的患者进行常规听力测定试验。结果是，与其他中心相比，绝大多数患者都有听力敏感性下降，及早终止顺铂治疗可使听力获得极大改善。尽管耳毒性是顺铂的主要毒性，但在接受卡铂治疗的患者中也有报道[178]。若怀疑有耳毒性，患者须接受听力测试，如果有其他治疗药物可以选用时，需终止目前的药物治疗。

自主神经病变

> **案例 94-6，问题 4：** 导致 A. L. 便秘的原因是什么？如何预防？

长春新碱和长春碱常引起自主神经病变。早期的症状（腹部绞痛伴或不伴有便秘）在接受这些药物治疗的 1/3~1/2 患者中均有报道[147,173]。因为严重便秘时可进展至或包含麻痹性肠梗阻，所以建议对接受长春新碱和长春碱化疗的患者应常规预防性使用泻药。刺激性泻药如番泻叶衍生物或比沙可啶被认为是最有效的药物。粪便软化剂也可同时使用。但是没有可信服的证据表明使用泻药可预防便秘。其他和长春花生物碱有关的更少见的自主神经功能紊乱包括膀胱失迟缓伴尿潴留、阳痿和体位性低血压[179,180]。对于上述症状和体征，患者应给予严密监测并且在诊断后接受适当治疗。

心脏毒性

心肌病

多柔比星

> **案例 94-7**
>
> **问题 1：** D. A.，一位患有霍奇金病Ⅳ期的 35 岁男子，现接受 ABVD 方案化疗（第 1、15 日静脉注射多柔比星 25mg/m²、博来霉素 10U/m²、长春碱 6mg/m²、达卡巴嗪 375mg/m²）同时对大面积纵隔肿瘤进行放射治疗。他今日到门诊行第 5 次 ABVD 方案化疗，并主诉心动过速、气短、干咳。体格检查显示颈静脉扩张、肺部有啰音及踝部水肿。既往病史对控制高血压具有重要意义。导致 D. A. 现在这种症状的最可能的原因是什么？

D. A. 的症状是充血性心力衰竭（congestive heart failure，CHF）的表现，最大可能是由多柔比星治疗引起的。多柔比星是一种蒽环类抗生素，可引起剂量依赖性的心脏病，通常与重复给药有关。多柔比星导致心肌细胞损伤的机制与其对肿瘤细胞的细胞毒性不同。由于心肌细胞在生长早期即停止分裂，故推测它们将不会受到以依赖于对于活跃的细胞周期循环的细胞发挥细胞毒性的药物的攻击。现已提出许多机制来解释和蒽环类药物有关的心脏毒性作用，包括活性氧族的形成[181-184]。已经有文献对蒽环类药物引起的心脏毒性与其他药物联用的关系、监测技术，以及防治的方法做了评估[181,185,186]。

D. A. 的临床表现是很典型的多柔比星引起的心肌病，尽管他不具有明确的充血性心力衰竭的危险因素。多柔比星累积的总剂量已构成心力衰竭的最明显的危险因素[187]。像 D. A. 这样的患者，在接受标准的 3 周间隔化疗期间，出现心力衰竭的危险性很少，除非总剂量累积达到 450~550mg/m²。在患者治疗的总量超过 550mg/m² 时，心力衰竭的危险性剧增。患者的多柔比星治疗总量小于 550mg/m² 时，则有 0.1%~0.2% 发展到心力衰竭的危险。相比之下，治疗量在大于 550mg/m² 时心力衰竭的危险性几乎直线增加；总治疗剂量达到 1 000mg/m² 时发生充血性心力衰竭的可能性接近 50%[187]。

其他能潜在增加 D. A. 发展成多柔比星心肌病的危险因素包括纵隔放疗、既往心脏病史，以及高血压。儿童和老年患者在低累积剂量时即易出现心力衰竭。同时合并使用过的其他化疗药物（如环磷酰胺、依托泊苷、丝裂霉素、美法仑、曲妥珠单抗、紫杉醇、长春新碱、博来霉素）也可诱发多柔比星的心脏毒性[181,185]。当患者接受紫杉醇和多柔比星治疗时，出现心脏毒性的危险与注射顺序和邻近程度有关。药代动力学研究表明，当紫杉醇在多柔比星之前不久给药时，其可增加多柔比星和其活性代谢物多柔比星醇的药时曲线下面积（AUC）。因此，至少应该在给予紫杉醇 30 分钟前给予多柔比星。由于危险因素和多柔比星总累积剂量关系密切,在有 1 个或多个明确危险因素包括纵隔放疗、高龄、已有心血管疾病的患者(高危患者)限定其多柔比星治疗总累积量在 450mg/m² 之内,没有上述危险因素的患者(低危患者)则限于 550mg/m²。

像 D. A. 这样 35 岁男性,多柔比星累积治疗剂量仅 200mg/m² 即出现心力衰竭很少见。然而,纵隔放疗或未诊断出的心脏病均可促成此情况发生。此外,累及心脏的霍奇金病可能是这种表现的原因。

心脏监测

案例 94-7,问题 2: D. A. 在接受多柔比星治疗时需要接受常规心脏监测吗?

多柔比星

多柔比星心肌病的预防主要通过限制多柔比星的总蓄积量实现。但即使限制其总蓄积量,也不能完全预防心肌病。有如下 2 个原因:①对多柔比星的个体耐受性不同,故其心脏毒性作用可在未达到限制剂量之前即出现;②一些临床状况的监测可保证超过限制剂量时对患者产生积极影响。

早期的预防心肌病的措施集中在对心电图(electrocardiogram,ECG)中收缩间期、QRS 电压缺失、或 ST-T 段改变等的监测。这些改变没有特异性或是出现太晚而没有实用性,然而连续超声心动图(echocardiography,ECHO)是有用的。现有对蒽环类心肌病的监测包括对患者左心室射血分数(left ventricular ejection fraction,LVEF)的评估,这是通过超声心动图、放射性核素心室内造影(心内多门电路探测[MUGA])和心内膜心肌活检来衡量心脏收缩功能的指标。使用放射性核素心室内造影对多柔比星引起的心脏功能异常进行早期检测已被广泛研究[188]。放射性核素心室内造影可以准确探测功能性心脏功能,但它对探测早期心肌细胞损害不十分敏感。运用运动加强放射性核素心室内造影可给出更精准的心功能储备图片。由于心肌细胞的损伤通常在多柔比星治疗数日到数周后出现,放射性核素心室内造影即应在此之前而不是之后完成。尽管用药指南不断变化,多数情况下还是推荐运用超声心动图或放射性核素心室内造影评估左心室射血分数从而进行常规心脏功能评估[185]。

D. A. 在开始第 1 次 ABVD 方案化疗之前应该运用超声心动图或放射性核素心室内造影来进行左心室射血分数的基础评估。在化疗过程中,除非 D. A. 化疗药物接近他的终身累积剂量或出现充血性心力衰竭的临床症状和体征,通常不推荐左心室射血分数监测。由于 D. A. 在他接受第 5 次 ABVD 方案化疗之前出现了充血性心力衰竭的症状,那么就应开展超声心动图且停用多柔比星。

如果计划增加剂量,当患者出现心力衰竭的症状和体征,或者低危患者接受的多柔比星蓄积剂量大于 450mg/m²,或者高危患者接受的剂量大于 350mg/m²,则应进行额外评估。大多数指南推荐当左心室射血分数有超过 10% ~ 20% 的绝对减少,或左心室射血分数少于 40%,或左心室射血分数在运动中未能上升超过 5% 时,应停止多柔比星治疗或行

心内膜心肌活检。心内膜心肌活检具有形态学变化的定量测定,为蒽环类药物导致的心肌损伤提供了最具特异性的评估。进行性的心肌病理按评分(Billingham 评分)分 0(和正常一样)~ 3 级(细胞总数中有大于 35% 的弥漫性细胞损害且伴有明显的心脏超微结构变化)[189]。异常的放射性核素心室内造影,心力衰竭的症状和体征的出现都与活检评分相关。通常,在评分小于 2~2.5 时明显的心脏功能变化不易被发现。很多研究者评估这种方法的预见价值。若多给予 100mg 多柔比星,评分为 2 的患者发展成心力衰竭的概率可能小于 10%[190]。心内膜心肌活检最大的危险是右室穿孔及心脏压塞,这种情况很少发生而且也极大程度上取决于手术者的经验。

其他蒽环类药物

柔红霉素与多柔比星的结构区别仅在于第 14 位碳原子的羟基化。尽管柔红霉素可以耐受的累积剂量稍高一些,但这两种药物对心脏的毒性相似[191]。尽管在动物模型和一些早期临床试验中,伊达比星的心脏毒性比多柔比星和柔红霉素小,但其他研究表明,与多柔比星和柔红霉素相比,等量的骨髓抑制剂量同样可以引起心脏毒性[192-194]。表柔比星也被证实会引起充血性心力衰竭[195]。米托蒽醌是一种结构上与蒽环类药物相似的蒽二酮。指南上建议在使用用于监测多柔比星诱导心脏毒性的相关指南也适用于米托蒽醌应用后的监测以减少充血性心力衰竭的发生[185]。

预防

案例 94-7,问题 3: 能否通过应用不同剂量或剂量方案或通过保护心肌的药物来预防充血性心力衰竭的发生?

在保持剂量强度的同时,将多柔比星的剂量方案改变为更频繁、更小剂量,可持续降低心脏毒性而又没有明显影响抗肿瘤的效应[196-200]。一些报告显示血浆水平的峰值和累积剂量与多柔比星的心脏毒性的产生有重要关系。多柔比星每周低剂量给药或延长时间持续静脉输注(48 ~ 96 小时)相对减少对心脏的影响,并可允许更高累积剂量的治疗。一项回顾性无对照的研究结果显示在每周接受多柔比星治疗的 1 000 名患者中,多柔比星每周给药总剂量 900 ~ 1 200mg/m² 产生的心脏毒性和每 3 周给药 550mg/m² 是相等的[197]。尽管还缺乏设计完好的针对大剂量给药与分别给药或静脉持续给药的心脏毒性对比研究,但对那些具有危险因素并将接受超过 450mg/m² 治疗的患者或者没有危险因素但将接受超过 550mg/m² 治疗的患者应考虑到有多种选择的治疗方案。对于那些曾有过心力衰竭或表现过心力衰竭的患者,考虑持续输注蒽环类药物可能比使用大剂量更合适。既能使心脏毒性的风险降至最低,又不会影响到药效的药物联合使用也应该被考虑。

右雷佐生是一种化疗保护药,对那些已经接受多柔比星治疗且累积剂量达 300mg/m² 的转移性乳腺癌妇女,它能减少心肌病的发生率和严重性。右雷佐生的推荐剂量与多柔比星的剂量比是 10:1,在开始使用多柔比星之前 30 分钟内缓慢静脉推注。目前美国临床肿瘤协会指南中不支持患者常规应用右雷佐生,除非当多柔比星的累积剂量超

过 300mg/m² 仍计划持续多柔比星治疗[44]。临床试验正在评估儿童和接受其他蒽环类药物的患者中右雷佐生的益处。一项纳入 10 项临床试验共 1 619 例患者的 meta 分析评估了右雷佐生在蒽环类药物治疗中的使用情况，并观察到心衰的风险降低（相对风险 0.18，置信区间 0.1~0.32，p<0.001），但对总体生存率没有影响[201]。尽管有数据表明使用右雷佐生可保护心脏，但由于担心它会降低蒽环类药物的疗效以及增加继发性白血病的可能性，右雷佐生并不是常规使用。在 Meta 分析中，所报告的肿瘤有效率没有差异，而归于右雷佐生的毒性反应仅包括中性粒细胞减少的风险增加，而中性粒细胞减少的风险随着计数的恢复而得到解决[201]。

为了减少心脏毒性，可以将多柔比星压缩放入脂质体中。一项转移性乳腺癌患者（n=509）的III期试验表明脂质体聚乙二醇化多柔比星的疗效与传统多柔比星相似，同时还能减少心脏毒性[202]。一份综述以及对在接受蒽环类药物治疗的患者中开展的 55 个随机对照试验的 meta 分析表明，与应用传统多柔比星相比，运用脂质体多柔比星显著减少心脏毒性的发生风险（优势比，0.18；置信区间，0.08~0.38）[203]。大多数患者是患有晚期乳腺癌的妇女。尽管脂质体多柔比星可以减少心脏毒性，但其高成本及缺乏等效性证据，在现有的治疗方案中它还不能替代标准多柔比星。从脂质体多柔比星到传统多柔比星的等效剂量还未被确认，且这是根据疾病状态和治疗方案的不同而变化的。

D. A. 的心力衰竭也许可以通过持续输注多柔比星或使用右雷佐生来预防。然而，他没有达到需要更改方案的累积剂量，所以这并不能成为接受首次多循环 ABVD 方案治疗患者的标准处理措施中的一部分。

治疗

案例 94-7，问题 4：临床上如何治疗多柔比星引起的充血性心力衰竭？

蒽环类药物所引起的心力衰竭与其他形式的双室衰竭没有什么不同。心力衰竭可能发生在最后一次给药后的 0~231 日内（平均 33 日）。对蒽环类药物引起的充血性心力衰竭与其他方式引起的心肌病的处理方式是相似的。但这些治疗经常是无效的。临床进程不断变化，有些患者呈疾病稳定状态，而另外一些患者病情好转。在心脏毒性被广泛认识之前，由蒽环类药物引发的心力衰竭的特点是快速进展，通常在几周之内导致死亡。现在的临床结果更好，可能是因为患者开始出现心力衰竭症状体征后很快即停止蒽环类药物的治疗并且对于充血性心力衰竭的治疗更完善。这些措施包括运用螺内酯、β-受体阻滞剂、血管紧张素转化酶抑制剂、血管紧张素II受体阻滞剂，以及利尿剂，它们能减少非蒽环类药物引起的充血性心力衰竭的发病率和死亡率。在一项针对至少 2 年未接受蒽环类药物治疗且出现充血性心力衰竭的儿童癌症患者（pediatric cancer patients）的随机、双盲、安慰剂对照试验中，依那普利被用于评估其是否能够预防心脏功能下降。患者使用依那普利 0.05mg/（kg·d），该剂量逐渐升高至 0.10mg/（kg·d），如果没有副作用，该

剂量最终增加至 0.15mg/（kg·d）。尽管依那普利不增加运动耐量，但在治疗的第 1 年它确实增加了左室收缩末期壁张力，不良反应包括头晕、低血压和疲劳[204,205]。一项附加试验对患有蒽环类药物引起的心肌病的 201 名患者进行评估。依那普利和卡维地洛在 LVEF 损伤一出现时就给予耐受剂量。有 85 名患者（42%）的充血性心力衰竭得到完全缓解，另外 26 名患者（13%）有部分缓解。开始进行心力衰竭治疗与观察到 LVEF 损伤时间间隔很近的患者对药物的反应更好。对于在蒽环类药物治疗方案结束超过 6 个月后才开始心力衰竭治疗的患者药物不起作用[206]。临床上应谨慎处理 D. A. 的心肌病，给予血管紧张素转化酶抑制剂如依那普利，必要时额外给予利尿剂以限制液体[183]。

曲妥珠单抗

除了蒽环类药物，曲妥珠单抗也与增加的心脏毒性有关，这可能是通过不同机制产生的。心力衰竭的症状和体征（如呼吸困难、加重的咳嗽、周围性水肿，第三心音奔马律和射血分数的减少）已在 3%~7% 的单一曲妥珠单抗治疗的患者中出现。5% 的患者符合纽约心脏病协会（New York Heart Association，NYHA）制定的III或IV级的心力衰竭标准。在接受化疗的转移性乳腺癌患者（n=469）中，使用曲妥珠单抗联合治疗与 27% 的心脏毒性发生率有关，而只用蒽环类药物治疗组的总体发生率为 8%。同样在这些患者中，曲妥珠单抗与化疗联合使用的患者其 NYHA III 或 IV 级心力衰竭的发生率为 16%，而只使用蒽环类药物的患者的发生率为 3%。此外，联合使用紫杉醇和曲妥珠单抗的患者出现III或IV级心力衰竭的总发生率分别为 13% 和 2%，而单一使用紫杉醇的患者的发生率为 1%[207]。一项涉及 5 个随机试验的 meta 分析也表明，曲妥珠单抗给药后心脏毒性风险增加 2.5 倍[208]。这种毒性是直接的且不依赖于累积剂量或治疗疗程。曲妥珠单抗相关的心脏毒性通常在标准药物治疗或停药时出现[181]。在曲妥珠单抗治疗之前和围治疗期间，应测定患者左心室射血分数从而评估心脏功能。如果患者临床上出现左心功能的明显减低，应立即停止治疗。

多靶点酪氨酸激酶抑制剂

多靶点酪氨酸激酶抑制剂显示出一定范围的心血管毒性。由于这种药物是长期服用的，所以在治疗中毒性可能出现的相对较晚。伊马替尼被认为与充血性心力衰竭的发生有关。一个单一机构系列评估了在该机构中接受了伊马替尼治疗的患者（n=1 276）。其中 22 名患者（1.2%）表现出充血性心力衰竭。11 名患者继续使用伊马替尼，同时予以利尿剂、β-受体阻滞剂和血管紧张素转化酶抑制剂。这些继续伊马替尼治疗的患者中有 5 名减少了药物剂量。剩下的 11 名中断了伊马替尼的治疗（3 名患者是因为病情恶化，6 名患者是因为充血性心力衰竭，2 名患者死亡）[209]。接受伊马替尼治疗的患者需要监测心力衰竭的症状和体征[210]。达沙替尼也与心力衰竭和心室功能障碍相关[211]。在接受治疗的 86 名转移性肾细胞癌患者中，索拉非尼和舒尼替尼分别减少 5% 和 14% 的心脏射血分数[212]。一项对接受拉帕替尼治疗的 3 689 名乳腺癌患者的汇集分析报道

了心脏功能降低,该情况的发生率为 1.6%(60 名患者)。其中,有 12 名患者和 14 名患者之前分别接受了蒽环类药物和曲妥单抗的治疗[213]。其他与 CHF 相关的口服抗肿瘤药物,包括帕唑帕尼和威罗菲尼[185]。靶向治疗引起的心肌病与蒽环类药物引起的心肌病的处理方式相似。中断用药或减少剂量同时给予充血性心力衰竭药物治疗是基本保证警惕的。2 篇综述对靶向治疗引起心肌病的机制和发生率现有的证据进行了总结[181,214]。

心律失常

在使用多柔比星、其他蒽环类药物、顺铂、依托泊苷、紫杉醇、环磷酰胺、氮芥和三氧化二砷治疗期间或之后观察到心电图(ECG)的改变。其中 ST-T 段改变、电压降低、T 波低平、房室异位是最常见的。研究表明有 6%~40%注射多柔比星的患者会出现心律失常[215]。在 Ⅰ、Ⅱ 期试验中紫杉醇也会导致严重的心律失常和传导缺损[216],多数患者会出现窦性心动过缓。多柔比星和紫杉醇在许多门诊治疗方案中使用,因此这种毒性比较常见。用于治疗急性早幼粒细胞白血病的三氧化二砷可以导致 QT 间期延长和完全的房室传导阻滞。达沙替尼、尼洛替尼、拉帕替尼、帕唑帕尼和舒尼替尼也均可导致 QT 延长[185]。导致这种延长的机制还不清楚。由于尼洛替尼延长 QT 间期的发生率为 1%~10%,因此它有黑框警告。药品说明书对于 ECG 监测、基线、开始使用后 7 日、在改变剂量后和此后的常规使用给出了具体建议[217]。QT 延长会导致尖端扭转型室性心律失常。在开始治疗之前,应先做心电图检查以及血清电解质包括钾和镁的分析和纠正。此外,可能延长 QT 间期的所有药物,包括化疗药和其他支持性治疗药物都应停用[185]。许多其他化疗药物先前没有被指出偶可导致心律失常,但这些是局限于少数零散的报道,在临床上不予考虑。除非患者出现严重的心律失常,否则不应停止化疗。

高血压

在接受血管内皮生长因子(VEGF)受体抑制剂包括贝伐单抗、舒尼替尼、索拉非尼、帕唑帕尼治疗的患者中发现高血压的发病率增加。贝伐单抗相关的高血压可能是剂量相关的,它可以在治疗的任意时刻发生,发生率为 22%~32%。这种高血压通常为 3 级或 3 级以下的,可以通过使用抗高血压药物控制住[218]。在一个 Ⅲ 期研究中发现,患有转移性肾细胞癌的患者使用索拉非尼后出现心肌缺血和梗死的风险增加[219]。接受这些药物治疗的患者应常规监测血压并及时使用抗高血压药物。对于高血压不可控的患者,化疗药物可能需要减少剂量或者停用。相关共识声明和指南已经发表,以协助使用 VEGF 抑制剂的患者的高血压管理[220,221]。

心绞痛和心肌梗死

氟尿嘧啶和卡培他滨与心绞痛和心肌梗死有关。在一项包括 30 项研究在内的系统性综述中,氟尿嘧啶治疗组中心脏毒性发生率为 0~20%,卡培他滨治疗组中为 3%~35%。最常见的症状是胸痛(0~18.6%),其次是心悸(0~

23.1%)、呼吸困难(0~7.6%)和低血压(0~6%)。接受多日连续输注的患者发生似乎更为频繁[222]。在动物研究中观察到了直接的心肌细胞损伤。然而,人体研究显示冠状动脉痉挛才是导致心绞痛的最可能原因。由于氟尿嘧啶相关的胸痛是对硝酸酯类有反应,因此在理论上,可以通过长效硝酸酯类或钙通道阻滞剂来预防和治疗[221]。基于文献中的病例报道,其他药物(包括但不限于坦罗莫司、多西他赛、紫杉醇和伊马替尼)也会导致胸痛或心肌梗死[185]。

肾毒性

顺铂

案例 94-8

问题 1:T. J. ,58 岁,老年男性,患有不可切除的头颈癌,在第 1 日接受顺铂 100mg/m² 静脉注射,第 1~4 日接受氟尿嘧啶 1g/m² 静脉注射。在第 1 日的顺铂治疗前后分别给予 1L 生理盐水(normal saline, NS)。今天是他这种化疗方案的第 3 个周期。用 T. J. 在家收集的 24 小时尿量分析肌酸酐,表明其内生肌酐清除率(creatinine clearance, CrCl)是 75ml/min,在基线水平 110ml/min 之下。其他异常还有血清镁 1.2mEq/L,其余电解质值均在正常范围内。顺铂与 T. J. 的肾小球滤过率(glomerular filtration rate, GFR)和血清镁水平的降低有关吗?

顺铂,一种重金属复合物,在多种实体瘤中有活性作用,对于肺癌、头颈癌和睾丸癌都是作为一线治疗药物使用。顺铂主要的剂量限制毒性是肾毒性和各种肾脏疾患及电解质紊乱,无论是急性还是慢性的,都和顺铂作用有关。20 世纪 70 年代早期,认识到需要水化作用之前,顺铂经常引起急性肾衰竭。现在,由于水化作用的应用,急性肾衰竭已经不常见了。然而肾小管功能障碍和肾小球滤过率的减低仍是未解决的问题。

近端肾小管的直段的形态学损伤是最大的,这里铂的浓度是最高的。急性和累积性肾小管损伤是通过近端肾小管酶类如 β_2-微球蛋白、丙氨酸氨基肽酶和 N-乙酰氨基葡萄糖类从尿中排泄的增加被证实。急性肾功能衰竭发生在急性近端肾小管损伤后,表现为前 24~48 小时多尿、尿渗透压降低但肾小球滤过率正常。随后多尿情况减少,在 72~96 小时后又出现持续性的多尿、尿渗透压降低、肾小球滤过率降低。近端肾小管酶类排泄增加与蛋白质和镁从尿中的排泄及近端肾小管对水盐的重吸收减少有关。T. J. 有低镁血症,这是顺铂引起的最常见的电解质异常。低镁血症与剂量有关,但也可发生在 1 次单一治疗之后。尽管用口服镁剂替代治疗,患者在结束顺铂治疗后还会出现持续性的肾脏丢镁和数月甚至数年的血清镁水平减低。顺铂不常引起低钙血症和低钠血症。电解质异常的病因与低镁血症的病因相似,即近端肾小管损伤干扰了这些电解质的重吸收[223,224]。

顺铂的慢性肾毒性表现有肾小球滤过率减低。有公开报道显示在接受多个疗程化疗的患者,大部分出现肾小球滤过率减低 12%~25%[224]。这种减低是持续性的且仅部分可逆。血清肌酐的增加或肌酐清除率的减低不一定反映肾小球滤过率的降低。T. J. 面临慢性肾毒性风险的原因是他早先已接受过 2 轮化疗。接受顺铂治疗的患者需要对其肾功能进行评估,因为如果他们的肌酐清除率减低则需要减少用药。T. J. 的肾小球滤过率减低和低血镁可能是用顺铂化疗所致。尽管在超过 60ml/min 这一肌酐清除率范围不推荐减少顺铂的剂量,临床医生应提供 T. J. 充足而积极的水化作用以预防顺铂的肾毒性。如同 T. J. 的案例,尽管给予预防措施,许多患者仍然会出现肾小球滤过率减低。此外,T. J. 应该口服补镁。在大剂量服用镁时,因可造成腹泻而限制其应用。当需要大剂量镁剂时可静脉给药。患者应该经常监测电解质,包括血镁,以减少可能的并发症。

预防

案例 94-8,问题 2: 对 T. J. 应采取什么措施预防顺铂的肾毒性?

有一些方法已用来减少或预防顺铂引起的肾毒性,如用盐和预防性镁制剂进行水化。对于所有接受顺铂治疗的患者来说合并使用盐和镁来进行水化是标准化治疗。患者需用 2~3L 的生理盐水进行有力地水化作用 8~12 小时从而维持在顺铂治疗后至少 6 小时内尿量在 100~200ml/h 之间[223-225]。老年患者或那些心功能储备降低的患者还需用祥利尿剂(如呋塞米)来清除过多的钠,但这些利尿剂不能用来常规预防肾毒性。此外,化疗前给予甘露醇(25~50g)用来预防顺铂所致的肾动脉血管的收缩而引起的铂在肾小管中浓度的增加。大多数患者预防性补镁均可获益。在顺铂治疗的 5 日中,预防性静脉注射镁剂每日 16mEq,随后口服 60mEq 镁剂(20mEq,每日 3 次),与那些在前瞻试验中没有补镁的 16 名睾丸癌患者相比,其发生肾毒性者少[226]。在此次化疗后的几日里 T. J. 的口服水化量应增加至每日 2~3L,并且在 2 次治疗疗程间隙,他应该口服补镁。在他化疗的第 4 个周期,给予顺铂治疗的同时应给予 3~4L 盐水。在给予顺铂之前,还可给予静脉注射 25~50g 甘露醇以减少他未来出现肾毒性的风险。

肾功能障碍的患者通常会减少顺铂的剂量。指南上列出了肾功能减低患者的顺铂剂量调整方案。大都建议当肾小球滤过率减低到 30~60ml/min 时要减少 50% 的用药量,当肾小球滤过率降低到 10~30ml/min 以下时需停止用药。剂量减少百分数通常指在对特定肿瘤的某一复合化疗方案的推荐剂量[227]。顺铂的剂量在 50~120mg/m² 范围内,对肾小球滤过率小于 60ml/min 的患者,顺铂的精确剂量必须根据临床状况而个体化。在 T. J. 下一个治疗周期之前,他应该再计算 1 个 24 小时尿量的内生肌酐清除率。只要他的内生肌酐清除率维持在 60ml/min 以上,那么就不需要减少顺铂的使用剂量。因为卡铂不会引起肾毒性,所以如果肿瘤对卡铂有反应且疗效不降低,那么就应考虑使用卡铂作为替代。卡铂主要由肾排泄,其剂量根据 Calvert 公式算

得[228]。该公式对减少的肾小球滤过率做出了解释,其中考虑到了肾小球滤过率的减少(进一步讨论见第 98 章)。因此,与肾功能正常的患者相比,肾衰竭的患者接受更低剂量的卡铂。其他因肾衰竭而需要剂量调整或省略的药物详见表 94-9。

表 94-9

肾功能不全时需调整剂量或减少剂量的抗癌药物

博来霉素	来那度胺
卡培他滨	洛莫司汀
卡铂	美法仑
卡莫司汀	甲氨蝶呤
顺铂	丝裂霉素
阿糖胞苷	培美曲塞
达卡巴嗪	喷司他丁
氟达拉滨	拓扑替康
异环磷酰胺	

来源:Kintzel PE, Dorr RT. Anticancer drug renal toxicity and elimination: dosing guidelines for altered renal function. *Cancer Treat Rev.* 1995;21:33; Launay-Vacher V et al. Prevalence of renal insufficiency in cancer patients and implications for anticancer drug management: the renal insufficiency and anticancer medications (IRMA) study. *Cancer.* 2007;110:1376; Li YF et al. Systemic anticancer therapy in gynecologic cancer patients with renal dysfunction. *Int J Gynecol Cancer.* 2007;17:739.

其他肾毒性药物

近端小管功能障碍

报道的其他引起肾小管损伤的药物有培美曲塞、洛莫司汀、卡莫司汀、异环磷酰胺和氮杂胞苷[223,225]。肾毒性与卡莫司汀、洛莫司汀的总累积剂量相关,但异环磷酰胺并没有。大剂量注射异环磷酰胺导致的肾功能异常使得需分次给药从而降低毒性的发生率[223]。大多数患者都表现出和近端肾小管功能异常一致的症状和体征。

与这些药物中每一种都有关的主要肾损伤均发生在近端肾小管,患者表现出电解质的失衡,如蛋白质、糖、碳酸氢盐和钾的丢失。用药时应认真检测血清肌酐、碳酸氢盐、钾、尿 pH、蛋白质和葡萄糖。由于在临床报告中损伤的可逆性变化不一,很多患者在用药后出现肾毒性需要透析[223],如果出现血清肌酐和电解质的变化应立即停用这些药物。

蛋白尿

贝伐单抗,一种抗血管内皮生长因子(VEGF)的单克隆抗体,可引起蛋白尿且在患者中的发生率为 21%~46%[229]。虽然贝伐单抗是抗 VEGF 药物中此类毒性最强的,但口服 VEGF 抑制剂如阿西替尼也与蛋白尿的产生有关[230]。这种毒性的机制包括微循环血管再生和抑制氮

氧化物合成。它可能导致外周抵抗和内皮功能障碍。由血管内皮生长因子抑制引起的肾小球损伤可能导致肾血栓微血管病和肾小球性肾炎。有 1%~2% 的患者出现严重的肾病综合征[221,229,231]。使用贝伐单抗的患者应通过试纸验尿常规监测蛋白尿。厂家建议尿试纸度数为 2+ 或更高的患者应收集 24 小时尿液来进一步评估。此外，建议在患者 24 小时尿蛋白超过 2g 时延迟后续贝伐单抗的使用，当 24 小时尿蛋白量低于 2g 后重新开始治疗。患者出现蛋白尿大多病情较轻且通常在停药后是可逆的。患有转移性肾细胞瘤的患者若出现严重的蛋白尿则需永久性停药[232]。

案例 94-9

问题 1： J. R. ，15 岁，男，右膝骨肉瘤。他的腿现在已治愈，准备行大剂量甲氨蝶呤、亚叶酸解救，多柔比星、更生霉素、博来霉素、顺铂和异环磷酰胺联合化疗。甲氨蝶呤的剂量是按 $12g/m^2$ 静脉注射 4 小时。为预防肾毒性和其他与大剂量甲氨蝶呤化疗有关的毒性作用，J. R. 事先应注意哪些事项？

尽管 90% 的甲氨蝶呤是以原型通过尿液排泄，但其通常是没有肾毒性的；但若不采取适当措施，应用大剂量甲氨蝶呤时也会出现急性肾小管梗阻。急性肾小管阻塞是由于甲氨蝶呤在次级肾小管的沉积所致，沉积物在 pH<7 时很难溶解。为了预防这一现象的发生，对 J. R. 应采取碱化尿液和快速利尿以保证给药后尿量在 100~200ml/h 且至少持续 24 小时。通常给予 25~150mmol/L 的碳酸氢钠液体来保证尿液 pH>7。在此期间，必须密切监测 J. R. 的尿量和 pH，以防止急性肾小管梗阻[233]。此外，甲氨蝶呤清除率的患者内和患者间变异性相当大，特别是在高剂量甲氨蝶呤治疗的情况下。甲氨蝶呤的肾脏排泄是一个复杂的过程，涉及肾小球滤过、肾小管重吸收和分泌。大剂量甲氨蝶呤治疗引起的急性肾小管梗阻，只有在大剂量甲氨蝶呤给药和尿液碱化之前和之后至少 24 小时注意最佳尿量，才能预防[233]。

如果 J. R. 有肾功能不全，甲氨蝶呤的排泄会显著降低，这样可能会因为甲氨蝶呤在血清中持续高水平而出现更严重的骨髓抑制和黏膜炎。亚叶酸是叶酸的还原态，在注射甲氨蝶呤后给予它可选择性地解救正常细胞免受不良反应如骨髓抑制和黏膜炎。因为亚叶酸已经是还原态了，所以它可以避开二氢叶酸还原酶的作用并且不干扰甲氨蝶呤抑制该酶。因此，在大剂量注射甲氨蝶呤后的 24~48 小时内加入亚叶酸解救是很重要的。而注射后 24 小时内获得的甲氨蝶呤的血液浓度通常不能预测 48 小时内的浓度。因此，对 J. R. 和所有接受大剂量治疗的患者都应监测 24~48 小时的甲氨蝶呤浓度。为指导亚叶酸的给药剂量，了解甲氨蝶呤的水平是必要的。亚叶酸解救并不影响甲氨蝶呤的肾脏清除。在因肾功能受损而导致甲氨蝶呤清除延迟的患者中，谷胱甘肽酶常作为救援药物被用于治疗甲氨蝶呤中毒。葡萄糖苷酶是一种重组细菌羧肽酶，

可将甲氨蝶呤转化为非活性代谢物，为肾功能障碍患者和出现甲氨蝶呤中毒信号或症状的患者提供消除甲氨蝶呤的替代途径[234]。

出血性膀胱炎

异环磷酰胺

案例 94-9，问题 2： J. R. 同时也应用异环磷酰胺治疗。在用药前对异环磷酰胺特有的膀胱毒性需要注意哪些？

发病机制

异环磷酰胺，结构上类似环磷酰胺，属于氧氮磷环类抗肿瘤烷化剂，必须在肝脏经细胞色素 P-450 3A4/3A5 和 2B6 酶羟基化和激活。4-羟基代谢物自发释放丙烯醛，后者以高浓度随尿液排出。丙烯醛直接刺激膀胱黏膜导致尿毒性。异环磷酰胺和环磷酰胺均可引起膀胱炎，其程度由轻到严重的膀胱损伤及出血。膀胱炎的特点是膀胱组织水肿和溃烂，随后黏膜上皮细胞脱落，平滑肌纤维和动脉的坏死，最终病灶出血。

临床表现

氧氮磷环类引起的出血性膀胱炎，患者最初会经历一个无症状的阶段，仅有短暂的尿痛、尿频、血尿为特点。停药后症状会在数日或数周消退。氧氮磷环类引起的出血性膀胱炎预后相对较好，尽管也有因大量难治性出血而发生死亡的[235]。J. R. 易于出现出血性膀胱炎的主要因素包括他正在接受的异环磷酰胺的剂量。

预防

大量饮水是用于预防环磷酰胺治疗的患者发生出血性膀胱炎的主要手段。理论上，饮水可冲走膀胱中的毒性代谢物，使其来不及和组织起反应。更具膀胱毒性的异环磷酰胺和一种叫美司钠（mesna）的膀胱保护剂一同上市。这种膀胱保护剂可在膀胱中释放出游离的巯基，它可以中和氧氮磷环类的代谢产物丙烯醛。在依照适宜的剂量表给药时，美司钠可完全防治膀胱毒性作用，因此使用美司钠是目前的标准治疗[225,235]。

美国临床肿瘤协会推荐在异环磷酰胺给药后的 0、4、8 小时，分别通过胃肠外以异环磷酰胺 20% 的剂量静脉给予美司钠（美司钠总剂量为异环磷酸酰胺总剂量的 60%）[44]。目的是使美司钠在异环磷酰胺治疗后能在尿道中维持一段时间以提供充分的膀胱保护作用。因为和异环磷酰胺较长的半衰期相比，美司钠的半衰期很短（<1 小时），故需重复给药。如果患者接受持续的异环磷酰胺输注，则需给予不同剂量的美司钠来治疗。为延长美司钠的保护作用，美国临床肿瘤协会的指南推荐接受异环磷酰胺持续输注的患者应在异环磷酰胺输注终止后以 20% 异环磷酰胺剂量静脉注射美司钠，随后再于 12~24 小时内持续输注 40% 的异环磷酸酰胺剂量[46]。这一方案保证了美司钠在异环磷酰胺用药结束后在膀胱中留存一段相当长的时间。

其他不同的美司钠剂量指南在临床也有应用，但现在还

没有试验来对这些不同方案做比较。当持续静脉给药时,许多研究者按美司钠对异环磷酰胺 1∶1 毫克剂量给药。然而剂量指南上对患者接受更高剂量异环磷酰胺(>2.5g/m²)还没有很好的规定。因缺少数据和独特的异环磷酰胺药代动力学特性,剂量指南备受关注。异环磷酰胺的药代动力学是非线性的。例如,剂量为 2.5g/m² 时半衰期是 6~8 小时,而剂量为 3.5~5g/m² 时半衰期是 14~16 小时。目前推荐美司钠在 1 次静脉给药后所提供的保护作用要接近 12 小时之久。异环磷酰胺的用量越大,在其后输注美司钠应超过推荐的 8 小时,以确保其对膀胱的保护[235]。同时也有人关注到 4 小时的剂量间隔不足以维持美司钠在膀胱的水平。为了确保最大限度的阻滞膀胱毒性,美国临床肿瘤协会现在推荐更频繁或延长的美司钠用药方案[44]。由于异环磷酰胺和美司钠在液体中可相溶,因此它们可以同时输注,为患者提供了方便。

由于美司钠作用于膀胱,频繁的排尿可能减少其疗效。可以提醒病人每隔几小时尝试排空膀胱。尽管大量饮水已成为预防环磷酰胺引起的出血性膀胱炎的主要手段,但当美司钠和异环磷酰胺或环磷酰胺一同给予时,大量饮水是不必要的,也是无益的,因大量饮水可增加排尿,从而加快美司钠从膀胱排出。

美司钠通常是静脉给药,但口服给药也可以。口服美司钠的生物有效性接近静脉注射的 50%。因此,患者在口服美司钠时的剂量应为静脉注射的 2 倍(口服美司钠的方案是 40% 的异环磷酰胺剂量)在给予异环磷酰胺之前 2 小时和之后 4 小时和 8 小时服用[236]。也有人建议和异环磷酰胺同时给予。一些治疗中心是在静脉内给予 1 剂美司钠之后 4 小时和 8 小时口服给药,尤其是对门诊患者[44]。所有环磷酰胺治疗的患者都应进行盐性利尿和强制性盐利尿来保护尿道上皮组织。当患者因骨髓移植而接受环磷酰胺治疗时,环磷酰胺的使用是高剂量的,因此患者应使用美司钠和积极水化。其他预防这种并发症的方式有超水化和进行连续膀胱冲洗。对于这些方法的数据比较是有争议的,也报道了血尿和严重的出血性膀胱炎的不同发生率。这些建议是美国临床肿瘤协会一致通过的指南所支持的[44](参见第 101 章)。在给予异环磷酰胺前及给予后的 4 小时和 8 小时,J. R. 应分别接受剂量为异环磷酰胺总剂量 20% 的美司钠。美司钠的总剂量为异环磷酰胺总剂量的 60%。

治疗

案例 94-9:问题 3:如果 J. R. 患出血性膀胱炎,应如何进行治疗?

一旦发生出血性膀胱炎,必须停止使用引起出血的化疗药并积极水化。若出现肉眼血尿,应插大口径尿管导尿以避免尿道被血栓阻塞。一些临床医生也使用连续的硝酸银冲洗,局部福尔马林滴注法或膀胱血管电烙术止血。对于这些方法哪种更好没有一致的意见。如果这些措施无效,通过手术从膀胱中引流尿液也是必要的[235,237]。

肺毒性

博来霉素和其他药物

案例 94-10

问题 1:J. A.,54 岁,老年男性,患有Ⅲ期霍奇金淋巴瘤,接受 ABVD 方案(第 1、15 日静脉注射多柔比星 25mg/m²、博来霉素 10U/m²、长春碱 6mg/m²、达卡巴嗪 375mg/m²)化疗 6 个疗程。在最后一个疗程后的第 6 周,患者出现呼吸困难、干咳和发热。胸片呈双肺弥漫性渗出,呼吸频率为 36 次/min,动脉血气(arterial blood gases,ABG)如下:

> pH,7.50
> 氧分压,62mmHg
> 二氧化碳分压,28mmHg
> 氧饱和度,92%
> 他新出现的肺部病变的病因可能是什么?

对 J. A. 所行的几种处理危险性大,都会引起弥漫性肺渗出和呼吸困难。患者无疑是出现了继发于淋巴瘤和化疗的免疫抑制,正因如此,J. A. 感染的概率增加且可能患上肺炎。此外,渗出可能代表着患者病情的复发。双肺渗出液是他所使用的 1 种或多种化疗药物的毒性的表现。需行进一步检查以确定其原因。

案例 94-10,问题 2:已经进行了支气管镜行支气管肺泡灌洗和病原微生物学活检。细菌、真菌和病毒培养结果阴性,活检示炎症和纤维化,未见淋巴瘤。这些结果高度提示是药物引起的肺损伤。那么 J. A. 使用的哪种药物和肺毒性有关?

J. A. 所使用的博来霉素使他有患肺毒性的风险。作为开始 ABVD 化疗前初始检查的一部分,J. A. 进行了肺功能试验,结果正常。这是在开始 1 个含有博来霉素的化疗方案前的常规试验。许多化疗药物与肺毒性有关,各种不同的机制和临床表现见表 94-10[238-250]。一些综述讨论了与抗癌药物有关的不同类型的肺毒性[238-240,250]。

在化疗药中,博来霉素最常引起肺毒性。尽管其他肺部病变也有报道,但最多发生的是间质性肺炎合并肺纤维化[238,243,251]。患者通常表现为干咳和呼吸困难。临床上可能仅发现双肺底的细小水泡音,最终发展为粗湿啰音。胸片在早期可正常,但患者可有双侧肺泡和肺间质浸润。动脉血气显示低氧血症,肺功能试验一般有弥散能力进行性下降而没有用力肺活量的明显减少[243,251]。与发生肺毒性最显著相关的因素是博来霉素的累积剂量。在总剂量<400U 时,只有不到 10% 的患者出现肺毒性。当累积剂量达到 450~500U 时,发生率更高。一种很少见的超敏反应,出现发热、嗜酸性细胞增多和肺渗出,这种肺毒性是和剂量无关的。博来霉素肺毒性的死亡率大约为 50%[238,251]。当在症状很轻微和肺功能明显失代偿之前即中断博来霉素的治

表 94-10

化疗引起的肺毒性

药物	组织病理学	临床特征	治疗/预后
白细胞介素-2[241]	毛细血管渗出,肺水肿	临床表现:BP 下降,发热,SOB,食欲减退,皮疹,黏膜炎	停止注射;采取支持疗法快速减轻症状
博来霉素[243,251]	间质水肿和透明膜形成;单核细胞炎性渗出及进展至纤维化;疑有超敏反应的患者嗜酸性粒细胞的渗出	累积总剂量>450mg 或 200U/m² 剂量相关毒性的危险性潜在增加;可在治疗中或之后发生 临床表现:咳嗽,发热,呼吸困难,呼吸急促,啰音,低氧血症,双肺渗出和剂量相关的肺弥散度下降	若在症状和胸片变化轻微时停用博来霉素可恢复;若症状严重可进展和致命。避免累积量> 200mg/m²,监测一系列肺功能试验。若弥散能力小于基线的 40%,或 FVC< 25%,或症状体征提示肺毒性发生应终止治疗。若毒性为超敏反应,则类固醇有效
白消安[238]	肺细胞发育异常;单核细胞渗出;纤维化	与剂量无关,还没有报道总剂量<500mg 的病例 临床表现:凶险的呼吸困难,干咳,发热,呼吸急促,啰音,弥漫的线性渗出性低氧血症,弥散力降低	对多数患者是致命的;尽管停药但还在进展,少数病例大剂量类固醇(50 ~ 100mg 泼尼松每日)有效
卡莫司汀[242]		有剂量依赖关系;通常发生于剂量>1 400mg/m² 临床表现:呼吸困难,呼吸急促,干鸣音,双肺啰音,低氧血症,间质渗出;自发性气胸已有报道	停药后可能继续进展。没有证据表明类固醇可改善或改变发生率。若症状严重,死亡率高。建议行一系列肺功能监测。总累积量不能超过 1 400mg/m²
苯丁酸氮芥[240]	肺细胞发育异常;纤维化	通常发生于至少治疗 6 个月后总剂量>2g 临床表现:呼吸困难,干咳,食欲减少,疲乏,发热,低氧血症,双肺低啰音,向双肺野弥漫进展的局限性渗出	尽管停药但多数是致命性的。可给予大剂量类固醇治疗
环磷酰胺[239]	内皮细胞肿胀,肺细胞发育异常,淋巴细胞渗出,纤维化	没有剂量相关性,可于停药后发生 临床表现:进行性呼吸困难,发热,干咳,呼吸急促,细小啰音,弥散能力减低,限制性通气障碍,双侧肺间质渗出	有报道表明在治疗终止的 1 ~ 8 周内 50%的患者临床痊愈。这些患者中的一些使用类固醇治疗有效,其他虽使用类固醇但仍死亡。偶尔,在没有反复时治疗可重新开始
阿糖胞苷[244]	肺水肿	临床表现:呼吸急促,低氧血症,间质或肺泡渗出	有时是致命的
吉西他滨[245]	肺水肿	23%患者有呼吸困难报道;3%有严重呼吸困难;呼吸困难偶可伴有支气管痉挛(<2%患者);与药物性肺炎一致的实质的肺毒性少见	治疗是支持疗法。症状缓解,通常无再发

表 94-10

化疗引起的肺毒性(续)

药物	组织病理学	临床特征	治疗/预后
氟达拉滨[240]	间质渗出,肺泡炎,小叶中心型肺气肿	临床表现:发热,呼吸困难,咳嗽,低氧血症;在第3和第4个疗程后3~28日发生;双侧浸润和渗出	用或不用皮质类固醇数周内均可自愈
美法仑[238]	肺细胞发育异常	无剂量关系 临床表现:呼吸困难,干咳,发热,呼吸急促,啰音,胸膜痛,低氧血症	多数患者因肺部疾病进展死亡。大多数报告的病例有患者同时应用泼尼松治疗。通常进展快速
甲氨蝶呤[247]延迟	延迟的非特异性变化;少见有纤维化	无证据表明与剂量有关,每日每周剂量比每月剂量更易致毒性 临床表现:将近50%患者有头痛,不适的前驱症状,呼吸困难,干咳,发热,低氧血症,呼吸急促,啰音,嗜酸性粒细胞增多,发绀,间质渗出,弥散能力降低,限制性通气障碍	绝大多数患者在1~6周内恢复(一些可有持续渗出和肺功能参数的减低)类固醇可产生较快的缓解。尽管继续用药也可缓解,但停药可加快缓解。很少致命
非心源性肺水肿	急性肺水肿	PO 或 IT 给予甲氨蝶呤后 6~12h 很少发生	可能致命
胸膜炎性胸痛		和其他甲氨蝶呤毒性作用或血清水平无关;不一定在每次化疗过程中均发生 临床表现:右侧胸痛,偶尔有胸膜渗出或肺萎陷,胸膜密度增大	通常 3~5 日内缓解
丝裂霉素[273]	同博来霉素	临床表现:呼吸困难,干咳,双肺底啰音,低氧血症,双肺间质或细小的叶性渗出,弥散能力降低	在约 50% 病例中是致命性的。也有报道表明一些患者得到完全缓解,包括一些用类固醇治疗的患者

BP,血压;FVC,用力肺活量;IT,鞘内;PO,口服;SOB,气短

疗,损伤可能不会进展。相反,有体征和胸片病变明显者一般都死于肺部并发症。其他化疗药可潜在加重博来霉素的肺毒性。J. A. 肺部的病变最可能是由于博来霉素的毒性引起。不幸的是,没有方法可以逆转博来霉素的肺毒性,支持性措施为氧和甾类组成的治疗。

案例 94-10,问题 3:为什么需要对像 J. A. 这样接受博来霉素或其他有肺毒性化疗药物的患者进行常规肺脏评估?

在临床症状发生之前接受博来霉素的患者就发现有和剂量作用相关的肺弥散能力降低,这时推荐行常规检查和系列肺功能试验[243]。如果肺弥散能力减低至基线水平40%以下,用力肺活量下降至基线水平75%以下,或患者有肺损伤的症状和体征应暂停博来霉素治疗[238,251]。一些执业医生也建议限制总累积量在 450U 或之下。对接受其他

肺毒性药物治疗的患者不常规进行特异性筛查试验。然而,若患者有任何症状或临床发现则应停止治疗直到确定原因。在开始 ABVD 化疗方案的第 1 个周期前,J. A. 即接受肺功能试验。除非患者表现出气短或呼吸困难的症状和体征,一般不再进行后续试验。因为直到 J. A. 在 ABVD 化疗 6 个疗程后的 6 个月才出现肺部症状,故在他化疗期间没有接受任何后续试验。

治疗

案例 94-10,问题 4:如何治疗 J. A. 的药物性肺毒性?

当肺毒性很明显时,应停用所有相关的药物并根据其生理情况给予对症支持治疗。像 J. A. 所表现的,需排除其他可导致肺渗出的原因(如感染)。但许多病例中肺毒性是不可逆的和进展性的,并且没有有效的治疗。给予皮质类固醇可能仅在一些超敏反应引起的肺损伤病例中有

效。尽管如此，因缺乏其他有效治疗，一般在所有患者中试用类固醇治疗，若停用类固醇，患者应谨慎避免临床加重。

肝毒性

问题 1：J. D. ,56 岁老年男性，因急性髓细胞性白血病已接受阿糖胞苷化疗 2 个疗程。在他化疗开始前，其肝功能试验（liver function tests，LFT）和凝血检查在正常范围内。在使用阿糖胞苷的第 2 个疗程的第 10 日，他的实验室检查如下：

天门冬氨酸氨基转移酶，204U/L

丙氨酸氨基转移酶，197U/L

乳酸脱氢酶，795U/L

碱性磷酸酶，285U/L

胆红素，1.2mg/dl

为什么 J. D. 的化疗会引起实验室检查的异常？

LFT 升高常发生于肿瘤患者，原因见表 94-11。其他的症状和体征有黄疸、恶心、呕吐、腹痛和少见的脑病。对患者应行全面的体格检查来判定是否有肿瘤侵及肝脏或感染。此外患者应停用任何不必要的有潜在肝毒性的药物。因为一些药物可以导致肝毒性，临床医生也需考虑停止化疗。

表 94-11

肿瘤患者 LFT 升高的常见原因

肝脏原发或转移性肿瘤
肝毒性药物（如：细胞毒性药物，激素［雌激素、雄激素］，抗菌剂［甲氧苄啶-磺胺甲噁唑、伏立康唑］）
感染（如肝念珠菌病，病毒性肝炎）
胃肠外营养
门静脉血栓
副肿瘤综合征
肝病病史（包括乙型肝炎、丙型肝炎）

一些抗癌药物，包括阿糖胞苷与肝细胞损伤（表 94-12）有关[252-263]。通常可引起肝毒性的药物有门冬酰胺酶、卡莫司汀、阿糖胞苷、巯基嘌呤、甲氨蝶呤、伊立替康、奥沙利铂、氯法拉滨和伊马替尼。一篇对 537 名患有酪氨酸激酶相关肝酶升高的癌症患者的综述发现，临床上显著的异常是不寻常且不常见[264]。多种药物对潜在的肝毒性有黑框警告。这些药物的肝毒性通常在治疗后 2 个月内开始，并且在大多数情况下是可逆的。尽管在这些病例中肝毒性死亡并不常见，但也有肝硬化的报道[264]。所有这些药物都

通过肝血供在肝脏中起作用，肝脏独有的门脉和肠系膜上静脉双重血供。肝脏可以解毒或使毒性物质失活，也可对多种化疗药物进行代谢。具有细胞毒性和靶向的药物引起肝毒性的确切机制现在还不清楚，但多数药物可能通过如下途径导致肝损伤：①干扰肝细胞线粒体的功能；②耗竭肝谷胱甘肽储备；③引起超敏反应；④减少胆汁流量；⑤引起肝中心静脉炎从而产生窦性阻塞性综合征（又称静脉闭塞性疾病）。一些文章对于化疗引起的肝毒性是很优秀的参考资源[252,253]。

表 94-12

抗肿瘤药物的肝毒性

药物	类型
门冬酰胺酶[254]	肝细胞性脂肪改变
白消安[255]	静脉闭塞症
卡莫司汀[252]	肝细胞性
氯法拉滨[257]	肝细胞性
阿糖胞苷[258]	胆汁淤积性
依托泊苷[259]	肝细胞性
伊马替尼[253]	肝细胞性
巯嘌呤[261]	胆汁淤积性和肝细胞性
甲氨蝶呤[262]	肝细胞性
链佐星[263]	肝细胞性

一些实验室检查可提供肝脏结构和功能的标记物。血清转氨酶、碱性磷酸酶和胆红素水平应在那些接受肝毒性化疗药物的患者中常规监测。尽管这些实验室指数是肝功能损害的敏感指标，但他们对肝脏疾病类型是非特异性的，与肝脏功能水平没有必然联系。肝脏产生的一些血清蛋白（如铁蛋白、白蛋白、前白蛋白、维生素结合蛋白）的水平对评估肝功能也有帮助。对于出现肝毒性的患者，是否继续化疗是很难决定的。若怀疑化疗是导致肝功能损害的原因，就应该停止治疗直至肝功能实验室指标回到正常范围内。临床医生也应该为进一步治疗考虑备选化疗（非肝毒性）方案。另外，可能需要调整主要经肝清除的药物的剂量，使用时应谨慎（表 94-13）。J. A. 使用阿糖胞苷治疗可能是导致肝酶升高的原因。因此，费用较高的检查应推迟到肝功能恢复后进行。肝功能恢复应在化疗的 2 周内发生。如果肝功能没有完全恢复正常，进一步的治疗（药物和（或）剂量）就需要调整了。

表 94-13

肝功能异常时需调整剂量的化疗药物[a]

氟尿嘧啶	甲氨蝶呤
柔红霉素	紫杉醇
多西他赛	长春碱
表柔比星	长春新碱
依托泊苷	

　　[a] 表中所列药物只是举例，并没有包含所有需要调整剂量的药物。此外，具体的剂量减少可能依赖于多种因素，包括治疗目标（治愈 vs.缓解）、患者的身体状况、具体规程。

　　来源：Thatishetty AV et al. Chemotherapy-induced hepatotoxicity. *Clin Liver Dis.* 2013；17（4）：671-686，ix-x.；Bahirwani R，Reddy KR. Druginduced liver injury due to cancer chemotherapeutic agents. *Semin Liver Dis.* 2014；34（2）：162-171.

化疗的长期并发症

化疗后继发肿瘤

案例 94-12

　　问题 1：T. D.，55 岁，老年女性，诊断为乳腺癌早期，成功接受根治性乳房切除术后继续接受 4 个周期的辅助 AC 治疗（第 1 日静脉注射多柔比星 60mg/m²、环磷酰胺 600mg/m²）。在乳腺癌治疗完成 18 个月后，T. D. 向初级护理医师主诉疲劳、气促、容易瘀伤和鼻窦炎。外周血涂片显示白细胞计数 120 000 个细胞/μl 及差异超过 90%的原始细胞，骨髓穿刺示急性髓细胞性白血病（acute myelogenous leukemia，AML）。随后的细胞遗传分析显示染色体 11q23 异常。哪些因素支持 T. D. 化疗相关的急性白血病的诊断？

　　急性白血病与用于治疗血液系统恶性肿瘤、实体瘤和非恶性疾病的化学治疗相关[265]。在涉及拓扑异构酶抑制剂包括依托泊苷和蒽环类药物的联合化疗后出现急性髓细胞性白血病。这种白血病通常发生在结束化疗后的 1~3 年，且在白血病发生前通常不会出现脊髓增生异常。其他特征包括与染色体 11q23 相关的染色体异常[265]。在许多可治愈的疾病如霍奇金淋巴瘤、乳腺癌和睾丸癌中广泛使用这些药物是一个很重要的研究领域。

　　急性髓细胞性白血病在早期使用烷化剂的患者中也有报道。它通常发生在患者完成化疗后的 5~7 年。在明显的急性白血病发生前有 50%的患者发生骨髓增生异常综合征（白血病前期变化）。虽然所有的烷化剂都可以引起急性白血病，但是美法仑是这类致白血病药物中最强的，其他的化疗药物并不具有如此显著的危险性。大剂量、连续每日服用、延长疗程、年龄超过 40 岁和同时进行放射治疗都

可以增加患急性白血病的风险。一些附加因素也可以增加患者发生急性白血病的危险性[265]。

　　有可靠证据表明化疗药物也可以引起继发的淋巴系统恶性肿瘤，尤其是非霍奇金淋巴瘤（non-Hodgkin lymphoma，NHL）。由疾病引起的免疫抑制及其治疗，而不是某些特异性化疗药物，可能是导致非霍奇金淋巴瘤的主要原因。其他继发恶性肿瘤也可能在化疗后产生。实体瘤的发生与浅表性膀胱癌患者每日口服环磷酰胺治疗相关，骨肉瘤发生在患者用烷化剂治疗之后[266,267]。使用其他化疗药物治疗的患者继发实体瘤也一样。

　　T. D. 的急性髓细胞性白血病可能继发于她之前使用多柔比星治疗。治疗其急性白血病的化疗药物及疗程与拓扑异构酶药物引起的恶性肿瘤是相符的。与使用辅助 AC 治疗相关的急性白血病的发生率为 0.2%。此外，超过 90%的接受化疗或放疗并随后发展为治疗相关性骨髓异常增生综合征或急性髓细胞性白血病的患者都存在细胞遗传学异常[265]。在众多由拓扑异构酶抑制剂导致的细胞遗传学异常的病例中都存在染色体 11q23 异常[265]。T. D. 的 11q23 染色体异常有力地支持了化疗相关急性白血病而不是初始白血病的诊断。

案例 94-12，问题 2：对于 T. D.，相关急性髓细胞性白血病的治疗和预后与初始急性髓细胞性白血病患者相似吗？

　　与初始急性髓细胞性白血病相比，治疗相关性急性髓细胞性白血病在治疗上效果较差。在标准阿糖胞苷和柔红霉素的化疗方案下只有不到一半的治疗相关急性髓细胞性白血病的患者达到完全缓解，而初始急性髓细胞性白血病患者的完全缓解率为 70%~80%[265]（参见第 96 章）。

　　对治疗相关性急性髓细胞性白血病最好的"治疗方法"是预防。对于像 T. D. 这样患可治愈恶性肿瘤并接受辅助化疗的患者，避免使用可以导致治疗相关性急性髓细胞性白血病的药物应与治疗获益同时考虑。对于继发白血病的了解使得运用替代疗法逐渐增多。

生育力和致畸性

对卵子产生的影响

案例 94-13

　　问题 1：C. L.，32 岁，女，近来诊断为乳腺癌Ⅱ期，已行乳房肿瘤切除术和外照射治疗。目前准备用多柔比星、环磷酰胺和紫杉醇（AC-T）做辅助化疗。C. L. 在确诊前 12 个月刚结婚并希望生小孩。辅助化疗对 C. L. 的生育力有何影响？

　　化疗有潜在的性腺毒性作用。对正在接受癌症治疗的妇女的卵巢活检显示卵子和卵泡成分的丢失。甚至有

证据表明这种损害对青春期前接受癌症治疗的女性也存在。卵子的死亡或变得无功能，是由对卵子的直接损伤或由于支持卵泡细胞的减少造成。如果对卵泡成分的损伤是广泛而不可逆的，即使卵子有剩余储备，生育能力也会受损。

药物导致的卵子和卵泡成分的损伤减少了生育期妇女卵巢雌激素和黄体酮的分泌，导致下丘脑和垂体分泌更多的卵泡刺激素（follicle-stimulating hormone，FSH）和黄体生成素（luteinizing hormone，LH），这促进了卵泡的恢复和易受化疗药物损伤的卵泡的数量增加。如果性腺毒性严重或持久，永久性的卵巢衰竭就会继发于卵子和卵泡的耗竭。然而，其中一些受影响的卵泡的恢复会时常发生，这可能通过月经不规律和经期的延长被证实。如果卵子还有储备及卵泡细胞充分恢复，排卵和妊娠便可以发生。但是对于那些给予大剂量、长时间性腺毒性药物治疗的妇女，永久的卵巢衰竭是不可避免的[268]。

青春期前的女孩有大量的初级卵泡储备，并且因为她们的卵巢还没有分泌雌激素和黄体酮，故 FSH 和 LH 水平的升高不能导致卵泡恢复的发生。由于这个原因，青春期前的女孩可以耐受大剂量药物而不受明显影响，即使以前曾描述其有病理学上的改变。化疗对妇女和女孩的性腺损害已经在一些综述中有所描述[268-270]。

C. L. 要接受 1 种烷化剂的治疗，它是最具有潜在性腺毒性的药物。环磷酰胺因其对男性和女性都可以引起不育，及其在儿童中仍能导致性腺衰竭而被熟知。这种作用受环磷酰胺的总治疗剂量和化疗开始时患者年龄的影响。大于 20 岁的女性在接受平均剂量为 20~50g 的治疗后几乎100%出现闭经。大于 35 岁的女性在接受大于 6~10g 的剂量和 40 岁及更年长的女性在接受超过 5g 的剂量时，会出现同样的结果[271]。C. L. 会不会在预期导致永久性闭经的药物剂量范围内受到伤害，要看这次计划给予的 AC-T 方案中环磷酰胺的准确剂量。

临床医生也需考虑到，当多柔比星和环磷酰胺联合给予时可产生性腺毒性的协同作用。除了烷化剂，仅有的能产生较强性腺毒性的化疗药物包括长春碱、依托泊苷和顺铂。一些综述讨论了单用和联用药时化疗药物的剂量，有关性腺毒性作用的特异发生率及暂时和永久性闭经的患病率[269,271,272]。

C. L. 因化疗期间雌激素和黄体酮生成的减少而出现闭经及绝经期的表现和症状。C. L. 由化疗导致的闭经，在治疗全部结束后的几个月至几年时间可以恢复正常。这一恢复可能通过闭经穿插于正常月经周期中而被部分证实。

妊娠在月经周期正常时是可能发生的，因为排卵也发生了。然而，绝经期的提前是不可避免的。因为妊娠的巨大危险存在于化疗过程的早期，故建议 C. L. 在接受化疗期间应实行生育控制。口服避孕药在乳腺癌患者中通常被认为是治疗不当的，因此，屏障避孕法（即子宫帽、避孕套和杀精子剂）是较好的选择。

对精子产生的影响

> **案例 94-14**
>
> **问题 1：** J. K.，25 岁，男性，近期诊断为睾丸癌，将要使用博来霉素、依托泊苷和顺铂进行系统性化疗。系统性化疗对男性性腺功能有什么影响？

化疗药物对男性的主要性腺毒性作用是生精小管内层生殖上皮组织渐进性的剂量相关性的耗竭。上皮耗竭的临床表现为睾丸体积的减小和精子缺乏。负责产生睾酮的Leydig 细胞在形态学上尚保持完整，尽管轻度的功能损伤少有发生。在男性中化疗的主要毒性作用是生殖能力丧失。在治疗期间，性欲和性活动可减退，但是大多数男性诉在化疗后性功能可恢复到化疗前水平[273]。

在化疗药物中，通常大多数烷化剂与精子缺乏有关。渐进性的剂量相关的精子减少发生在接受苯丁酸氮芥[274,275]、环磷酰胺[276,277]、美法仑、白消安、丙卡巴肼和亚硝基脲治疗的男性中。丙卡巴肼是对男性最强的性腺毒性烷化剂。多柔比星、长春碱、阿糖胞苷和顺铂也与精子缺乏有关[278]。多柔比星在与环磷酰胺共同使用时在男性中表现出与先前描述的在女性中相似的协同毒性作用。周期特异性药物，如抗代谢物和长春花生物碱在单独使用时不易发生精子缺乏，但在联合用药时有轻度作用[279]。

女性出生时就已具有全部的卵子储备。与卵子发生不同，精子的发生是一个再生、分化和成熟的连续循环过程，开始于胚胎发生的第 2 个月并一直持续到老年。虽然在动物模型中不同的化疗药物对处于精子发生特定周期的生殖细胞可能发挥更强的损伤作用，但对人应用的性腺毒性药物的使用剂量通常足以对在任何发展阶段的成熟精子细胞的不同比率产生影响。这有 2 点现实含义。第一，是因为精子发生一定开始于在药物引起的精子缺乏发生后的初期，恢复的时间被延长，通常持续至少 2~3 年。第二，是年龄与精子缺乏形成的关系远不如年龄与卵巢抑制的关系清楚。虽然传统上认为青春期前的男孩较成年男性不易受到化疗药物的影响，但男孩的原始精子细胞储备远不及成年男性多。因此，精子发生的潜能在青春期前的测试中比在成人中更易受到细胞毒性的损伤。在一关于化疗给药对男性儿童的影响的综述中，其最后结论是目前所知的对成年男性可产生毒性的药物及方案应被认为对年轻男孩同样有毒性作用[272,273]。由于缺乏睾丸活检，直到青春期损伤才可能被发现。

2 种最可能对年轻男性的生育力造成损伤的疾病是霍奇金病和睾丸癌。对于进展期霍奇金病的标准治疗方案是多柔比星、博来霉素、长春碱和达卡巴嗪（ABVD）。在接受ABVD 方案治疗的患者中，有 35% 出现精子缺乏且这些患者几乎都能恢复精子发生[278]。同样的情况也存在于患睾丸癌开始接受化疗的患者。有数据显示因非精原细胞瘤性睾丸癌而接受长春碱、博来霉素和顺铂治疗可以引起化疗所致的精子缺乏。在接受治疗的患者中，约 50% 的精子缺乏在 2~3 年内是可逆的。这些患者精子发生的恢复可使其妻子受孕[280,281]。在这些特殊的患者群体中,腹膜后淋巴结切除导致的逆向射精,以及易患不育的隐睾症都可使生育能力不能充分恢复。

案例 94-14,问题 2: 除了使用低性腺毒性的化疗药物以外,对于像 J. K. 一样接受化疗的年轻患者还有没有手段可以阻止不育的发生?

精子(配子)的冷冻保存在男性中可以考虑使用。这种手段的 1 个主要的缺陷是发现受霍奇金淋巴瘤和睾丸癌影响的患者在联合化疗前其精子数目、精子体积和精子活力的降低就已经发生了。虽然已发表的研究显示精子数量和活力是人工授精成功与否的重要决定因素,但妊娠的个例也有报道。因此,冷藏精液即使对精子减少的男性也是应该考虑的[273,279]。现在卵母细胞和胚胎的冷冻保存对将要接受细胞毒性化疗的年轻女性也是一种可行的选择手段。即使面对化疗所致的卵巢衰竭,卵子在体外受精并植入经适量激素支持的子宫内膜也可以适应妊娠条件。这对于女性来说可能是一种选择[270,282]。

对于两性,有假设认为化疗导致的性腺毒性可以通过在化疗期间抑制精子发生或卵泡的发展而被减少。抑制性腺的手段包括男性使用睾酮、女性使用口服避孕药,以及男性和女性都使用促性腺激素释放激素类似物(如 LHL 类似物)。一些综述详细的描述了这些方法[269,270,273]。美国临床肿瘤协会对癌症患者保留生育能力提供了建议[282]。

致畸性

案例 94-14,问题 3: 如果 J. K. 在联合化疗后恢复了生育能力,他们的后代是否有先天异常的危险或易患癌症的危险?

许多用于治疗癌症的药物都有特定的干扰 DNA 合成、细胞代谢和细胞分裂的作用。因此,有理由怀疑它们可以导致暴露于这些影响因素中的卵子或精原细胞突变。对于癌症幸存者妊娠的报道仅限于个案报道、小系列和回顾性病例中。1 078 个在儿童期或成年曾接受恶性肿瘤治疗的患者已生育了近 1 600 个孩子。一篇已发表的综述表明没有证据显示在癌症幸存者的后代中自然流产、遗传性疾病或先天畸形的发生更频繁。同样的,在接受癌症治疗患者的后代中也没有表现患恶性肿瘤危险性的增加[272]。对此可能的解释是受化疗影响的卵子和精子通常都已死亡。因此在化疗期间产生不正常后代的风险是最高的。男性和女性在化疗期间应明确禁止受孕。一般来说,建议成年癌症幸存者应在化疗完全结束后等待至少 2 年才可以怀孕生子。在理论上这样才有时间清除受损的生殖细胞。这也提供时间去评估会对胎儿产生严重后果的后续治疗的必要性,特别是针对女性患者。

（李娟、贡雪芃 译,刘金玉、李梦 校,桂玲 审）

参考文献

1. National Cancer Institute. Common Terminology Criteria for Adverse Events v4.0. NCI, NIH, DHHS. May 29,2009. NIH Publication #09-7473.
2. Abraham I et al. Clinical safety of biosimilar recombinant human granulocyte colony-stimulating factors. *Expert Opin Drug Saf.* 2013;12(2):235–246.
3. Smith TJ et al. Recommendations for the Use of WBC Growth Factors: American Society of Clinical Oncology Clinical Practice Guideline Update. *J Clin Oncol.* 2015;33(28):3199–3212.
4. Vogel CL et al. First and subsequent cycle use of pegfilgrastim prevents febrile neutropenia in patients with breast cancer: a multicenter, double-blind, placebo-controlled phase III study. *J Clin Oncol.* 2005;23(6):1178–1184.
5. Timmer-Bonte JN et al. Prevention of chemotherapy-induced febrile neutropenia by prophylactic antibiotics plus or minus granulocyte colony-stimulating factor in small-cell lung cancer: a Dutch Randomized Phase III Study. *J Clin Oncol.* 2005;23(31):7974–7984.
6. Kuderer NM et al. Impact of primary prophylaxis with granulocyte colony-stimulating factor on febrile neutropenia and mortality in adult cancer patients receiving chemotherapy: a systematic review. *J Clin Oncol.* 2007;25(21):3158–3167.
7. Neulasta (pegfilgrastim) [package insert]. Thousand Oaks, CA: Amgen, 2015.
8. Johnston E et al. Randomized, dose-escalation study of SD/01 compared with daily filgrastim in patients receiving chemotherapy. *J Clin Oncol.* 2000;18(13):2522–2528.
9. Garcia-Carbonero R et al. Granulocyte colony-stimulating factor in the treatment of high-risk febrile neutropenia: a multicenter randomized trial. *J Natl Cancer Inst.* 2001;93(1):31–38.
10. Clark OA et al. Colony-stimulating factors for chemotherapy-induced febrile neutropenia: a meta-analysis of randomized controlled trials. *J Clin Oncol.* 2005;23(18):4198–4214.
11. Berghmans T et al. Therapeutic use of granulocyte and granulocyte-macrophage colony-stimulating factors in febrile neutropenic cancer patients. A systematic review of the literature with meta-analysis. *Support Care Cancer.* 2002;10(3):181–188.
12. Hidalgo M et al. Outpatient therapy with oral ofloxacin for patients with low risk neutropenia and fever: a prospective, randomized clinical trial. *Cancer.* 1999;85(1):213–219.
13. Santolaya ME et al. Early hospital discharge followed by outpatient management versus continued hospitalization of children with cancer, fever, and neutropenia at low risk for invasive bacterial infection. *J Clin Oncol.* 2004;22(18):3784–3789.
14. Innes HE et al. Oral antibiotics with early hospital discharge compared with in-patient intravenous antibiotics for low-risk febrile neutropenia in patients with cancer: a prospective randomised controlled single centre study. *Br J Cancer.* 2003;89(1):43–49.
15. Isaacs C et al. Randomized placebo-controlled study of recombinant human interleukin-11 to prevent chemotherapy-induced thrombocytopenia in patients with breast cancer receiving dose-intensive cyclophosphamide and doxorubicin. *J Clin Oncol.* 1997;15(11):3368–3377.
16. Neumega (oprelvekin) [package insert]. In: Inc WP, ed. Philadelphia, PA; 2011.
17. Kuter DJ. Managing thrombocytopenia associated with cancer chemotherapy. *Oncology (Williston Park).* 2015;29(4):282–294.
18. Whitecar JP Jr et al. L-asparaginase. *N Engl J Med.* 1970;282(13):732–734.
19. Ramsay NK et al. The effect of L-asparaginase of plasma coagulation factors in acute lymphoblastic leukemia. *Cancer.* 1977;40(4):1398–1401.
20. Truelove E et al. The coagulopathy and thrombotic risk associated with L-asparaginase treatment in adults with acute lymphoblastic leukaemia. *Leukemia.* 2013;27(3):553–559.
21. Mitchell LG et al. A prospective cohort study determining the prevalence of thrombotic events in children with acute lymphoblastic leukemia and a central venous line who are treated with L-asparaginase: results of the Prophylactic Antithrombin Replacement in Kids with Acute Lymphoblastic Leukemia Treated with Asparaginase (PARKAA) Study. *Cancer.* 2003;97(2):508–516.
22. Khorana AA, Connolly GC. Assessing risk of venous thromboembolism in the patient with cancer. *J Clin Oncol.* 2009;27(29):4839–4847.
23. Blom JW et al. Incidence of venous thrombosis in a large cohort of 66,329 cancer patients: results of a record linkage study. *J Thromb Haemost.* 2006;4(3):529–535.
24. Trousseau A. *Phlegmasia Alba Dolens. Clinique Medicale de l'Hotel Dieu.* Vol 3. London: The New Sydenham Society; 1865.

25. Aderka D et al. Idiopathic deep vein thrombosis in an apparently healthy patient as a premonitory sign of occult cancer. *Cancer*. 1986;57(9):1846–1849.

26. Goldberg RJ et al. Occult malignant neoplasm in patients with deep venous thrombosis. *Arch Intern Med*. 1987;147(2):251–253.

27. Sanz MA, Montesinos P. Open issues on bleeding and thrombosis in acute promyelocytic leukemia. *Thromb Res*. 2010;125 Suppl 2:S51–S54.

28. Stein E et al. The coagulopathy of acute promyelocytic leukaemia revisited. *Best Pract Res Clin Haematol*. 2009;22(1):153–163.

29. Oppelt P et al. Approach to chemotherapy-associated thrombosis. *Vasc Med*. 2015;20(2):153–161.

30. Palumbo A et al. Prevention of thalidomide- and lenalidomide-associated thrombosis in myeloma. *Leukemia*. 2008;22(2):414–423.

31. Zangari M et al. Thrombogenic activity of doxorubicin in myeloma patients receiving thalidomide: implications for therapy. *Blood*. 2002;100(4):1168–1171.

32. Knight R et al. Lenalidomide and venous thrombosis in multiple myeloma. *N Engl J Med*. 2006;354(19):2079–2080.

33. Skillings JR. Arterial thromboembolic events in a pooled analysis of 5 randomized, controlled trials of bevacizumab with chemotherapy. *J Clin Oncol*. 2005;23(Suppl):16S.

34. Johnson DH et al. Randomized phase II trial comparing bevacizumab plus carboplatin and paclitaxel with carboplatin and paclitaxel alone in previously untreated locally advanced or metastatic non-small-cell lung cancer. *J Clin Oncol*. 2004;22(11):2184–2191.

35. Zangari M et al. Thrombotic events in patients with cancer receiving antiangiogenesis agents. *J Clin Oncol*. 2009;27(29):4865–4873.

36. Khorana AA et al. Venous thromboembolism prophylaxis and treatment in cancer: a consensus statement of major guidelines panels and call to action. *J Clin Oncol*. 2009;27(29):4919–4926.

37. Lyman GH et al. Venous thromboembolism prophylaxis and treatment in patients with cancer: American Society of Clinical Oncology clinical practice guideline update 2014. *J Clin Oncol*. 2015;33(6):654–656.

38. Lindley CM et al. Incidence and duration of chemotherapy-induced nausea and vomiting in the outpatient oncology population. *J Clin Oncol*. 1989;7(8):1142–1149.

39. Sonis ST et al. Perspectives on cancer therapy-induced mucosal injury: pathogenesis, measurement, epidemiology, and consequences for patients. *Cancer*. 2004;100(9, Suppl):1995–2025.

40. Garden AS, Chambers MS. Head and neck radiation and mucositis. *Curr Opin Support Palliat Care*. 2007;1(1):30–34.

41. Lalla RV et al. MASCC/ISOO clinical practice guidelines for the management of mucositis secondary to cancer therapy. *Cancer*. 2014;120(10):1453–1461.

42. Epstein JB et al. Oral complications of cancer and cancer therapy: from cancer treatment to survivorship. *CA Cancer J Clin*. 2012;62(6):400–422.

43. Dirix P et al. Radiation-induced xerostomia in patients with head and neck cancer: a literature review. *Cancer*. 2006;107(11):2525–2534.

44. Hensley ML et al. American Society of Clinical Oncology 2008 clinical practice guideline update: use of chemotherapy and radiation therapy protectants. *J Clin Oncol*. 2009;27(1):127–145.

45. Johnson JT et al. Oral pilocarpine for post-irradiation xerostomia in patients with head and neck cancer. *N Engl J Med*. 1993;329(6):390–395.

46. Momm F et al. Different saliva substitutes for treatment of xerostomia following radiotherapy. A prospective crossover study. *Strahlenther Onkol*. 2005;181(4):231–236.

47. Kam MK et al. Prospective randomized study of intensity-modulated radiotherapy on salivary gland function in early-stage nasopharyngeal carcinoma patients. *J Clin Oncol*. 2007;25(31):4873–4879.

48. Aguiar GP et al. A review of the biological and clinical aspects of radiation caries. *J Contemp Dent Pract*. 2009;10(4):83–89.

49. Sonis ST. Oral mucositis in cancer therapy. *J Support Oncol*. 2004;2(6 Suppl 3):3–8.

50. Martins F et al. A review of oral toxicity associated with mTOR inhibitor therapy in cancer patients. *Oral Oncol*. 2013;49(4):293–298.

51. Gelclair [product information]. www.gelclair.com. Helsinn Healthcare SA L, Switzerland. Accessed August 1, 2015.

52. Barber C et al. Comparing pain control and ability to eat and drink with standard therapy vs Gelclair: a preliminary, double centre, randomised controlled trial on patients with radiotherapy-induced oral mucositis. *Support Care Cancer*. 2007;15(4):427–440.

53. Mahood DJ et al. Inhibition of fluorouracil-induced stomatitis by oral cryotherapy. *J Clin Oncol*. 1991;9(3):449–452.

54. Ferretti GA et al. Chlorhexidine for prophylaxis against oral infections and associated complications in patients receiving bone marrow transplants. *J Am Dent Assoc*. 1987;114(4):461–467.

55. Ferretti GA et al. Chlorhexidine prophylaxis for chemotherapy- and radiotherapy-induced stomatitis: a randomized double-blind trial. *Oral Surg Oral Med Oral Pathol*. 1990;69(3):331–338.

56. Shaw MT et al. Effects of cancer, radiotherapy and cytotoxic drugs on intestinal structure and function. *Cancer Treat Rev*. 1979;6(3):141–151.

57. Wurth MA, Musacchia XJ. Mechlorethamine effects on intestinal absorption in vitro and on cell proliferation. *Am J Physiol*. 1973;225(1):73–80.

58. Roche AC et al. Correlation between the histological changes and glucose intestinal absorption following a single dose of 5 fluorouracil. *Digestion*. 1970;3(4):195–212.

59. Pessi MA et al. Targeted therapy-induced diarrhea: A review of the literature. *Crit Rev Oncol Hematol*. 2014;90(2):165–179.

60. Irinotecan [package insert]. New York, NY: Pharmacia & Upjohn Company; 2014.

61. Geller RB et al. Randomized trial of loperamide versus dose escalation of octreotide acetate for chemotherapy-induced diarrhea in bone marrow transplant and leukemia patients. *Am J Hematol*. 1995;50(3):167–172.

62. Cascinu S et al. Octreotide versus loperamide in the treatment of fluorouracil-induced diarrhea: a randomized trial. *J Clin Oncol*. 1993;11(1):148–151.

63. Rosenoff SH et al. A multicenter, randomized trial of long-acting octreotide for the optimum prevention of chemotherapy-induced diarrhea: results of the STOP trial. *J Support Oncol*. 2006;4(6):289–294.

64. Zachariah B et al. Octreotide acetate in prevention of chemoradiation-induced diarrhea in anorectal cancer: randomized RTOG trial 0315. *J Natl Cancer Inst*. 2010;102(8):547–556.

65. Hoff PM et al. Randomized phase III trial exploring the use of long-acting release octreotide in the prevention of chemotherapy-induced diarrhea in patients with colorectal cancer: the LARCID trial. *J Clin Oncol*. 2014;32(10):1006–1011.

66. Andreyev J et al. Guidance on the management of diarrhoea during cancer chemotherapy. *Lancet Oncol*. 2014;15(10):e447–460.

67. Payne AS et al. Dermatologic toxicity of chemotherapeutic agents. *Semin Oncol*. 2006;33(1):86–97.

68. Goolsby TV, Lombardo FA. Extravasation of chemotherapeutic agents: prevention and treatment. *Semin Oncol*. 2006;33(1):139–143.

69. Galimont-Collen AF et al. Classification and management of skin, hair, nail and mucosal side-effects of epidermal growth factor receptor (EGFR) inhibitors. *Eur J Cancer*. 2007;43(5):845–851.

70. Heidary N et al. Chemotherapeutic agents and the skin: An update. *J Am Acad Dermatol*. 2008;58(4):545–570.

71. Wang J et al. Protection against chemotherapy-induced alopecia. *Pharm Res*. 2006;23(11):2505–2514.

72. Karakunnel J et al. Hair loss. In: DeVita VT et al, eds. *Cancer: Principles and Practice of Oncology*. 9th ed. Philadelphia, PA: Lippincott Williams & Wilkins; 2011:2368.

73. Grevelman EG, Breed WP. Prevention of chemotherapy-induced hair loss by scalp cooling. *Ann Oncol*. 2005;16(3):352–358.

74. Shin H et al. Efficacy of interventions for prevention of chemotherapy-induced alopecia: a systematic review and meta-analysis. *Int J Cancer*. 2015;136(5):E442–E454.

75. Capriotti K et al. The risk of nail changes with taxane chemotherapy: a systematic review of the literature and meta-analysis. *Br J Dermatol*. 2015.

76. deMarinis M et al. Nail pigmentation with daunorubicin therapy. *Ann Intern Med*. 1978;89(4):516–517.

77. Shetty MR. Case of pigmented banding of the nail caused by bleomycin. *Cancer Treat Rep*. 1977;61(3):501–502.

78. Hrushesky WJ. Serpentine supravenous 5-fluorouracil (NSC-19893) hyperpigmentation. *Cancer Treat Rep*. 1976;60(5):639.

79. Fernandez-Obregon AC et al. Flagellate pigmentation from intrapleural bleomycin. A light microscopy and electron microscopy study. *J Am Acad Dermatol*. 1985;13(3):464–468.

80. Horn TD et al. Observations and proposed mechanism of N,N',N'-triethylenethiophosphoramide (thiotepa)-induced hyperpigmentation. *Arch Dermatol*. 1989;125(4):524–527.

81. Harben DJ et al. Thiotepa-induced leukoderma. *Arch Dermatol*. 1979;115(8):973–974.

82. Vonderheid EC. Topical mechlorethamine chemotherapy. Considerations on its use in mycosis fungoides. *Int J Dermatol*. 1984;23(3):180–186.

83. Wheeland RG et al. The flag sign of chemotherapy. *Cancer*. 1983;51(8):1356–1358.

84. Brzezniak C, Szabo E. Images in clinical medicine. Sunitinib-associated hair depigmentation. *N Engl J Med*. 2014;370(17):e27.

85. Lipworth AD et al. Hand-foot syndrome (hand-foot skin reaction, palmar-plantar erythrodysesthesia): focus on sorafenib and sunitinib. *Oncology*. 2009;77(5):257–271.

86. Miller KK et al. Chemotherapy-induced hand-foot syndrome and nail changes: a review of clinical presentation, etiology, pathogenesis, and management. *J Am Acad Dermatol*. 2014;71(4):787–794.

87. Ren Z et al. Randomized controlled trial of the prophylactic effect of urea-based cream on sorafenib-associated hand-foot skin reactions in patients with advanced hepatocellular carcinoma. *J Clin Oncol*. 2015;33(8):894–900.

88. Hofheinz RD et al. Mapisal versus urea cream as prophylaxis for capecitabine-associated Hand-Foot syndrome: a randomized phase III trial of the

AIO Quality of Life Working Group. *J Clin Oncol.* 2015;33(22):2444–2449.

89. Lynch TJ Jr et al. Epidermal growth factor receptor inhibitor-associated cutaneous toxicities: an evolving paradigm in clinical management. *Oncologist.* 2007;12(5):610–621.

90. Perez-Soler R. Rash as a surrogate marker for efficacy of epidermal growth factor receptor inhibitors in lung cancer. *Clin Lung Cancer.* 2006;89(Suppl 1):S7–S14.

91. Cunningham D et al. Cetuximab monotherapy and cetuximab plus irinotecan in irinotecan-refractory metastatic colorectal cancer. *N Engl J Med.* 2004;351(4):337–345.

92. Liu G et al. Epidermal growth factor receptor polymorphisms and clinical outcomes in non-small-cell lung cancer patients treated with gefitinib. *Pharmacogenomics J.* 2008;8(2):129–138.

93. Tan EH, Chan A. Evidence-based treatment options for the management of skin toxicities associated with epidermal growth factor receptor inhibitors. *Ann Pharmacother.* 2009;43(10):1658–1666.

94. Pomerantz RG et al. Cutaneous reactions to epidermal growth factor receptor inhibitors. *J Drugs Dermatol.* 2010;9(10):1229–1234.

95. Lacouture ME et al. Clinical practice guidelines for the prevention and treatment of EGFR inhibitor-associated dermatologic toxicities. *Support Care Cancer.* 2011;19(8):1079–1095.

96. Yeo W, Johnson PJ. Radiation-recall skin disorders associated with the use of antineoplastic drugs. Pathogenesis, prevalence, and management. *Am J Clin Dermatol.* 2000;1(2):113–116.

97. Camidge R, Price A. Characterizing the phenomenon of radiation recall dermatitis. *Radiother Oncol.* 2001;59(3):237–245.

98. Kvols LK. Radiation sensitizers: a selective review of molecules targeting DNA and non-DNA targets. *J Nucl Med.* 2005;46 Suppl 1:187S–190S.

99. Alley E et al. Cutaneous toxicities of cancer therapy. *Curr Opin Oncol.* 2002;14(2):212–216.

100. Kumar S et al. Management of skin toxicity during radiation therapy: a review of the evidence. *J Med Imaging Radiat Oncol.* 2010;54(3):264–279.

101. Bolderston A et al. The prevention and management of acute skin reactions related to radiation therapy: a systematic review and practice guideline. *Support Care Cancer.* 2006;14(8):802–817.

102. Wyatt AJ et al. Cutaneous reactions to chemotherapy and their management. *Am J Clin Dermatol.* 2006;7(1):45–63.

103. Doellman D et al. Infiltration and extravasation: update on prevention and management. *J Infus Nurs.* 2009;32(4):203–211.

104. Boulanger J et al. Management of the extravasation of anti-neoplastic agents. *Support Care Cancer.* 2015;23(5):1459–1471.

105. Mouridsen HT et al. Treatment of anthracycline extravasation with Savene (dexrazoxane): results from two prospective clinical multicentre studies. *Ann Oncol.* 2007;18(3):546–550.

106. Totect (dexrazoxane injection) [package insert]. Rockaway, NJ: Topo Target USA, Inc.; 2011.

107. Syrigou E et al. Acute hypersensitivity reactions to chemotherapy agents: an overview. *Inflamm Allergy Drug Targets.* 2010;9(3):206–213.

108. Gradishar WJ et al. Phase III trial of nanoparticle albumin-bound paclitaxel compared with polyethylated castor oil-based paclitaxel in women with breast cancer. *J Clin Oncol.* 2005;23(31):7794–7803.

109. Anderson T et al. Chemotherapy for testicular cancer: current status of the National Cancer Institute Combined Modality Trial. *Cancer Treat Rep.* 1979;63(9/10):1687–1692.

110. Denis L. Anaphylactic reactions to repeated intravesical instillation with cisplatin. *Lancet.* 1983;1(8338):1378–1379.

111. Getaz EP et al. Cisplatin-induced hemolysis. *N Engl J Med.* 1980;302(6):334–335.

112. Levi JA, Aroney RS, Dalley DN. Haemolytic anaemia after cisplatin treatment. *Br Med J (Clin Res Ed).* 1981;282(6281):2003–2004.

113. Bacha DM et al. Phase I study of carboplatin (CBDCA) in children with cancer. *Cancer Treat Rep.* 1986;70(7):865–869.

114. Allen JC et al. Carboplatin and recurrent childhood brain tumors. *J Clin Oncol.* 1987;5(3):459–463.

115. Brunner KW, Young CW. A Methylhydrazine Derivative in Hodgkin's Disease and Other Malignant Neoplasms. Therapeutic and Toxic Effects Studied in 51 Patients. *Ann Intern Med.* 1965;63:69–86.

116. Glovsky MM et al. Hypersensitivity to procarbazine associated with angioedema, urticaria, and low serum complement activity. *J Allergy Clin Immunol.* 1976;57(2):134–140.

117. Lokich JJ, Moloney WC. Allergic reaction to procarbazine. *Clin Pharmacol Ther.* 1972;13(4):573–574.

118. Jones SE et al. Hypersensitivity to procarbazine (Matulane) manifested by fever and pleuropulmonary reaction. *Cancer.* 1972;29(2):498–500.

119. Arnold DJ, Stafford CT. Systemic allergic reaction to adriamycin. *Cancer Treat Rep.* 1979;63(1):150–151.

120. Solimando DA Jr, Wilson JP. Doxorubicin-induced hypersensitivity reactions. *Drug Intell Clin Pharm.* 1984;18(10):808–811.

121. Collins JA. Hypersensitivity reaction to doxorubicin. *Drug Intell Clin Pharm.* 1984;18(5):402–403.

122. Etcubanas E, Wilbur JR. Letter: Uncommon side effects of adriamycin (NSC-123127). *Cancer Chemother Rep.* 1974;58(6):757–758.

123. Crowther D et al. Management of adult acute myelogenous leukaemia. *Br Med J.* 1973;1(5846):131–137.

124. Tan CT, et al. Congenital atlanto-axial dislocation. *Med J Malaysia.* 1981;36(4):230–233.

125. Tan CT et al. Phase I trial of rubidazone (NSC 164011) in children with cancer. *Med Pediatr Oncol.* 1981;9(4):347–353.

126. Rosenfelt F et al. A fatal hyperpyrexial response to bleomycin following prior therapy: a case report and literature review. *Yale J Biol Med.* 1982;55(5/6):529–531.

127. Leung WH et al. Fulminant hyperpyrexia induced by bleomycin. *Postgrad Med J.* 1989;65(764):417–419.

128. Bochner BS, Lichtenstein LM. Anaphylaxis. *N Engl J Med.* 1991;324(25):1785–1790.

129. Rituxan (rituximab) [package insert]. South San Francisco, CA: Biogen Idec, Inc., and Genentech, Inc.; 2014.

130. Herceptin (trastuzumab) [package insert]. South San Francisco, CA: Genentech, Inc.; 2015.

131. Erbitux (cetuximab) [package insert]. Branchburg, NJ: Im Clone Systems, Inc.; 2015.

132. Campath (alemtuzumab) [package insert]. Cambridge, MA: Genzyme Corporation; 2014.

133. Taxotere (docetaxel) [package insert]. Bridgewater, NJ: Sanofi-Aventis; 2014.

134. Doxil (doxorubicin) [package insert]. Horsham. PA: Janssen Products, LP; 2015.

135. Lenz HJ. Management and preparedness for infusion and hypersensitivity reactions. *Oncologist.* 2007;12(5):601–609.

136. Tham EH et al. Evaluation and management of hypersensitivity reactions to chemotherapy agents. *Postgrad Med J.* 2015;91(1073):145–150.

137. Saif MW, Kim R. Incidence and management of cutaneous toxicities associated with cetuximab. *Expert Opin Drug Saf.* 2007;6(2):175–182.

138. Abraxane (paclitaxel) [package insert]. Bridgewater, NJ: Abraxis Bioscience, LLC; 2015.

139. Reddick WE et al. Prevalence of leukoencephalopathy in children treated for acute lymphoblastic leukemia with high-dose methotrexate. *Am J Neuroradiol.* 2005;26(5):1263–1269.

140. Dufourg MN et al. Age and high-dose methotrexate are associated to clinical acute encephalopathy in FRALLE 93 trial for acute lymphoblastic leukemia in children. *Leukemia.* 2007;21(2):238–247.

141. Kwong YL et al. Intrathecal chemotherapy for hematologic malignancies: drugs and toxicities. *Ann Hematol.* 2009;88(3):193–201.

142. Smith GA et al. High-dose cytarabine dose modification reduces the incidence of neurotoxicity in patients with renal insufficiency. *J Clin Oncol.* 1997;15(2):833–839.

143. Rubin EH et al. Risk factors for high-dose cytarabine neurotoxicity: an analysis of a cancer and leukemia group B trial in patients with acute myeloid leukemia. *J Clin Oncol.* 1992;10(6):948–953.

144. Gallego Perez-Larraya J et al. Neurologic complications of intrathecal liposomal cytarabine administered prophylactically to patients with non-Hodgkin lymphoma. *J Neurooncol.* 2011;103(3):603–609.

145. Newton HB. Neurological complications of chemotherapy to the central nervous system. *Handb Clin Neurol.* 2012;105:903–916.

146. Raetz EA, Salzer WL. Tolerability and efficacy of L-asparaginase therapy in pediatric patients with acute lymphoblastic leukemia. *J Pediatr Hematol Oncol.* 2010;32(7):554–563.

147. Magge RS, DeAngelis LM. The double-edged sword: Neurotoxicity of chemotherapy. *Blood Rev.* 2015;29(2):93–100.

148. Pirzada NA et al. Fluorouracil-induced neurotoxicity. *Ann Pharmacother.* 2000;34(1):35–38.

149. Lyros E et al. Subacute reversible toxic encephalopathy related to treatment with capecitabine: a case report with literature review and discussion of pathophysiology. *Neurotoxicology.* 2014;42:8–11.

150. Truman N, Nethercott D. Posterior reversible encephalopathy syndrome (PRES) after treatment with oxaliplatin and 5-fluorouracil. *Clin Colorectal Cancer.* 2013;12(1):70–72.

151. Chun HG et al. Central nervous system toxicity of fludarabine phosphate. *Cancer Treat Rep.* 1986;70(10):1225–1228.

152. Warrell RP Jr, Berman E. Phase I and II study of fludarabine phosphate in leukemia: therapeutic efficacy with delayed central nervous system toxicity. *J Clin Oncol.* 1986;4(1):74–79.

153. Merkel DE et al. Central nervous system toxicity with fludarabine. *Cancer Treat Rep.* 1986;70(12):1449–1450.

154. DeAngelo DJ et al. Nelarabine induces complete remissions in adults with relapsed or refractory T-lineage acute lymphoblastic leukemia or lymphoblastic lymphoma: Cancer and Leukemia Group B study 19801. *Blood.* 2007;109(12):5136–5142.

155. Berg SL et al. Phase II study of nelarabine (compound 506U78) in children and young adults with refractory T-cell malignancies: a report from the Children's Oncology Group. *J Clin Oncol.* 2005;23(15):3382–3382.

156. Ngo D et al. Nelarabine neurotoxicity with concurrent intrathecal chemotherapy: Case report and review of literature. *J Oncol Pharm Pract.* 2015;21(4):296–300.

157. Arranon (nelarabine injection) [package insert]. Research Triangle Park, NC: GlaxoSmithKline; 2014.

158. Richards A et al. Evaluation of methylene blue, thiamine, and/or albumin in the prevention of ifosfamide-related neurotoxicity. *J Oncol Pharm Pract.* 2011;17(4):372–380.

159. Szabatura AH et al. An assessment of risk factors associated with ifosfamide-induced encephalopathy in a large academic cancer center. *J Oncol Pharm Pract.* 2015;21(3):188–193.

160. David KA, Picus J. Evaluating risk factors for the development of ifosfamide encephalopathy. *Am J Clin Oncol.* 2005;28(3):277–280.

161. Ramchandren S et al. Peripheral neuropathy in survivors of childhood acute lymphoblastic leukemia. *J Peripher Nerv Syst.* 2009;14(3):184–189.

162. Kanbayashi Y et al. Statistical identification of predictors for peripheral neuropathy associated with administration of bortezomib, taxanes, oxaliplatin or vincristine using ordered logistic regression analysis. *Anticancer Drugs.* 2010;21(9):877–881.

163. Kanbayashi Y et al. Statistical identification of predictors for paclitaxel-induced peripheral neuropathy in patients with breast or gynaecological cancer. *Anticancer Res.* 2013;33(3):1153–1156.

164. Park SB et al. Chemotherapy-induced peripheral neurotoxicity: a critical analysis. *CA Cancer J Clin.* 2013;63(6):419–437.

165. Piccolo J, Kolesar JM. Prevention and treatment of chemotherapy-induced peripheral neuropathy. *Am J Health-Syst Pharm.* 2014;71(1):19–25.

166. Pachman DR et al. Therapeutic strategies for cancer treatment related peripheral neuropathies. *Curr Treat Options Oncol.* 2014;15(4):567–580.

167. Pachman DR et al. Management options for established chemotherapy-induced peripheral neuropathy. *Support Care Cancer.* 2014;22(8):2281–2295.

168. Beijers AJ et al. A systematic review on chronic oxaliplatin-induced peripheral neuropathy and the relation with oxaliplatin administration. *Support Care Cancer.* 2014;22(7):1999–2007.

169. Avan A et al. Platinum-induced neurotoxicity and preventive strategies: past, present, and future. *Oncologist.* 2015;20(4):411–432.

170. Grothey A et al. Intravenous calcium and magnesium for oxaliplatin-induced sensory neurotoxicity in adjuvant colon cancer: NCCTG N04C7. *J Clin Oncol.* 2011;29(4):421–427.

171. Loprinzi CL et al. Phase III randomized, placebo-controlled, double-blind study of intravenous calcium and magnesium to prevent oxaliplatin-induced sensory neurotoxicity (N08CB/Alliance). *J Clin Oncol.* 2014;32(10):997–1005.

172. Hochster HS et al. Use of calcium and magnesium salts to reduce oxaliplatin-related neurotoxicity. *J Clin Oncol.* 2007;25(25):4028–4029.

173. Sandler SG et al. Vincristine-induced neuropathy. A clinical study of fifty leukemic patients. *Neurology.* 1969;19(4):367–374.

174. Albert DM et al. Ocular complications of vincristine therapy. *Arch Ophthalmol.* 1967;78(6):709–713.

175. Holland JF et al. Vincristine treatment of advanced cancer: a cooperative study of 392 cases. *Cancer Res.* 1973;33(6):1258–1264.

176. McCarthy GM, Skillings JR. Jaw and other orofacial pain in patients receiving vincristine for the treatment of cancer. *Oral Surg Oral Med Oral Pathol.* 1992;74(3):299–304.

177. Langer T et al. Understanding platinum-induced ototoxicity. *Trends Pharmacol Sci.* 2013;34(8):458–469.

178. Peleva E et al. Incidence of platinum-induced ototoxicity in pediatric patients in Quebec. *Pediatr Blood Cancer.* 2014;61(11):2012–2017.

179. Citak EC et al. Vincristine-induced peripheral neuropathy and urinary bladder paralysis in a child with rhabdomyosarcoma. *J Pediatr Hematol Oncol.* 2008;30(1):61–62.

180. Carmichael SM et al. Orthostatic hypotension during vincristine therapy. *Arch Intern Med.* 1970;126(2):290–293.

181. Hahn VS et al. Cancer therapy-induced cardiotoxicity: basic mechanisms and potential cardioprotective therapies. *J Am Heart Assoc.* 2014;3(2):e000665.

182. Simunek T et al. Anthracycline-induced cardiotoxicity: overview of studies examining the roles of oxidative stress and free cellular iron. *Pharmacol Rep.* 2009;61(1):154–171.

183. Menna P et al. An introduction to the metabolic determinants of anthracycline cardiotoxicity. *Cardiovasc Toxicol.* 2007;7(2):80–85.

184. Ferreira AL et al. Anthracycline-induced cardiotoxicity. *Cardiovasc Hematol Agents Med Chem.* 2008;6(4):278–281.

185. Truong J et al. Chemotherapy-induced cardiotoxicity: detection, prevention, and management. *Can J Cardiol.* 2014;30(8):869–878.

186. Conway A et al. The prevention, detection and management of cancer treatment-induced cardiotoxicity: a meta-review. *BMC Cancer.* 2015;15:366.

187. Von Hoff DD et al. Risk factors for doxorubicin-induced congestive heart failure. *Ann Intern Med.* 1979;91(5):710–717.

188. Steinberg JS, Wasserman AG. Radionuclide ventriculography for evaluation and prevention of doxorubicin cardiotoxicity. *Clin Ther.* 1985;7(6):660–667.

189. Billingham ME et al. Anthracycline cardiomyopathy monitored by morphologic changes. *Cancer Treat Rep.* 1978;62(6):865–872.

190. Bristow MR et al. Dose-effect and structure-function relationships in doxorubicin cardiomyopathy. *Am Heart J.* 1981;102(4):709–718.

191. Von Hoff DD et al. Daunomycin-induced cardiotoxicity in children and adults. A review of 110 cases. *Am J Med.* 1977;62(2):200–208.

192. Tan CT et al. Phase I and clinical pharmacological study of 4-demethoxydaunorubicin (idarubicin) in children with advanced cancer. *Cancer Res.* 1987;47(11):2990–2995.

193. Villani F et al. Evaluation of cardiac toxicity of idarubicin (4-demethoxydaunorubicin). *Eur J Cancer Clin Oncol.* 1989;25(1):13–18.

194. Feig SA et al. Determination of the maximum tolerated dose of idarubicin when used in a combination chemotherapy program of reinduction of childhood ALL at first marrow relapse and a preliminary assessment of toxicity compared to that of daunorubicin: a report from the Childrens Cancer Study Group. *Med Pediatr Oncol.* 1992;20(2):124–129.

195. Vulsteke C et al. Clinical and genetic risk factors for epirubicin-induced cardiac toxicity in early breast cancer patients. *Breast Cancer Res Treat.* 2015;152(1):67–76.

196. Synold TW, Doroshow JH. Anthracycline dose intensity: clinical pharmacology and pharmacokinetics of high-dose doxorubicin administered as a 96-hour continuous intravenous infusion. *J Infus Chemother.* 1996;6(2):69–73.

197. Weiss AJ et al. Studies on adriamycin using a weekly regimen demonstrating its clinical effectiveness and lack of cardiac toxicity. *Cancer Treat Rep.* 1976;60(7):813–822.

198. Torti FM et al. Reduced cardiotoxicity of doxorubicin delivered on a weekly schedule. Assessment by endomyocardial biopsy. *Ann Intern Med.* 1983;99(6):745–749.

199. Lum BL et al. Doxorubicin: alteration of dose scheduling as a means of reducing cardiotoxicity. *Drug Intell Clin Pharm.* 1985;19(4):259–264.

200. Valdivieso M et al. Increased therapeutic index of weekly doxorubicin in the therapy of non-small cell lung cancer: a prospective, randomized study. *J Clin Oncol.* 1984;2(3):207–214.

201. van Dalen EC et al. Cardioprotective interventions for cancer patients receiving anthracyclines. *Cochrane Database Syst Rev.* 2011(6):CD003917.

202. O'Brien ME et al. Reduced cardiotoxicity and comparable efficacy in a phase III trial of pegylated liposomal doxorubicin HCl (CAELYX/Doxil) versus conventional doxorubicin for first-line treatment of metastatic breast cancer. *Ann Oncol.* 2004;15(3):440–449.

203. Smith LA et al. Cardiotoxicity of anthracycline agents for the treatment of cancer: systematic review and meta-analysis of randomised controlled trials. *BMC Cancer.* 2010;10:337.

204. Sieswerda E et al. Medical interventions for treating anthracycline-induced symptomatic and asymptomatic cardiotoxicity during and after treatment for childhood cancer. *Cochrane Database Syst Rev.* 2011;(9):CD008011.

205. Silber JH et al. Enalapril to prevent cardiac function decline in long-term survivors of pediatric cancer exposed to anthracyclines. *J Clin Oncol.* 2004;22(5):820–828.

206. Cardinale D et al. Anthracycline-induced cardiomyopathy: clinical relevance and response to pharmacologic therapy. *J Am Coll Cardiol.* 2010;55(3):213–220.

207. Slamon DJ et al. Use of chemotherapy plus a monoclonal antibody against HER2 for metastatic breast cancer that overexpresses HER2. *N Engl J Med.* 2001;344(11):783–792.

208. Viani GA et al. Adjuvant trastuzumab in the treatment of her-2-positive early breast cancer: a meta-analysis of published randomized trials. *BMC Cancer.* 2007;7:153.

209. Atallah E et al. Congestive heart failure is a rare event in patients receiving imatinib therapy. *Blood.* 2007;110(4):1233–1237.

210. Kerkela R et al. Cardiotoxicity of the cancer therapeutic agent imatinib mesylate. *Nat Med.* 2006;12(8):908–916.

211. Sprycel (dasatinib) [package insert]. Princeton, NJ: Bristol-Myers Squibb

Company; 2015.

212. Schmidinger M et al. Cardiac toxicity of sunitinib and sorafenib in patients with metastatic renal cell carcinoma. *J Clin Oncol.* 2008;26(32):5204–5212.

213. Perez EA et al. Cardiac safety of lapatinib: pooled analysis of 3689 patients enrolled in clinical trials. *Mayo Clin Proc.* 2008;83(6):679–686.

214. Jarkowski A 3rd et al. Heart failure caused by molecularly targeted therapies for cancer. *Pharmacotherapy.* 2011;31(1):62–75.

215. Wortman JE et al. Sudden death during doxorubicin administration. *Cancer.* 1979;44(5):1588–1591.

216. Rowinsky EK et al. Cardiac disturbances during the administration of taxol. *J Clin Oncol.* 1991;9(9):1704–1712.

217. Tasigna (nilotinib) [package insert]. East Hanover, NJ: Novartis Pharmaceuticals Corporation; 2015.

218. Economopoulou P et al. Cancer therapy and cardiovascular risk: focus on bevacizumab. *Cancer Manag Res.* 2015;7:133–143.

219. Escudier B et al. Sorafenib in advanced clear-cell renal-cell carcinoma. *N Engl J Med.* 2007;356(2):125–134.

220. Maitland ML et al. Initial assessment, surveillance, and management of blood pressure in patients receiving vascular endothelial growth factor signaling pathway inhibitors. *J Natl Cancer Inst.* 2010;102(9):596–604.

221. Izzedine H et al. Management of hypertension in angiogenesis inhibitor-treated patients. *Ann Oncol.* 2009;20(5):807–815.

222. Polk A et al. A systematic review of the pathophysiology of 5-fluorouracil-induced cardiotoxicity. *BMC Pharmacol Toxicol.* 2014;15:47.

223. Shirali AC, Perazella MA. Tubulointerstitial injury associated with chemotherapeutic agents. *Adv Chronic Kidney Dis.* 2014;21(1):56–63.

224. Launay-Vacher V et al. Prevention of cisplatin nephrotoxicity: state of the art and recommendations from the European Society of Clinical Pharmacy Special Interest Group on Cancer Care. *Cancer Chemother Pharmacol.* 2008;61(6):903–909.

225. Perazella MA. Onco-nephrology: renal toxicities of chemotherapeutic agents. *Clin J Am Soc Nephrol.* 2012;7(10):1713–1721.

226. Willox JC et al. Effects of magnesium supplementation in testicular cancer patients receiving cis-platin: a randomised trial. *Br J Cancer.* 1986;54(1):19–23.

227. Kintzel PE, Dorr RT. Anticancer drug renal toxicity and elimination: dosing guidelines for altered renal function. *Cancer Treat Rev.* 1995;21(1):33–64.

228. Calvert AH et al. Carboplatin dosage: prospective evaluation of a simple formula based on renal function. *J Clin Oncol.* 1989;7(11):1748–1756.

229. Izzedine H. Anti-VEGF cancer therapy in nephrology practice. *Int J Nephrol.* 2014;2014:143426.

230. Rixe O et al. Axitinib treatment in patients with cytokine-refractory metastatic renal-cell cancer: a phase II study. *Lancet Oncol.* 2007;8(11):975–984.

231. Zhu X et al. Risks of proteinuria and hypertension with bevacizumab, an antibody against vascular endothelial growth factor: systematic review and meta-analysis. *Am J Kidney Dis.* 2007;49(2):186–193.

232. Avastin (bevacizumab) [package insert]. South San Francisco, CA: Genentech, Inc.; 2015.

233. Widemann BC, Adamson PC. Understanding and managing methotrexate nephrotoxicity. *Oncologist.* 2006;11(6):694–703.

234. Fermiano M et al. Glucarpidase for the management of elevated methotrexate levels in patients with impaired renal function. *Am J Health-Syst Pharm.* 2014;71(10):793–798.

235. Lawson M et al. Urological implications of cyclophosphamide and ifosfamide. *Scand J Urol Nephrol.* 2008;42(4):309–317.

236. Goren MP et al. Pharmacokinetics of an intravenous-oral versus intravenous-mesna regimen in lung cancer patients receiving ifosfamide. *J Clin Oncol.* 1998;16(2):616–621.

237. Mukhtar S, Woodhouse C. The management of cyclophosphamide-induced haematuria. *BJU Int.* 2010;105(7):908–912.

238. Sadowska AM et al. Antineoplastic therapy-induced pulmonary toxicity. *Expert Rev Anticancer Ther.* 2013;13(8):997–1006.

239. Vahid B, Marik PE. Pulmonary complications of novel antineoplastic agents for solid tumors. *Chest.* 2008;133(2):528–538.

240. Vahid B, Marik PE. Infiltrative lung diseases: complications of novel antineoplastic agents in patients with hematological malignancies. *Can Respir J.* 2008;15(4):211–216.

241. Yang JC et al. Randomized study of high-dose and low-dose interleukin-2 in patients with metastatic renal cancer. *J Clin Oncol.* 2003;21(16):3127–3132.

242. Durant JR et al. Pulmonary toxicity associated with bischloroethylnitrosourea (BCNU). *Ann Intern Med.* 1979;90(2):191–194.

243. Sleijfer S. Bleomycin-induced pneumonitis. *Chest.* 2001;120(2):617–624.

244. Haupt HM et al. Ara-C lung: noncardiogenic pulmonary edema complicating cytosine arabinoside therapy of leukemia. *Am J Med.* 1981;70(2):256–261.

245. Gupta N et al. Gemcitabine-induced pulmonary toxicity: case report and review of the literature. *Am J Clin Oncol.* 2002;25(1):96–100.

246. Stoica GS et al. Corticosteroid responsive fludarabine pulmonary toxicity. *Am J Clin Oncol.* 2002;25(4):340–341.

247. Wall MA et al. Lung function in adolescents receiving high-dose methotrexate. *Pediatrics.* 1979;63(5):741–746.

248. Abdel-Rahman O, Elhalawani H. Risk of fatal pulmonary events in patients with advanced non-small-cell lung cancer treated with EGF receptor tyrosine kinase inhibitors: a comparative meta-analysis. *Future Oncol.* 2015;11(7):1109–1122.

249. Teuwen LA et al. Management of pulmonary toxicity associated with targeted anticancer therapies. *Expert Opin Drug Metab Toxicol.* 2015:1–13.

250. Barber NA, Ganti AK. Pulmonary toxicities from targeted therapies: a review. *Target Oncol.* 2011;6(4):235–243.

251. Azambuja E et al. Bleomycin lung toxicity: who are the patients with increased risk? *Pulm Pharmacol Ther.* 2005;18(5):363–366.

252. Thatishetty AV et al. Chemotherapy-induced hepatotoxicity. *Clin Liver Dis.* 2013;17(4):671–686, ix–x.

253. Bahirwani R, Reddy KR. Drug-induced liver injury due to cancer chemotherapeutic agents. *Semin Liver Dis.* 2014;34(2):162–171.

254. Pratt CB, Johnson WW. Duration and severity of fatty metamorphosis of the liver following L-asparaginase therapy. *Cancer.* 1971;28(2):361–364.

255. Dix SP et al. Association of busulfan area under the curve with veno-occlusive disease following BMT. *Bone Marrow Transplant.* 1996;17(2):225–230.

256. Ayash LJ et al. Hepatic venoocclusive disease in autologous bone marrow transplantation of solid tumors and lymphomas. *J Clin Oncol.* 1990;8(10):1699–1706.

257. Jeha S et al. Clofarabine, a novel nucleoside analog, is active in pediatric patients with advanced leukemia. *Blood.* 2004;103(3):784–789.

258. Slavin RE et al. Cytosine arabinoside induced gastrointestinal toxic alterations in sequential chemotherapeutic protocols: a clinical-pathologic study of 33 patients. *Cancer.* 1978;42(4):1747–1759.

259. Johnson DH et al. Etoposide-induced hepatic injury: a potential complication of high-dose therapy. *Cancer Treat Rep.* 1983;67(11):1023–1024.

260. Kikuchi S et al. Severe hepatitis and complete molecular response caused by imatinib mesylate: possible association of its serum concentration with clinical outcomes. *Leuk Lymphoma.* 2004;45(11):2349–2351.

261. Einhorn M, Davidsohn I. Hepatotoxicity of mercaptopurine. *JAMA.* 1964;188:802–806.

262. Bergner N et al. Role of chemotherapy additional to high-dose methotrexate for primary central nervous system lymphoma (PCNSL). *Cochrane Database Syst Rev.* 2012;(11):CD009355.

263. Weiss RB. Streptozocin: a review of its pharmacology, efficacy, and toxicity. *Cancer Treat Rep.* 1982;66(3):427–438.

264. Nordstrom BH et al. Liver function test abnormalities in patients treated with small molecule tyrosine kinase inhibitors. Presented at: International Society for Pharmacoepidemiology Annual Meeting, Brighton, UK, 19–22 August 2010.

265. Churpek JE, Larson RA. The evolving challenge of therapy-related myeloid neoplasms. *Best Pract Res Clin Haematol.* 2013;26(4):309–317.

266. Faurschou M et al. Malignancies in Wegener's granulomatosis: incidence and relation to cyclophosphamide therapy in a cohort of 293 patients. *J Rheumatol.* 2008;35(1):100–105.

267. Guerin S et al. Concomitant chemo-radiotherapy and local dose of radiation as risk factors for second malignant neoplasms after solid cancer in childhood: a case–control study. *Int J Cancer.* 2007;120(1):96–102.

268. Dittrich R et al. Fertility preservation in cancer patients. *Minerva Ginecol.* 2010;62(1):63–80.

269. Knight S et al. An approach to fertility preservation in prepubertal and postpubertal females: a critical review of current literature. *Pediatr Blood Cancer.* 2015;62(6):935–939.

270. Levine JM et al. Infertility in reproductive-age female cancer survivors. *Cancer.* 2015;121(10):1532–1539.

271. Norian JM et al, eds. *Cancer: Principles and Practice of Oncology.* 10th ed. Philadelphia, PA: Lippincott Williams & Wilkins; 2014.

272. Perry MC et al, ed. *The Chemotherapy Source Book.* 5th ed. Philadelphia, PA: Lippincott Williams & Wilkins; 2012.

273. Ragheb AM, Sabanegh ES, Jr. Male fertility-implications of anticancer treatment and strategies to mitigate gonadotoxicity. *Anticancer Agents Med Chem.* 2010;10(1):92–102.

274. Miller DG. Alkylating agents and human spermatogenesis. *JAMA.* 1971;217(12):1662–1665.

275. Cheviakoff S et al. Recovery of spermatogenesis in patients with lymphoma after treatment with chlorambucil. *J Reprod Fertil.* 1973;33(1):155–157.

276. Fairley KF et al. Sterility and testicular atrophy related to cyclophosphamide therapy. *Lancet.* 1972;1(7750):568–569.

277. Buchanan JD et al. Return of spermatogenesis after stopping cyclophosphamide therapy. *Lancet.* 1975;2(7926):156–157.

278. Viviani S et al. Gonadal toxicity after combination chemotherapy for Hodgkin's disease. Comparative results of MOPP vs ABVD. *Eur J Cancer Clin Oncol.* 1985;21(5):601–605.

279. Levine J et al. Fertility preservation in adolescents and young adults with cancer. *J Clin Oncol.* 2010;28(32):4831–4841.

280. Taksey J et al. Fertility after chemotherapy for testicular cancer. *Arch Androl.* 2003;49(5):389–395.

281. Brydoy M et al. Paternity and testicular function among testicular cancer survivors treated with two to four cycles of cisplatin-based chemotherapy. *Eur Urol.* 2010;58(1):134–140.

282. Loren AW et al. Fertility preservation for patients with cancer: American Society of Clinical Oncology clinical practice guideline update. *J Clin Oncol.* 2013;31(19):2500–2510.

95

第95章 儿童恶性肿瘤

David W. Henry and Nicole A. Kaiser

核心原则

		章节案例
①	大部分实体肿瘤在诊断时已发生微转移。为提高生存率,在手术前将运用新辅助疗法治疗微转移。残存病灶可作为化疗反应标记,尽管尚未确定新辅助疗法是否可以提高生存率,但可缩小肿瘤体积,增加患者手术机会。	案例95-3(问题1)
②	对儿童进行治疗监护时,要注意年龄相关参数变化和较大的体表面积差异。年幼的儿童血压较低,同时心率和呼吸频率较高。药物的摄入和输出需要考虑患儿的体表面积。	案例95-1(问题3)
③	按照成人体表面积(如每1.73m²)估算或者测量的肌酐清除率需要进行调整和评估,根据患儿肾功能调整给药剂量。	案例95-1(问题4)
④	婴儿体表面积大于儿童。而且在出生后第一年器官功能变化非常迅速。因此,在化疗给药剂量准则中通常会详细列出如何计算婴儿或儿童给药剂量(例如将mg/m²转换成mg/kg,或者剂量减半)。	案例95-2(问题2)
⑤	亚叶酸联用甲氨蝶呤可减少甲氨蝶呤毒性。在患儿大剂量使用甲氨蝶呤和亚叶酸时,需测量甲氨蝶呤的血药浓度以确定在适时停用亚叶酸。肾功能损伤或积液患者或药物相互作用会减缓甲氨蝶呤排泄,需要延长亚叶酸的给药时间。	案例95-3(问题3和4)
⑥	横纹肌肉瘤起源骨骼肌的软组织肿瘤,是儿童软组织肉瘤中最常见的一种,约占所有儿童癌症的3%。胚胎和肺泡是其2种最常见的儿童病理组织类型。联用长春新碱、更生霉素和环磷酰胺并加以局部手术或放疗,原发癌症患儿的无障碍生存率约为75%。	案例95-4(问题1)
⑦	急性淋巴细胞白血病(acute lymphoblastic leukemia, ALL)是由于细胞异常增殖导致正常的骨髓细胞被替代。症状和体征与缺乏正常骨髓的细胞有关。	案例95-5(问题1)
⑧	重要的ALL预后变量基于临床和实验研究结果,包括年龄和白细胞(white blood cells, WBC)诊断、性别、种族、免疫分类、细胞遗传学、早期治疗反应(微小残留病灶)。	案例95-5(问题1)
⑨	ALL的治疗分为以下阶段,包括诱导缓解治疗、中枢神经系统(central nervous system, CNS)预防性治疗、巩固(强化)阶段和维持治疗。每个阶段是不同的,每个阶段都会用到多种药物,需要多个疗程和具有不同程度的毒性。	案例95-5(问题3、5、6、10~12)
⑩	前期治疗结合了全身和鞘内化疗,从而有助于缓解病情。考虑到相关疾病的发病率和治疗相关的并发症,上述早期治疗可能引发较严重的并发症。	案例95-5(问题2和3)
⑪	中枢神经系统预防性治疗是ALL治疗的关键。现代治疗(预防措施)主要包括鞘内注射抗代谢物,中枢神经系统放射治疗只在特殊情况下进行。	案例95-5(问题4、5、7和8)

		章节案例
⑫	后期治疗阶段包括加强化疗,主要根据特定类型白血病和患者前期的治疗效果加以调整。	案例 95-5(问题 9) 案例 95-6(问题 4)
⑬	维持治疗是 ALL 治疗中时间最长的阶段,主要是口服抗代谢物疗法,在此期间发生骨髓抑制的可能性小于巩固(强化)阶段。由于此阶段时间较长且相关疾病发病率低,患者治疗依从性降低。	案例 95-5(问题 10~12)
⑭	ALL 复发患者通常可以得到 2 次缓解,但进一步复发的可能性很高。治疗复发有多种方法包括加强化疗或干细胞移植。	案例 95-6(问题 1~3)
⑮	非霍奇金淋巴瘤(non-Hodgkin lymphoma,NHL)占儿童癌症的 10%。治愈率超过 80%。NHL 通常表现为纵隔肿块或积液,肿块可能很大,因此,需要进行辅助治疗以预防肿瘤细胞溶解综合征和肾病。	案例 95-7(问题 1)

儿童恶性肿瘤

在美国,癌症是导致 1~14 岁儿童死亡的主要疾病[1]。然而,通过化疗,许多儿童常见肿瘤的 5 年治愈率已经大于80%。在 2017 年,大约新增 10 270 例儿童恶性肿瘤。急性白血病在儿童恶性肿瘤中最为常见(表 95-1),在本章讨论的实体肿瘤占儿童恶性肿瘤的 2.5%~7.0%[1]。许多常见的小儿肿瘤在成人中并不多见。同样的,成人中常见的肿瘤也很少发生在儿童身上。一般来说,肉瘤和胚胎性肿瘤是常见的儿童肿瘤,而成人中癌占主导地位。

表 95-1
0~14 岁儿童恶性肿瘤的相对发生率

恶性肿瘤	相对发生率/%
急性淋巴细胞白血病	26
中枢神经系统	21
神经母细胞瘤	7
非霍奇金淋巴瘤	6
肾母细胞瘤	5
急性粒细胞白血病	5
霍奇金淋巴瘤	4
横纹肌肉瘤	3
视网膜母细胞瘤	3
骨肉瘤	2.5
尤因肉瘤	1.5
其他组织类型	20

小圆细胞恶性肿瘤

一些小儿恶性肿瘤类似于一个小圆形细胞,使用传统

光学显微镜难以诊断其形态。少数典型代表如外周性原始神经外胚层肿瘤、骨外尤因肉瘤、结外淋巴瘤、横纹肌肉瘤转移性神经母细胞瘤和一些骨肉瘤则更具挑战性[2]。因此,最近研究出更新的技术主要是检测肿瘤特异性抗原或染色体畸变,这些信息可能有助于确诊患有癌症的儿童和成人的预后子群和肿瘤类型。例如,外周性原始神经外胚层肿瘤和骨外尤因肉瘤都具有 t(11;22)染色体异位,因此它们都属于尤因肉瘤一类。

遗传学

与成人癌症相似,许多儿童癌症被证实与染色体畸变或遗传缺陷有关。例如,肾母细胞瘤伴随先天性畸形、急性淋巴细胞白血病(acute lymphoblastic leukemia,ALL)伴随唐氏综合征,一些儿童癌症与 p53 缺失或视网膜母细胞瘤抑制基因有关[2-4]。

致癌物

因为致癌物潜伏期很长,对于儿童来说致癌物的作用可能比成人小。然而,一些儿童癌症的病因也与致癌物有关[5]。出生后暴露于电离辐射可能增加患急性白血病、慢性粒细胞性白血病、如脑、甲状腺、骨骼等实体肿瘤和其他肉瘤的风险。利用烷化剂或拓扑异构酶Ⅱ(如依托泊苷或多柔比星)治疗小儿恶性肿瘤可能增加患急性白细胞的风险。治疗儿童 ALL,尤其是小于 5 岁的接受放疗的儿童,会增加将来患中枢神经系统(CNS)肿瘤、白血病、淋巴瘤和其他肿瘤的风险。唯一确定的胎儿期致癌物是己烯雌酚,会增加后代患阴道或宫颈癌的风险[6]。

患者年龄

年龄是影响儿童癌症预后的一个因素。神经母细胞瘤是婴儿最常见的恶性肿瘤,然而,归于此年龄段的生物学病因,婴儿的预后通常比儿童更具好[7]。相比之下,婴儿 ALL 的预后比儿童差。在不同年龄段的孩子中,横纹肌肉瘤的作用方式和靶点通常不同,年轻一些的儿童有更高的生存率[8]。

年龄可能与治疗相关毒性有关。儿童对放疗相关毒性

的易感性可能高于成人。4 岁以下的儿童,正常器官发育可能停止,骨骼系统和大脑尤其敏感[7]。青春期前的女孩接受化疗可能降低生育问题的风险,相反,儿童使用蒽环类药物似乎比成人有更高的心血管毒性[9,10]。

近几年,对于青少年和年轻人的治疗变为研究热点[11]。根据各种对比实践,成人和儿科肿瘤学家对此年龄段常见恶性肿瘤(急性白血病、淋巴瘤、肉瘤)进行治疗。该类患者数据已被筛选出,小部分新的治疗相关信息已发布。在过去 30 年里,青少年和年轻患者的治疗结果并没有太大改善。原因尚不清楚,尽管建议过小儿的给药方案需更加谨慎,但儿科肿瘤医生不太愿意因为毒性而减小剂量,且鲜有数据可用于确定青少年和年轻人的合适的剂量。因此儿童肿瘤协会(下一段中描述)和成人协作组一起合作进行临床试验,收集这一群体的数据,这样可能得出更有意义的结论。

多机构研究小组

除了少数儿童肿瘤中心,大多数治疗中心没有足够数量的特定诊断患者,来统计合理时间内治疗方案的效果。大多数儿科中心加入了儿童肿瘤协会(Children's Oncology Group,COG),COG 是美国、加拿大、澳大利亚和新西兰最大的儿科多机构研究小组。通过这种机制,临床试验通常可以在 3~4 年完成,从而使更多的儿童癌症的治疗取得快速进展。在美国,大多数儿科血液和肿瘤患者是根据 COG 标准或现有方案的治疗标准进行治疗。还有其他小型机构专注于早期阶段临床试验或试点研究。与常见的成人癌症不同,能用于小儿恶性肿瘤治疗的化疗方案很少。随着儿童癌症生存率的提高,研究主要专注于减少治疗方法的长期风险和并发症。重要的是要确定哪些患者癌症风险最大,根据预后将治疗分级。理想情况下,预后情况良好时,进行最小限度的治疗。预后不理想时,需进行全面治疗,治疗效果可能大于治疗风险。在这个方向上,已取得一些进展,未来有希望快速增加我们对癌症的生物学理解。

后遗症

后遗症指持续或发生在治疗结束后的毒性或并发症。大多数早期关于后遗症的数据来源于成人霍奇金淋巴瘤患者或儿童癌症。2 组接受积极治疗后经常可存活几年或几十年。后遗症的例子包括关节或骨骼问题、心脏衰竭、继发恶性肿瘤、中风和认知功能障碍[12]。一些儿童机构一直在收集成千上万的儿童癌症幸存者和他们的兄弟姐妹的样本,比较 2 组的健康问题。这项研究被称为儿童癌症幸存者研究。Oeffinger 报道,2006 年的数据研究显示,超过 60% 的幸存者至少有 1 个慢性健康问题,27% 有严重或致命的健康问题[12]。其健康问题的整体相对风险是兄弟姐妹的 3.3 倍,发生关节置换风险高达 54 倍和 15 倍的心脏衰竭风险。这信息重申了临床医生需限制对低风险患者的治疗,从而减少后遗症,提高幸存者的生活质量。圣裘德儿童研究医院主办的一个网站列出了一个包含所有出版研究儿童肿瘤生存者研究的清单(www.stjude.org/ccss)。1 个研究

机构和儿童肿瘤协会赞助了网站(www.survivorshipguidelines.org),其中包含一整套筛选和管理儿童肿瘤生存者的指南[13]。推荐肿瘤生存者保存完整的治疗记录,以便提供给医疗机构,医生也可利用文献报道和指南推荐更好的方案为患者提供治疗。

儿童实体肿瘤

神经母细胞瘤

定义、发生率和其流行病学

神经母细胞瘤是一种起源于交感神经系统的免疫细胞肿瘤[14]。它是少儿时期最常见的颅外肿瘤,占所有儿童肿瘤发病率的 7%。平均确诊年龄是 19 个月,有 36% 的儿童在 1 岁前会发病,5 岁以前发病率达到 89%[14]。确诊时,65% 为腹部肿瘤(一半位于肾上腺),20% 为胸部肿瘤[14]。大多确诊时大于 1 岁的孩子都表现出癌症转移。在 1、2、4S 阶段的低风险患儿,可能会存在一些自我痊愈或至少有 75%~90% 的 5 年无事件生存率[15]。中等风险患者 5 年无事件生存率为 50%~75%,但对于高风险患者,5 年无事件生存率只有 19%~42%[16]。随着对高危患儿治疗手段(如下)的发展,生存率可能将进一步提高。

病理生理学

与神经母细胞瘤有关的神经肿瘤可以是神经节瘤(良性的),或者是成神经节细胞瘤(包含良性和恶性的),又或者是纯神经母细胞瘤。在活组织切片检查法中,多个样本要求能够完全评估出肿瘤的恶性程度。和其他肿瘤相比,神经母细胞瘤源于细胞生长控制的缺失,此种缺失是因为致癌基因激活、肿瘤抑制、基因钝化,并伴有恶化过程。MYCN 致癌基因的急速扩增和不良预后与疾病恶化相关,是第 1 个被确定的基因突变。最近,有研究表明,癌症患者的肿瘤带有超二倍性的特征,并且整个染色体复制数量增加到了接近三倍通常会预后较好,但是染色体部分改变导致的二倍性或者四倍性通常和不良预后有关[17,18]。后者包含 1p 丢失或者杂合性丢失 11q,当前的 COG 标准中这两者都被视为风险因素,这要求对患者有更为积极的治疗,否则将归类为中级风险。尽管上述问题的关系还未明确,但这种新的生物学研究让我们更好地理解此类疾病和它的治疗方法。

临床表现、诊断、分期和其他预后因素

患有神经母细胞瘤的患者通常会由家庭成员或医生通过体格检查发现,它会表现为腹部大量淤积固定的、硬的块状或者可能是其他现象和症状,这取决于原始肿瘤和其转移的位置。

例如,可能发生腹胀、不适或胃肠道功能紊乱。其他不常见但典型的一种症状是带眼眶瘀斑的眼球突出、肾素增长的高血压、分泌性腹泻并带有血管活性肠肽的增多、呼吸

困难、神经根被压迫、共济失调综合征，以及单边上睑下垂[14]。肿瘤最常见的转移位点有骨髓、骨、肝脏和皮肤[14]。因为骨髓是常见转移位点（晚期转移），所以为了避免涉及骨髓，行骨髓穿刺术是有必要的。

[123]I间碘苯甲胍测试（metaiodobenzylguanidine，MIBG）是针对神经母细胞瘤的一种重要诊断工具，因为它能深度进入肿瘤组织（包括转移位点）。在90%的神经母细胞瘤患者的尿液中，儿茶酚胺代谢物、香草扁桃酸（vanillylmandelic acid，VMA）及高香草酸（homovanillic acid，HVA）的含量都会升高，这些对肿瘤的诊断都很有用[14]。因为此类病的婴儿比年龄大的儿童有更好的预后，现已正在努力通过检测婴儿尿液中的VMA和HVA进行诊断[19]。到目前为止，这些研究成果诊断出更多的高风险疾病的婴儿，但并没有因此减少低风险疾病的年龄较大的患儿数量。这反映了2类不同生物学特征：一类是婴儿中所代表的相对良性的生物学类型，另一类是12~18个月以上的孩子所代表的相对恶性的生物学类型。

表95-2是一个被简化描述的国际分级体系表，在诊断时期，有20%小于1岁的婴儿和59%的孩子患有4期的疾病。国际神经母细胞瘤风险组织制定出了一个更新的疾病风险分级表，但是此标准仅被最近的COG手册采用。新的系统将会分为L1、L2、M和MS。M和MS相当于国际神经母细胞瘤的4和4S期。L1和L2倾向于局部疾病，通过"图像定义的风险因素"列表加以区分[20]。

表95-2

国际神经母细胞瘤分期（简化描述）

1期	局部肿瘤完整切除
2A期	单侧局部肿瘤不完全切除
2B期	单侧局部肿瘤，完全或不完全切除，非黏附淋巴结传播
3期	涉及人体中线的两侧
4期	包含远处淋巴结或器官
4S期	小于1岁的婴儿局部原发性肿瘤（1或2期）转移限于肝脏、皮肤，或小于10%的骨髓

引自：National Cancer Institute PDQ ® Neuroblastoma Treatment. Bethesda，Maryland；National Cancer Institute. Date last modified 12/15/2014. http://cancer. gov/cancertopics/pdq/treatment/ neuroblastoma/Health Professional. Accessed May 14, 2015.

大量的预后因素已经被鉴定出来并且在各地进行讨论[14,19]。现今患者都是被分级后再进行治疗，分级包含年龄、阶段、MYCN扩增倍率、组织学及二倍性。COG指南把低风险和中等风险患者分成4类，为了匹配表95-3描述的分类方法[19]。婴儿比同阶段的年龄大的孩子治疗效果更好，并且低等级的婴儿有着明显自发的恢复概率，并且这种恢复只需要极少的治疗[14,19]。

治疗方法综述

在当今美国临床试验中，低风险的患者通常只需住院观察或者外科手术（表95-3的1~2组）。连续发病或者复发的患者可能需手术治疗，如果肿瘤已经无法切除，就需要用到化疗了。如果出现了器官衰竭，最初的外科手术可能联合2~4个疗程的化疗。中级风险的疾病由于良好或者不利的组织学和染色体倍性，也会要求手术治疗和4~8个疗程的化疗（表95-3的3~4组，表95-4的化疗）[19,21]。对于低风险和中级风险患者来说，化疗避免使用顺铂，以减少肾毒性和耳毒性，限制多柔比星总剂量从而避免心脏毒素产生，限制依泊苷总剂量从而减少继发急性骨髓白血病发生，并且避免使用异环磷酰胺从而根除范科尼肾综合征。对于化疗反应不好的患者则使用放疗。

对于高风险疾病的治疗一般包括首次外科手术（主要为了活组织切片检查）、积极化疗、第2次外科手术（主要是残留瘤切除）、再一次积极化疗，或者用高剂量的化疗进行自体祖细胞自救，然后对肿瘤进行放疗后维持治疗（见表95-3）[16,19]。有自体细胞自救的高剂量化疗已经将从前的5年无疾病进展生存率从10%~20%提高到49%；然后，后期会有反弹，7年的无疾病进展生存率只有26%[22,23]。有证据表明对于高风险的患者有种方法会提高存活率（化疗后5年无疾病进展生存率从29%提升到46%），那就是进行标准或者高剂量的化疗，6个周期异维A酸（80mg/m^2，每日2次，口服，连续14日，28日为一周期）[22]。尽管仍处于研究中，抗GD2单克隆抗体达妥昔单抗（ch14.18）联合白介素-2和粒细胞-巨噬细胞集落刺激因子的维持治疗方案，使生存率进一步提高[24]。典型的自体细胞自救之前的预处理方案包含卡铂和依托泊苷，联合环磷酰胺或者美法仑，或塞替派和环磷酰胺。

临床表现和诊断

案例 95-1

问题1：H. K.，2岁，女，有3个月便秘和连续腹胀。食欲不振，有长达1周的呕吐症状，面色苍白容易疲惫。腹膜后有个大肿块并且多个腹股沟淋巴结双边增大。她的白细胞（WBC）计数异常，血小板在正常范围内。血清钠、钾、氯化物、肌酸酐和葡萄糖都在正常范围内。实验室结果如下：

血红蛋白（hemoglobin，Hgb）：5.1g/dl（正常值11~14g/dl）

乳酸脱氢酶（lactate dehydrogenase，LDH）：424U/L

白蛋白：2.3g/dl

尿液HVA：570mg/g肌酸酐（正常值<26mg/g）

尿液VMA：31mg/g肌酸酐（正常值<11mg/g）

腹部肿块和骨髓的活检发现神经母细胞瘤细胞原癌基因（MYCN）扩增，显示阳性。神经母细胞瘤的淋巴结全部显阴性。对于其他位置的扫描全部都显阴性。上述的现象中，症状和实验室结果有哪些可以作为神经母细胞瘤诊断依据？

表 95-3

儿童肿瘤协会神经母细胞瘤为低、中、高风险患者的分组和治疗

低风险,1 组;观察和手术
所有 1 期患者
2A 或 2B 的患者,>50%切除且 MYCN 未扩增[a]
MYCN 未扩增的第 4S 阶段的婴儿,良好组织型和超二倍性
低风险,2 组;接受 2 个周期的化疗和手术
2A 或 2B,<50%切除,或仅做活检且 MYCN 未扩增
3 期或倾向于 4S 期的婴儿,MYCN 未扩增,良好组织型和超二倍性;如果缺乏 1p 或 11q 杂合性,则增加 1 个组
3 期,>1 岁,MYCN 未扩增,良好组织型
中级风险,3 组;4 个周期的化疗和手术
3 期的婴儿,MYCN 未扩增,二倍性或不良组织型
4 期,18 个月以下,MYCN 未扩增(好基因型)
4S 期的婴儿且 MYCN 未扩增,二倍性或不良组织型
中级风险,4 组:8 个周期的化疗和手术
4S 期的婴儿,未知生物学特征
4 期的婴儿,MYCN 未扩增,二倍性或不良组织型
3 期,18 个月以下,MYCN 未扩增且不良组织型
高风险
活检。5~6 个周期化疗,接着手术,高剂量化疗且自体祖细胞移植,原始肿瘤进行放疗和维持化疗
诱导疗法:长春新碱、多柔比星、环磷酰胺用于第 1、2、4、6 周期;顺铂和依托泊苷用于第 3 和 5 周期
巩固:自体祖细胞移植后大剂量化疗(卡铂、依托泊苷和美法仑)
维持疗法:6 个周期的异维 A 酸(每周期用 2 周停 2 周)和 5 周期达妥昔单抗,同时在第 1、3、5 周期给予 GM-CSF 或在第 2、4 周期给予 IL-2[b]
MYCN 扩增,不包括在以前的组中

由于分类和治疗建议正在迅速变化,请参考当前的治疗方案。与新的分期术语的典型相关性:具有良好基因组学的 L1 和 MS 患者属于低风险组;具有良好基因组学的 L2 患者属于中等风险组,但具有不良基因组学的患者属于高风险组;具有良好基因组学的 MS 患者属于低风险组或具有不良基因组学的患者属于高风险组;如果不到 18 个月大,基因组学良好,M 患者将处于高危状态。低危和中危患者化疗方案详见表 95-4。

[a] MYCN 是一种与更具侵袭性的高风险神经母细胞瘤相关的癌基因。

[b] GM-CSF 是粒-巨噬细胞集落刺激因子。

引自:Brodeur GM et al. Neuroblastoma. In:Pizzo PA,Poplack DG,eds. *Principles and Practice of Pediatric Oncology*. 6th ed. Philadelphia, PA:Lippincott Williams & Wilkins;2010;886;National Cancer Institute PDQ Ⓡ Neuroblastoma Treatment. Bethesda,MD:National Cancer Institute. Date last modified 12/15/2014. http://cancer.gov/cancertopics/pdq/treatment/neuroblastoma /Health Professional. Accessed May 14,2015.

表 95-4

儿童低、中风险组的神经母细胞瘤化疗周期的基本用药

周期[a]	药物
1	卡铂、依托泊苷
2	卡铂、环磷酰胺、多柔比星
3	环磷酰胺、依托泊苷
4	卡铂、多柔比星、依托泊苷
5	环磷酰胺、依托泊苷
6	卡铂、环磷酰胺、多柔比星
7	卡铂、依托泊苷
8	环磷酰胺、多柔比星

[a] 每行代表了 1 个 21 日的治疗周期。一般来说，前 4 个周期用于中风险并且组织学良好的患者，对于不良组织学的患者，以上 8 个周期都适用。低风险并且潜在器官危险的患者可能要接受前 2~4 个周期加外科手术。对于低风险和中风险患者，请看表 95-3 中通用的化疗指导方案。

引自：Brodeur GM et al. Neuroblastoma. In：Pizzo PA, Poplack DG, eds. *Principles and Practice of Pediatric Oncology*. 6th ed. Philadelphia, PA：Lippincott Williams & Wilkins；2010；886；National Cancer Institute PDQ Ⓡ Neuroblastoma Treatment. Bethesda, MD：National Cancer Institute. Date last modified 12/15/2014. http://cancer.gov/cancertopics/pdq/treatment/neuroblastoma/Health Professional. Accessed May 14, 2015.

实际上 H. K. 的所有发现是符合神经母细胞瘤诊断的。然而，对于低血红蛋白、白蛋白和高 LDH，都不是此肿瘤的特性。除了活检之外，尿液中 VMA 和 HVA 过高也是诊断神经母细胞瘤有利依据。在 H. K 这个案例中，骨髓、淋巴结、原发肿瘤的活检对于证明神经母细胞瘤有无多处转移从而进行分期是十分必要的。

治疗

案例 95-1，问题 2：H. K. 的病症分期？应该怎么治疗？

H. K. 的腹部症状和远处骨髓转移提示疾病分期属于 4 期（或 M 期）。考虑到她的年龄和疾病分期，H. K. 死亡风险很高。她的原癌基因（MYCN）也扩增了。所以，需要包含长春新碱、多柔比星和环磷酰胺进行周期 1、2、4、6 的化疗。另外，在第 3 和 5 周期使用顺铂和依托泊苷。

案例 95-1，问题 3：H. K. 身高 81.5cm，体重 11.65kg，体表面积只有 0.5m²。第 3 个化疗周期，在第 1~4 日使用顺铂，每日 50mg/m²，在第 1~3 日使用依托泊苷，每天 200mg/m²，同时以每小时 62.5ml 的速度静脉滴注输入含 5% 右旋糖的 0.45% 氯化钠进行水化。尿排出量是每小时 4ml/kg。H. K. 的化疗方案与成人的有什么区别吗？

监测依托泊苷的生命体征

虽然预防和监测儿童化疗药物的毒性遵循的原则和成人一样，但是它们也有不同点。当监测依托泊苷低血压反应的生命体征时，对比成人来说，正常的血压会更低（对于 2 岁的女孩来说，在 74mmHg（1mmHg = 133.322Pa）以下的被定义为心脏收缩低血压），并且脉搏会更高（意味着，对于 2 岁的女孩是平均 119 次/min）[25]。有一个重要的基础指标十分必要，这样低血压和心动过速才能被发现。

监测顺铂的水化作用

在使用顺铂的成人中，水化通常是标准化的，在给药前给予静脉注射 1~2L 液体，然后带药注射 1~2L 液体，然后在用药后，持续水化至少 24 小时[26]。对于孩子，水化容量通常需要按照孩子的体重和体表面积进行计算。为了降低顺铂的肾毒性风险，大多数儿科规定推荐用 2 倍维持率的静脉注射以保证每小时至少有 2~3ml/kg 尿液排出。COG 计算的维持液量是每 24 小时 1 500ml/m²，所以说 H. K. 24 小时（每小时 62.5ml）需要的量是 3 000ml/0.5m² = 1 500ml。H. K. 测量的尿液排出量是每小时 4ml/kg，足以防止肾毒性。在顺铂的管理中，也需要监测体重，以保证体液平衡。体重急速增加会使用利尿剂以预防水肿，重量减少则可能脱水，并随后伴尿量减少。这种脱水可能导致严重的肾毒性。后者可以通过增加静脉输液加以缓解。

调整肌酐清除率至成人标准

案例 95-1，问题 4：H. K. 检测的肌酐清除率（creatinine clearance，CrCl）是 39ml/min，由于肌酐清除率低，顺铂使用量需要减少或者调整吗？

当肌酐清除率低于 50~60ml/（min·1.73m²）时，需要降低顺铂的剂量或停止用药[2,27]。H. K. 的 39ml/min 的肌酐清除率看起来很低，这与患者自身体表面积有关（即 39ml/（min·0.5m²）。指南中关于被肾小球滤过后药物的清除计算是基于正常成人体表面积 1.73m² 的肌酐清除率。因此，根据成人体表面积校正 H. K. 的肌酐清除率是非常重要的[28]。乘以 1.73/0.5，她的肌酐清除率是 135ml/（min·1.73m²），所以这不是减少顺铂的理由。需要提醒的是在儿童顺铂治疗中，用血清肌酐和肌酐清除率来评估肾功能的准确性这一做法是存在争议的[29]。

部分缓解和造血祖细胞移植解救

案例 95-1，问题 5：H. K. 在上述的最初化疗中得到了部分缓解，尿液中的 VMA 和 HVA 浓度减少，腹部的最大肿瘤尺寸也减少了 50%。第 2 阶段的外科手术是为了缩减肿瘤，病理结果提示残余瘤包含 95% 成熟（良性）的神经节瘤细胞，但是依旧有神经母细胞瘤细胞出现。对于 H. K. 来说，未来对她最有效的治疗方法是什么？

对于 H. K. 来说加强化疗外加自体外周血液祖细胞移

植可最大程度延长生命。她所接受的治疗方案是高剂量化疗联合骨髓干细胞移植。2~3 年的无疾病生存期一般都使用了高剂量的化疗联合自体骨髓祖细胞移植[14,16,19,22,23]。H. K. 的治疗方案就是继续高剂量的化疗（卡铂、依托泊苷和美法仑）和自体骨髓祖细胞移植。如果完全缓解，她将接受原发性肿瘤床上的放射治疗，然后接受周期为 6 个月的异维 A 酸（顺式维 A 酸）、5 个周期的达妥昔单抗联合带粒细胞-巨噬细胞集落刺激因子（GM-CSF 周期 1、3、5）和白细胞介素-2（周期 2、4）治疗。所有这 3 种治疗方法，剂量强化化疗联合祖细胞移植、异维 A 酸和达妥昔单抗方案，都被证明能独立地提高生存率。

基于疾病生物学的治疗

随着神经母细胞瘤生理学的快速发展，未来会有更多的生理疗法出现。在临床试验中的一种药物是[131]I-MIBG，它是一种可以直接让射线到达儿茶酚胺分泌细胞（例如神经母细胞瘤）的化合物。初步研究使用[131]I-MIBG 作为神经母细胞瘤患者祖细胞移植前预处理方案的一部分[30]。在临床阶段的间变性淋巴瘤激酶受体酪氨酸激酶抑制剂克唑替尼已经进入儿童受试者 Ⅰ～Ⅱ 阶段的临床试验，为患有神经母细胞瘤的小部分患者带来希望[31]。

肾母细胞瘤

概述、流行病学和病理生理学

肾母细胞瘤也称为肾胚细胞瘤，是由多种不同成熟阶段胚细胞组成的肾肿瘤[32]。大约有 5% 的儿童肿瘤是肾母细胞瘤，是最常见的小儿腹内肿瘤[1]。3～4 岁为发病高峰[32]。总的来说，肾母细胞瘤有良好的预后。除了扩散间变Ⅳ期，所有类型的肾母细胞瘤 4 年内无复发率大于 50%。对于病情较轻患者，4 年无复发生存率通常大于 86%[32]。组织学是揭示结果最重要的指标，弥漫性间变性明显比局灶性间变性或良好组织学差。

大约有 1.5% 的肾母细胞瘤患者有家族史，大约 10% 患者无虹膜畸形、偏身肥大或泌尿生殖系统异常，表明肾母细胞瘤与基因有关[32,33]。非家族性肾母细胞瘤与 11p13 和 11p15 染色体畸变（分别称为 WT1 和 WT2）及 X 染色体上的 WTX 有关。这些位点的基因与泌尿道和其他异常组织的正常发育有关。先天性异常与肾母细胞瘤的关系可能与两种疾病相关的一组邻近基因的甲基化和失活有关[32]。家族性综合征可能与近期发现的 FWT1（17q12-21）和 FWT2（19q13.4）有关[33]。在 1p 和 16q 位点失去异质性可能与良好组织学特征的 3 或 4 期复发有关。基于这些发现，治疗指南建议对存在这些特征的患儿使用更多的化疗（表 95-5）。

临床表现

肿瘤患者经常出现无症状腹部肿块，可能有不适和疼痛[32]。大约 25% 的患者发生血尿和高肾素型高血压。通常在诊断时已发生转移，通常涉及肺（80%）或肝（15%）。

诊断、分期和治疗综述

肾母细胞瘤的诊断是基于活组织检查和胸部和腹部计算机断层扫描（CT）排除转移。美国的治疗是基于手术切除或减瘤后，良好组织型对比弥漫性或弥散间变的疾病阶段。手术切除是主要治疗，其次是辅助化疗（见表 95-5）。

表 95-5

分期和组织学分类决定肾母细胞瘤的治疗方案

1 期的任何组织类型和 2 期的良好组织学
外科手术加 18 周的长春新碱和更生霉素。退行发育需增加腹部放疗[a]
3 或 4 期，良好组织类型；2、3 或 4 期局部的退行发育
外科手术加 24 周的长春新碱、更生霉素、多柔比星和腹部放疗[b]。如果胸片显示出现了转移，需要增加肺部放疗，除非化疗后完全缓解
2~4 期，广泛的退行发育
外科手术加 24 周的长春新碱、多柔比星、依托泊苷和美司钠与环磷酰胺，加减更生霉素和卡铂，腹部放疗。如果胸片显示出现了转移，需要增加肺部放疗，除非化疗后完全缓解
5 期
活检后加新辅助疗法的长春新碱、更生霉素和多柔比星，然后完成切除或者减瘤，接着有更多的化疗，如果效果不好，进行放疗；如果是不良好组织类型，则需要更激进的治疗

[a] 年龄小于 24 个月、肿瘤小于 550g 的 Ⅰ 期患儿：单纯手术治疗在某些临床研究中获得成功。

[b] 3 或 4 期良好组织学但 1p 和 16q 上失去异质性：风险较高，使用长春新碱、更生霉素和多柔比星，加上环磷酰胺和依托泊苷。

引自：National Cancer Institute：PDQ Ⓡ Wilms tumor and other childhood kidney tumors treatment. Bethesda，MD：National Cancer Institute. Date last modified August 15，2014. http://cancer. gov/cancertopics/pdq/treatment/wilms/HealthProfessional. Accessed May 14，2015

举一个简单例子：1 期是仅限于肾，可以完全手术移除；2 期是侵犯至肾周围但仍可以完全切除；3 期的特点是残余肿瘤局限于腹部；4 期是远端转移；5 期是双侧病变[33]。转移的患者中只诊断出 15%，这些患者预后相对较好。值得注意的是，在欧洲大部分的疗法使用术前新辅助化疗。其他地方讨论了各种方法的利弊[34]。COG 建议除了第 5 期外，在辅助化疗后应紧接着进行手术，新辅助化疗是为了维持肾功能。当前标准使用更新的方案，也调查了低危患者不化疗直接手术的可能性[33]。

临床表现和治疗

案例 95-2

问题 1：B. N. ，34 个月，男，苍白且暴躁，腹部不适，2 周内排便减少，进食也减少。在过去的 4 周，活动少于正常状态。血压一直间断性高达 146/87mmHg（正常，90%，106/69mmHg）。实验室结果如下：

血红蛋白（Hgb）：7.9g/dl（正常值 11.5～13.5g/dl）

红细胞沉降速率：139mm/h（正常值<10mm/h）

B. N. 有尿道下裂和左肾盂积水的病史。扫描显示右肾扩大，通过被囊发生 2 处腹膜转移。胸片显示有肺部结节。病理活检样本中显示有组织结构良好型肾母细胞瘤。应该怎样对 B. N. 进行治疗？

B. N. 属于肿瘤 4 期，良好组织型，细胞在 1p 和 16q 时对杂合性丧失呈阴性。假设预期扫描与手术结果一致，他将接受为期 24 周的长春新碱、更生霉素和多柔比星进行治疗。他将接受腹部放疗，由于 CT 显示肺结节，同时还需肺部放疗，除非化学疗法使肺转移完全消失。5 项国家肿瘤系列研究试图在保证高治愈率前提下，逐步减少放疗和化疗的毒性。第 4 届全国肿瘤研究小组（NWTS-4）研究表明，间歇、高剂量的更生霉素比低剂量连续 5 日给药具有更高的剂量强度和更少的骨髓抑制。使用更高的剂量强度和剂量密度，6 个月大剂量脉冲式给药与 15 个月的传统方法治疗同样有效[35]。同时，诊所就诊次数减少了，估计费用减少了 50%[35,36]。NWTS-5 评估了手术后 18～24 周的化疗。根据分期和组织学检查结果确定化疗方案（见表 95-5）。不良组织学Ⅱ期疾病（局灶性或弥漫性间变）或多种组织学Ⅲ或Ⅳ期阶段适宜腹部放疗加化疗。如果Ⅳ期疾病转移的胸片结果呈阳性可添加肺部化疗。指南的后一部分现在已经改变，取决于化疗是否清除肺结节。第 V 阶段患者或无法手术的肿瘤，可以推迟到新辅助化疗减小肿瘤体积后再手术。

婴儿和幼儿的化疗剂量

案例 95-2，问题 2：B. N. 的化疗剂量有哪些注意事项？

NWTS-2 指出很多预后良好的婴儿毒性死亡，这引起剂量调整[37]。化疗剂量下降了 50% 后，严重的血液毒性、毒性死亡、肺和肝脏并发症减少[38]。重要的是，治疗效果没有降低。降低婴儿化疗剂量同样值得其他小儿癌症考

虑[39-41]。婴儿毒性增加的原因可能包括改变药物动力学或器官敏感性，以及相对于年龄较大的儿童和成年人每公斤有更大的体表面积[37]。NWTS-5 指出，化疗药物的剂量对不到 30 公斤的肿瘤患者来说，应从 mg/m^2 转换到 mg/kg。假设体表面积 $1m^2$ 的孩子重 30 公斤，平均剂量/m^2 可以除以 30 用于定量计算。体重小于 15 公斤的孩子剂量降低 20%～50%。在 NWTS-5 中，12 个月以下的婴儿接受的剂量通过将每公斤毫克剂量减半而进一步降低。

化疗与放疗的相互影响

案例 95-2，问题 3：基于 B. N. 疗法的相互影响，有哪些剂量上的预防措施吗？

B. N. 的另一个可能出现的与药物有关问题是更生霉素和多柔比星与放疗之间的影响[42-46]。2 种结果已报道：一种是急性辐射效应的增强；另一种是几周后的放疗效果循环（撤销），特别是针对皮肤和黏膜。接受腹部和肺部放疗期间，同时使用更生霉素和多柔比星的剂量需要降低 50%，也包括放疗位点发生皮肤脱屑。在许多尤因肉瘤、横纹肌肉瘤治疗方案中，放射治疗期间需停用更生霉素或多柔比星。

多柔比星对儿童的心脏毒性

案例 95-2，问题 4：当 B. N. 由于病灶转移需要进行肺部放疗时，会影响正在使用的多柔比星效果吗？

众所周知，纵隔放疗会增加蒽环类药物诱导的心脏毒性风险[47]，只有暂时降低 B. N. 使用的多柔比星剂量（减少剂量按案例 95-2，问题 3 所述）。多柔比星总量应不超过 5mg/kg（较大的孩子不超过 $150mg/m^2$）。在早期肾母细胞瘤的研究中，20 年后发生充血性心力衰竭的风险是 4.4%，使用更多多柔比星的复发患者高达 17.4%[48]。因此，治疗完成 20 年后可能发生心血管毒性，明显降低左心室壁厚和增加心室后负荷，可能与细胞数量不足有关[49]。如肾母细胞瘤的研究所示，这些报道强调需要减少预后良好患者的化疗。新的建议包括对接受心脏毒性药物的患儿存活者应进行持续且定期的心脏监测。

更生霉素的肝脏毒性

案例 95-2，问题 5：B. N. 持续 10 周使用长春新碱，每周 0.05mg/kg；在第 3、9 周服用多柔比星 1.5mg/kg，第 15、21 周 1mg/kg；在第 0、6、12、18、24 周使用更生霉素 0.045mg/kg。在第 3 周的治疗中他的谷丙转氨酶（alanine aminotransferase，ALT）升高到 78U/dl。这与药物治疗有关吗？

在 NWTS-4 的早期，据报道，没有接受腹部放疗的患者，更生霉素脉冲剂量增加（单剂量 0.06mg/kg）可使严重肝毒性的发生率增加至 14.3%（ALT 升高 10 倍，伴随或不

伴随腹腔积液）[50]。随后，更生霉素的剂量减少。不过，患者接受 0.045mg/kg 脉冲剂量（3.7%）与接受的标准剂量每日 0.015mg/kg 连续 5 日（2.8%），其肝毒性的发生率仍然高于使用相同的每日 0.015mg/kg 连续 5 日的 NWTS-3 结果（0.4%）[51]。肝毒性增加的原因尚未明确。虽然有更严重的静脉阻塞疾病（肝病、肝窦梗阻综合征）被报道，化疗后 1~2 周肝功能通常可恢复正常[33]。一些患者重新开始化疗，但经常减量或不用更生霉素。在此案例中需密切监测 B. N. 以防肝酶持续上升，尤其接受腹部放射治疗可能会增加肝毒性的风险。如果 ALT 升高 2~5 倍，或总胆红素为 3~5mg/dl，他使用的 3 个药物剂量的应该减少 50%。如果 ALT 或胆红素上升至正常值的 2~5 倍以上，应停药，直至测定值低于上述范围。

骨肉瘤

定义、流行病学、病理生理学和病程

骨肉瘤是一种恶性类骨质产生的骨肿瘤，最常发生在青少年或 20~30 岁成年人中[52-54]。第 2 个高发年龄超过 50~60 岁。最常见的表现形式是身体部位疼痛，有时会出现数周或数月。发生最频繁的是在股骨远端、胫骨近端或肱骨近端的干骺端，但它也可能发生在扁骨。

正常儿童突然急剧生长可能与骨恶性反应有关。骨肉瘤与老人患畸形性骨炎有关，另一个情况是快速骨代谢[53]。放疗或核污染也与骨肉瘤有关。视网膜母细胞瘤基因的突变会增加骨肉瘤的风险，眼癌幸存者和携带者需密切监测骨肉瘤。有很多其他不常见的遗传因素也可能增加患骨肉瘤的风险。

典型的分期系统不适用于骨肉瘤，然而，临床诊断疾病的转移、肿瘤的可切除性、肿瘤等级（高或低）对结果很重要。低等级恶性肿瘤不易转移，相对于高等级恶性肿瘤来说不需接受化疗。临床检测发现 15%~20% 的患者发生转移，通常在肺部，但偶尔在同一或其他骨骼。如果仅用手术治疗，80% 的患者将在 5 年内由于转移复发而死亡，表明诊断时已发生微小转移[52-54]。在手术切除中肿瘤坏死的程度是肿瘤的化学敏感性和复发风险的指标。新辅助化疗 6 周期后，手术中大于 90% 的肿瘤坏死与 70%~80% 未转移患者长期生存的概率有关，坏死低于 90% 的未转移患者生存概率降至约 50%。

临床表现及诊断

因为骨肉瘤通常接近长骨关节，常表现为疼痛或跛行。刚开始通常被认为是运动损伤。在一些患者中会发生胳膊或腿骨折，注意观察射线照片。需通过外科手术，进行病理活检来诊断，活检样本可由肿瘤切片获得。

治疗综述

虽然原发性肿瘤患者的主要疗法是手术，化疗是用来防止恶性骨肿瘤转移。经常用于骨肉瘤的药物包括大剂量甲氨蝶呤、顺铂、多柔比星和异环磷酰胺。在过去的 25 年里，治疗方案已发生了小的改变，目前 COG 标准疗法是顺铂和多柔比星与 2 个疗程的大剂量甲氨蝶呤交替进行。新辅助化疗通常是 6 个周期，并在手术后持续 12 个周期（29 周）。肿瘤相对耐受放疗，放疗通常用于局部手术无法控制的情况[54]。手术通常分为 2 类：保留肢体、抢救或截肢后修复。施行的手术种类繁多[52,53]。未转移患者手术后化疗，长期（2~5 年）无疾病生存率是 50%~85%[52-54]。

化疗在治疗中的作用

案例 95-3

问题 1：G. C. ，18 岁，男，左肩疼痛 2~3 个月。X 线片发现一个肿瘤，活检证实是常见恶性左肱骨近端骨肉瘤。CT 和骨扫描没有发现明显的转移。肾功能、左心室射血分数和听力测试都在正常范围内。G. C. 开始新辅助化疗，即大剂量甲氨蝶呤与顺铂和多柔比星交替使用。在手术之前将进行 6 个周期的化疗（顺铂（多柔比星）2 次和 4 次大剂量甲氨蝶呤），之后，他将进行 6 个周期三药联合化疗和 6 个周期无顺铂的化疗。化疗的目的是什么？G. C. 的术前准备（新辅助化疗）有什么作用？

因为 G. C. 的骨肉瘤在近端肱骨，外科医生可以用文献中记载的多种手术方法移除原发性肿瘤[52,53]。保留肢体通常适用于上肢，比用于下肢的并发症更少。因为骨肉瘤患者通常死于转移，化疗的目的是消除微转移，如前一节中所讨论，微转移的发生率超过 80%。新辅助化疗可减少在等待保肢手术安排、执行，以及愈合阶段的肿瘤微转移。新辅助治疗可能通过萎缩肿瘤改善保肢手术，它还可以对手术中初始化疗的结果进行病理分级，这是复发风险的预后因素（见案例 95-3，问题 2）。然而，迄今为止没有令人信服的证据表明，接受新辅助化疗的患者相对于那些接受化疗作为辅助方法的患者有更好的无疾病生存率[54]。对于 G. C. ，进行保肢同时进行了血管移植，腓骨被插入肿瘤摘除的肱骨。通过新辅助化疗使肿瘤缩减可能会增加手术的难度。

预后影响因素

案例 95-3，问题 2：手术中，G. C. 的肿瘤表现出良好的组织学反应，肿瘤样本有 99% 坏死。诊断时，他的 LDH 为 220U/L。预后因素如何影响骨肉瘤治疗方案的选择？

传统的分期系统与大多数骨癌无关联。临床上明显的转移或位置不允许手术完整切除原发肿瘤与不良预后相关[52-54]。新的外科技术和疗法可改善预后，20%~30% 的转移患者通过使用新辅助化疗和手术治愈。其他潜在的预后因素已确定，然而，很少因素会需要个体化治疗方案。G. C. 的 LDH 稍微升高与相对较小的肿瘤聚集有关，不用于分层治疗。手术中肿瘤的组织学分级（坏死比例）与复发的风险相关。在当前的研究中，6 个周期的新辅助化疗后，患者肿瘤超过 90% 坏死被认为是良好风险，和 G. C. 一样进行标准化疗。患者术中肿瘤坏死较少的患者被认为是标准风险，他们有更高的治疗失败风险。到目前为止，没有一种治疗方案比上述的良好风险方案对这些患者有更好的疗效。

大剂量甲氨蝶呤的排泄延迟

案例 95-3,问题 3： 使用血管腓骨移植重建手术后,G.C. 重新开始化疗。在他化疗的第 4 个周期,大剂量使用甲氨蝶呤后,G.C. 甲氨蝶呤浓度峰值为 1 300μM,72 小时的浓度是 0.22μM（正常值,72 小时<0.1μM）。记录尿液比重小于 1.010,尿液 pH 值在 7.0～8.0 之间,尿量大于 2～3ml/(kg·h),根据指南,这表明甲氨蝶呤引起肾毒性的风险降低。他的肌酐从 0.9mg/dl 增加到 1.1mg/dl [肌酐清除率 106ml/(min·1.73m²)],尽管甲氨蝶呤清除延迟,然而他没有显示任何迹象或症状的毒性。亚叶酸解救（第 24 小时开始,每 6 小时静脉注射 15mg）仍在继续。潜在的问题可能会导致他的甲氨蝶呤蓄积吗?

含蛋白质流体累积（称为第三间隙）,如胸腔积液和腹腔积液,或胃肠道（GI）阻塞,可能导致甲氨蝶呤滞留和终端排泄缓慢[55-58]。甲氨蝶呤排泄缓慢使增殖细胞在 S 暴露给甲氨蝶呤,增加细胞毒性并导致更多的黏膜炎和骨髓抑制。许多药物与甲氨蝶呤相互作用,也可以减缓其排泄。据报道,由于肾毒性,顺铂可减少甲氨蝶呤的排泄,尤其是在顺铂积累剂量大于 300mg/m² 时[59]。G.C. 已使用 4 次剂量为 120mg/m²（总剂量 480mg/m²）的顺铂,这可能导致甲氨蝶呤排泄减少。他没有同时使用肾毒性较大的其他药物,如氨基糖苷类或两性霉素 B。弱有机酸（如水杨酸盐）、非甾体抗炎药（nonsteroidal anti-inflammatory drugs, NSAID）、青霉素或复方新诺明（trimethoprim-sulfamethoxazole, TMP-SMX）,可以与甲氨蝶呤通过有机阴离子转移系统竞争肾小管分泌[59,60]。质子泵抑制剂可直接抑制转运蛋白可延迟甲氨蝶呤排泄[59,61]。

尽管 G.C. 的血清肌酐似乎与之前诊断（1.1mg/dl）相同,但血清肌酐并不总是肾功能的良好指标,所以可能 G.C. 有肾损害,只是他的血清肌酐浓度反应不明显[29]。诊断时肌酐清除率为 176ml/(min·1.73m²),复测为 106ml/(min·1.73m²)。与测定乙二胺四乙酸铬的肾小球滤过率相比,测定肌酐清除率可能并不总是准确的[29]。尽管降低肾清除率可能有用,目前尚不清楚为什么 G.C. 甲氨蝶呤蓄积;未来需要密切监测甲氨蝶呤。

亚叶酸解救

案例 95-3,问题 4： G.C. 需要使用多久的亚叶酸?

甲氨蝶呤可阻断二氢叶酸还原酶,亚叶酸能绕过二氢叶酸还原途径,从而减少大剂量甲氨蝶呤的毒性。因此可以作为一种甲氨蝶呤解救剂。甲氨蝶呤细胞毒性取决于暴露浓度和时间[62]。许多高剂量甲氨蝶呤标准continue使用亚叶酸解救,以剂量 12g/m² 灌注超过 4 小时,大约 72 小时后血清甲氨蝶呤浓度为 0.1μM 为止。因为 G.C. 甲氨蝶呤清除延迟,72 小时期间甲氨蝶呤水平可能偶尔高于 0.1μM,为了预防胃肠道和骨髓细胞毒性可能需要继续使用亚叶酸直到甲氨蝶呤浓度小于 0.05μM[62]。以 G.C. 的剂量,直到 108 小时

后其甲氨蝶呤浓度也不会低于 0.1μM,因此,过去 24 小时一定要使用亚叶酸直到甲氨蝶呤低于 0.05μM。患者接受亚叶酸解救也可能有其他考虑因素。因为竞争关系,可能需要更高剂量的亚叶酸用于甲氨蝶呤浓度过高的患者。

Petros and Evans[56] 在图 95-1 中描述甲氨蝶呤浓度（蓝色阴影区域上方的浓度）,这部分患者如果给予常规低剂量的亚叶酸,甲氨蝶呤中毒风险更高[56,63-69]。甲氨蝶呤（12g/m²）灌注 4 小时通常血药浓度峰值为 1 000μM,然后在 24 小时时低于 10μM,48 小时时低于 1μM,72 小时时低于 0.1μM。更高的浓度可能会导致毒性增加,加用亚叶酸可能是必要的。如果 G.C. 的甲氨蝶呤浓度在开始输液后 48 小时仍然大于 1μM,COG 建议亚叶酸剂量增加到每 3 小时 15mg/m²,直到甲氨蝶呤浓度低于 0.5μM。如果甲氨蝶呤给药后 48 小时或更长时间浓度超过 5μM,则建议使用更高剂量的亚叶酸（每 3 小时 150mg/m²）。如果患者呕吐或需要大剂量口服（>50mg）,则不推荐口服亚叶酸,因为不好吸收[56]。如果肾衰竭患者使用大剂量甲氨蝶呤,羧肽酶 G2 可能被添加到亚叶酸中。羧肽酶将甲氨蝶呤水解成非活性化合物,其在快速降低甲氨蝶呤浓度方面非常有效。但是,通常需要在甲氨蝶呤治疗后的前 96 小时内给予。尽管甲氨蝶呤的浓度迅速降低,但尚不清楚它在多大程度上降低了高水平和延迟清除的发病率或死亡率[70]。

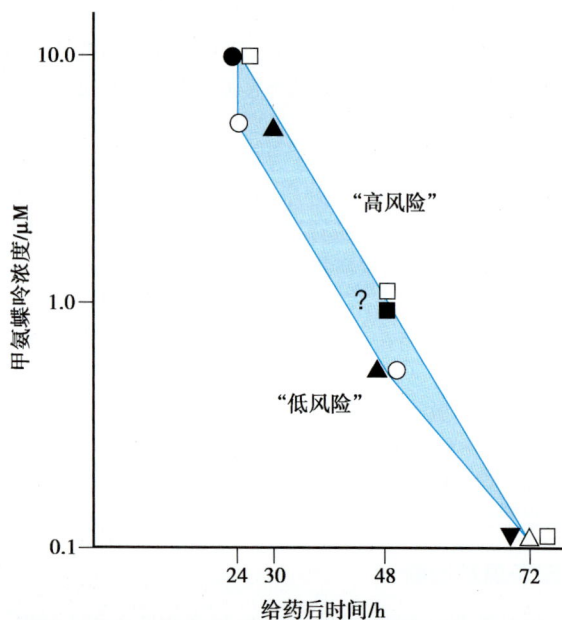

图 95-1　甲氨蝶呤（MTX）血清浓度随时间变化的复合半对数图。几个研究组提出,随着时间推移,MTX 能否达到阈值浓度,可帮助临床医生确定接受大剂量 MTX 和常规剂量亚叶酸后毒性解救的患者是否处于"高风险"。数据来源：(▲) Evans[63]、(△) Tattersal[64]、(●) Isacoff[65]、(○) Isacoff[66]、(□) Nirenberg[67]、(■) Stoller[68] 和 (▼) Rechnitzer[69]（引自：Petros WP, Evans WE. Anticancer agents. In：Burton ME et al, eds. *Applied Pharmacokinetics & Pharmacodynamics*. 4th ed. Philadelphia, PA：Lippincott Williams & Wilkins；2006：617.）

横纹肌肉瘤

定义、流行病学和病理生理学

横纹肌肉瘤是骨骼肌的软组织肿瘤。它是儿童最常见的软组织肉瘤,在患癌儿童中的发生率为3%[1]。2种最常见的儿童组织类型是胚胎和肺泡[71]。

胚胎性横纹肌肉瘤细胞类似于横纹肌,最常发生在幼儿的头部和颈部或泌尿生殖道。肺泡横纹肌肉瘤细胞类似于肺实质细胞,更频繁地发生在年龄较大的儿童或者青少年的躯干或四肢。一般来说,患者肺泡横纹肌肉瘤比胚胎类型患者预后更差。最近的研究表明,没有 PAX(FOXO1)融合基因的肺泡横纹肌肉瘤细胞应被视作分子级别和临床上相同的胚胎,尽管这不是当前的标准惯例[72,73]。

临床表现和诊断

横纹肌肉瘤的临床症状随其位置变化而变化(如上文所述,头部和颈部、泌尿生殖器、脑膜、四肢和眼眶)。诊断包括在电子显微镜下的肿瘤活检形态,开展实验来确定分子标记以区分它与其他小圆细胞肿瘤[71]。

治疗综述

结合手术治疗、放疗和化疗。因为位置和横纹肌肉瘤的渗透性特征,完整的手术切除通常比较困难。因为良好的局部控制改善了预后[71],放疗通常是在手术后进行。结合化疗是有必要的,因为仅局部控制的5年生存率只有10%~30%。长春新碱、更生霉素和环磷酰胺(VAC疗法)已广泛用于治疗横纹肌肉瘤[71]。其他药物治疗的组合包括长春新碱、多柔比星和环磷酰胺;异环磷酰胺和依托泊苷;长春新碱和伊立替康[71]。根据第4届横纹肌肉瘤研究组织(Intergroup Rhabdomyosarcoma Study,IRS)使用长春新碱、更生霉素和环磷酰胺的组合用于手术或放疗中局部控制,可使无转移疾病患者的无疾病生存率达到76%[74]。

临床表现、预后因素和治疗

案例 95-4

问题1:F.J.,2岁,女,右小腿腓肠肌外侧顶部迅速扩大。无其他不适。骨髓和扫描结果都没有发现转移性疾病。诊断为胚胎性横纹肌肉瘤的Ⅲ期(不利位点且体积>5cm)。最初的预期是手术后仍可能残余肿瘤,符合临床Ⅲ期。化疗包括使用0.05mg/kg长春新碱3个周期(某些周期第1、8和15日化疗,某些周期仅第1日化疗);每个周期的第1日使用0.045mg/kg更生霉素;每个周期的第1日使用73mg/kg环磷酰胺,同时使用美司钠减小出血性膀胱炎的风险。在之前的研究中有肝毒性的报道,特别是3岁以下的患儿,治疗方案建议针对3岁以下的儿童,前3种药物剂量以mg/kg计算。预防性开始使用150mg/(m^2·d)的TMP-SMX每周连续3日

给药,每日2次。每个阶段化疗后,F.J.接受非格司亭5mg/(kg·d)皮下注射14日或至中性粒细胞绝对计数(absolute neutrophil count,ANC)大于750/μl为止。什么因素与F.J.的预后良好有关?哪种化疗最适合F.J.?

胚胎病理学分类与肺泡病理学分类相比有更好的预后,尽管证据表明,原发性肿瘤的位置比组织学更重要[71]。主要位点影响可切除性、扩散途径,以及早期诊断。此外,年龄介于1~9岁有更好的预后。基于肿瘤扩散的速度和切除的程度,IRS使用临床分组系统(Ⅰ~Ⅳ组)。由于完整手术切除和无肿瘤转移均与良好的预后相关,因此该分组系统有助于较好的预测患者的预后[71]。第4和第5届IRS比较了临床分组系统与TNM(肿瘤、淋巴结、转移)分期系统,TNM分期系统用于成人癌症。虽然2个系统针对特殊患者可能会有不同疾病分期,但都被认为是有价值的,并被当前指南采用。

横纹肌肉瘤的肿瘤部位是分期系统中T评级的重要组成部分。F.J.的肿瘤包含一个不利的位点(小腿),且大于5cm,属于Ⅲ期。虽然她的肿瘤的临床分组为Ⅲ期,新辅助化疗后有良好反应,完整切除术后,其临床分组转为Ⅰ期。这表明根据IRS-Ⅱ、IRS-Ⅲ和IRS-Ⅳ结果,她有80%~90%的3年的生存概率[71,74-76]。IRS-V将患者分为具有低风险、中度风险或高危风险。低风险患者包括胚胎性横纹肌肉瘤在有利位点,或者在不利的位点但不超过微小残余肿瘤[71]。中度风险患者存在残余肿瘤胚胎亚型或肺泡亚型无转移性肿瘤。高危风险患者包括那些转移性肺泡或胚胎肿瘤。

化疗对许多低危患者仅限于用长春新碱和更生霉素[71]。大部分中度风险患者用长春新碱、更生霉素和环磷酰胺治疗。高危患者过去的反应并不好,可以在长春新碱、更生霉素和环磷酰胺中添加新药进行试验。最近的一项研究增加了长春新碱和伊立替康、异环磷酰胺和依托泊苷及长春新碱、多柔比星和环磷酰胺(COG ARST0431)的联合化疗方案,高风险特为0~1的患者的3年无事件生存率似乎很好[77]。F.J.属于低危组,她的原发肿瘤较大,因此增加环磷酰胺到长春新碱和更生霉素的中度风险患者治疗方案是合理的。由于放疗会使得骨骼停止生长,而且她的手术切缘无肿瘤,因此未施行放疗。

复方新诺明预防和非格司亭治疗骨髓抑制

案例95-4,问题2:F.J.使用复方新诺明和非格司亭的原因?

F.J.的VAC方案与中性粒细胞减少伴发热的高发病率相关,即使在预试验中也是如此。因为频繁发生严重的骨髓抑制,TMP-SMX在化疗后6个月内,用于预防条件致病菌耶氏肺孢子虫。非格司亭用于减少中性粒细胞减少,以便维持化疗剂量强度。

异环磷酰胺导致的范可尼综合征

案例 95-4,问题 3: F. J. 的妈妈在网上了解到一位横纹肌肉瘤患者使用了长春新碱、异环磷酰胺和依托泊苷治疗后痊愈了,她想知道为什么这个方案不能用于她女儿?

IRS-Ⅳ 局部或区域疾病(中等风险)结果证明长春新碱、异环磷酰胺和依托泊苷或长春新碱,更生霉素和异环磷酰胺并没有优于标准疗法的长春新碱、更生霉素和环磷酰胺[74]。此外,包含异环磷酰胺的疗法会造成更大的毒性。异环磷酰胺与肾范可尼综合征有关,表现为以电解质、葡萄糖、氨基酸流失,以及肾小管酸中毒为特征的近端小管缺陷,在少数病例中,伴有血清肌酐升高。数据表明 3 岁以下的儿童下列情况会导致肾范可尼综合征的风险增加:总异环磷酰胺剂量大于 $72 \sim 100 \mathrm{g/m^2}$、肾盂积水、单肾,或血清肌酐升高;或之前使用过铂类药物治疗[78-81]。化疗过程中,F. J. 出现酮尿,酮尿不是化疗毒性引起的。而是因为美司钠的使用导致的假阳性酮体检验结果[82]。

儿童急性淋巴细胞白血病

急性白血病是造血细胞包括淋巴和骨髓细胞株的恶性肿瘤。急性淋巴细胞白血病(acute lymphoblastic leukemia, ALL)和急性髓细胞性白血病(acute myelogenous leukemia, AML)是 2 种最常见的儿童白血病的类型。75% 的病例为前者,而后者约为 15%。ALL 是最常见的儿童癌症,大约占儿童恶性肿瘤的 26%[83]。在美国,每年约有 2 600 个小于 19 岁儿童的 ALL 新病例[83]。

ALL 的发病率在 2~3 岁有明显的峰值(每百万人中超过 80 例),然后在 8~10 岁年龄段大幅降低(每百万人中有 20 例)。白人孩子与非洲裔美国孩子相比,发病率更高。这个种族差异在 2~3 岁的年龄段最为明显,在白人孩子中,发病率接近 3 倍。

在 20 世纪 70 年代早期之前,ALL 是一种致命的疾病,大多数孩子确诊后存活不超过 2~3 个月。如今,超过 80% 的孩子通过抗白血病治疗可以实现生存期延长[83,84]。现在,新的 ALL 创新疗法都专注于对治疗进行额外的改进,以进一步提高存活率,并降低现有治疗方案中治疗药物所导致的长期发病率[85]。

流行病学及病因学

虽然 ALL 的病因尚不明确,但已发现一些有趣的联系。在二战时期,白血病在日本原子弹爆炸的幸存者中有着极高的发病率,而那些靠近爆炸中心的幸存者也存在极大的患病风险[86,87]。白血病也发生于那些在子宫中就暴露在辐射下的儿童中[88]。其他未经证明的导致 ALL 因素还包括暴露于电磁场、农药、怀孕期饮酒、使用避孕药及吸烟[89-92]。还未有研究证明病毒会导致儿童 ALL[93]。特别要说明的是在过去 40 年里,用电率大幅增加,但儿童 ALL 的患病率并未有明显上升[94]。

病理生理学

ALL 的病理生理学涉及正常骨髓细胞被不成熟的淋巴细胞所代替。ALL 的实质性病变是淋巴细胞分化过程中一种恶性细胞的稳定化。很多因素与对正常细胞增殖的调控有关。白血病可能表现为一个或多个正常细胞增殖通路之间关系的破坏,如对淋巴细胞生长因子的不正常应答[95]。

基于形态学、免疫学及细胞遗传学的淋巴母细胞分类系统的有效性,ALL 是一种异质性疾病,它表现为明显的细胞遗传学异常。免疫异质性来源于白血病在淋巴细胞分化不同阶段中的转化。此外,包括基因表达谱在内的新兴分类法可以对 ALL 细胞遗传学亚型进行进一步分类,还可以对不良反应和应答进行预测[96]。正如我们所讨论的,这些分类法有着重要的预后价值。

临床表现

ALL 的症状表现通常是非特异性的,一些症状与其他儿童疾病如幼年风湿性关节炎(juvenile rheumatoid arthritis, JRA)相同。这可能导致患有 ALL 的儿童被误诊为 JRA 而使用皮质类固醇进行治疗。一般而言,在没有进行全血细胞计数(complete blood count, CBC)或骨髓穿刺检查时,不应该对儿童使用长期糖皮质激素进行治疗。这些症状反映了白血病细胞克隆异常增殖导致正常骨髓元素[即中性粒细胞、红细胞(red blood cells, RBC)及血小板]的缺乏。常见的临床表现包括发热(61%)、出血(48%)和骨骼疼痛(23%)[97]。骨骼疼痛已确定是由过多的骨髓细胞及白血病淋巴母细胞渗透到痛敏性结构如骨膜中导致的。尽管骨骼疼痛可能十分严重,但当化疗开始时即可立刻解决。在体格检查中发现,许多患者有淋巴结病(50%)、脾大(63%)或肝脾肿大(68%)[97]。

在诊断中,至少 59% 的患者白细胞(white blood cell, WBC)计数正常或偏低,其余患者则计数偏高[97]。WBC 的差异是中性粒细胞的比例偏低及淋巴细胞显著增多的典型表现。即使白细胞计数偏低(如 $2\,000 \sim 4\,000/\mu l$),淋巴母细胞也可能出现在外周血液系统,这种情况在白细胞升高时更容易出现[98]。绝大部分患者,都表现出正常细胞正常色素性贫血并伴有血小板减少症[97]。

诊断

在明确诊断 ALL 时,骨髓穿刺及活体组织切片检查通常都十分必要。在白细胞计数升高的患者中,可以通过外周血液系统中淋巴母细胞的检查进行诊断确证。当骨髓中至少 25% 的淋巴细胞为原幼细胞时,即可诊断为 ALL[99]。绝大多数的 ALL 患者其原幼细胞比例远高于 25%,许多患者骨髓已经完全被淋巴母细胞代替。一旦有儿童被诊断为 ALL,确定影响治疗决断及预后的疾病特征十分重要。

预后变量

临床变量

在诊断过程中的临床和实验室发现是十分重要的预后预测因素,被用于确定风险分级。ALL 患儿根据复发风险分为以下几类:标准风险、高风险和极高风险。哪些变量对患者影响最为严重尚存争议。基于初期症状,儿童 ALL 最主要的风险因素为年龄及初期白细胞计数[98]。正在进行的研究可能会进一步细化导致不同 ALL 患病风险人群的因素构成。

白细胞计数

初期白细胞计数是最重要的儿童 ALL 疾病的预测因素之一。它作为预后特征的重要性是因为通常在调整其他重要的预后标准后仍然有效[99]。白细胞计数越高的儿童,完全缓解的持续时间越短[100-102]。缓解持续时间长短与白细胞计数结果存在一定的线性关系。尽管预后良好及预后不良之间尚无明确界线,初期白细胞计数结果高于 50 000/μl 通常与不良预后相关[98]。

年龄

年龄小于 1 岁或大于 9.99 岁的患者预后较差[98]。至少一项试验已证明加强治疗可以克服青少年时期的不利预后因素[103]。这些调查结果显示患有 ALL 的青少年(年龄在 16~21 岁之间),在 6 年里具有接近 60% 的无事件生存率。这与 10~15 岁的患者类似,并高于试验中大部分的老年患者[103]。对于 15~20 岁的青少年,治疗重症小儿白血病方案与成人治疗方案相比有更好的优势。有研究表明,预估无事件生存率在实施儿科方案时有 67%,而使用成人方案时仅为 41%[104]。

年龄是影响最大的预后因素,与其他年龄组相比,婴儿的存活率极低[105-107]。对于婴儿来说,尽管长期使用加强化疗方案,无事件生存率通常低于 50%,尤其是与白血病细胞遗传学相关,如混合血统白血病(mixed lineage leukemia,MLL)[108]。

种族

尽管非裔美国人 ALL 发病率相对较低,但研究表明这些儿童却有比白人儿童更高的复发率[84,109-113]。SEER(National Cancer Institute's Surveillance, Epidemiology, and End Results)项目数据表明非裔美国儿童与白人儿童的 5 年存活率分别为 64% 和 78%。在这些非裔美国患病人群中,更为严重的 ALL 导致了这个差异[113]。然而,在强化治疗下,非裔美国儿童与白人儿童具有相同的 10 年存活率[113]。SEER 更新的数据表明,西班牙裔与非西班牙裔相比发病率更高,而且是发病率最高的种族[112]。分析种族与民族的差异,在同时期治疗中,不同组间也表现出不同存活率。亚洲儿童存活率最高,而非裔美国儿童与西班牙裔存活率最低[113]。

免疫变量

在诊断中,根据白血病淋巴母细胞表面的生物标记物或抗原,可以将 ALL 划分为不同的免疫表型,可以分为 B 细胞和 T 细胞起源。B 细胞谱系可以通过单克隆抗体进一步分为不同亚型,这些亚型反映了白血病发展过程中的不同分化阶段。接近 15%~20% 的 ALL 患儿为 T 细胞系[114,115],而 1%~2% 为 B 细胞系[116,117]。通过使用更先进的诊断技术,大部分之前被划分为非 T 细胞 ALL 或非 B 细胞 ALL(无细胞性 ALL)的患者现在被认为是更为成熟的 B 细胞系白血病[118-120]。大多数 B 细胞系的 ALL 患者(80%)细胞表面的 ALL 抗原(CALLA,特定的 CD10)呈阳性[121],这是 ALL 所共有的。额外的生物标记物,如 CD19 和胞质免疫球蛋白,已经被用于进一步确定 B 细胞系的白血病细胞分化程度。B 细胞系的媒介细胞(pre-B 细胞)具有这些生物标记物,但更为不成熟的细胞(早期的 pre-B 细胞)没有这些标记[121,122]。超过 60% 的 ALL 患儿都有早期 pre-B 亚型白血病,接近 20% 的患儿为 pre-B 细胞白血病。

成熟 B 细胞 ALL(或 Burkitt ALL)历来与不良预后相关,但短期的特殊加强性化疗可以改善其预后[117,123,124]。虽然不同 B 细胞亚型的结果存在一定差异[123],但当考虑其他预后因素或使用有效治疗时,这些差异不再明显[125]。目前,区分不同 B 细胞前体、T 细胞和成熟 B 细胞 ALL 的免疫学特征具有重要的临床意义,因为这 3 种不同的免疫表型使用的是不同类型的化疗方案[85,126]。

T 细胞 ALL 患者有许多特征,如年长的男性患者更可能有更高的初始白细胞计数、存在纵隔肿瘤或涉及中枢神经系统的先天性白血病[127,128]。T 细胞 ALL 患者存活率逐渐下降,尽管强化治疗让他们有所改善[125]。有关强化治疗的研究指出,尽管 T 细胞 ALL 患者会更早复发,但 T 细胞及 B 细胞系 ALL 患者间的复发率并无差别[127,128]。由于 T 细胞淋巴母细胞中甲氨蝶呤多聚谷氨酸合成酶和叶酰多聚谷氨酸合成酶含量较低,因此其甲氨蝶呤的聚谷氨酸化效率偏低[129]。这可能可以解释为什么 T 细胞 ALL 患者化疗耐受性相对较高,需要增加甲氨蝶呤的剂量[85]。

细胞遗传学变量

染色体分析技术的进步促进了 ALL 在生物学方面的研究。在 60%~75% 的 ALL 病例中,发现存在染色体数(染色体倍性)或白血病克隆结构的异常[85]。许多此类异常情况对于预后有着重要作用[85]。染色体倍性表现为 DNA 指数,当值为 1.0 时,表示染色体数正常,当大于 1.0 时,表明正常的染色体数目倍增而使染色体数增加。条染色体数超过 52(DNA 指数大于 1.16,超二倍体)的白血病复发患儿,与二倍体染色体组或 DNA 指数小于 1.16 的患者相比,其持续完全缓解的可能性更大[130]。对于超二倍体及非超二倍体 ALL 的体外研究发现,DNA 指数高的细胞对于抗代谢物(如巯嘌呤)和天冬酰氨酶更为敏感[130,131]。同时,前体超二倍体 B 型 ALL 细胞的叶酸载体数比前体二倍体 B 细胞少。在超二倍体细胞中,这些载体的基因高水平表达,这可能是导致叶酰多聚谷氨酸合成酶在这些细胞中高于前体二倍体 B 细胞 ALL 患者的原因[131-134]。相比之下,亚二倍性患者(少于 45 条染色体,特别是那些仅有 24~28 条染色体的患者)比非亚二倍性患者更为严重[135]。

基因易位是发生在白血病细胞中[136]最常见的结构异常,约75%的儿童ALL病例中均有此现象[137]。某些易位与治疗失败和疾病复发有关[85]。最常见的与治疗失败有关的易位为MLL重组[t(4;11)、t(11;19)和t(1;11)]和BCR-ABL融合转录[t(9;22),费城染色体]。尤其是带有费城染色体的儿童,似乎代表了高危复发人群,同种异体干细胞移植通常是他们最初治疗的一部分。在所有儿童ALL病例中,接近2%~5%例均出现此易位现象。一项已发表研究在强化白血病疗法中增加了酪氨酸酶抑制剂伊马替尼。他们给28位儿使用了化疗加伊马替尼,与接受兄弟姐妹骨髓移植的21位患儿和非亲属骨髓移植的13位患儿相比,5年无事件生存率相似(分别为70%、65%、59%)。作者认为同种异体干细胞移植对费城染色体阳性的白血病患儿不能作为前沿治疗手段[136-139]。

一旦患者达到完全缓解,虽然白血病细胞仍有高达10^9的细胞负担,但从形态学评估,在患者恢复的骨髓中染色体倍性及结构异常并不明显。然而,基于聚合酶链反应(polymerase chain reaction,PCR)检测的新技术可以检测许多患者的微小残留。当复发一旦发生,白血病细胞的细胞遗传学特征通常与诊断时观察到的一致[140,141]。

早期应答

儿童ALL预后另一个重要因素是治疗的早期应答。一些调查发现在接受治疗的第7日或第14日的早期应答,无论是外周血液中原幼细胞的清除还是骨髓形态学的缓解(如小于5%的骨髓原幼细胞)都是远期无病生存的预兆。在一项总结了15个试验的综述中,早期应答在每个研究中都是一项独立的预后因素[141]。早期应答通常是通过治疗第14日骨髓形态学的评估结果进行判断,它比骨髓研究更为灵敏。早期应答较慢的儿童比那些原幼细胞快速清除的儿童复发率高出接近2.7倍。有趣的是,应答速度保持其调整为初始白细胞计数的预后意义,进一步提供证据表明这个因素是一个重要且独立的预后标志,它是治疗敏感性的一个直观标志。然而,使用形态学标准来判断应答阶段仍然给患者带来了沉重的疾病负担。特别需要指出的是,这些骨髓测试可能仅仅是一个稀释的样本或骨髓细胞结构的减少,并不能完全反映白血病的机体负担。据估计,这些早期应答的测试可能检测到25%具有早期复发风险的儿童[145]。快速的早期应答被定义为第15日骨髓原幼细胞的清除,而缓慢的早期应答则不同。由于强化后诱导化疗对于缓慢的早期应答患者更为有效,因此患者早期应答的速度现已用于决定后期化疗的类型和强度[133]。另外一些研究通过对ALL高危儿童为期7日的泼尼松初始治疗(在系统诱导化疗开始之前)的应答进行了检验。泼尼松弱应答(7日治疗后患者每μl外周血中胚细胞数量大于1 000)被视为预后不良的预警,并提示需加强诱导化疗以达到提高无事件生存率的目的[142]。

微小残留

一些研究者已经通过使用精确PCR和流式细胞分析开始对骨髓样本中的微小残留病灶(minimal residual disease,MRD)进行检测。ALL患儿MRD的检测可能将依赖于一些淋巴母细胞的特征(包括基因融合转录、免疫表型和抗原受体基因重组)。尽管可依赖PCR靶点检测的特定融合转录仅占儿童ALL案例的1/3,但克隆抗原受体基因重组在几乎所有的案例中发生[140]。使用各类技术,接近50%的ALL患儿在完成诱导治疗后呈MRD阳性,这些患儿中大约45%将会复发。在完成诱导治疗后出现MRD阴性测试的概率更大,因为92.5%为阴性预测值而阳性预测值占44.5%。MRD阳性患者在为期数月的化疗治疗中,MRD持续减少。MRD持续出现超过4~6个月或复发通常可预测疾病后期复发。已经可以确定不论患者的初始白细胞计数或年龄,MRD的存在是一个重要的预后因素[140]。最近大量关于诱导和巩固阶段结束后第7日的骨髓和血液样本的MRD预后值的研究表明,与其他试验或临床因素相比,在诱导阶段结束时的MRD检测是最为重要的预后因素。第7日的MRD发现具有其他预后价值。此诱导结束后的MRD研究的数据发现在无事件生存率中也有很大差异:MRD阴性为88%;MRD在0.01%~0.1%间为59%;MRD在0.1%~1%间为49%;MRD大于1%为30%。MRD可预测早期与晚期发生的复发。如今监测MRD已经成为儿童ALL疾病管理的一部分,同时用于在目前一线白血病研究中的风险分级治疗[143,144]。

治疗综述

儿科ALL的治疗分为不同的化疗阶段。治疗从诱导治疗开始,通常包括除了中枢神经系统预防性治疗外3个或4个不同类型的药物。诱导治疗的强度是基于ALL的生物学,当今用于确定治疗阶段的主要变量是孩子的年龄和白细胞计数的诊断。诱导疗法目标是使病情完全缓解,通常持续28日。诱导缓解治疗后,下一阶段的治疗被定义为诱导后治疗,由一系列不同周期的化疗组成,术语中称为巩固治疗、延迟强化治疗和临时维持治疗。这一阶段的强烈化疗通常会使用与诱导治疗不同的组合治疗方式,目的是为杀死在诱导治疗中未被破坏的细胞周期内的白血病细胞。通过继续实质性的治疗,确定对不同患者最适合的治疗方案。诱导后治疗的持续时间和强度是基于上面所述的某些白血病的预后特征个体化制订的。治疗的第3阶段为维持阶段,是对这些患者持续时间最长的化疗的阶段,往往需要2年左右才能完成。维持治疗的强度通常比之前的治疗阶段低,而且大多为连续口服化疗、数次的静脉注射和CNS治疗。一般情况下,治疗强度从诱导(巩固)阶段到维持阶段不断减小。

诱导缓解治疗

诱导的目标

案例95-5

问题1: J. B. ,4岁,西班牙男孩,2周上呼吸道感染史和1周中耳炎。目前症状恶化,有鼻出血现象,并呈现疲劳。体检发现明显的苍白和肝脾肿大。差分全血细胞计数如下所示，显示为正常细胞正常色素性贫血：

红细胞压积（hematocrit,Hct）：15.7%

血红蛋白：5.7g/dl

白细胞计数：4 300/μl

血小板计数：13 000/μl

在白细胞计数的差异显示有82%的淋巴细胞（正常，30%~40%）、7%的中性粒细胞（正常，50%~60%），以及11%的淋巴母细胞（正常，0%）。基于这些结果，进行了骨髓活检，结果显示有95%的淋巴母细胞，确诊为ALL。免疫分类为基于CD10和CD19阳性的早期pre-B细胞类型。胸部射线没有发现纵隔肿块，腰椎穿刺显示脑脊液中无白血病淋巴母细胞。对J. B. 进行水合、碱化，并使用口服别嘌呤醇200mg/（m² · d），并计划第2日开始诱导治疗。在几日之内，J. B. 使用了多种药物对其白血病进行治疗。

J. B. 诱导治疗的治疗目标是什么？

诱导治疗的目标是使病情完全缓解（也就是通过形态学显微镜检测，在外周血或骨髓无法检测到白血病细胞）。J. B. 的外周血值必须在正常范围内，并且骨髓中淋巴母细胞数必须小于5%。此定义同时假定了在脑脊液（cerebrospinal fluid,CSF）中没有淋巴母细胞存在。此外，基于已知的MRD的检测，在诱导治疗结束时（即第29日），MRD的测量结果小于0.01%现在已经成为治疗第1阶段的另外一个目标。虽然这些结果表明了对化疗的充分反应效果，但并不表明已经治愈。大多数患者在诊断时具有10^{12}的细胞，成功的诱导方案将这些细胞减少至10^9，减少99%的负载[145,146]。因此，J. B. 还需要继续治疗以进一步降低白血病细胞的数量，并增加其远期生存的机会。如果不进行持续治疗，多数患者都将在几个月内复发[147]。

诱导联合化疗

案例95-5,问题2：应该使用什么药物以达到完全缓解？

在诱导缓解治疗中最常用的药物制剂是长春新碱、泼尼松、地塞米松、门冬酰胺酶、培门冬酶和柔红霉素（表95-6）。在诱导治疗末期，泼尼松或地塞米松的剂量不是常规地逐渐减少[148-151]。最近，泼尼松作为诱导治疗期间或治疗的整个过程中使用的皮质类固醇，已经开始逐渐被地塞米松所取代。这是因为前期的研究发现，地塞米松具有更大的CSF穿透能力[152]。在标准风险的ALL患者中，随机比较了地塞米松和泼尼松诱导治疗的效果，发现使用地塞米松的患者CNS复发率较低[150]。然而，在高危ALL患者的诱导过程中，使用28日疗程的地塞米松也与青少年感染并发症和关节缺血性坏死发生的风险增加相关[153]。因此在高危患者的诱导治疗期间，应停用或替换地塞米松。对高危患儿强化治疗导致骨髓抑制期间使用地塞米松可大大增加感染风险。

没有完全理想（即仅对白血病细胞有毒，并活跃于细胞

周期的所有阶段）的标准。在活性方面，主要是对淋巴细胞白血病的活性，皮质类固醇、长春新碱和各种门冬酰胺酶产品最接近该理想目标，因为这些药物在保留正常骨髓元素时，对于白血病细胞具有选择性毒性。为了提高完全缓解的成功率，在长春新碱、泼尼松和门冬酰胺酶3药诱导方案中增加另一类药物（表95-6）。最经常使用是蒽环类，如柔红霉素或多柔比星。使用至少3种药物诱导方案是当前关注处于低复发或中复发风险儿童的标准，与低强度治疗相比，这可以改善缓解速度和持续时间[154-156]。目前，4药联合诱导疗法，或由多于4种药物组成的更加强化的诱导方案，通常持续时间超过4周，用于高危复发儿童和成人ALL患者的治疗[148,157-159]。

表95-6

急性淋巴细胞白血病儿童的全身诱导治疗

药物	服用方法	剂量/疗程
3药联合诱导方案		
泼尼松	PO	60mg/（m² · d）×28 日
或者		
地塞米松	PO	6mg/（m² · d）×14 日
和		
长春新碱	IV	每周 1.5mg/m²，（最多2mg）×连续4次
和		
培门冬酶	IM	2 500U/m²×单次
如果是4药诱导疗法		
柔红霉素	IV	每周25mg/m²，连续4次

IM,肌内注射；IV,静脉注射；PO,口服

引自：Pui CH et al. Treatment of acute lymphoblastic leukemia. *N Engl J Med*. 2006;166-178；Bassen R et al. Modern therapy of acute lymphoblastic leukemia. *J Clin Oncol*. 2011;29;532.

如果3种药物的诱导治疗结束时，并未达到完全缓解，应给予患者其他药物继续治疗（例如，另外的2~4周柔红霉素和泼尼松；启用阿糖胞苷和额外的门冬酰胺酶；给予长春新碱和泼尼松1~2周）。因为这种情况极少发生，因此对于在此类情况下最有效的药物或方案的使用并未达成共识。大多数这些患者存活率降低，复发率高。

强化诱导治疗对大多数的ALL患儿有益。这种治疗策略支持Goldie和Coldman的假设[160]，即在早期治疗中使用强化治疗可以降低抗药性发展的机会。因此，这可能会增加远期无复发幸存者的比例。诱导治疗通常根据临床结果来确定，如诊断时年龄和初始白细胞计数。基于这些预后变量，J. B 是复发低风险患者。推荐使用由长春新碱、地塞米松和培门冬酶组成的3药诱导方案来提高他的远期无病生存的机会[149,150,161]。在设计他的后诱导治疗方

案时,将需要依赖于其他实验室数据(如缓解和 MRD 的骨髓分析)。

长春新碱毒性

> **案例 95-5,问题 3:** J. B. 在诱导化疗的第 2 周出院。他的 CBC 和分型结果表明,他对于化疗反应良好(即,白细胞计数 2 600/μl、中性粒细胞 69%、淋巴细胞 22%、血小板 229 000/μl、红细胞压积 28.6%,以及囊胚 0)。然而,在诱导化疗的第 3 周,J. B. 有剧烈腹痛症状,6 日未排便。在最近几日 J. B. 表现出"潜意识"行为。如何解释这些症状呢?

长春新碱的使用与神经病变的自律相关联,它可以大大减少肠胃道蠕动[162]。在严重的情况下,可能导致麻痹性肠梗阻。便秘常伴有腹部绞痛,这是相当痛苦的[163]。这些症状通常在用药后 3~10 日很明显,几日后便会缓解。预防性使用大便软化剂(多库酯钠)或泻药(聚乙二醇)可缓解 J. B. 的便秘症状,促进正常排便。这个方案应在长春新碱第 1 次给药后便开始进行。

J. B. 的情绪变化可能是他正在接受地塞米松治疗的结果。情绪不稳、睡眠障碍、情绪低落、精神萎靡在儿童 ALL 患者皮质类固醇治疗期间时有发生[164]。这些行为变化具有相当的破坏性,家长应该提前做好准备。口服异丙嗪可以用来帮助缓解与地塞米松相关的严重的行为变化。行为障碍通常在皮质类固醇药物停药后 2 周内缓解[164]。

鞘内注射化疗预防

> **案例 95-5,问题 4:** 除前面叙述的药品,为进行中枢神经系统预防性治疗,在治疗初期(第 1 周)和结束(第 4 周)时,J. B. 还接受了甲氨蝶呤鞘内注射(Intrathecal,IT)化疗的诱导治疗。IT 化疗的目的是什么?

IT 或 CNS 预防性治疗可以减少在 CNS 内的复发概率,并增加 J. B. 远期存活的机会。之前的 CNS 预防性治疗是常规的,CNS 是白血病复发最常见的部位,由此可预测骨髓复发[165,166]。具有非常高的初始白细胞计数、T 细胞 ALL 和婴儿的患者,CNS 复发的风险最大[167,168]。然而,由于所有的 ALL 患者都有 CNS 复发的风险,将 CNS 预防性治疗作为常规治疗可改善无病生存率[85]。由于许多抗白血病药物不能顺利透过血脑屏障进入脑脊液,因此这个区域成为一个白血病淋巴母细胞的避难所。这样做的目的是消除在诊断时存在于 CNS 中的所有白血病淋巴母细胞,防止 CNS 复发。

中枢神经系统预防治疗方案

> **案例 95-5,问题 5:** 可用于 CNS 预防治疗的方法有哪些?怎样决定为 J. B. 选择哪一种方式进行治疗?

对于儿童 ALL 的所有治疗方案都采用了中枢神经系统的预防性治疗,虽然使用的是不同的方案。第 1 个成功的 CNS 预防治疗方法为 2 400cGy 的颅辐射,伴或不伴甲氨

蝶呤 IT 治疗均可,这可以显著降低 CNS 的复发率[169]。然而,颅照射的副作用仍存在,包括智力下降、神经内分泌系统功能障碍及心理功能恶化[170-175]。因此,临床医师寻求更为安全的 CNS 预防性治疗替代方案。例如,降低颅照射的剂量(1 800cGy)同时使用 IT 甲氨蝶呤以降低对中枢神经系统的影响,这证明与 2 400cGy 的颅照射剂量预防 CNS 复发的效果相同[168,173]。不过,由于对颅辐射的远期毒性担忧依然存在,尤其是年幼的孩子,它目前仅用于被确诊的 CNS 病变、T 细胞 ALL 患者和 CNS 复发患者的 CNS 疾病检测。目前,CNS 预防性治疗包括甲氨蝶呤 IT、三联 IT 化疗(甲氨蝶呤、阿糖胞苷和氢化可的松)或甲氨蝶呤 IT 联合全身强化剂量甲氨蝶呤治疗[174-176]。

由于患者在中枢神经系统白血病发展中的风险不同,CNS 预防性治疗应进行个体化制订。无论是颅辐射或 IT 化疗,只要进行足够强度的全身治疗,标准 ALL 患儿都有相当的 CNS 保护率[177-179]。这些患者可能会接受甲氨蝶呤 IT 或者三联 IT 化疗,这都取决于所采取的方案[180]。

鞘内注射化疗:慢性不良反应

> **案例 95-6,问题 6:** 鞘内注射化疗的慢性不良反应有哪些?

目前正在确认 IT 化疗的慢性毒性。当检查其对生长的影响时,三联 IT 化疗表现出对儿童的最终身高没有影响,相比之下,接受颅照射的儿童其最终身高降低[181]。有限的证据表明,IT 化疗可能与某些神经心理缺陷有关。至少 1 名患者接受无颅照射 IT 化疗研究,已经证明存在高阶认知功能任务障碍和数学学习障碍[182]。另一项研究表明,在 5 岁前接受 IT 治疗的儿童,在小脑额叶脑系统及在神经心理方面均存在缺陷[183]。目前还不清楚这些缺陷是否会转化为显著的长期影响。

> **案例 95-5,问题 7:** J. B. 中枢神经系统复发风险低,将接受 IT 甲氨蝶呤治疗。多少剂量的 IT 甲氨蝶呤适合?

甲氨蝶呤鞘内注射剂量

高化疗浓度在到达脑脊液内后的剂量可能会相当低,因为脑脊液分布容积小,而相反外周血浆体积较大(140ml vs 3 500ml)[184,185]。由于大多数药物在脑脊液中半衰期长,因此药物暴露量也被最大化[186]。IT 剂量的确定方法不同于全身给药,后者是基于体重或体表面积进行确定。相比于身体大小,CSF 中甲氨蝶呤的浓度与患者年龄联系更为紧密[187]。3 岁儿童的脑脊液体积接近于成人。由于脑脊液体积与体表面积不相关,因此根据身体大小来确定 IT 的剂量会导致在年轻儿童中呈亚治疗浓度,而在年龄较大的儿童和成人中呈毒性浓度。表 95-7 所示的以年龄为依据的给药方案与以身体大小为依据的给药方案相比,神经毒性更小,同时 CNS 复发率更低[187]。使用此类给药方案,J. B. 的 IT 甲氨蝶呤剂量应为 12mg。如果使用三联鞘内疗法,则阿糖胞苷和氢化可的松的剂量分别是 24mg 及 12mg。后面所列剂量

同样根据年龄确定,但没有文献能支持这些剂量是如何得出的。虽然如此,但有经验证据支持其疗效。

表 95-7

基于患者年龄适用于鞘内化疗的给药方案

患者年龄/岁	甲氨蝶呤/mg	氢化可的松/mg	阿糖胞苷/mg
<1	6	6	12
1	8	8	16
2	10	10	20
3	12	12	24
≥9	15	15	30

长春新碱鞘内注射的危害

案例 95-5,问题 8: J. B. 的三联甲氨蝶呤 IT 治疗需要在同一日给予长春新碱。当这些药物先后使用时,是否应采取其他特别的预防措施?

长春新碱鞘内注射的给药几乎是致命的[188-192],尽管不止 1 例病例报道未造成死亡,但仍导致严重的后遗症。虽然在医院和诊所开展了广泛的教育工作,以及众多的预防措施,长春新碱 IT 给药疏忽导致的死亡仍有发生。误将长春新碱 IT 给药的患者的临床过程通常从第 1 日的背痛及头痛不断发展,第 2 日肌肉无力(广义的),第 5 日呼吸暂停,第 7~9 日无脑电图活动,并在第 12 日死亡[190]。为避免长春新碱 IT 给药的悲剧,长春新碱应与其他 IT 药物分开配制,特别标记并混合为一个小体积的肠外注射用药包装(如迷你包),而不是在注射器中。在给予 IT 药物后需优先输送到病患区进行静脉输液。

诱导治疗后的个体化治疗

案例 95-5,问题 9: J. B. 骨髓染色体的分析结果发现 TEL-AML1 易位,DNA 指数为 1.0。MRD 检查结果如下所示:血液第 8 日小于 1%,骨髓在第 29 日显示为 0.15%。尽管存在 TEL-AML1 易位,但根据他第 29 日(诱导治疗结束)骨髓 MRD 的阳性发现,J. B. 计划接受更积极的后诱导化疗方案。选择这种治疗方式是因为与其细胞遗传学相比,MRD 的结果对复发概率的预测性更好。虽然 J. B. 曾在第 8 日和诱导治疗完成的第 29 日进行骨髓穿刺,表明完全形态学缓解,但他在诱导结束时发现 MRD 结果优先决定了他需要进一步的治疗。诱导期完成后,J. B 原定接受诱导后化疗的强化阶段,又称为增强临时维持。诱导后化疗的目的是什么? 在这一阶段又有些什么有效的方案?

诱导后化疗通常在 2~6 周的治疗周期内,给予各种不同的药物组合。这些不同的后诱导治疗阶段被称为巩固、维持和强化。

诱导后化疗已被证明是在 ALL 儿童中预防复发中的重要策略,可帮助提高低危 ALL 儿童的无事件生存率至 80% 以上[85,193]。到目前为止,最佳后诱导方案还没有确定。然而,在巩固治疗研究中有一些有趣的发现。通过每 2 周 $5g/m^2$ 大剂量甲氨蝶呤连续 4 次静脉注射与低剂量(每日增加 $50mg/m^2$ 直到毒性反应)甲氨蝶呤之间的比较,发现大剂量给药可延长 5 年无事件生存期($82±3.5\%$ vs $75.4±3.6\%$,$P=0.006$),且毒性无明显增加,而中性粒细胞减少伴发热的发生概率甚至降低了(5.2% vs 8.2%,$P=0.005$)。这一结论目前在高危患儿中明确,而在中危患儿中的生存优势正在被研究[194]。最近的一个试验比较了对高危 ALL 儿童持续时间更长或强度更高的后诱导治疗方案,发现较高强度的治疗方案能够获得更好的效果,而持续时间较长的方案并没有。在这项研究中,较高的强度后诱导治疗是更多地使用培门冬酶、长春新碱,以及不断提高剂量甲氨蝶呤(表 95-8)。

表 95-8

急性淋巴细胞白血病的诱导后治疗

疗程
第 0、10、20、30 和 40 日,长春新碱 $1.5mg/m^2$,IV
甲氨蝶呤 $5000mg/m^2$ 静脉注射超过 24h,然后进行亚叶酸解救,每 14 日 1 次,连续 4 次
第 1 和 21 日,培门冬酶,$2500U/m^2$,IM
第 0 和 30 日,甲氨蝶呤,IT
第 0 和 28 日,环磷酰胺 $1g/m^2$,IV
第 1~4、8~11、29~32 和 36~39 日,阿糖胞苷 $75mg/m^2$,SC 或者 IV
第 0~13 日和 28~41 日,巯嘌呤每日 $60mg/m^2$,PO
第 1、8、15、22 日,甲氨蝶呤,IT
第 14 和 42 日,培门冬酶 $2500U/m^2$,IM
第 14、21、42 和 49 日,长春新碱 $1.5mg/m^2$,IV
第 8、9、17、18 周,长春新碱 $1.5mg/m^2$,IV
第 8 和 17 周,泼尼松每日 $40mg/m^2×7$ 日,PO
第 0~7、14~20 日,地塞米松每日 $10mg/m^2$,PO
第 0、7、14 日,长春新碱 $1.5mg/m^2$,IV
第 3 日,培门冬酶 $2500U/m^2$,IM
第 0、7、14 日,多柔比星 $25mg/m^2$,IV

IV,静脉注射;IM,肌内注射;PO,口服;SC,皮下注射;IT,鞘内注射。

引自:Borowitz MJ et al. Prognostic significance of minimal residual disease in high rick B-ALL: a report from the Children's Oncology Group Study AALL0232. *Blood*. 2015;126(8):964-971.

维持化疗方案

案例 95-5,问题 10: J. B. 在完成他的诱导治疗和后诱导治疗后,计划接受从他诱导治疗的开始为期 2.5 年的维持(延续)治疗。他的父母关心为何治疗需要如此长的一段时间,由于 J. B. 已经缓解,此治疗是否必要。J. B. 进行维持治疗或延续治疗的目的是什么? 在 J. B. 这一阶段的治疗应选用哪些药物?

维持治疗或延续治疗维持巩固诱导化疗实现的完全缓解。早期的临床试验已经表明,如果没有维持治疗,大多数 ALL 患者会复发。对诱导治疗和后诱导治疗反应良好的患者,仍具有很高的白血病细胞负荷(尽管检测不到),它必须由额外的治疗根除。在几个月或几年的治疗后发生复发的患者的骨髓活检结果支持这一结论。复发患者的白血病细胞的细胞遗传学特征与诊断时是相同的[195,196]。维持治疗同样有 MRD 研究结果的支持,MRD 研究结果表明一些可检测的白血病细胞在诱导治疗完成后数月仍然存在[140-144]。

那些在诱导治疗过程中有效的药物,是不能在维持治疗阶段保持症状缓解的[9]。然而,其他药物在维持完全缓解方面十分有效。其中 2 种最有效的药物是巯嘌呤和甲氨蝶呤。甲氨蝶呤在间歇给药时最有效且毒性最小,通常每周口服剂量为 $20mg/m^2$。当每日给药时,巯嘌呤是有效且口服耐受性良好,通常每日给药剂量为 $50 \sim 75mg/m^2$[197-199]。

其他药物已被添加到标准的维持治疗中,与巯嘌呤和甲氨蝶呤一起改善缓解持续时间,增加患者远期生存的机会。有证据表明,每月脉冲式给予长春新碱和泼尼松在标准风险患者治疗中较优(低骨髓和睾丸复发率)。目前,大部分的儿童 ALL 最现代治疗方案,在开始接近 6 个月就已进行强化诱导和后诱导治疗。这些早期的强化治疗后进行较小强度的维持治疗,由甲氨蝶呤和巯嘌呤结合周期性的 IT 化疗组成,也可脉冲式给予长春新碱(泼尼松)[200-206]。

现有的证据表明,像 J. B. 这样的标准风险患者能从以下治疗方案中受益:每日口服 $50 \sim 75mg/m^2$ 的巯嘌呤;每周口服或静脉注射甲氨蝶呤 $20mg/m^2$;同时进行长春新碱周期性脉冲治疗,$1.5mg/m^2$,持续 1 日;口服泼尼松 $40mg/m^2$ 或地塞米松 $6mg/m^2$,每 4 周 7 日。此外,甲氨蝶呤 IT 化疗应每 $8 \sim 12$ 周重复进行。

甲氨蝶呤和巯嘌呤维持治疗剂量

案例 95-5,问题 11: 以前述治疗方案进行为期 8 周的维持治疗后,J. B. 的 ANC 在 $2\,000 \sim 3\,500/\mu l$ 范围内超过 6 周。其他血液和化学检查结果也在正常范围内。此时是否应该考虑对他的维持治疗方案做出一些调整? 巯嘌呤与甲氨蝶呤是否存在潜在的问题可以解释他的 ANC 值? 是否有可能正常 ANC 增加了治疗失败的风险?

已发现甲氨蝶呤日内浓度变化和巯嘌呤在病患中吸收代谢的显著的个体差异,这可以解释不同患者对标准剂量

巯嘌呤的反应不同[201-207]。大多数患者能够耐受全剂量的巯嘌呤。巯嘌呤是被巯嘌呤-S-甲基酶(thiopurine-S-methyl-transferase,TPMT)灭活的。已知约 89% ~ 94% 的患者 TPMT 活性高,6% ~ 11% 患者为中等活性,而 0.3% 患者活性缺陷。缺乏 TPMT 活性的患者使用标准剂量的巯嘌呤是会有严重的甚至致命的毒性,需要使用非常低的剂量(约 $10mg/m^2$,每周 3 次)以避免重度骨髓抑制[201,208-210]。

接受这些药物一半剂量的患者缓解持续时间短[210]。然而,即使是那些能耐受最大标准剂量的患者同样面临巨大的复发风险。那些能耐受的最大剂量且没有明显骨髓抑制的患者,可能需要比标准初始剂量更高的剂量。某些标准规程中允许每 4 ~ 6 周增加甲氨蝶呤或巯嘌呤的剂量,以保持 ANC 在 $300 \sim 2\,000/\mu l$ 范围的目标。这通常通过交替增加 25% 的巯嘌呤和甲氨蝶呤的剂量来实现。在这种情况下,每 4 ~ 6 周增加一种药物的剂量[211]。

J. B. 有正常的 ANC 并对治疗耐受,因此,尝试增加他的化疗剂量是十分合理的。对于 J. B. 而言,这意味着他巯嘌呤的剂量从每日 $50mg/m^2$ 增加,或者甲氨蝶呤的剂量由每周 $20mg/m^2$ 增加为 $25mg/m^2$。虽然甲氨蝶呤肠外给药提高了依从性并提供了更多的可预测性,但其治疗结果并不能持续改善[212]。要评估 J. B. 是否已接收足够的剂量,每周白细胞计数是必不可少的。这可以让他的治疗团队准确评价给药剂量是否足够,并跟进他的疾病状况以确保持续缓解的继续。如果骨髓抑制的程度不充分,应对 J. B. 的依从性进行调查,因为依从性的减少在儿童 ALL 治疗中是一个常见的问题。至少一个研究发现巯嘌呤在傍晚给药时依从性较高[213-215]。

治疗持续时间

案例 95-5,问题 12: J. B. 的维持治疗需要持续多久?

大多数治疗儿童 ALL 治疗中心治疗持续时间总共约达 2.5 年(女)和 3.5 年(男)。大多数的复发患者在治疗过程中或治疗结束的第 1 年内同样会复发。在治疗结束第 2 年后及此后的每年,复发变得不太常见,但偶尔也可以观察到。一些治疗中心正在探索是否更强化的治疗方案可以减少维持治疗的时间,因为当前的维持治疗持续时间是基于温和的治疗方案数据确定的。在 ALL 维持治疗持续时间的更为确凿的证据出现之前,与 J. B. 一样有类似特征的患者均需要接受约为 2.5 年的化疗。

门冬酰胺酶制剂

门冬酰胺酶可以从 2 个天然来源获得,大肠杆菌和欧文氏菌。这 2 种制剂不是 100% 交叉反应,因此当发生超敏反应时,欧文氏菌产物可被大肠杆菌产物所替代。然而,需要注意的是,17% ~ 26% 的患者会出现交叉反应[216,217]。由于欧文氏菌产物的半衰期更短,欧文氏菌门冬酰胺酶的剂量有必要增加,来获得与大肠杆菌产物相同的活性。注意到接受相等剂量欧文氏菌门冬酰胺酶的患者其缓解率和存活率都比使用大肠杆菌门冬酰胺酶的患者更差。在现代治疗方案中,欧文氏菌门冬酰胺酶的剂量通常是大肠杆菌门

冬酰胺酶剂量约 2.5 倍。在使用这 2 种制剂时,皮疹和沉默免疫的发生率几乎相同。

培门冬酶是已知的门冬酰胺酶的长半衰期改性形式。此试剂是甲氧基 PEG 与大肠杆菌门冬酰胺酶共价连接形成的。大肠杆菌门冬酰胺酶半衰期为 1.2 日,培门冬酶有比大肠杆菌门冬酰胺酶更长的半衰期(5.8 日),而且安全有效,即使是在对大肠杆菌和欧文氏菌门冬酰胺酶存在现有反应的患者中也一样。半衰期的延长可以降低培门冬酶的给药频率(即每 2 周给药 1 次),与天然来源门冬酰胺酶制剂(即 1 周给药 3 次)相比,其给药频率大幅降低。来自不同大肠杆菌菌株的门冬酰胺化合物可能在酶活性和半衰期这两方面有所差异。至少有一项研究已表明,儿童 ALL 的意外死亡率与不同的大肠杆菌门冬酰胺酶制剂之间的等价假设有关[218-222]。

急性淋巴细胞白血病的复发

预后

> **案例 95-6**
>
> **问题 1:** N.B. 是一位 12 岁 T 淋巴细胞白血病男孩。初始诊断治疗达到完全缓解大约 17 个月后,N.B. 进行了 1 次常规的腰穿作为计划维持治疗方案的一部分。脑脊液分析显示存在大量的淋巴母细胞。全血计数显示:
>
> Hct:29.5%
>
> 血小板:120 000/μl
>
> WBC:5 300/μl,其中淋巴细胞占 45%,中性粒细胞占 50%,条带占 5%
>
> 骨髓穿刺结果显示 ALL 复发,淋巴母细胞占 53%。N.B. 能达到第 2 次缓解和远期生存的概率是多少?哪些特征提示他的预后较差?

像众多的 ALL 复发的患儿一样,N.B. 复发时并没有临床症状。大多数这样的患儿靠全血计数或腰穿检查诊断。尽管 ALL 的患儿通常复发后有较好的治疗反应,20%~25% 的患儿后期仍会再次复发,且远期生存率不高。常规骨髓穿刺或可在全血计数提示复发之前检测到骨髓复发,但依赖形态学标准的早期骨髓检查对预测远期生存率的影响并无依据[223-225]。

至少 80% 的 ALL 复发患者在接受挽救性治疗后会再次缓解。然而,儿童 ALL 的骨髓复发预示远期生存率较差,且大多数患儿无法治愈。骨髓复发的儿童 5 年无病生存期为 6%~60%,且取决于诸多因素。N.B. 为男性 T 细胞白血病,骨髓和中枢均有复发,复发在初始诊断后 18 个月之内发生,这些因素都决定了他的预后较差[225-229]。

ALL 复发的治疗

> **案例 95-6,问题 2:** 为使 N.B. 达到完全缓解并提高他的远期生存率,应使用哪些治疗手段?

挽救治疗所用药物与治疗高风险 ALL 的药物基本一致。总体而言,诱导治疗由长春新碱、泼尼松、柔红霉素和门冬酰胺酶 4 药大剂量联合,伴随针对局部(CNS、睾丸等)复发的放疗和鞘内注射化疗药物[229-231]。诱导治疗完成后,可进行多周期的强化治疗、维持治疗和鞘内注射。若再次复发,则需要使用更强的大剂量甲氨蝶呤和大剂量阿糖胞苷、依托泊苷和环磷酰胺。大剂量甲氨蝶呤中枢穿透性好,可用于治疗和用于中枢白血病复发。大剂量阿糖胞苷(HiDAC,3g/m²,每 12 小时 1 次,一共 4 剂)联合常规剂量的门冬酰胺酶可使重复诱导失败的患儿达到缓解。这种疗法对 40% 的患儿有效,尽管第 2 次缓解的中位维持期不超过 3 个月[232,233]。挽救治疗药物的选择取决于患儿初始疗法的强度、是否在治疗中复发,以及复发部位。对于 N.B. 而言,由于在化疗期间复发,他的挽救疗法应使用之前未尝试过的高强度药物。另外,也应针对局部复发的部位尝试中枢放疗和鞘内注射化疗。

> **案例 95-6,问题 3:** N.B. 家人非常担忧因复发所致的预后较差,并询问造血干细胞移植(hematopoietic cell transplantation,HCT)的可能性。他在这个阶段是否可以考虑HCT?基于异基因造血干细胞移植的潜在发病率和死亡率风险,N.B. 是否适合进行自体干细胞移植?

异基因造血干细胞移植(allogenic HCT)对于中高风险复发的 ALL 患儿已逐渐变为首选疗法。在复发并达到第 2 次完全缓解后,患儿若接受同胞相合供体来源的 HCT,5 年无事件生存率可达 52%,而仅接受化疗的患儿仅为 5%[234,237]。自体干细胞移植(autologous HCT)对这样的患儿而言,相对于传统化疗并无显著优势,不推荐使用[236]。应该告知 N.B. 的家庭尽快寻找同胞供体,并建议考虑异基因造血干细胞移植。由于 HCT 要在第 2 次达缓解后进行,在寻找供体的同时应开始诱导缓解化疗。如果无法进行HCT 治疗,可以尝试新型疗法,例如奈拉滨作为嘌呤类似物已被批准用于治疗复发的 T 细胞白血病和淋巴瘤,对儿童治疗缓解率高达 55%[237,238]。

儿童非霍奇金淋巴瘤

淋巴瘤是一类源于免疫细胞和器官的疾病。儿童肿瘤有 10%~15% 为淋巴瘤,不如成人普遍。16 岁以下儿童患淋巴瘤的比例仅占所有淋巴瘤的 3%。淋巴瘤可能与基因突变有关,可源于任何淋巴细胞的任何分裂期。非霍奇金淋巴瘤(NHL)在 10 岁以下儿童中是最常见的淋巴瘤,而霍奇金淋巴瘤在 15~19 岁儿童中更常见。本章节仅对 NHL 论述。近年来,儿童 NHL 的治疗取得了突破性进展,可达到 80% 的治愈率[239]。

分类

对 NHL 存在多种分类方法,这些分类系统中使用的术语也不尽相同[239]。儿童 NHL 建议使用组织病理学分类法,将其分为 3 大类:B 细胞淋巴瘤、淋巴母细胞淋巴瘤和间变性大细胞淋巴瘤[240-243]。相对于成人而言,儿童的病理类别更少。

淋巴母细胞淋巴瘤占儿童 NHL 的 30% 左右,B 细胞淋巴瘤约占 50%,其余为大细胞淋巴瘤[1]。淋巴母细胞淋巴瘤中,通常免疫 T 细胞在组织学上与 ALL 相同。与 ALL 的区别在于是否有骨髓的参与。如果在诊断时有超过 25% 的骨髓浸润,则诊断为 ALL。B 细胞淋巴瘤可进一步分为 Burkitt、类 Burkitt 和大 B 细胞淋巴瘤。间变性大细胞淋巴瘤可以源于 T 细胞或裸细胞[240-243]。

临床表现

儿童 NHL 患者可表现为一系列不同的症状,与 NHL 的类型相关。总体而言,儿童 NHL 多为淋巴结外源性,与成人的症状也有所不同。淋巴母细胞淋巴瘤多表现为纵隔肿瘤和胸腔积液。如果有上腔静脉阻塞存在,也有人伴随疼痛、呼吸困难、面部和上肢水肿。淋巴母细胞淋巴瘤也偏好骨髓和 CNS[244,245]。这类患者的淋巴结病多存在于膈上。B 细胞淋巴瘤的患儿通常有腹部肿瘤、腹痛、肠道功能改变,可能伴有恶心、呕吐。另外,很多 B 细胞淋巴瘤的患儿有骨髓浸润。这类患儿的淋巴结病通常在胸膜下的腹股沟和髂部。间变性大细胞淋巴瘤可累及肠道,或肺部、皮肤、面部和 CNS 等非常见部位[246,247]。

分期

儿童 NHL 的分期有多种体系。通常使用 St. Jude 分期系统[244]。该系统将儿童 NHL 分为 4 期:I 期为单个肿瘤或单个淋巴结;II、III 期包括局部或多个解剖部位的浸润;IV 期是指有骨髓或 CNS 浸润。儿童 NHL 的预后多取决于发病时的肿瘤负荷[247]。然而,针对不同疾病进展期的现代化疗方案不断优化,晚期与早期 NHL 的患儿可达到相似的无事件生存率。高 LDH 与高肿瘤负荷相关。也有研究证明血清 LDH 水平在 500~1 000U/L 以上者预后也较差[247]。

治疗综述

淋巴母细胞淋巴瘤(T 细胞)

由于诊断时淋巴瘤多殃及全身,所有分期和组织学类型的儿童 NHL 的主要治疗方式均为联合化疗[248,249]。多种化疗药物都证明对儿童 NHL 有效。目前为止,BFM 治疗组报道了最好的治疗结果,5 年无事件生存率高达 92%(表 95-9)。Berlin-Frankfurt-Muenster(BFM)治疗组使用 24 个月内联合高强度化疗方案,对淋巴母细胞淋巴瘤的患儿比 B 细胞或间变性大细胞淋巴瘤需要更长的治疗时间。该化疗方案与儿童 ALL 类似,持续或每周给予患儿化疗。所有的淋巴母细胞淋巴瘤患儿均给予了 CNS 预防疗法,无论分期。极少淋巴母细胞淋巴瘤的患儿发病时处于早期(I 和 II 期),因此在这类人群中开展高水平的临床研究极为困难。对早期疾病缩短治疗周期是不成功的,但有些化疗方案对早期疾病使用了低强度的化疗方案。

表 95-9

T 细胞淋巴母细胞淋巴瘤的 BFM 组治疗方案

药物	剂量	给药时间
诱导疗法 1(所有阶段)		
泼尼松(PO)	60mg/m²	1~28,然后逐渐减少
长春新碱(IV)	1.5mg/m²(max 2mg)	8、15、22、29
柔红霉素(IV 1 小时以上)	30mg/m²	8、15、22、29
左旋门冬酰胺酶(IVª 1 小时以上)	10 000IU/m²	12、15、18、21、24、27、30、33
环磷酰胺ᵇ(IV 1 小时以上)	1 000mg/m²	36、64
阿糖胞苷(IV)	75mg/m²	38~41、45~48、52~55、59~62
6-巯嘌呤(PO)	60mg/m²	36~63
甲氨蝶呤(IT)ᶜ	12mg	1、15、29、45、59
疗法 M(通常阶段 1 和 2)		
巯嘌呤(PO)	25mg/m²	1~56
甲氨蝶呤(IV)	5g/m²	8、22、36、50
甲氨蝶呤(IT)	12mg	8、22、36、50
重复诱导疗法 2(仅阶段 3 和 4)		
地塞米松(PO)	10mg/m²	1~21,然后逐渐减少

表 95-9

T 细胞淋巴母细胞淋巴瘤的 BFM 组治疗方案（续）

药物	剂量	给药时间
长春新碱（IV）	1.5mg/m^2（max 2 mg）	8、15、22、29
多柔比星（IV 1 小时以上）	30mg/m^2	8、15、22、29
左旋门冬酰胺酶（IV^a 1 小时以上）	10 000IU/m^2	8、11、15、18
环磷酰胺^b（IV 1 小时以上）	1 000mg/m^2	36
阿糖胞苷（IV）	75mg/m^2	38~41、45~48
疏鸟嘌呤（PO）	60mg/m^2	36~49
甲氨蝶呤（IT）	12mg	38、45
维持疗法（所有阶段）		
疏嘌呤（PO）	50mg/m^2	每日服用直至第 24 个月
甲氨蝶呤（PO）	20mg/m^2	每周服用直至第 24 个月

注意：3 岁以下儿童调整甲氨蝶呤 IT 剂量。疗法 M 中给予 30 分钟 5g/m^2 甲氨蝶呤的 10%，接下来 23.5 小时继续 IV 注射 90%。亚叶酸解救：在第 42 小时 IV 注射 30mg/m^2；第 48 小时和第 54 小时 IV 注射 15mg/m^2。

^{a}在美国此药物是典型肌内注射。

^{b}联用美司钠。

^{c}第 8、22 日为中枢神经系统兴奋患者增加剂量。

CNS，中枢神经系统；IT，鞘内注射；IV，静脉注射；PO，口服。

引自：Watanabe A et al. Undifferentiated lymphoma, non-Burkitt's type：meningeal and bone marrow involvement in children. *Am J Dis Child.* 1973；125；57.

B 细胞淋巴瘤

淋巴母细胞淋巴瘤和 B 细胞淋巴瘤治疗上最大的区别，是前者使用了更多化疗药物并维持更长的周期。对 B 细胞淋巴瘤的治疗倾向于使用较短的时间、高强度的烷化剂联合大剂量抗代谢药物（例如甲氨蝶呤和阿糖胞苷）。每一个治疗周期直接衔接非常紧密，通常在 ANC 回复到 500/μl 时即可开始下一个化疗周期。B 细胞淋巴瘤的患儿使用 4 药联合治疗（环磷酰胺、长春新碱、甲氨蝶呤和泼尼松）与使用更强的疗法相比，可取得相似的治疗反应[249,250]。

对局部 B 细胞淋巴瘤患儿，有证据表明 6 个月与 18 个月的疗程效果相当。更有研究显示或许 6 个月的疗程对于早期疾病而言过长，在联合化疗 9 周后继续维持治疗并无额外的获益。当前化疗方案包括使用 3~7 个周期不同强度的化疗药物，主要取决于肿瘤是否完全切除、是否有骨髓或中枢浸润、血清 LDH 水平等因素[250]。

在标准方案基础上增加大剂量甲氨蝶呤、异环磷酰胺、依托泊苷和大剂量阿糖胞苷，可使 Ⅲ 期患儿达到与早期疾病相似的生存率。有骨髓浸润的患儿也可从中获益，生存率可高达 80%[1]。目前，完全疾病多采用 6~8 个周期的化疗方案，这与之前的 1~2 年方案相比取得了更好的治疗结果。尽管利妥昔单抗在成人 NHL 中是标准化疗方案中的药物，目前在儿童 NHL 的治疗中尚未一线推荐使用。有病例报道证明利妥昔单抗联合标准方案对复发儿童的治疗有一定的应用价值[250-252]。

大细胞淋巴瘤

大细胞淋巴瘤对 2 种化疗方案都有效[253,254]。因此，尽量使用短疗程、简单的治疗 B 细胞淋巴瘤的化疗方案。对治疗反应不佳的患儿可尝试增加治疗周期数，以期最终取得治疗反应。复发的患者可以尝试高强度诱导化疗，但长期生存率并不高。

淋巴母细胞淋巴瘤

急性期的治疗

案例 95-7

问题 1：D. B.，女，16 岁，因呼吸困难和胸痛 3 周入院。检查发现纵隔包块，病理检查支持淋巴母细胞淋巴瘤（T 细胞）。胸片提示右侧胸腔积液。实验室检查结果如下：

红细胞沉降率：35

WBC：22 000/μl

尿酸：7mg/dl

LDH：1 259U/L

骨髓、CNS 和腹部未发现淋巴瘤。D. B. 目前该如何治疗？在化疗之外，应采取哪些辅助措施来缓解她的急性症状？

D. B. 的呼吸困难和胸痛可能由于纵隔包块堵塞了上腔静脉所致。为缓解堵塞，最适宜的治疗方法是尽快通过化疗减小包块大小。NHL 肿瘤对放疗并不敏感，因此使用放疗并无益处[255]。化疗后大量肿瘤细胞死亡裂解后可出现肿瘤溶解综合征和尿酸肾病。然而，B 细胞淋巴瘤化疗后患肿瘤溶解综合征的风险更高，因为更多的细胞处于 S 期[256,257]。

化疗前应通过碱化尿液和使用别嘌呤醇来预防肿瘤溶解综合征(tumor lysis syndrome,TLS)。因为 D. B. 有胸腔积液，在第三间隙可能有液体蓄积并引起体重增加和排尿减少。因此，对 D. B. 应导管吸出胸水并给予利尿剂利尿。为避免血容量不足并维持电解质平衡，应每日监测液体出入量、体重、电解质，并基于结果调整液体和电解质用量。关于 TLS 的详细讨论参见第 96 章。

不良反应

> **案例 95-7,问题 2:** D. B. 接受了 BFM 联合化疗方案。由于胸腔肿瘤，她的疾病分期为 III 期。她将接受长达 8 周的诱导化疗方案(诱导方案 1,表 95-9)。D. B. 在化疗期间可能会产生哪些药物不良反应? 应怎样监测、避免和治疗?

这些化疗药物可产生多种毒性。长春新碱在使用 4 周期间或治疗后可产生便秘和神经痛[163]。便秘可通过使用大便软化剂，加或不加泻药来预防或减轻。神经痛(特别是下颌骨疼痛)可使用低强度止痛药物例如 NSAID，或对乙酰氨基酚联合可待因。2 种不良反应均为自限性，出现后无需将长春新碱停药或减量，除非神经肌肉毒性发生。如前所述，门冬酰胺酶可产生几种不良反应(如超敏反应、凝血障碍和胰腺炎)，大多数无法有效预防。

泼尼松可导致 D. B. 食欲增加并引发胃炎，分次服用可减轻胃肠道症状。另外，泼尼松引发的行为异常也较常见[164]。与泼尼松和长春新碱不同的是，柔红霉素、环磷酰胺、阿糖胞苷和巯嘌呤可产生严重骨髓抑制。白细胞减少很常见，最低点多出现于开始治疗后 8~14 日，并在 21 日后开始逐渐恢复。因为诱导治疗的目标为完全缓解，柔红霉素在诱导治疗前 4 周内不能因单纯的骨髓抑制而停药，但可暂停环磷酰胺、阿糖胞苷和巯嘌呤并在血象恢复后继续使用。

环磷酰胺可导致出血性膀胱炎，多在剂量较大、疗程较长时出现，而 D. B. 的环磷酰胺不满足上述条件。水化尿液使尿量维持在 $50~100ml/(m^2 \cdot h)$ 可以有效降低该毒性反应。D. B. 的化疗方案中含有美司钠，可与环磷酰胺的毒性代谢产物结合并降低出血性膀胱炎的风险。由于大量的化疗过程会在门诊进行，应告知患者和家属注意观察感染体征(如发热)，一旦出现应立即告知医生以便及时采取适当措施。为减少出血性膀胱炎的发生，家长应密切观察患儿的尿量。关于这些不良反应的讨论可参见第 94 章。

柔红霉素和环磷酰胺、阿糖胞苷均会导致恶心呕吐。D. B. 的化疗方案包括了糖皮质激素(泼尼松)，在化疗的前 4 周可起到一定的止吐效果[258]。然而，为尽最大可能增加患儿化疗的耐受性，应给予 D. B. 5-HT$_3$ 受体阻滞剂。在化疗的前 4 周，D. B. 可不需要额外增加糖皮质激素，但在后期的诱导化疗期间，可在注射环磷酰胺的同时口服或注射地塞米松[259]。关于化疗引起的恶心呕吐的详细讨论，请参见第 22 章。

中枢白血病的预防

> **案例 95-7,问题 3:** 对 D. B. 的中枢白血病的预防有何重要性? 一般用哪些治疗方案?

所有淋巴母细胞淋巴瘤的患儿都应该接受中枢白血病预防的治疗。尽管像 D. B. 一样，多数淋巴母细胞淋巴瘤的患儿不表现为中枢浸润，在中枢预防成为常规治疗之前，中枢浸润在复发时是很常见的[250,251]。当给予鞘内注射甲氨蝶呤或阿糖胞苷后，NHL 复发伴随中枢浸润非常罕见[245]。因此，D. B. 将定期接受鞘内注射甲氨蝶呤(见表 95-9)。

骨髓抑制和血象恢复

> **案例 95-7,问题 4:** 诱导化疗后，D. B. 的化疗方案包括 M 方案和重复诱导方案 2(见表 95-9)。D. B. 的血象恢复应该怎样管理? 当决定她何时开始下一周期化疗时应参照哪些指南? D. B. 可以从使用粒细胞集落刺激因子帮助血象恢复中获益吗?

M 方案一般不会造成严重骨髓抑制，可在大剂量甲氨蝶呤后使用亚叶酸解救以降低骨髓抑制。这个阶段最大的挑战就是确定甲氨蝶呤无延迟排泄，并持续大剂量水化、碱化尿液，并调整亚叶酸解救剂量。由于 D. B. 诊断时有胸腔积液，因此在下一周期化疗开始之前应确保胸水已消除，否则由于第三间隙液的存在可导致甲氨蝶呤的排泄延迟。胸腔积液是使用甲氨蝶呤的相对禁忌证。甲氨蝶呤的排泄个体间和个体内差异大，每个剂量之后应密切监测患儿肾功能和甲氨蝶呤的血药浓度。具体参见本章节关于大剂量甲氨蝶呤的讨论。

方案 2 可导致严重骨髓抑制。然而，像方案 1 一样，不能由于单纯的骨髓抑制而停止柔红霉素。同样，在这个方案的第 2 阶段，也不能由于单纯的骨髓抑制而停止阿糖胞苷和巯嘌呤。然而，在第 36 日开始第 2 阶段化疗之前，医生需要确保患者血象已完全恢复(ANC 不少于 $750/\mu l$，血小板不少于 $100\,000/\mu l$)。D. B. 可能无法在这些阶段从粒细胞集落刺激因子的使用中获益。因为当持续使用产生骨髓抑制的化疗药物时(如方案 2)，化疗方案非常密集，基本没有机会使用粒细胞集落刺激因子。

(张杨、刘东 译，张文婷、魏安华 校，桂玲 审)

参考文献

1. Siegel RL et al. Cancer statistics, 2017. *CA Cancer J Clin.* 2017;67:7.
2. Triche TJ et al. Diagnostic pathology of pediatric malignancies. In: Pizzo PA, Poplack DG, eds. *Principles and Practice of Pediatric Oncology.* 6th ed. Philadelphia, PA: Lippincott Williams & Wilkins; 2010:164.
3. Plon SE, Malkin D. Childhood cancer and heredity. In: Pizzo PA, Poplack DG, eds. *Principles and Practice of Pediatric Oncology.* 6th ed. Philadelphia, PA: Lippincott Williams & Wilkins; 2010:17.
4. Kilburn LB et al. Clinical assessment and differential diagnosis of the child with suspected cancer. In: Pizzo PA, Poplack DG, eds. *Principles and Practice*

of Pediatric Oncology. 6th ed. Philadelphia, PA: Lippincott Williams & Wilkins; 2010: 123.

5. Meadows AT et al. Second neoplasms in survivors of childhood cancer: findings from the Childhood Cancer Survivor Study Cohort. J Clin Oncol. 2009;27:2356.

6. Melnick S et al. Rates and risks of diethylstilbestrol-related clear-cell adeno-carcinoma of the vagina and cervix: an update. N Engl J Med. 1987;316:514.

7. Dreyer Z et al. Infants and adolescents with cancer: special considerations. In: Pizzo PA, Poplack DG, eds. Principles and Practice of Pediatric Oncology. 6th ed. Philadelphia, PA: Lippincott Williams & Wilkins; 2010:446.

8. Wexler LH et al. Rhabdomyosarcoma. In: Pizzo PA, Poplack DG, eds. Principles and Practice of Pediatric Oncology. 6th ed. Philadelphia, PA: Lippincott Williams & Wilkins; 2010:923.

9. Armenian SO et al. Late effects of childhood cancer and its treatment. In: Pizzo PA, Poplack DG, eds. Principles and Practice of Pediatric Oncology. 6th ed. Philadelphia, PA: Lippincott Williams & Wilkins; 2010:1368.

10. Green DM et al. Ovarian failure and reproductive outcomes after childhood cancer treatment: results from the Childhood Cancer Survivor Study. J Clin Oncol. 2009;27:2374.

11. Pollock BH. Where adolescents and young adults with cancer receive their care: does it matter? J Clin Oncol. 2007;25:4522.

12. Oeffinger KC et al. Chronic health conditions in adult survivors of childhood cancer. N Engl J Med. 2006;355:1572.

13. Rosoff PM. The two-edged sword of curing childhood cancer. N Engl J Med. 2006;355:1522.

14. Brodeur GM et al. Neuroblastoma. In: Pizzo PA, Poplack DG, eds. Principles and Practice of Pediatric Oncology. 6th ed. Philadelphia, PA: Lippincott Williams & Wilkins; 2010:886.

15. Cohn SL et al. The International Neuroblastoma Risk Group (INRG) Classification System: an INRG Task Force report. J Clin Oncol. 2009;27:289.

16. Matthay KK et al. Long-term results for children with high-risk neuroblastoma treated on a randomized trial of myeloablative therapy followed by 13-cis-retinoic acid: a Children's Oncology Group study. J Clin Oncol. 2009;27:1007.

17. Schleiermacher G et al. Accumulation of segmental alterations determines progression in neuroblastoma. J Clin Oncol. 2010;28:3122.

18. Janoueix-Lerosy I et al. Overall genomic pattern is a predictor of outcome in neuroblastoma. J Clin Oncol. 2009;27:1026.

19. National Cancer Institute PDQ®. Neuroblastoma Treatment. Bethesda, MD: National Cancer Institute. Date last modified 12/15/2014. http://cancer.gov/cancertopics/pdq/treatment/neuroblastoma/Health Professional. Accessed May 14, 2015.

20. Monclair T et al. The International Neuroblastoma Risk Group (INRG) staging system: an INRG Task Force report. J Clin Oncol. 2009;27:298.

21. Baker DL et al. Outcome after reduced chemotherapy for intermediate-risk neuroblastoma. N Engl J Med. 2010;363:1313.

22. Kreissman SG et al. Response and toxicity to a dose-intensive multi-agent chemotherapy induction regimen for high risk neuroblastoma (HR-NB): A Children's Oncology Group (COG A3973) study. J Clin Oncol. 2007;25:9505.

23. Philip T et al. 1070 myeloablative megatherapy procedures followed by stem cell rescue for neuroblastoma: 17 years of European experience and conclusions. Eur J Cancer. 1997;33:2130.

24. Yu AL et al. Anti-GD2 antibody with GM-CSF, Interleukin-2, and isotretinoin for neuroblastoma. N Engl J Med. 2010;363:1324.

25. Taketomo CK et al. Pediatric & Neonatal Dosage Handbook. 20th ed. Hudson, OH: Lexi-Comp; 2013:1997.

26. Chabner BA, Longo DL. Cancer Chemotherapy and Biotherapy: Principles and Practice. 5th ed. Philadelphia, PA: Lippincott Williams & Wilkins; 2011:317.

27. Bragalone DL. Drug Information Handbook for Oncology. 11th ed. Hudson, OH: Lexi-Comp; 2013:294.

28. D'Angio R et al. Creatinine clearance: corrected versus uncorrected [Letter]. Drug Intell Clin Pharm. 1988;22:32.

29. Womer RB et al. Renal toxicity of cisplatin in children. J Pediatr. 1985;106:659.

30. Yanik GA et al. ^{131}I-metaiodobenzylguanidine with intensive chemotherapy and autologous stem cell transplantation for high-risk neuroblastoma. A new approaches to neuroblastoma therapy (NANT) Phase II study. Biol Blood Marrow Transplant. 2015;21:673.

31. Mosse YP et al. Safety and efficacy of crizotinib for paediatric patients with refractory solid tumours or anaplastic large-cell lymphoma: a Children's Oncology Group phase 1 consortium study. Lancet Oncol. 2013;14:472.

32. Fernandez C et al. Renal tumors. In: Pizzo PA, Poplack DG, eds. Principles and Practice of Pediatric Oncology. 6th ed. Philadelphia, PA: Lippincott Williams & Wilkins; 2010:861.

33. National Cancer Institute: PDQ® Wilms tumor and other childhood kidney tumors treatment. Bethesda, MD: National Cancer Institute. Date last modified August 15, 2014. http://cancer.gov/cancertopics/pdq/treatment/wilms/HealthProfessional. Accessed May 14, 2015

34. D'Angio GJ. Pre or postoperative therapy for Wilms' Tumor? J Clin Oncol. 2008;26:4055.

35. Green DM et al. Comparison between single-dose and divided-dose administration of dactinomycin and doxorubicin for patients with Wilms' tumor: a report from the National Wilms' Tumor Study Group. J Clin Oncol. 1998;16:237.

36. Green DM et al. Effect of duration of treatment on treatment outcome and cost of treatment for Wilms' tumor: a report from the National Wilms' Tumor Study Group. J Clin Oncol. 1998;16:3744.

37. Jones B et al. Toxic deaths in the second National Wilms' Tumor Study. J Clin Oncol. 1984;2:1028.

38. Morgan E et al. Chemotherapy-related toxicity in infants treated according to the second National Wilms' Tumor Study. J Clin Oncol. 1988;6:51.

39. Woods WG et al. Life-threatening neuropathy and hepatotoxicity in infants during induction therapy for acute lymphoblastic leukemia. J Pediatr. 1981;98:642.

40. Allen JC. The effects of cancer therapy on the nervous system. J Pediatr. 1978;93:903.

41. Reaman G et al. Acute lymphoblastic leukemia in infants less than one year of age: a cumulative experience of the Children's Cancer Study Group. J Clin Oncol. 1985;3:1513.

42. D'Angio GJ et al. Potentiation of x-ray effects by actinomycin D. Radiology. 1959;73:175.

43. Tan CT et al. The effect of actinomycin D on cancer in childhood. Pediatrics. 1959;24:544.

44. Donaldson SS et al. Letter: Adriamycin activating a recall phenomenon after radiation therapy. Ann Intern Med. 1974;81:407.

45. Greco FA et al. Adriamycin and enhanced radiation reaction in normal esophagus and skin. Ann Intern Med. 1976;85:294.

46. Phillips TL, Fu KK. Acute and late effects of multimodal therapy on normal tissues. Cancer. 1977;40:489.

47. Merrill J et al. Adriamycin and radiation-synergistic cardiotoxicity. Ann Intern Med. 1975;82:122.

48. Green DM et al. Congestive heart failure after treatment for Wilms' Tumor: a report from the National Wilms' Tumor Study Group. J Clin Oncol. 2001;19:1926.

49. Lipshultz SE et al. Chronic progressive cardiac dysfunction years after doxorubicin therapy for childhood acute lymphoblastic leukemia. J Clin Oncol. 2005;23:2629.

50. Green DM et al. Severe hepatic toxicity after treatment with single-dose dactinomycin and vincristine. Cancer. 1988;62:270.

51. Green DM et al. Severe hepatic toxicity after treatment with vincristine and dactinomycin using single-dose or divided-dose schedules: a report from the National Wilms' Tumor Study. J Clin Oncol. 1990;8:1525.

52. Gorlick R et al. Osteosarcoma: biology, diagnosis, treatment, and remaining challenges. In: Pizzo PA, Poplack DG, eds. Principles and Practice of Pediatric Oncology. 6th ed. Philadelphia, PA: Lippincott Williams & Wilkins; 2010:1015.

53. Geller DS, Gorlick R. Osteosarcoma: a review of diagnosis, management, and treatment strategies. Clin Adv Hematol Oncol. 2010;8:705.

54. National Cancer Institute. PDQ® Osteosarcoma and Malignant Fibrous Histiocytoma of Bone Treatment. Bethesda, MD: National Cancer Institute. Date last modified December 4, 2014. http://cancer.gov/cancertopics/pdq/treatment/osteosarcoma/HealthProfessional. Accessed May 14, 2015.

55. Evans WE, Pratt CB. Effect of pleural effusion on high-dose methotrexate kinetics. Clin Pharmacol Ther. 1978;23:68.

56. Petros WP et al. Anticancer agents. In: Burton ME et al, eds. Applied Pharmacokinetics and Pharmacodynamics. 4th ed. Philadelphia, PA: Lippincott Williams & Wilkins; 2006: 617.

57. Evans WE et al. Pharmacokinetics of sustained serum methotrexate concentrations secondary to gastrointestinal obstruction. J Pharm Sci. 1981;70:1194.

58. Crom WR et al. The effect of prior cisplatin therapy on the pharmacokinetics of high-dose methotrexate. J Clin Oncol. 1984;2:655.

59. Tatro DS. Drug Interaction Facts 2007. St. Louis, MO: Wolters Kluwer Health; 2007.

60. Ferrazzini G et al. Interaction between trimethoprim-sulfamethoxazole and methotrexate in children with leukemia. J Pediatr. 1990;117:823.

61. Breedveld P et al. Mechanism of the pharmacokinetic interaction between methotrexate and benzimidazoles: potential role for breast cancer resistance protein in clinical drug-drug interactions. Cancer Res. 2004;64:5804.

62. Pinedo HM, Chabner BA. Role of drug concentration, duration of exposure and endogenous metabolites in determining methotrexate cytotoxicity. Cancer Treat Rep. 1977;61:709.

63. Evans WE et al. Pharmacokinetic monitoring of high-dose methotrexate: early recognition of high-risk patients. Cancer Chemother Pharmacol. 1979;3:161.

64. Tattersall MHN et al. Clinical pharmacology of high-dose methotrexate

(NSC-740). *Cancer Chemother Rep.* 1975;6(Pt 3):25.

65. Isacoff WH et al. High-dose methotrexate therapy of solid tumors: observations relating to clinical toxicity. *Med Pediatr Oncol.* 1976;2:319.

66. Isacoff WH et al. Pharmacokinetics of high-dose methotrexate with citrovorum factor rescue. *Cancer Treat Rep.* 1977;61:1665.

67. Nirenberg A et al. High dose methotrexate with citrovorum factor rescue: predictive value of serum methotrexate concentrations and corrective measures to avert toxicity. *Cancer Treat Rep.* 1977;61:779.

68. Stoller RC et al. Use of plasma pharmacokinetics to predict and prevent methotrexate toxicity. *N Engl J Med.* 1977;297:630.

69. Rechnitzer C et al. Methotrexate in the plasma and cerebrospinal fluid of children treated with intermediate dose methotrexate. *Acta Paediatr Scand.* 1981;70:615.

70. Fermiano M et al. Glucarpidase for the management of elevated methotrexate levels in patients with impaired renal function. *Am J Health-Syst Pharm.* 2014;71:793.

71. National Cancer Institute. *PDQ® Childhood Rhabdomyosarcoma Treatment.* Bethesda, MD: National Cancer Institute. Date last modified April 9, 2015. http://cancer.gov/cancertopics/pdq/treatment/childrhabdomyosarcoma/HealthProfessional. Accessed May 14, 2015.

72. Wexler LH, Ladanyi M. Diagnosing alveolar rhabdomyosarcoma: morphology must be coupled with fusion confirmation. *J Clin Oncol.* 2010;28:2126.

73. Williamson D et al. Fusion gene-negative alveolar rhabdomyosarcoma is clinically and molecularly indistinguishable from embryonal rhabdomyosarcoma. *J Clin Oncol.* 2010;28:2151.

74. Crist W et al. Intergroup Rhabdomyosarcoma Study-IV: results for patients with nonmetastatic disease. *J Clin Oncol.* 2001;19:3091.

75. Crist WM et al. Prognosis in children with rhabdomyosarcoma: a report of the Intergroup Rhabdomyosarcoma Studies I and II. *J Clin Oncol.* 1990;8:443.

76. Crist W et al. The Third Intergroup Rhabdomyosarcoma Study. *J Clin Oncol.* 1995;13:610.

77. Weigal BJ, et al. Intensive multiagent therapy, including dose-compressed cycles of ifosfamide/etoposide and vincristine/doxorubicin/cyclophosphamide, irinotecan, and radiation, in patients with hi-risk Rhabdomyosarcoma: a report from the Children's Oncology Group. *J Clin Oncol.* doi:10.1200/jco.2015.63.4048.

78. Raney B et al. Renal toxicity in patients receiving ifosfamide/mesna on intergroup rhabdomyosarcoma study (IRS)-IV Pilot regimens for gross residual sarcoma [Abstract]. *Proc Am Soc Clin Oncol.* 1993;12:418.

79. Rossi R et al. Unilateral nephrectomy and cisplatin as risk factors of ifosfamide-inducednephrotoxicity: analysis of 120 patients. *J Clin Oncol.* 1994;12:159.

80. Suarez A et al. Long-term follow-up of ifosfamide renal toxicity in children treated for malignant mesenchymal tumors: an International Society of Pediatric Oncology report. *J Clin Oncol.* 1991;9:2177.

81. Skinner R et al. Risk factors for ifosfamide nephrotoxicity in children. *Lancet.* 1996;348:578.

82. Yehuda AB et al. False positive reaction for urinary ketones with mesna. *Drug Intell Clin Pharm.* 1987;21:547.

83. Ward E et al. Childhood and adolescent cancer statistics, 2014. *CA Cancer J Clin.* 2014;64:83–103.

84. Ries LAG et al, eds. *Cancer Incidence and Survival Among Children and Adolescents: United States SEER Program 1975–1995.* NIH Publication No. 99–4649. Bethesda, MD: National Cancer Institute, SEER Program; 1999.

85. Pui CH, Evans WE. Acute lymphoblastic leukemia. *N Engl J Med.* 2004;350:1535–1548.

86. Bizzozero OJ Jr et al. Radiation-related leukemia in Hiroshima and Nagasaki, 1946–1964: I. Distribution, incidence and appearance in time. *N Engl J Med.* 1966;274:1095.

87. Folley JH et al. Incidence of leukemia in survivors of the atomic bomb in Hiroshima and Nagasaki, Japan. *Am J Med.* 1952;13:311.

88. Morgan KZ. Radiation-induced health effects. *Science.* 1977;195:344.

89. Van Steensel-Moll HA et al. Are maternal fertility problems related to childhood leukemia? *Int J Epidemiol.* 1985;14:555.

90. Stjernfeldt M et al. Maternal smoking during pregnancy and risk of childhood cancer. *Lancet.* 1986;1:1350.

91. London SJ et al. Exposure to residential electric and magnetic fields and risk of childhood leukemia [published correction appears in *Am J Epidemiol.* 1993;137:381]. *Am J Epidemiol.* 1991;134:923.

92. Greenberg RS, Shuster JL Jr. Epidemiology of cancer in children. *Epidemiol Rev.* 1985;7:22.

93. Wyke J. Principles of viral leukemogenesis. *Semin Hematol.* 1986;23:189.

94. Pool R. Is there an EMF-cancer connection? *Science.* 1990;249:1096.

95. Miller DR. Childhood acute lymphoblastic leukemia: 1. Biological features and their use in predicting outcome of treatment. *Am J Pediatr Hematol Oncol.* 1988;10:163.

96. Bhojwani D et al. Potential of gene expression profiling in the management of childhood acute lymphoblastic leukemia. *Paediatr Drugs.* 2007;9:149.

97. Miller DR. Acute lymphoblastic leukemia. *Pediatr Clin North Am.* 1980;27:269.

98. Smith M et al. Uniform approach to risk classification and treatment assignment for children with acute lymphoblastic leukemia. *J Clin Oncol.* 1996;14:18.

99. Margolin JF et al. Acute lymphoblastic leukemia. In: Pizzo PA, Poplack DG, eds. *Principles and Practice of Pediatric Oncology.* 6th ed. Philadelphia, PA: Lippincott Williams & Wilkins; 2010.

100. Sather HN. Statistical evaluation of prognostic factors in ALL and treatment results. *Med Pediatr Oncol.* 1986;14:158.

101. Mastrangelo R et al. Report and recommendations of the Rome Workshop concerning poor-prognosis acute lymphoblastic leukemia in children: biologic bases for staging, stratification, and treatment. *Med Pediatr Oncol.* 1986;14:191.

102. Bleyer WA et al. The staging of childhood acute lymphoblastic leukemia: strategies of the Children's Cancer Study Group and a three-dimensional technique of multivariate analysis. *Med Pediatr Oncol.* 1986;14:271.

103. Nachman J et al. Young adults 16–21 years of age at diagnosis entered on Children's Cancer Group acute lymphoblastic leukemia and acute myeloblastic leukemia protocols. Results of treatment. *Cancer.* 1993;71(Suppl):3377.

104. Boissel N et al. Should adolescents with acute lymphoblastic leukemia be treated as old children or young adults? Comparison of the French FRALLE-93 and LALA-94 trials. *J Clin Oncol.* 2003;21:774.

105. Pui CH, Evans WE. Acute lymphoblastic leukemia in infants. *J Clin Oncol.* 1999;17:438.

106. Lauer SJ et al. Intensive alternating drug pairs after remission induction for treatment of infants with acute lymphoblastic leukemia: a Pediatric Oncology Group pilot study. *J Pediatr Hematol Oncol.* 1998;20:229.

107. Reaman GH et al. Treatment outcome and prognostic factors for infants with acute lymphoblastic leukemia treated on two consecutive trials of the Children's Cancer Group. *J Clin Oncol.* 1999;17:445.

108. Hilden JM et al. Analysis of prognostic factors of acute lymphoblastic leukemia in infants: report on CCG 1953 from the Children's Oncology Group. *Blood.* 2006;108:441.

109. Kalwinsky DK et al. Variation by race in presenting clinical and biologic features of childhood acute lymphoblastic leukaemia: implications for treatment outcome. *Leuk Res.* 1985;9:817.

110. Szklo M et al. The changing survivorship of white and black children with leukemia. *Cancer.* 1978;42:59.

111. Pui CH et al. Outcome of treatment for childhood cancer in black as compared with white children: the St. Jude Children's Research Hospital experience, 1962 through 1992. *JAMA.* 1995;273:633.

112. McNeil DE et al. SEER update of incidence and trends in pediatric malignancies: acute lymphoblastic leukemia. *Med Pediatr Oncol.* 2002;39:554.

113. Bhatia S et al. Racial and ethnic differences in survival of children with acute lymphoblastic leukemia. *Blood.* 2002;100:1957.

114. Gupta S, Good RA. Markers of human lymphocyte subpopulations in primary immunodeficiency and lymphoproliferative disorders. *Semin Hematol.* 1980;17:1.

115. Brouet JC et al. The use of B and T membrane markers in the classification of human leukaemias, with special reference to acute lymphoblastic leukaemia. *Blood Cells.* 1975;1:81.

116. Brouet JC, Seligmann M. The immunological classification of acute lymphoblastic leukemias. *Cancer.* 1978;42:817.

117. Cossman J et al. Induction of differentiation in the primitive B-cells of common, acute lymphoblastic leukemia. *N Engl J Med.* 1982;307:1251.

118. Crist WM et al. Immunologic markers in childhood acute lymphocytic leukemia. *Semin Oncol.* 1985;12:105.

119. Nadler LM et al. Induction of human B-cell antigens in non-T-cell acute lymphoblastic leukemia. *J Clin Invest.* 1982;70:433.

120. Pesando JM et al. Leukemia-associated antigens in ALL. *Blood.* 1979;54:1240.

121. Ritz J et al. A monoclonal antibody to human acute lymphoblastic leukaemia antigen. *Nature.* 1980;283:583.

122. Reiter A et al. Favorable outcome of B-cell acute lymphoblastic leukemia in childhood: a report of three consecutive studies of the BFM group. *Blood.* 1992;80:2471.

123. Magrath IT, Ziegler JL. Bone marrow involvement in Burkitt's lymphoma and its relationship to acute B-cell leukemia. *Leuk Res.* 1979;4:33.

124. Flandrin G et al. Acute leukemia with Burkitt's tumor cells: a study of six cases with special reference to lymphocyte surface markers. *Blood.* 1975;45:183.

125. Sallan SE et al. Cell surface antigens: prognostic implications in childhood acute lymphoblastic leukemia. *Blood.* 1980;55:395.

126. Bowman WP et al. Cell markers in lymphomas and leukemias. In: Stollerman GH, ed. *Advances in Internal Medicine.* Chicago, IL: Year-Book Medical; 1980:391.

127. Amylon MD et al. Intensive high-dose asparaginase consolidation improves survival for pediatric patients with T cell acute lymphoblastic leukemia and

advanced stage lymphoblastic lymphoma: a Pediatric Oncology Group study. *Leukemia.* 1999;13:335.

128. Goldberg JM et al. Childhood T-cell acute lymphoblastic leukemia: the Dana-Farber Cancer Institute acute lymphoblastic leukemia consortium experience. *J Clin Oncol.* 2003;21:3616.

129. Nachman JB et al. Augmented post-induction therapy for children with high-risk acute lymphoblastic leukemia and a slow response to initial therapy. *N Engl J Med.* 1998;338:1663.

130. Rots MG et al. Role of folylpolyglutamate synthetase and folylpolyglutamate hydrolase in methotrexate accumulation and polyglutamylation in childhood leukemia. *Blood.* 1999;93:1677.

131. Look AT et al. Prognostic importance of blast cell DNA content in childhood acute lymphoblastic leukemia. *Blood.* 1985;65:1079.

132. Kaspers GJ et al. Favorable prognosis of hyperdiploid common acute lymphoblastic leukemia may be explained by sensitivity to antimetabolites and other drugs: results of an in vitro study. *Blood.* 1995;85:751.

133. Zhang L et al. Reduced folate carrier gene expression in childhood acute lymphoblastic leukemia: relationship to immunophenotype and ploidy. *Clin Cancer Res.* 1998;4:2169.

134. Belkov VM et al. Reduced folate carrier expression in acute lymphoblastic leukemia: a mechanism for ploidy but not lineage differences in methotrexate accumulation. *Blood.* 1999;93:1643.

135. Heerema NA et al. Hypodiploidy with less than 45 chromosomes confers adverse risk in childhood acute lymphoblastic leukemia: a report from the Children's Cancer Group. *Blood.* 1999;94:4036.

136. Look AT. The cytogenetics of childhood leukemia: clinical and biological implications. *Pediatr Clin North Am.* 1988;35:723.

137. Borkhardt A et al. Biology and clinical significance of the TEL/AML1 rearrangement. *Curr Opin Pediatr.* 1999;11:33.

138. Schultz KR et al. Improved early event-free survival with imatinib in Philadelphia chromosome-positive acute lymphoblastic leukemia: A childrens oncology group study. *J Clin Oncol.* 2009;27(31):5175.

139. Schultz K et al. Long-term follow-up of imatinib in pediatric Philadelphia chromosome-positive acute lymphoblastic leukemia: Children's Oncology Group Study AALL0031. *Leukemia.* 2014;28:1467–1471.

140. Foroni L et al. Investigation of minimal residual disease in childhood and adult acute lymphoblastic leukaemia by molecular analysis. *Br J Haematol.* 1999;105:7.

141. Gaynon PS et al. Early response to therapy and outcome in childhood acute lymphoblastic leukemia: a review. *Cancer.* 1997;80:1717.

142. Arico M et al. Improved outcome in high-risk childhood acute lymphoblastic leukemia defined by prednisone-poor response treated with double Berlin-Frankfurt-Muenster protocol II. *Blood.* 2002;100:420.

143. Willemse MJ et al. Detection of minimal residual disease identifies differences in treatment response between T-ALL and precursor B-ALL. *Blood.* 2002; 99:4386.

144. Borowitz MJ et al. Clinical significance of minimal residual disease in childhood acute lymphoblastic leukemia and its relationship to other prognostic factors: a Children's Oncology Group study. *Blood.* 2008;111:5477.

145. Skipper HE, Perry SE. Kinetics of normal and leukemic leukocyte populations and relevance to chemotherapy. *Cancer Res.* 1970;30:1883.

146. Hart JS et al. The mechanism of induction of complete remission in acute myeloblastic leukemia in man. *Cancer Res.* 1969;29:2300.

147. Lonsdale D et al. Interrupted vs. continued maintenance therapy in childhood acute leukemia. *Cancer.* 1975;336:342.

148. Rivera GK et al. Improved outcome in childhood acute lymphoblastic leukaemia with reinforced early treatment and rotational combination chemotherapy. *Lancet.* 1991;337:61.

149. Rizzari C et al. A pharmacological study on pegylated asparaginase used in front-line treatment of children with acute lymphoblastic leukemia. *Haematologica.* 2006;91:24.

150. Bostrom BC et al. Dexamethasone versus prednisone and daily oral versus weekly intravenous mercaptopurine for patients with standard-risk acute lymphoblastic leukemia: a report from the Children's Cancer Group. *Blood.* 2003;101:3809.

151. Clavell LA et al. Four-agent induction and intensive asparaginase therapy for treatment of childhood acute lymphoblastic leukemia. *N Engl J Med.* 1986;315:657.

152. Balis FM et al. Differences in cerebrospinal fluid penetration of corticosteroids: possible relationship to the prevention of meningeal leukemia. *J Clin Oncol.* 1987;5:202.

153. Hurwitz CA et al. Substituting dexamethasone for prednisone complicates remission induction in children with acute lymphoblastic leukemia. *Cancer.* 2000;88:1964.

154. Aur RJ et al. Childhood acute lymphocytic leukemia: study VIII. *Cancer.*

1978;42:2123.

155. Simone JV Factors that influence haematological remission duration in acute lymphocytic leukaemia. *Br J Haematol.* 1976;32:465.

156. Ortega JA et al. L-asparaginase, vincristine, and prednisone for induction of first remission in acute lymphocytic leukemia. *Cancer Res.* 1977;37:535.

157. Reiter A et al. Chemotherapy in 998 unselected childhood acute lymphoblastic leukemia patients: results and conclusions of the multicenter trial ALL-BFM 86. *Blood.* 1994;84:3122.

158. Sackmann-Muriel F et al. Treatment results in childhood acute lymphoblastic leukemia with a modified ALL-BFM'90 protocol: lack of improvement in high-risk group. *Leuk Res.* 1999;23:331.

159. Gaynon PS et al. Improved therapy for children with acute lymphoblastic leukemia and unfavorable presenting features: a follow-up report of the Children's Cancer Group study CCG-106. *J Clin Oncol.* 1993;11:2234.

160. Goldie JH et al. Rationale for the use of alternating non-cross-resistant chemotherapy. *Cancer Treat Rep.* 1982;66:439.

161. Avramis VI et al. A randomized comparison of native *Escherichia coli* asparaginase and polyethylene glycol conjugated asparaginase for treatment of children with newly diagnosed standard-risk acute lymphoblastic leukemia: a Children's Cancer Group study [published correction appears in *Blood.* 2002;100:1531]. *Blood.* 2002;99:1986.

162. Kaplan RS, Wiernik PH. Neurotoxicity of antineoplastic drugs. *Semin Oncol.* 1982;9:103.

163. Legha SS. Vincristine neurotoxicity: pathophysiology and management. *Med Toxicol.* 1986;1:421.

164. Drigan R et al. Behavioral effects of corticosteroids in children with acute lymphoblastic leukemia. *Med Pediatr Oncol.* 1992;20:13.

165. Price RA, Johnson WW The central nervous system in childhood leukemia: I. The arachnoid. *Cancer.* 1973;31:520.

166. Evans AE et al. The increasing incidence of central nervous system leukemia in children. *Cancer.* 1970;26:404.

167. Morrison VA. The infectious complication of chronic lymphocytic leukemia. *Semin Oncol.* 1998;25:98.

168. Bleyer WA, Poplack DG. Prophylaxis and treatment of leukemia in the central nervous system and other sanctuaries. *Semin Oncol.* 1985;12:131.

169. Aur RJ et al. Central nervous system therapy and combination chemotherapy of childhood lymphocytic leukemia. *Blood.* 1971;37:272.

170. Hill JM et al. A comparative study of the long term psychosocial functioning of childhood acute lymphoblastic leukemia survivors treated by intrathecal methotrexate with or without cranial radiation. *Cancer.* 1998;82:208.

171. Pizzo P et al. Neurotoxicities of current leukemia therapy. *Am J Pediatr Hematol Oncol.* 1979;1:127.

172. Meadows A et al. Declines in IQ scores and cognitive dysfunction in children with acute lymphocytic leukaemia treated with cranial irradiation. *Lancet.* 1981;2:1015.

173. Nesbit ME Jr et al. Presymptomatic central nervous system therapy in previously untreated childhood acute lymphoblastic leukaemia: comparison of 1800 rad and 2400 rad. A report for Children's Cancer Study Group. *Lancet.* 1981;1:461.

174. Haghbin M et al. Treatment of acute lymphoblastic leukemia in children with "prophylactic" intrathecal methotrexate and intensive systemic therapy. *Cancer Res.* 1975;35:807.

175. Freeman AI et al. Comparison of intermediate-dose methotrexate with cranial irradiation for post-induction treatment of acute lymphocytic leukemia in children. *N Engl J Med.* 1983;308:477.

176. Komp DM et al. CNS prophylaxis in acute lymphoblastic leukemia: comparison of two methods a Southwest Oncology Group study. *Cancer.* 1982;50:1031.

177. Tubergen DG et al. Prevention of CNS disease in intermediate-risk acute lymphoblastic leukemia: comparison of cranial radiation and intrathecal methotrexate and the importance of systemic therapy: a Children's Cancer Group report. *J Clin Oncol.* 1993;11:520.

178. Tsurusawa M et al. Improvement in CNS protective treatment in non-high-risk childhood acute lymphoblastic leukemia: report from the Japanese Children's Cancer and Leukemia Study Group. *Med Pediatr Oncol.* 1999;32:259.

179. Nachman J et al. Response of children with high-risk acute lymphoblastic leukemia treated with and without cranial irradiation: a report from the Children's Cancer Group. *J Clin Oncol.* 1998;16:920.

180. Matloub Y et al. Intrathecal triple therapy decreases central nervous system relapse but fails to improve event-free survival when compared with intrathecal methotrexate: results of the Children's Cancer Group (CCG) 1952 study for standard-risk acute lymphoblastic leukemia, reported by the Children's Oncology Group. *Blood.* 2006;108:1165.

181. Katz JA et al. Final attained height in patients successfully treated for childhood acute lymphoblastic leukemia. *J Pediatr.* 1993;123:546.

182. Brown RT et al. Chemotherapy for acute lymphocytic leukemia: cognitive

and academic sequelae. *J Pediatr.* 1992; 121:885.

183. Lesnik PG et al. Evidence for cerebellar-frontal subsystem changes in children treated with intrathecal chemotherapy for leukemia: enhanced data analysis using an effect size model. *Arch Neurol.* 1998;55:1561.

184. Poplack DG et al. Pharmacologic approaches to the treatment of central nervous system malignancy. In: Poplack DG et al, eds. *The Role of Pharmacology in Pediatric Oncology.* Boston, MA: Martinus Nijhoff; 1987:125.

185. Collins JM. Regional therapy: an overview. In: Poplack DG et al, eds. *The Role of Pharmacology in Pediatric Oncology.* Boston, MA: Martinus Nijhoff; 1987:125.

186. Bleyer AW Clinical pharmacology of intrathecal methotrexate: II. An improved dosage regimen derived from age-related pharmacokinetics. *Cancer Treat Rep.* 1977;61:1419.

187. Bleyer WA et al. Reduction in central nervous system leukemia with a pharmacokinetically derived intrathecal methotrexate dosage regimen. *J Clin Oncol.* 1983;1:317.

188. Shepherd DA et al. Accidental intrathecal administration of vincristine. *Med Pediatr Oncol.* 1978;5:85.

189. Bain PG et al. Intrathecal vincristine: a fatal chemotherapeutic error with devastating central nervous system effects. *J Neurol.* 1991;238:230.

190. Solimando DA, Wilson JP. Prevention of accidental intrathecal administration of vincristine sulfate. *Hosp Pharm.* 1982;17:540.

191. Dyke RW Treatment of inadvertent intrathecal injection of vincristine. *N Engl J Med.* 1989;321:1270.

192. Fernandez CV et al. Intrathecal vincristine: an analysis of reasons for recurrent fatal chemotherapeutic error with recommendations for prevention. *J Pediatr Hematol Oncol.* 1998;20:587.

193. Mahoney DH et al. Intermediate-dose intravenous methotrexate with intravenous mercaptopurine is superior to repetitive low-dose oral methotrexate with intravenous mercaptopurine for children with lower-risk B-lineage acute lymphoblastic leukemia: a Pediatric Oncology Group phase III trial. *J Clin Oncol.* 1998;16:246.

194. Borowitz MJ et al. Prognostic significance of minimal residual disease in high rick B-ALL: a report from the Children's Oncology Group Study AALL0232. *Blood.* 2015;126(8):964–971

195. Wright JJ et al. Gene rearrangements as markers of clonal variation and minimal residual disease in acute lymphoblastic leukemia. *J Clin Oncol.* 1987;5:735.

196. Secker-Walker LM et al. Bone marrow chromosomes in acute lymphoblastic leukaemia: a long-term study. *Med Pediatr Oncol.* 1979;7:371.

197. Schmiegelow K et al. The degree of myelosuppression during maintenance therapy of adolescents with B-lineage intermediate risk acute lymphoblastic leukemia predicts risk of relapse. *Leukemia.* 2010;24:715.

198. Tubergen DG et al. Improved outcome with delayed intensification for children with acute lymphoblastic leukemia and intermediate presenting features: a Children's Cancer Group phase III trial. *J Clin Oncol.* 1993;11:527.

199. Harris MB et al. Consolidation therapy with antimetabolite-based therapy in standard-risk acute lymphocytic leukemia of childhood: a Pediatric Oncology Group study. *J Clin Oncol.* 1998;16:2840.

200. Bleyer WA et al. Monthly pulses of vincristine and prednisone prevent bone marrow and testicular relapse in low-risk childhood acute lymphoblastic leukemia: a report of the CCG-161 study by the Children's Cancer Study Group. *J Clin Oncol.* 1991;9:1012.

201. Ferrazzini G et al. Diurnal variation of methotrexate disposition in children with acute leukaemia. *Eur J Clin Pharmacol.* 1991;41:425.

202. Lennard L, Lilleyman JS. Variable mercaptopurine metabolism and treatment outcome in childhood lymphoblastic leukemia [published correction appears in *J Clin Oncol.* 1990;8:567]. *J Clin Oncol.* 1989;7:1816.

203. Kato Y et al. Dose-dependent kinetics of orally administered 6-mercaptopurine in children with leukemia. *J Pediatr.* 1991;119:311.

204. Andersen JB et al. Pharmacokinetics, dose adjustments, and 6-mercaptopurine/methotrexate drug interactions in two patients with thiopurine methyltransferase deficiency. *Acta Paediatr.* 1998;87:108.

205. McLeod HL et al. Analysis of thiopurine methyltransferase variant alleles in childhood acute lymphoblastic leukaemia. *Br J Haematol.* 1999;105:696.

206. Pinkel D et al. Drug dosage and remission duration in childhood lymphocytic leukemia. *Cancer.* 1971;27:247.

207. Hale JP, Lilleyman JS. Importance of 6-mercaptopurine dose in lymphoblastic leukaemia. *Arch Dis Child.* 1991;66: 462.

208. Relling MV et al. Prognostic importance of 6-mercaptopurine dose intensity in acute lymphoblastic leukemia. *Blood.* 1999;93:2817.

209. Balis FM et al. Pharmacokinetics and pharmacodynamics of oral methotrexate and mercaptopurine in children with lower risk acute lymphoblastic leukemia: a joint Children's Cancer Group and Pediatric Oncology Branch study. *Blood.* 1998;92:3569.

210. Pearson AD et al. The influence of serum methotrexate concentrations and

drug dosage on outcome in childhood acute lymphoblastic leukaemia. *Br J Cancer.* 1991;64: 169.

211. Schmiegelow K et al. Intensification of mercaptopurine/methotrexate maintenance chemotherapy may increase the risk of relapse for some children with acute lymphoblastic leukaemia. *J Clin Oncol.* 2003;21:1332.

212. Chessells JM et al. Oral methotrexate is as effective as intramuscular in maintenance therapy of acute lymphoblastic leukaemia. *Arch Dis Child.* 1987;62:172.

213. Lau RC et al. Electronic measurement of compliance with mercaptopurine in pediatric patients with acute lymphoblastic leukemia. *Med Pediatr Oncol.* 1998;30: 85.

214. Festa RS et al. Therapeutic adherence to oral medication regimens by adolescents with cancer. I. Laboratory assessment. *J Pediatr.* 1992;120:807.

215. Kamen BA et al. Methotrexate and folate content of erythrocytes in patients receiving oral vs intramuscular therapy with methotrexate. *J Pediatr.* 1984;104:131.

216. Dellinger CT, Miale TD. Comparison of anaphylactic reactions to asparaginase derived from Escherichia coli and from Erwinia cultures. *Cancer.* 1976;38:1843.

217. Evans WE et al. Anaphylactoid reactions to *Escherichia coli* and *Erwinia asparaginase* in children with leukemia and lymphoma. *Cancer.* 1982;49:1378.

218. Nowak-Gottl U et al. Changes in coagulation and fibrinolysis in childhood acute lymphoblastic leukaemia re-induction therapy using three different asparaginase preparations. *Eur J Pediatr.* 1997;156:848.

219. Duval M et al. Comparison of Escherichia coli-asparaginase with Erwinia-asparaginase in the treatment of childhood lymphoid malignancies: results of a randomized European Organization for Research and Treatment of Cancer-Children's Leukemia Group phase 3 trial. *Blood.* 2002;99: 2734.

220. Kurtzberg J et al. The use of polyethylene glycol-conjugated L-asparaginase in pediatric patients with prior hypersensitivity to native L-asparaginase [abstract]. *Proc Am Soc Clin Oncol.* 1990;9:219.

221. Capizzi RL, Holcenberg JS. Asparaginase. In: Holland JF, ed. *Cancer Medicine.* 3rd ed. Philadelphia, PA: Lea & Febiger; 1993:796

222. Liang DC et al. Unexpected mortality from the use of E. coli L-asparaginase during remission induction therapy for childhood acute lymphoblastic leukemia: a report from the Taiwan Pediatric Oncology Group. *Leukemia.* 1999;13:155.

223. Chessells JM. Relapsed lymphoblastic leukaemia in children: a continuing challenge. *Br J Haematol.* 1998;102:423.

224. Chessells JM et al. Long-term follow-up of relapsed childhood acute lymphoblastic leukaemia. *Br J Haematol.* 2003:123:396.

225. Freyer DR et al. Postrelapse survival in childhood acute lymphoblastic leukemia is independent of initial treatment intensity: a report from the Children's Oncology Group. *Blood.* 2011;117:3010.

226. Nguyen K et al. Factors influencing survival after relapse from acute lyphoblastic leukemia: a Children's Oncology Group Study. *Leukemia.* 2008;22:2142.

227. Roy A et al. Outcome after first relapse in childhood acute lymphoblastic leukaemia—lessons from the United Kingdom R2 Trial. *Br J Haematol.* 2005;130(1):67.

228. Baum E et al. Prolonged second remissions in childhood acute lymphocytic leukemia: a report from the Children's Cancer Study Group. *Med Pediatr Oncol.* 1983;11:1.

229. Rivera GK et al. Intensive retreatment of childhood acute lymphoblastic leukemia in first bone marrow relapse. A Pediatric Oncology Group Study. *N Engl J Med.* 1986;315:273.

230. Culbert SJ et al. Remission induction and continuation therapy in children with their first relapse of acute lymphoid leukemia: a Pediatric Oncology Group study. *Cancer.* 1991;67:37.

231. Amadori S et al. Combination chemotherapy for marrow relapse in children and adolescents with acute lymphocytic leukaemia. *Scand J Haematol.* 1981; 26:292.

232. Harris RE et al. High-dose cytosine arabinoside and L-asparaginase in refractory acute lymphoblastic leukemia: the Children's Cancer Group experience. *Med Pediatr Oncol.* 1998;30:233.

233. Henze G et al. Six-year experience with a comprehensive approach to the treatment of recurrent childhood acute lymphoblastic leukemia (ALL-REZ BFM 85). A relapse study of the BFM group. *Blood.* 1991;78:1166.

234. Boulad F et al. Allogeneic bone marrow transplantation versus chemotherapy for the treatment of childhood acute lymphoblastic leukemia in a second remission: a single institution study. *J Clin Oncol.* 1999;17:197.

235. Wheeler K et al. Comparison of bone marrow transplant and chemotherapy for relapsed childhood acute lymphoblastic leukaemia: the MRC UKALL X experience. *Br J Haematol.* 1998;101:94.

236. Borgmann A et al. Autologous bone-marrow transplants compared with chemotherapy for children with acute lymphoblastic leukaemia in a second remission: a matched pair analysis. The Berlin-Frankfurt-Munster Study Group. *Lancet.* 1995;346:873.

237. DeAngelo D. Nelarabine for the treatment of patients with relapsed or refractory T-cell acute lymphoblastic leukemia or lymphoblastic lymphoma. *Hematol Oncol Clin North Am.* 2009;23:1121.

238. Commander LA et al. Salvage therapy with nelarabine, etoposide, and cyclophosphamide in relapsed/refractory paediatric T-cell lymphoblastic leukaemia and lymphoma. *Br J Haematol.* 2010;150:345.

239. Link MP, Weinstein H. Malignant non-Hodgkin's lymphomas in children. In: Pizzo PA, Poplack DG, eds. *Principles and Practice of Pediatric Oncology.* 6th ed. Philadelphia, PA: Lippincott Williams & Wilkins; 2010.

240. Nathwani BW et al. Malignant lymphoma, lymphoblastic. *Cancer.* 1976;38:964.

241. Bennett HM et al. Classification of non-Hodgkin's lymphomas. *Lancet.* 1974;304:405.

242. Lukes RJ, Collins RD. New approaches to the classification of the lymphoma. *Br J Cancer Suppl.* 1975;2:1.

243. [No authors listed]. National Cancer Institute sponsored study of classifications of non-Hodgkin's lymphomas: summary and description of a working formulation for clinical usage. The Non-Hodgkin's Lymphoma Pathologic Classification Project. *Cancer.* 1982;49:2112.

244. Wanatabe A et al. Undifferentiated lymphoma, non-Burkitt's type: meningeal and bone marrow involvement in children. *Am J Dis Child.* 1973;125:57.

245. Hutter JJ et al. Non-Hodgkin's lymphoma in children: correlation of CNS disease with initial presentation. *Cancer.* 1975;36:2132.

246. Magrath IT. Burkitt's lymphoma. In: Mollander D, ed. *Diseases of the Lymphatic System: Diagnosis and Therapy.* Heidelberg, Germany: Springer-Verlag; 1983:103.

247. Magrath IT et al. Prognostic factors in Burkitt's lymphoma: importance of total tumor burden. *Cancer.* 1980;45:1507.

248. Reiter A et al. Intensive ALL-type therapy without local radiotherapy provides a 90% event-free survival for children with T-cell lymphoblastic lymphoma: a BFM group report. *Blood.* 2000;95:416.

249. Reiter A et al. Improved treatment results in childhood B-cell neoplasms with tailored intensification of therapy: a report of the Berlin-Frankfurt-Munster group trial NHL-BFM 90. *Blood.* 1999;94:3294.

250. Patte C et al. The Societe Francaise d'Oncologie Pediatrique LMB89 protocol: highly effective multiagent chemotherapy tailored to the tumor burden and initial response in 561 unselected children with B-cell lymphomas and L3 leukemia. *Blood.* 2001;97:3370.

251. Jetsrisuparb A et al. Rituximab, combined with CHOP for successful treatment of aggressive recurrent, pediatric B-cell large cell non-Hodgkin's lymphoma. *J Pediatr Hematol Oncol.* 2005;27:223.

252. Claviez A et al. Rituximab plus chemotherapy in children with relapsed or refractory CD20-positive B-cell precursor acute lymphoblastic leukemia. *Haematologica.* 2006;91:272.

253. Weinstein HJ et al. APO therapy for malignant lymphoma of large cell "histiocytic" type of childhood: analysis of treatment results for 29 patients. *Blood.* 1984;64:422.

254. Murphy SB et al. Non-Hodgkin's lymphomas of childhood: an analysis of the histology, staging, and response to treatment of 338 cases at a single institution. *J Clin Oncol.* 1989;7:186.

255. Mott MG et al. Adjuvant low dose radiation in childhood T cell leukaemia/lymphoma (report from the United Kingdom Childrens' Cancer Study Group—UKCCSG). *Br J Cancer.* 1984;50:457.

256. Murphy SB et al. Correlation of tumor cell kinetic studies with surface marker results in childhood non-Hodgkin's lymphoma. *Cancer Res.* 1979;39:1534.

257. Hirt A et al. Differentiation and cytokinetic analyses of normal and neoplastic lymphoid cells in B and T cell malignancies of childhood. *Br J Haematol.* 1984;58:241.

258. Holdsworth MT et al. Acute and delayed nausea and emesis control in pediatric oncology patients. *Cancer.* 2006;106:931.

259. Mehta P et al. Methylprednisolone for chemotherapy-induced emesis: a double-blind randomized trial in children. *J Pediatr.* 1986;108:774.

96

第 96 章　成人血液系统恶性肿瘤

Lynn Weber, Jacob K. Kettle, Andy Kurtzweil, Casey B. Williams, Rachel Elsey, and Katie A. Won

核心原则

		章节案例

急性髓细胞性白血病

①	急性髓细胞性白血病(acute myelogenous leukemia, AML)一般出现较突然并迅速发展。如果不进行有效治疗,患者会由于感染或出血的发生,在数周甚至数月内死亡。	案例 96-1(问题 1 和 2)
②	诱导治疗后,尽管超过 60% 的患者通过 AML 治疗能够达到完全缓解,但是平均缓解持续时间只有 12~18 个月,而且只有 20%~40% 的患者的无疾病生存期(diseasefree survival, DFS)超过 5 年。短期缓解归因于临床上检测不到的白血病细胞的增殖。因此,缓解后化疗管理的基本原理就是根除这些残余肿瘤细胞。	案例 96-1(问题 6 和 7)
③	随着年龄增长,AML 的发病率随之增加。40 岁年龄中,AML 发病率仅有 1/100 000,但是大于 75 岁人群中,AML 的年发病率增长到 15%。AML 患者的预后是与其年龄直接相关的。	案例 96-1(问题 8)
④	老年与青年患者一样无法耐受强化诱导和缓解后化疗,老年患者常合并多种疾病且体质较差,如果接受常规治疗往往疗效较差。	案例 96-1(问题 8)
⑤	在年轻患者中,未能达到缓解或疾病复发仍是治疗失败的主要原因。这反映了当前的补救方案的失败和缺乏有效的策略来保证已实现第 2 次血液学缓解的患者获得长期的 DFS。补救方案已经被广泛研究,但只有不到 50% 的患者达到第 2 次完全缓解以及中位生存期达到 3~12 个月,这仍然存在相当大的改善空间。	案例 96-2(问题 1)

慢性髓细胞性白血病

①	许多患者表面看起来没有症状,但由于白细胞计数异常高而进行了评估。慢性粒细胞性白血病(chronic myelogenous leukemia, CML)的细胞遗传学特点是费城染色体。染色体易位生成一个叫做 BCR-ABL 的融合基因,表达不当便会导致 CML。识别费城染色体对 CML 的诊断是非常重要的。	案例 96-3(问题 1)
②	造血干细胞移植是治疗 CML 的唯一有效途径,但它很少作为一线治疗方案推荐给 CML 慢性期患者。伊马替尼、尼洛替尼和达沙替尼都是 BCR-ABL 蛋白的小分子酪氨酸激酶抑制剂,都批准作为一线治疗药物。	案例 96-3(问题 3)

慢性淋巴细胞白血病

①	没有明显并发症的慢性淋巴细胞白血病(chronic lymphocytic leukemia, CLL)患者的常见的治疗方案有,利妥昔单抗与氟达拉滨、环磷酰胺或苯达莫司汀联合用药。若患者无法忍受嘌呤类似物,会使用单克隆抗体与苯丁酸氮芥结合治疗。	案例 96-4(问题 3)

② 感染是慢性淋巴细胞白血病患者的常见并发症。对于复发性感染,具有免疫球蛋白治疗的指征,应给予免疫球蛋白治疗。并且需要接种疫苗预防流感和肺炎球菌。但是活疫苗,包括水痘带状疱疹病毒,必须避免。 案例96-4(问题5)

多发性骨髓瘤

① 多发性骨髓瘤(multiple myeloma,MM)通常开始于意义未明的单克隆免疫球蛋白血症(monoclonal gammopathy of undetermined significance,MGUS)。这可能会在转变成有临床表现的恶性疾病 MM 之前几年就有发生。 案例96-5(问题1)

② 对符合条件的患者诱导治疗后进行造血干细胞移植(hematopoietic cell transplantation,HCT)是标准治疗方案,可提高 MM 患者的总体生存期(overall survival,OS)。 案例96-5(问题2)

③ MM 患者的维持疗法包括骨骼疾病的预防和治疗,并应考虑与诱导治疗相结合。 案例96-5(问题3)

④ MM 一般是难以治愈的,即使是维持治疗。因此,该疾病通常复发,常会用到抢救治疗。 案例96-5(问题4 和 5)

淋巴瘤

① 淋巴瘤是由淋巴组织产生的多种血液恶性肿瘤的总称。淋巴瘤被分为霍奇金淋巴瘤(Hodgkin lymphoma,HL)及非霍奇金淋巴瘤(non-Hodgkin lymphoma,NHL)。NHL 可以进一步划分为侵袭性和惰性淋巴瘤亚组。症状包括无痛性淋巴结病,以及非特异性的症状,包括无显著特征的心神不宁和疲劳。晚期的并发症是由疾病的渗透进入包括肺、中枢神经系统(central nervous system,CNS)和骨髓在内的外髓组织。 案例96-6(问题1)

② 霍奇金淋巴瘤(HL)是 B 细胞瘤,对化疗高度敏感,而且通常可以用现代疗法治愈。多柔比星、博来霉素、长春新碱和达卡巴嗪(a combination of doxorubicin,bleomycin,vinblastine,and dacarbazine,ABVD)的组合是最常用的化疗方案。考虑到大多数患者预期的长期生存期,治疗的延迟后果对这种疾病的管理具有更高的重要性 。 案例96-7(问题1 和 2)

③ 如弥散性大 B 细胞淋巴瘤(diffuse large B-cell lymphoma,DLBCL)等具有侵袭性的 NHL,其进展迅速,并采用具有治疗意图的强化联合化疗方案治疗。用利妥昔单抗、环磷酰胺、多柔比星、长春新碱和泼尼松(rituximab,cyclophosphamide,doxorubicin,vincristine,and prednisone,R-CHOP)的化学免疫疗法是对 DLBCL 的常规治疗 。 案例96-8(问题1 和 2)

④ 尽管包括滤泡性淋巴瘤(follicular lymphoma,FL)在内的惰性 NHL 通常是无法治愈的,但这些疾病发展缓慢,最初对多种治疗方法都有反应。治疗的目的是减少疾病负担和延长生存期,而且在患者出现症状之前通常是保守治疗。在这些肿瘤的管理中,通常使用苯达莫司汀和利妥昔单抗(bendamustine and rituximab,BR)的联合治疗。 案例96-9(问题1 和 2)

急性髓细胞性白血病

流行病学

急性髓细胞性白血病(acute myelogenous leukemia, AML)是由一组相对明确的造血系统肿瘤组成,包括细胞发育髓系的前体细胞。

在美国和欧洲,发病率已稳定在 3/100 000～5/100 000。AML 是最常见的成人急性白血病,并且在此类人群肿瘤中大约占据 80% 的病例。相比之下,在年龄不到 10 岁的急性白血病儿童中,AML 只占到不足 10% 的病例。在成人中,诊断平均年龄大约是 67 岁。发病率随年龄而增加,小于或大于 65 岁人群中,发病率分别为 1.3/100 000 和 12.2/100 000。男女比例大约为 5:3[1,2]。

病理生理学

AML 的特点是骨髓前体细胞的无性增殖能力降低,难以进一步分化成更成熟的髓性细胞。因此,在骨髓、外周血,偶尔在其他组织中会积累白血病细胞,大大减少了正常红细胞、血小板、成熟的粒细胞的产生。恶性肿瘤细胞的增殖伴随正常造血细胞减少,最终导致贫血、出血和感染风险的增加。

基于核型状态(染色体的特征,如形状、类型或数量),2 大类别的 AML 可加以区别:①异常核型,大约占 AML 患者的 50%~60%;②其余 AML 患者为正常核型,由传统的细胞遗传学测试证实[3,4]。

不论何种分子型,核型异常患者通常疗效不佳。然而,不同的突变,正常核型患者的预后是不同的,见表 96-1。

表 96-1

预处理分子实体来预测成人急性髓细胞性白血病和正常核型

基因	基因突变/%	预后
NPM1	45~63	优良
FLT3	23~33	较差
C/EBPa	8~19	优良
MLL	5~30	较差

来源:Baldus CD et al. Clinical outcome of de novo acute myeloid leukaemia patients with normal cytogenetics is affected by molecular genetic alterations: a concise review. *Br J Haematol.* 2007;137:387.

临床表现和诊断

AML 患者通常出现全血细胞减少症(如贫血、中性粒细胞减少和血小板减少症)的相关的症状,包括虚弱、容易疲劳、不同严重程度的感染,以及出血(如牙龈出血、瘀斑、鼻衄、月经过多)。这些症状通常同时出现,通常很难预计 AML 发病时间。准确地说,至少有一部分原因是前来就诊的不同患者有不同的症状阈值。大多数的患者是由于产生了数周乃至数月的骨髓方面症状才就医诊断。虽然可以通过检查外周血涂片中是否具有循环的白血病细胞来进行 AML 的假定性诊断,但是明确诊断需要进行骨髓穿刺活检。形态学、免疫表型、细胞遗传学和分子研究在每个案例中都必须进行。从这些研究中得出的信息对于正确的诊断以及判断预后是至关重要的。

治疗概述

一旦确证了 AML,需要马上给予诱导化疗以恢复正常的骨髓功能。虽然在处理 AML 时年轻人和老年人并没有明确的分界线(在大多数研究中的"老年人"被定义为年龄超过 60 岁的老者),但是年轻人和老年人的治疗方案和结果是不同的。

诱导治疗的目的是减少全身白血病细胞,从大约 10^{12} 降低到大约 10^{9} 个细胞以下。但是通常认为,如果没有进一步治疗,大量存在的未被检测到的白血病细胞(如微小残留病灶的存在),会导致在几个星期或几个月内复发。治疗 AML 的传统目标是得到并维持完全缓解。这个标准表现为,血小板计数高于 100 000/μl、中性粒细胞计数高于 1 000/μl、骨髓标本少于 5% 胚细胞[5]。

治疗 AML 的最常用的诱导疗法是"7+3"方案,它包括连续 7 日静脉注射(intravenous,IV)阿糖胞苷(每日 100mg/m^2 或 200mg/m^2),并且在第 1~3 日给予蒽环类药物。最常用的是柔红霉素,可使用伊达比星替代。

刚刚诊断为 AML 的成年人患者中有 60%~80% 的患者都能够通过强化诱导治疗得到完全缓解。然而,如果没有进行进一步的细胞毒性治疗,几乎所有这些患者将在 4~8 个月复发。相比之下,进行了缓解治疗的患者,4 年存活率高达 40%[6]。十几年来,对于更年轻且患有中低风险疾病的患者,给予高剂量阿糖胞苷(high-dose cytarabine,HiDAC)是一种可选择的巩固化疗方案。试图采用高剂量阿糖胞苷(HiDAC)替代其他具有不同作用机制的药物来提高患者生存率的方案并没有得到成功[7]。对于具有异常核型或不良分子突变的患者,尽可能在 HiDAC 后结合适当匹配供体进行同种异体造血细胞移植(allogeneic hematopoietic cell transplant,HCT)。对于年龄大于 75 岁的患者,除了参加临床试验外,没有特定的治疗标准。对于 60~75 岁这一大批患者,大多数临床医生会根据患者的体力状态、患者的愿望,以及预后因素(例如细胞遗传学和基因突变分析)给予诱导和巩固治疗的建议[8]。

由于耐药性或死亡的原因,20%~30% 的成年和 50% 的老年 AML 患者经过强化诱导化疗无法达到完全缓解(complete response,CR)。此外,很大一部分最初实现 CR 的患者也会复发。治愈复发或难治性 AML 患者的最佳机会是同种异体 HCT。最好的结果似乎为实现 CR 后进行清髓性预处理方案。然而,一些患者即使没有实现 CR,仍然可能采用清髓性造血干细胞移植得以治愈,尽管他们长期生存的机会减少了。对于不适合做清髓性造血干细胞移植,但是达到 CR 的患者可以考虑非清髓性预处理[9]。有关白血病 HCT 的完整讨论,参见 101 章。

症状和体征

案例 96-1

问题 1:J. V.,男性,57 岁。因持续的疲倦高热、无法进食而至急诊室。上周外周血涂片显示,全血细胞计数(complete blood count,CBC)中白细胞(white blood cell,WBC)计数为 180 000/μl、白血病细胞超过 90%(正常为 0%)、血红蛋白(hemoglobin,Hgb)为 7.8g/dl、血小板计数为 46 000/μl。骨髓穿刺和活检确诊为 AML(FAB-M2,骨细胞成熟;60% 为原始细胞,髓过氧物酶阳性;CD13 及 CD33 阳性)。除了钾 3.2mmol/L、磷 5.5mg/dl、乳酸脱氢酶（lactate dehydrogenase，LDH）3 500U/ml 以外，所有血清化学值在正常范围内。体格检查显示其患有口腔白斑，由口腔念珠菌病以及牙列不良引起。J. V. 所表现的哪些症状和体征与 AML 相一致？

J. V. 持续了 1 周的疲倦高热是由于红细胞的急剧减少所导致的贫血（Hgb，7.8g/dl），以及中性粒细胞计数较低所导致的感染（口腔念珠菌病）。尽管白细胞（WBC）计数较高，但是 90% 以上是原始细胞，是起源于骨髓和淋巴的非成熟的非功能性的细胞。原始细胞通常不会出现在早期慢性白血病和轻中度感染中。然而，原始细胞可能存在于患有原发性骨髓功能障碍（骨髓增生异常综合征）的贫血患者的外周血涂片中。还可能存在于患有严重感染、应激、创伤，以及由慢性粒细胞性白血病（CML）向急性白血病转换的患者中。J. V. 的血小板低会导致出血或瘀伤。总的来说，这些表现为急性白血病的症状和体征。

J. V. 的症状符合 AML 或急性淋巴细胞性白血病（ALL）。然而，ALL 患者通常会出现淋巴结病和肝脾肿大，而 J. V. 没有这些症状。区分这 2 个疾病非常重要，因为两者的治疗方案有很大的不同。AML 在成人比在儿童中更常见。关于 ALL 的更多信息，请参见第 95 章。

分类和诊断

为明确诊断急性髓细胞性白血病，骨髓穿刺须包含 20% 以上的白血病原始细胞。通常骨髓穿刺含有小于 5% 的原始细胞。FAB（French-American-British）分类系统基于形态学特征对 AML 进行分类，明确了 8 个变异型。最近，世界卫生组织（World Health Organization，WHO）已经开发了一个分类系统，扩大了 AML 亚型的数量并更好地基因型信息相结合，这对于判断预后是重要的[10]。

骨髓原始细胞通常含有髓过氧物酶并表达表面标记 CD13、CD33、CD14 和 CD15。特殊的克隆性染色体异常与几个 AML 亚型有关。这些染色体畸变包括整个染色体长（q）臂或短（p）臂上的缺失或增添，以及各种各样的结构重排（如染色体易位、倒置、插入）。许多 AML 中的细胞遗传学异常与分子临床综合征相关，后者目前正在进行基因水平研究。易位 t（15；17）是急性早幼粒细胞白血病（APL 或 AML-M3）的细胞遗传学标志。这种易位分裂了染色体 17 上的维 A 酸受体基因，并阻止了细胞分化需要的维 A 酸控制基因的表达。使用全反式维 A 酸（all-trans retinoic acid，ATRA）治疗的 APL 患者产生了完全的形态学的反应。这个例子说明，确定细胞遗传学或染色体异常对于理解急性白血病的病理生理和确定最佳的治疗方法是至关重要的。目前，3 种染色体异常公认具有较好预后[11,12]，分别是 t（8；21）、t（15；17）、倒置（inv）16[11,12]。相反，一些染色体异常预后相对较差，其中包括倒置（inv）3、缺失（del）5、缺失（5q）、缺失（7）和缺失（7q）、三体（8），以及复杂的细胞遗传学异常（3 个或更多的不相关的细胞遗传学异常）。此外，分子异常如 FLT3 通常是不利的，而 NPM1 和 C/EBPa 分子异常通常是有利的，这些对于评估 AML 患者十分重

要[13]。这些研究结果越来越多地被用来指导治疗决策。例如，对于细胞遗传学和分子预后不良的患者，可能考虑采用更积极的缓解后治疗方案，如高剂量 HCT 化疗。其他 AML 预后不良的征象包括在诊断时年龄大于 60 岁、已存在血液系统疾病（如骨髓增生异常综合征）、曾经化疗（如继发性白血病），以及基础状态差[14]。

J. V. 患有 FAB-M2（髓单核细胞）AML。大约 10%~20% 的 FAB-M2 急性白血病患者具有易位 t（8；21）（q22；q22）[11]。这种易位通常在 J. V. 这样的年轻患者中看到，并有较好的治疗反应。J. V. 的骨髓已送交细胞遗传学和分子学分析。然而，在大约 1 周后才能得到结果。虽然细胞遗传学和分子学分析不会改变 J. V. 的诱导治疗方案，但是这些发现与其他前面所讨论的预后特征结合起来会影响缓解后治疗的建议。

治疗

治疗目标

案例 96-1，问题 2：治疗目标是什么？此时什么类型的治疗适用于 J. V.？

J. V. 血液中的白血病细胞异常，对于感染缺乏抵抗能力。它们迅速增殖抑制了红细胞和巨核细胞在骨髓中产生。J. V. 一直都存在致命感染和出血并发症的高风险。首次化疗的目的主要是清除骨髓和外周血中的原始血细胞，为正常的细胞成分再生创造条件。

诱导治疗

标准的 AML 诱导化疗方案包括蒽环类抗生素（柔红霉素或者伊达比星）和阿糖胞苷（抗代谢药）。常用的治疗方案包括第 1~3 日每日静脉注射伊达比星 12mg/m² 、第 1~7 日每日静脉持续输注阿糖胞苷 100mg/m²[15-17]。这种 7+3 的联合治疗方案是治疗成人 AML 最有效的化疗方案之一，完全缓解率为 60%~80%[11]。阿糖胞苷采用持续静脉滴注的方式更为首选，因为相对于静脉推注，它在诱导治疗中能够产生更高的应答率[18,19]。

如果一个患者白细胞计数非常高，那么他（她）可能出现血液黏滞性过高导致的并发症（如中枢神经缺氧导致的耳鸣、卒中、失明或头痛，以及肺梗死）。因为阿糖胞苷和伊达比星充分地降低白细胞计数需要数日的时间，在这期间患者可能需要口服羟基脲 2~4g，或者采用白细胞去除术来快速的降低血液中白细胞计数。白细胞去除术并不是常规手段，除非患者出现血液黏滞性过高的体征或者白细胞计数≥100 000/μl。

因为 J. V. 最初的白细胞数目达 180 000/μl，所以采用白细胞去除术联合每日口服羟基脲 2 次，每次 2g 进行治疗。白细胞去除术 12 小时后，J. V. 的白细胞数目回落到 85 000/μl，患者情况基本稳定，能够进行阿糖胞苷和伊达比星的诱导化疗，白细胞去除术和羟基脲的治疗也就终止了。

维 A 酸和三氧化二砷联合治疗急性早幼粒细胞性白血病

案例 96-1,问题 3:对于 AML 的其他亚型的诱导治疗与前面描述的有差异吗?

7+3 诱导化疗对于除急性早幼粒细胞性白血病(APL 或 AML-M3)以外的所有 AML 类型都有效。急性早幼粒细胞性白血病具有特异性染色体易位 t(15;17),使得 17 号染色体上维 A 酸受体 α 基因与 15 号染色体的早幼粒细胞白血病(PML)基因产生融合。临床试验中,维 A 酸能够使约 90% 的急性早幼粒细胞性白血病患者的病情完全缓解[20]。维 A 酸治疗后,一些患者的骨髓穿刺结果显示病情缓解的同时,没有出现骨髓抑制[20,21]。不幸的是,维 A 酸通常会导致短暂的缓解。一些试验研究了化疗和维 A 酸的联合治疗[22,23]。现有证据支持维 A 酸与三氧化二砷(砒霜)[24-26] 同时使用,或者使用含或不含阿糖胞苷的蒽环类药物诱导治疗低风险 APL。对于高危 APL,常规化疗仍是治疗的标准[24]。另外,缓解后的治疗还应该包括至少 2 个周期的蒽环类药物治疗。研究显示,间歇性的给予维 A 酸进行维持治疗能够减少复发率[22,27]。

维 A 酸治疗虽然避免了危及生命的骨髓抑制,但可产生明显的毒性,包括分化综合征(以前称为维 A 酸综合征),表现为发热、体重增加、呼吸困难、肺浸润、胸膜或心包积液、低血压和急性肾衰竭[28,29]。如果出现这种症状,应开始皮质类固醇治疗(地塞米松 10mg,每日 2 次,持续 3~5 日,2 周后逐渐减少)[24,30]。维 A 酸也会引起口腔、直肠和皮肤的干燥、脱发、皮疹、睑结膜炎、角膜侵蚀、肌肉无力、指甲的变化、抑郁症、肝酶升高和高胆固醇。尽管在诱导治疗中存在着各种严重并发症,甚至是死亡的风险,但是相对于其他亚型的 AML,APL 患者有更高的长期无病生存率。大约 75% 的患者明确诊断后接受维 A 酸和化疗联合治疗,都能够存活 3~5 年的时间[27]。

诱导治疗的并发症

肿瘤溶解综合征

案例 96-1,问题 4:J. V. 开始诱导化疗 24 小时后,实验室检查结果显示:

白细胞计数:78 000/μl
血钾:5.3mmol/L
血磷:6.0mg/dl
尿酸:9.8mg/dl
血钙:6.0mg/dl
血肌酐:1.6mg/dl

为什么这些实验室指标变化得如此突然?这种情况能预防或者减小到最小伤害吗?这些代谢紊乱应该怎么控制?

J. V. 发病之初外周血中的原始血细胞数非常高。在化疗过程中,骨髓细胞增生显著和较多原始血细胞的患者可能出现原始血细胞快速溶解,释放出细胞内的成分。这样

可以导致肿瘤溶解综合征(tumor lysis syndrome,TLS),出现代谢异常,比如高尿酸血症、高磷酸血症、低钙血症和尿毒症。这些都能导致心律失常和急性肾衰竭。在大部分病例中,肿瘤溶解综合征经常发生在化疗开始后 12~24 小时。当然,肿瘤溶解综合征也可以出现在其他恶性肿瘤的治疗后,尤其是那些具有较高肿瘤负荷的病例,如高侵袭性淋巴瘤和急性淋巴细胞白血病等,它较少出现在实体肿瘤的治疗中。

在化疗开始前 24~48 小时,患者应该接受静脉水化(每日 3~4L),以维持肾脏的灌注,增强肿瘤溶解产物的溶解度,同时补偿发热和呕吐造成的液体丢失。静脉滴注碳酸氢钠来碱化尿液,也能够通过保持尿酸的电离状态,从而减少或者预防其在肾小管和集合管的沉淀,但是这种方法目前不作为所有患者的常规推荐。这是因为 pH 增加有可能会增加磷酸钙在软组织和肾小管的沉积,从而加重低钙血症[31,32]。

别嘌呤醇(Allopurinol),一种可以抑制尿酸生成的黄嘌呤氧化酶抑制剂,应在化疗前开始使用来阻止或减少 TLS 并发症。成人的推荐剂量为每日 300~600mg。初次化疗后的 24~48 小时,对 J. V. 的血清尿酸和电解质的监测至少是每日 2~3 次。如果出现严重异常情况,应采取更积极的措施应对。当血清尿酸水平在正常范围内,LDH 正常和白细胞计数较低时,可停用别嘌呤醇。拉布立酶(Rasburicase)——一种重组尿酸氧化酶产物,也可以用作有 TLS 倾向的高危患者的预防药,或者作为已经出现 TLS 患者的治疗药物。拉布立酶可以充当尿酸氧化为尿囊素的催化剂,尿囊素的溶解性是尿酸的 5~10 倍并可以经肾快速排泄。对于 TLS 的预防和治疗,拉布立酶的推荐静脉剂量为 0.2mg/kg。拉布立酶能够快速降低血清尿酸(用药 4 小时内)且耐受性良好[33]。在许多成人试验中心,常用剂量为 3mg 或 6mg[34-38]。尽管拉布立酶显示了极好的疗效和耐受性,但是在预防和治疗成人高尿酸血方面还有待确定,因为它不仅费用高,而且缺乏与其他治疗方案比较的随机对照试验。

尽管入院时 J. V. 的血清钾水平低,但是 TLS 会使其水平显著升高。因此,对于极可能患有 TLS 的患者,在化疗之前不推荐采取任何途径的钾替代疗法。在极端情况下,可能需要通过透析来纠正 TLS 患者严重的代谢及电解质紊乱。J. V. 的肾脏功能继续正常。尽管 J. V. 的肌酐水平高于正常范围,但是他的尿量并没有大幅减少,无需接受进一步干预。

骨髓抑制

案例 96-1,问题 5:在诱导化疗期间,J. V. 接受别嘌呤醇治疗和积极的水化疗法。随着白细胞计数下降,肿瘤溶解减少,代谢异常情况逐渐得到解决。在诱导治疗过程中可能会出现哪些其他的并发症? 可以治疗吗?

患者在接受阿糖胞苷和伊达比星诱导治疗时开始后不久便会出现严重贫血、粒细胞减少症(如白细胞计数<100/μl)及血小板减少(<20 000/μl),持续时间通常约为 21~28 日。除此之外,必须考虑如 J. V. 这样严重免疫功能低下的患者有可能发生的所有的感染性并发症。

非格司亭(granulocyte colony-stimulating factor,G-CSF)及沙格司亭(granulocyte-macrophage colony-stimulating factor,GM-CSF)能够刺激体外白血病细胞以及正常的粒细胞前体的形成,但是一些研究表明,当这些药物用来辅助 AML 化疗时是安全的且不影响疾病的预后[39,40]。大多数研究已经证明,集落刺激因子(colony stimulating factors,CSFs)可以缩短重度中性粒细胞减少的时间,有时可以降低相关感染疾病的发病率、全身应用抗生素和抗真菌治疗的持续时间及住院日数。尽管能够减少短期中性粒细胞减少相关的并发症,但是诱导化疗后 CSF 用药对肌酐水平或疾病的长期预后似乎并无重大影响。更多有 CSF 的信息请参考第90 章。

严重的血小板减少症可能会导致出血且严重程度不一,牙龈出血到大量出血均可发生。当血小板计数减少至 10 000/μl 以下或者患者有过出血经历时,患者接受血小板输注通常可以避免严重出血并发症。

诱导治疗期间可能发生的其他常见药物引起的并发症包括恶心和呕吐、黏膜炎、发热和皮疹(一般治疗原则的更多信息及其管理见第 22、55 和 94 章)。

缓解后治疗

案例 96-1,问题 6:诱导化疗完成之后,J. V 的白细胞数目降至低于 100/μl,血小板数目下降至 5 000/μl。他每约 2~3 日接受 1 次血小板输注以防止出血并发症。在第 9 日时,出现发热,体温为 38.8℃,由于中性粒细胞减少伴发热立即接受广谱抗生素经验性治疗,病情得到控制。在第 29 日时,他的白细胞为 5 600/μl,血小板为 168 000/μl。当他的血红蛋白降至低于 7mg/dl 时,他接受了 2 次红细胞输注。重复骨髓穿刺显示无持续的白血病征兆,患者 J. V 被告知他的白血病病情有所缓解。不过,他的血液科医生推荐他继续化疗,J. V 想知道缓解后治疗有必要吗?如果有,适合于 J. V 的治疗方法又是什么?

基本原理

尽管超过 60%的白血病患者在接受诱导化疗后达到正常肌酐水平,但是平均缓解持续期仅有 12~18 个月,并且仅有 20%~40%的患者无病生存期超过 5 年[41]。较短的缓解期与临床无法监测白血病细胞的增殖有关,因此实施缓解后化疗的基本原理就是根除这些残余肿瘤细胞。

在成人白血病患者中,缓解后治疗(postremission therapy),也称为巩固化疗,包括 3~4 个周期的化疗。临床试验表明,对于年龄低于 60 岁的患者,与不进行或低剂量缓解后治疗相比,高剂量的缓解后治疗的无病生存率更高(30%~40%),时间更长(2~5 年)[42,43]。缓解后治疗方案通常包括 HiDAC 单独使用或与 1 种或多种药物联合使用,如蒽环类抗生素或依托泊苷。60 岁及其以上或者患有并发症的患者可能无法忍受这种集中缓解后治疗。在这种情况下,致命毒性的危害可能超过缓解后化疗的潜在好处。用于白血病缓解后治疗的同种异体 HCT 也已经被研究,在

第 101 章造血细胞移植有介绍。

总之,J. V. 在进行 HiDAC 诱导治疗之后应当接受巩固治疗,因为巩固治疗已经被证实是他长期生存的最佳选择。此外,同样因为 J. V. 是幸运的,他的疾病风险诊断较好,将不需要进行异基因造血干细胞移植。在巩固治疗后 5 年内,他将接受至少每 2 个月 1 次 CBC 和每年 1 次骨髓活检的密切随访。这种密切随访是很有必要的,因为可以尽早发现病情复发而立即行异基因造血干细胞移植术,最大限度地减少复发时的额外诱导治疗。

大剂量阿糖胞苷

案例 96-1,问题 7:因为此时 J. V. 无需行异基因造血干细胞移植术,他的血液学医生建议他进行 3 个疗程的 HiDAC 作为缓解后治疗。出院 1 周后,J. V. 再次来到医院,分别在第 1、3 和 5 日每隔 12 小时接受 1 次 3g/m² 的 HiDAC 治疗,每次持续 3 小时。与 HiDAC 相关的急性和延迟的潜在毒性是什么?如何避免呢?

常规剂量(每日 100~200mg/m²)使用阿糖胞苷的不良反应有骨髓抑制、发热和皮疹。有时肝酶会突然升高。相对比而言,HiDAC(剂量>1g/(m² · d))的副作用则有很大不同,它可以产生严重的小脑、眼部和皮肤中毒[44,45]。

小脑与眼部中毒

患者在接受 HiDAC 治疗时的一个重大问题是小脑中毒(参见第 94 章,化疗和靶向药物的不良反应,小脑中毒详细分析)。当阿糖胞苷穿透上皮进入前房或眼泪时,角膜上皮细胞损伤会引起眼部毒性,症状包括结膜炎、过度流泪、灼热、眼痛、畏光和视力模糊。人工泪液(每隔 4~6 小时滴 2 滴)与 HiDAC 同时给药基本上可以避免上述症状。糖皮质激素滴眼液可作为一种人工泪液替代品或用于缓解结膜炎的症状[46]。

老年急性髓细胞性白血病

病例 96-1,问题 8:如若 J. V 在 60 岁及以上时,是否推荐诱导治疗及缓解后化疗呢?

如前所述,AML 的发生风险随着年龄的增长而增加。40 岁时,AML 发病率仅为每 1/100 000,但当年龄在 75 岁及以上时,AML 年均发病率将增加至 15%。患者的预后也与年龄直接相关。通常情况下,老年患者一般无法忍受集中诱导及缓解后化疗的痛苦。老年患者经常面临医疗条件及身体机能差的状况,这将直接导致与常规治疗相比,老年患者预后较差[47,48]。

许多单一机构和协作组的研究将老年白血病患者排除在外或是采取其他低强度的治疗方案。对于无客观审查标准的集中化疗,老年患者通常被认为是耐受能力低。由于白血病和骨髓增生异常综合征患者的平均年龄是 67 岁,因此,对年轻患者研究的方案结果可能不适用于老年患者。一些血液学家认为,最适合老年患者的做法是仅提供支持

性护理治疗、低强度的治疗或临床治疗。另一些人认为,对一些老年患者进行适度的集中化疗是有益的。然而,由于可能会诱发高风险死亡率,所以大多数医生并不认同。部分研究已经证实了这一说法[49-56]。

由于老年患者发病率和死亡率较高,因此对其实施缓解后治疗非常困难,更重要的是,现无临床试验表明特定的缓解后治疗对老年人有益。由于存在严重的毒副反应风险,因此治疗方案的强度务必被减弱。在 HiDAC 疗法中尤其明显,因为 HiDAC 疗法会增加老年患者的小脑中毒风险。研究表明,低剂量阿糖胞苷(100mg/m², 连续输入5 日)的缓解后治疗与 HiDAC 疗效相当,并且在老年患者中具有更好的耐受性[42]。

难治或耐药的急性髓细胞性白血病

案例 96-2

问题 1:A. W.,男性,55 岁。在 7+3 的诱导治疗后的大约第 40 日时出现症状。起初,在第 25 日时,他的白细胞计数得到了恢复。第 28 日时,骨髓活检显示原始细胞不足 5%,由此可判定,他的病情得到缓解。此后,近来的全血细胞计数显示,在第 30 日时他的血小板计数明显下降,从 150 000/μl 下降至 10 日后的 90 000/μl。随后的骨髓活检显示原始细胞占据 60%,确诊为白血病复发。这时对 A. W 应采取什么治疗方案呢?

对于年轻患者,病情无法缓解或者疾病复发仍是治疗失败的主要原因。这反映了当前救助方案的失败,及缺乏有效策略来确保那些获得二次血液学缓解的患者的长期无病生存率。即便是已经对广泛的救助方案进行了研究,但仅有不到 50% 的患者得到了二次缓解,且平均生存时间为 3~12 月,这仍然存在极大的改善空间[57]。

对于年龄低于 75 岁且状态良好的患者,复发治疗的方案包括氯法拉滨(clofarabine)、中等剂量阿糖胞苷到 HiDAC,或联合疗法,如氟达拉滨、阿糖胞苷和非格司亭(FLAG),或克拉屈滨、阿糖胞苷和非格司亭(CLAG),其次是异基因造血干细胞移植。

急性髓细胞性白血病的未来化疗方向:靶向治疗?

案例 96-2,问题 2:A. W. 的细胞遗传学和分子分析结果表明他的白血病是 *FLT*3 阳性。针对 A. W 的下一步治疗方案是什么呢?

鉴于一些临床因素对治疗反应的影响,急性髓细胞性白血病的细胞遗传学和分子异质性是治疗成败的关键因素。对于 A. W. 的急性髓细胞性白血病,在他的 *FLT*3 基因中有 1 处变异,这预示着若无新的疗法,他将无法长期存活。对于 *FLT*3 内部串联重复突变的患者,预计 5 年总生存期约为 10%~15%[58]。因此,它对于开发新的治疗方法是一种引人关注的分子靶点。尽管有报道称一些分子对 *FLT*3[59,60] 有抑制活性,但只有少数几个分子进行了临床试

验来评估其在 AML 患者中的疗效:来他替尼[60-62]、米哚妥林[63-65]、奎扎替尼[60]、索拉非尼[66-68] 和舒尼替尼[69]。

到目前为止,对复发或者难治疾病的患者,*FLT*3 抑制剂只显出了单药治疗的一定作用。然而,体外研究表明 *FLT*3 抑制剂与常规化疗具有协同作用。因此,有几项临床试验正在研究 *FLT*3 抑制剂与常规化疗(如柔红霉素、阿糖胞苷)及去甲基化药物(如地西他滨和阿扎胞苷)的联合应用,希望能改善初始和复发 *FLT*3 变异的患者的预后[70]。一些试验表明,联合治疗可能增加毒性和感染性并发症的风险,还需要进一步研究,以找到能够最大限度提高疗效和减少治疗不良反应的改良组合[67,68]。

对 A. W. 来说,最佳选择是参与 1 个含有 *FLT*3 抑制剂与化疗相结合的临床试验。若没有可参与的临床试验,则需采用 HiDAC 或者包含氯法拉滨或氟达拉滨的联合方案后,序贯给予异基因造血干细胞移植,是最好的选择。

慢性髓细胞性白血病

流行病学和病理生理学

慢性髓细胞性白血病(chronic myeloid leukemia,CML)是一种骨髓增生性疾病,其特征是骨髓干细胞不受调控的增殖及外周血成熟粒细胞的增多。这种疾病相对罕见,仅占所有癌症病例的 0.4% 和新发白血病病例的 12%[71,72]。确诊的平均年龄为 64 岁,目前预计 10 年存活率为 80%~90%[71,73]。

临床表现及诊断

大约 30%~50% 的患者无症状,最常见的生理表现为脾肿大,则发生在 50%~60% 的患者身上[73]。其他症状可能包括疲惫、腹部饱胀、发热、厌食和体重减轻。对于许多患者而言,怀疑患有 CML 仅仅基于 CBC 异常,随后通过骨髓活检确诊了 CML 标志物,费城(Ph)染色体。细胞遗传学分析显示 Ph 染色体的存在,该染色体是 9 和 22t(9;22)(q34;q11)的易位[74]。这种易位产生了一种具有不受酪氨酸激酶(tyrosine kinase,TK)活性调节的新蛋白质(BCR-ABL)。与不受调节的 TK 恶性转化有关的 3 种主要机制包括细胞周期异常、细胞凋亡抑制和细胞增殖增加[74]。CML 的自然病史可分为 3 个不同的阶段:慢性期、加速期和急变期。最多的患者被诊断为慢性期,这是该疾病的最早阶段。

治疗

目前,造血干细胞移植(hematopoietic stem cell transplant,HCT)仍是治疗慢性髓细胞性白血病的唯一方法。然而,由于其发病率和死亡率较高,TK 抑制剂已成为大多数患者的首选治疗方法。处于加速期或急变期或在 TK 抑制剂治疗期间病情恶化的患者,通常会进行造血干细胞移植[75]。虽然造血干细胞移植的确切时间仍存在争议,但患者的治疗结果与疾病阶段有关,与在加速期(59%)或急变期移植相比,如果患者在慢性期移植,存活 3 年的概率为 91%[76]。自 2001 年 FDA 批准第一种 TK 抑制剂以来,选择造血干细胞

移植的 CML 患者已经下降,但对于抑制剂失败及抑制剂治疗效果不佳的患者来说,造血干细胞移植仍然适用于他们。有关 CML 及 HCT 的更多信息,请参见第 101 章。

TK 抑制剂的主要目标是防止疾病从慢性期发展到加速期或急变期,同时在治疗开始后 12~18 个月内实现完全细胞遗传学反应(complete cytogenetic response, CCyR)[74]。评估 TK 抑制剂的反应基于血液学、细胞遗传学和分子反应。血液学反应(表 96-2)由外周血、血小板计数和脾肿大的正常化决定,而细胞遗传学反应(表 96-3)由骨髓内 Ph 染色体的数量决定。通过聚合酶链反应定量确定,没有可检测到的 BCR-ABL,mRNA 被确定为低于标准基线的 4.5 个对数[74]。

表 96-2

慢性粒细胞性白血病血液反应的定义

	部分血液反应	全部血液反应
外周白细胞计数	$<10\times10^9/L$	$<10\times10^9/L$
血小板计数	$<50\%$ 预处理计数($>450\times10^9/L$)	$<450\times10^9/L$
未成熟的细胞	出现	无
脾肿大	出现(预处理程度 $<50\%$)	无

来源:NCCN Clinical Practice Guidelines in Oncology (NCCN Guidelines). Chronic Myelogenous Leukemia. 2015;V1. 2015. http://www.nccn.org/professionals/physician gls/f guidelines. asp. Accessed May 17, 2015.

表 96-3

慢性粒细胞性白血病细胞遗传学反应的定义

细胞遗传学反应	费城染色体阳性中期细胞百分比/%
完整的	0
部分的	1~35
主要的(包括完全的和部分的反应)	0~35
少量的	>35

来源:NCCN Clinical Practice Guidelines in Oncology (NCCN Guidelines). Chronic Myelogenous Leukemia. 2015;V1. 2015. http://www.nccn.org/professionals/physician gls/f guidelines. asp. Accessed May 17, 2015.

细胞遗传学监测是对骨髓内 Ph 阳性(Ph+)中期减少的评估,该技术是监测患者对 TK 抑制剂治疗反应使用最广泛的技术[74]。广泛使用定量聚合酶链反应(quantitative polymerase chain reaction, QPCR)测定,每隔 3 个月监测 BCR-ABL 转录水平,以防治疗失败或 CML 复发[73,74]。BCR-ABL 转录水平超过 10%,则表示药物治疗失败,因此还需要进行 1 次测量以支持改变替代疗法[77,78]。

症状和体征

案例 96-3

问题 1:S. E. ,白人女性,66 岁,最近在年度体检中做了常规 CBC 检查。CBC 结果显示白细胞计数(WBC)152 000/μl、嗜碱性粒细胞百分比为 15%、红细胞压积为 32%、血小板计数 300 000/μl。唯一的相关体格检查为脾肿大,进一步检查,骨髓穿刺液显示骨髓细胞过多但只有不足 10% 的骨髓原始细胞。细胞遗传学分析确诊为处于慢性期的费城染色体阳性的 CML。S. E. 确诊时无症状,甚至白细胞计数很高。这些异常指标可能的临床后果是什么?

S. E. 的实验室检查表明白细胞增多,即白细胞计数(WBC)大于 100 000/μl。白细胞增多的主要后果可能是白细胞淤滞症,表现为头晕、呼吸困难、阴茎异常勃起、头痛、耳鸣和脑血管意外[79]。有趣的是,除了脾肿大之外,S. E 并没有其他症状,这种情况发生在最新诊断的 50%~60% 的 CML 患者身上。S. E. 骨髓中 Ph 染色体的出现,将她确诊为 CML,原始细胞和嗜碱性粒细胞的百分比确定了疾病所处的阶段。根据 WHO 关于 CML 分期的标准,骨髓中不到 10% 的原始细胞和外周血中不到 20% 的嗜碱性粒细胞,确定 S. E. 处于慢性期[74]。有关这些标准,请参阅表 96-4。

表 96-4

世界卫生组织 CML 分期标准

慢性期	无急变期或加速期的标准
加速期	外周血白细胞或有核骨髓细胞中原始细胞占 10%-19% 外周血嗜碱性粒细胞>20% 持续性血小板减少症($<100\times10^9/L$)与治疗无关 或持续性血小板增多症与($>1000\times10^9/L$)对治疗无反应 持续的脾肿大或白细胞计数增加,对治疗无反应 克隆进化的细胞遗传学证据
急变期	外周血白细胞或有核骨髓细胞中原始细胞占比>20% 髓外原始细胞增殖 骨髓组织活检可见大焦点或大簇的原始细胞

来源:Vardiman JW et al. The World Health Organization (WHO) classification of myeloid neoplasms. *Blood.* 2002;100:2292. ; Cortes J, Kantarjian H. How I treat newly diagnosed chronic-phase CML. *Blood.* 2012;120:1390.

临床病程及预后

案例 96-3,问题 2：S. E. 及其他早期诊断为 CML 患者的预后怎么样？

S. E. 曾被诊断为慢性期 CML,慢性期持续时间可能从几个月到多年不等。由于症状无特异性且相对不明显,所以患者病情发展到晚期才有可能被确诊为 CML。S. E. 的预后较好,如果她能够接受 TK 抑制剂治疗,预计她的 10 年总生存率(overall survival,OS)为 80%~90%[73]。

如果治疗后 S. E. 的白细胞增多症进一步发展,则大量的未成熟的白细胞(胚细胞)将会出现在外周血中,表明疾病发展到第 2 阶段,也就是加速期。如果不加治疗,加速期可快速发展到急变期。预计开始接受 TK 抑制剂治疗的加速期 CML 患者 4 年生存率为 40%~55%[73]。疾病的晚期阶段(急变期或原始细胞危象)被 WHO 界定为外周血中或骨髓中原始细胞超过 20%,被欧洲白血病网界定为血液中或骨髓中原始细胞超过 30%[79]。在此阶段,CML 与急性髓细胞性白血病(AML)难以区别,除非采用细胞遗传学检查。在急变期治疗时,通常对常规诱导 AML 化疗方案是难以控制的。该阶段患者的平均生存率约为 9~12 个月,同种异体 HCT 被认为是良好的一线治疗选择[73]。

治疗

案例 96-3,问题 3：S. E. 在疾病慢性期适合采用什么治疗？

同意使用 TK 抑制剂后,对 CML 的治疗转为对疾病的管理。由于该疾病发病时没有症状,所以她将接受 TK 抑制剂治疗,该抑制剂被批准用于慢性期 CML 的一线管理。

酪氨酸激酶抑制剂

伊马替尼是第一代 TK 抑制剂,可抑制 BCR-ABL 激酶,并阻止调节细胞周期的底物磷酸化[73]。批准是基于重要的干扰素和 STI571(IRIS)国际随机研究试验。该试验比较了伊马替尼与干扰素(IFN)-α 联合低剂量阿糖胞苷对慢性期初诊为 CML 患者的效果。共 1 106 名患者被随机分为伊马替尼组(400mg,每日 1 次,口服)或 IFN(阿糖胞苷)组[80]。试验的所有主要和次要终点证明了伊马替尼与 IFN(阿糖胞苷)的优越性。根据该试验结果,TK 抑制剂成为最新诊断为慢性期 CML 患者一线治疗的护理标准。在 IRIS 试验的 8 年随访中,55% 的患者仍在服用伊马替尼,估计 OS 为 85%[81]。据报告,伊马替尼最常见的毒副作用包括浅表性水肿、恶心、肌肉痉挛和皮疹。

达沙替尼是第二代 TK 抑制剂,与 BCR-ABL 蛋白在主动确认时结合,其效力比伊马替尼高 325 倍[82]。该药的批准基于国际 DASISION(达沙替尼与伊马替尼治疗 CML 患者的研究)试验,该试验比较了达沙替尼与伊马替尼治疗 519 例慢性期 CML 患者的疗效[83]。12 个月时 CCyR 的主要目标和主要分子反应的次要目标在统计学上都优于伊马

替尼。达沙替尼与伊马替尼具有相似的安全性,但胸腔积液、肺动脉高压和血小板减少症发病率较高,皮疹和腹泻的发病率较低[82,84]。

尼洛替尼是第二代 TK 抑制剂,其结构与伊马替尼相似,酪氨酸激酶抑制剂由于其结构优化,能够与受体结合或更好的匹配,其药效是后者的 30 倍[82]。认证基于国际 ENESTnd 试验(在临床试验中评估了尼洛替尼对初诊患者的有效性和安全性),该试验将 846 名 CML 慢性期患者随机纳入伊马替尼组或尼洛替尼组。12 个月时,与伊马替尼相比,尼洛替尼的剂量在分子反应及 CCyR 方面具有统计学优势[85]。随访中,尼洛替尼和伊马替尼的分子缓解率从 1 年时的 6% 增加至 10%,5 年后从 21% 增加至 23%[86]。与其他 TK 抑制剂相比,尼洛替尼具有类似的安全性,皮疹、头痛、瘙痒及脱发的发生率较高,而恶心、腹泻、呕吐、水肿和肌肉痉挛的发生率较低[85]。

医生和患者应根据患者个人情况对各治疗方案的潜在风险和获益进行仔细的评估,以便制定最佳的治疗方案。处于慢性期的 CML 患者 S. E. 初始用药选择伊马替尼、尼洛替尼或达沙替尼均可,但她的主管医师建议选择服用伊马替尼,每日服用 400mg,每日 1 次。

复发和难治疾病

例 96-3,问题 4：在 3 个月常规随访时,发现 S. E. 的 BCR-ABL 转录水平为 11%。评估了她的副作用和依从性,患者 90% 的依存性是由于恶心。她接受了药物依从性的咨询,以及服用何种药来治疗恶心,6 个月后重新评估。BCR-ABL 水平测定为 15%,骨髓中中期 Ph+ 占了 36%。由于 S. E. 的依从性有所提高,疾病对伊马替尼产生了耐药性。停止服用伊马替尼,开始服用达沙替尼,每次 100mg,每日 1 次。12 个月时,S. E. 的 BCR-ABL 测定水平维持在 12% 相对低的水平。细胞遗传学分析表明 S. E. 对达沙替尼产生了耐药性。此时,S. E. 还可选择哪些治疗方案？

患者在 6 个月时未达到任何水平的细胞遗传学反应、在 12 个月时未达到主要细胞遗传学反应,或 18 个月时没有 CCyR 被定义为原发性细胞遗传学耐药[74]。就像 15%~25% 开始选择服用伊马替尼进行治疗的患者一样,S. E. 似乎在 6 个月时,产生了主要细胞遗传学耐药性,这导致了治疗的中断[74]。服药依从性能够影响耐药性及其结果[87]。ADAGIO 研究发现在非依从性较高的患者中,1/3 的患者对伊马替尼治疗不依从,应答欠佳[88]。对 S. E. 来说,她的依从性得到改善,但恶心问题仍存在。因此,鉴于她的症状和细胞遗传学,将伊马替尼的剂量从每日 400mg 增加至每日 2 次每次 400mg,似乎并不谨慎。

虽然 S. E. 已经复发,但她有多种治疗方案可供选择:达沙替尼、尼洛替尼、博舒替尼、普纳替尼和奥马西嗪。尼洛替尼和博舒替尼均可用于二线治疗,而普纳替尼和奥美西嗪一般用于对至少 2 种 TK 抑制剂具有耐药性或不耐受的患者。博舒替尼是一种 TK 抑制剂,对 CML 耐药性患者有效。在 118 名提前用伊马替尼治疗、达沙替尼和/或尼

洛替尼预处理的患者中,24%通过服用博舒替尼达到全细胞遗传学反应,估计 2 年中的生存率为 83%[89]。普纳替尼是一种 TK 抑制剂,可用于治疗对其他 TK 抑制剂耐药的患者或具有特定基因突变的患者(T315I)[74]。PACE 研究评估了大量预处理患者,89% 的患者实现了主要的细胞遗传学反应并维持了 2 年,2 年总生存率达到 86%[90]。奥马西嗪是一种蛋白质合成的抑制剂,可用于治疗对至少 2 种 TK 抑制剂耐药的患者[74]。一项对 TK 抑制剂耐药患者服用奥马西嗪的研究发现患者的平均细胞遗传学反应为 20.5%[91]。S. E. 的下一次治疗将可能是需要基于她对前 2 种疗法治疗的耐受性、基因突变、伴随药物和并发症来决定。

慢性淋巴细胞性白血病

流行病学和病理生理学

慢性淋巴细胞性白血病(chronic lymphocytic leukemia,CLL)是由成熟但功能不全的淋巴细胞障碍引起的疾病。淋巴瘤也是由淋巴细胞导致的。因此,2 种疾病在某些分子异常方面是类似的。CLL 是成人中最常见的白血病类型,每年约有 15 000 例新病例,4 700 例死亡病例[92]。CLL 是一种老年性疾病,初诊平均年龄为 65 岁,初诊时 50 岁以上患者达 90%[93,94]。这种疾病的特征是功能不全的 B 细胞淋巴细胞产生过量,该淋巴细胞来源于骨髓中的单个干细胞克隆。这些淋巴细胞可蓄积于血液、骨髓、淋巴结,以及脾脏。

临床表现、诊断及治疗概述

与急性白血病相比,慢性白血病的发病和病程相对隐匿。约 40% 患者刚患此病时无临床症状,通过常规 CBC(淋巴细胞增多症、贫血或血小板减少症)得以确诊[95]。有症状的患者常出现盗汗、乏力、体重减轻、发热和疼痛性淋巴结肿大。患者经常因免疫抑制引发的感染或血小板减少症引起的出血而寻求医疗帮助。

预测 CLL 的临床病程仍是一个挑战,因为一些患者病情发展缓慢而具有较好的生活质量,而其他患者的病情发展迅速并且身体状况每况愈下。因此,患者的生存率存在差异,并取决于疾病诊断时的阶段。CLL 的分期基于外周血淋巴细胞计数、淋巴结肿大、肝、脾,以及是否存在贫血和血小板减少。临床实践中最常用的 2 种分期系统是 Rai 分类和 Binet 系统。Rai 分类用于国家治疗指南,如表 96-5 所示。Rai 分期是临床上最有用的分期系统,因为它包含预后信息。低危患者(Rai 0 期)的生存期与以年龄匹配的对照组相类似。中危患者的生存期较短(Ⅰ期和Ⅱ期),高危患者预后差(Ⅲ期和Ⅳ期)。

治疗的选择部分取决于是否存在细胞遗传学异常［如 del(11q)或 del(17p)］、有无合并症及年龄大小。常见的一线疗法包括靶向单克隆抗体与苯丁酸氮芥、苯达莫司汀、氟达拉滨或环磷酰胺的联合用药。复发病例常联用初始治疗所用的相同药物。尽管 CLL 患者经抑制疗法可生存数年,但这些疾病仅能在一小部分使用基于免疫的化学疗法和 HCT 患者中治愈。

体征与症状

案例 96-4

问题 1: G. R.,66 岁,老年男性患者,主诉持续性咳嗽,伴痰液咳出,并自觉乏力加重。血常规示 Hgb 为 13.0g/dl、白细胞计数为 34 000/μl(80% 淋巴细胞)、血小板计数为 175 000/μl。血压为 120/70mmHg、心率为 64 次/min、呼吸频率为 23 次/min。无发热。体格检查未见明显异常。他服用阿奇霉素治疗社区获得性肺炎(community-acquired pneumonia),并计划在 3 周内回访。回访时,血常规示 Hgb 为 13.2g/dl、白细胞计数为 32 000/μl(82% 淋巴细胞),以及血小板计数为 168 000/μl。体检未见变化,胸片显示清楚,咳嗽消失。建议 G. R. 寻求血液科医生帮助评估其持续淋巴细胞增多状况。引起 G. R. 淋巴细胞持续增多最可能的原因是什么?

表 96-5

修订版 Rai 分期

风险	分期	淋巴细胞增多症[a]	贫血[b]	血小板减少症[c]	淋巴结肿大	肝大或脾大	平均生存期/年
低	0	+	−	−	−	−	10
中	Ⅰ	+	−	−	+	−	7
	Ⅱ	+	−	−	±	+	
高	Ⅲ	+	+	±	±	±	1.5~4
	Ⅳ	+	±	+	±	±	

[a] 外周血中淋巴细胞数>5 000/μl 与占骨髓总细胞数比例>30%。

[b] 血红蛋白<11g/dl,排除免疫介导因素。

[c] 血小板<100 000/μl。

来源:Rai KR et al. Clinical staging of chronic lymphocytic leukemia. *Blood*. 1975;46:219.

伴持续性淋巴细胞增多（外周血淋巴细胞>5 000/μl）的所有成年患者的鉴别诊断中常包括 CLL。可引起淋巴细胞增多的其他因素包括对急性感染或病毒的短暂反应，如流感或单核细胞增多症，以及其他血液学恶性肿瘤。

为鉴别良性和恶性淋巴细胞增多，可能需要检查外周血或骨髓形态。CLL 患者常同时伴有外周血和骨髓中淋巴细胞增多，而患有其他疾病的患者仅在外周血中具有较高比例的非典型淋巴细胞。无发热及其他感染迹象、无明确的诊断、体检未见明显异常，且外周血存在成熟淋巴细胞，因此，G. R. 最可能被诊断为 CLL。对受累细胞进行免疫分型和细胞遗传学分析可以确诊该病，并可提供预后信息及指导治疗。骨髓穿刺活检可能有助于明确诊断[95]。

分期与预后

> 案例 96-4，问题 2：G. R. 骨髓检查显示，有核细胞淋巴细胞超过 40%。免疫分型显示外周血淋巴细胞大部分为 B 细胞，CD5、CD19 及 CD20 均呈阳性。对 CLL 的诊断进行了证实。G. R. 的临床表现符合 CLL 的吗？G. R. 预后如何？此时适合采用何种治疗？将 G. R. 的细胞送去进行常规细胞遗传学分析，结果显示染色体异常（del(11q)）。这对其治疗有何影响？

G. R. 伴有乏力、感染及淋巴细胞增多，无淋巴结肿大，根据修订版 Rai 分期标准，这些症状符合低危 CLL 的表现。鉴于所处分期，G. R. 的预期生存率至少为 10 年[93,96]。

疾病早期公认的治疗方法是保守观察。对于无症状的早期疾病患者，与延期治疗相比接受以烷化剂为基础的化疗并未显示出任何优势[97]。冒烟型（无症状）CLL 患者的生存预期与年龄和性别相仿的正常人群相似[98,99]。

CLL 患者间的临床病程存在显著差异，部分归因于其肿瘤的生物学差异。随着科技的发展，人们已发现染色体异常（11q 或 17p 缺失）、基因突变（未突变的免疫球蛋白可变区和 p53），以及血清或细胞表面标志物（升高的 β_2 微球蛋白、zeta 相关蛋白-70 及 CD38 表达）可能提示预后较差[100-102]。13q 缺失是最常见的细胞遗传学异常类型，发生在 55% 的患者身上，该指标预后良好（生存预期>10 年）。11q 缺失和 17p 缺失分别占比 18% 和 7%，生存预期较短，分别为 7 年和 3 年。最新国家指南已将这些因素纳入到治疗建议当中。

根据修订版 Rai 分期，虽然 G. R. 分期较早，但他伴有 11q 缺失，提示其预后较差，鼓励他开始治疗。然而，由于症状轻微，G. R. 选择了延期治疗，待症状明显时再接受治疗。

治疗

> 病例 92-4，问题 3：G. R. 每 3 个月看 1 次血液科医生，2 年间未见新发症状或感染性并发症。此时，体检发现颈部、腹股沟区和腋下淋巴结肿大、肝大及脾大。白细胞从

6 个月前的 34 000/μl 增加至现今的 68 000/μl（85% 淋巴细胞）。Hgb 为 11.7g/dl，血小板计数为 140 000/μl。现在适合接受什么治疗？

开始进行 CLL 治疗的适应证包括显著的贫血或血小板减少、淋巴结肿大、肝大、脾肿大、不到 6 个月的时间内淋巴结计数翻倍、持续性 B 症状（发热、盗汗及体重减轻）、终末器官功能受损，以及反复出现感染。选择治疗时，应考虑患者的体能状态、合并症情况、药品预算与经济基础，以及社会支持力。因为 G. R. 已有明显的淋巴结肿大、肝脾增大症状，此时他应该开始接受治疗，以防止其造血功能及免疫功能进一步恶化。

初始治疗

苯丁酸氮芥

慢性淋巴细胞白血病的传统疗法包括使用烷化剂，最常见的是口服苯丁酸氮芥（chlorambucil）或环磷酰胺，联合或不联合泼尼松用药。对日常及间歇的多种给药方案已有报道。对苯丁酸氮芥的总反应率（overall response）约为 40%~60%，但部分反应率仅达到 3%~5%[94]。现在苯丁酸氮芥的使用已经减少，在临床上使用嘌呤类似物更为常见，如氟达拉滨（fudarabine）。但是，对于 70 岁及其以上的患者或有严重并发症的年轻患者，推荐使用苯丁酸氮芥联合或不联合泼尼松用药[101]。苯丁酸氮芥通常与单克隆抗体联合使用[101]。

氟达拉滨

氟达拉滨（fludarabine）被认为是如今治疗慢性淋巴细胞白血病的活性药物。氟达拉滨单药治疗，剂量范围为 5 日静脉注射 25~30mg/m²，总反应率为 70%~80%，部分反应率为 20%~30%，无进展生存期（progression-free survival，PFS）增加[103-107]。与苯丁酸氮芥相比，氟达拉滨可能提高了总生存期，但是各个研究结果并不一致[107,108]。氟达拉滨的相关毒性反应通常较为轻微，包括发热和免疫抑制。氟达拉滨治疗也会增加感染和自身免疫性溶血性贫血发生率。对于老年患者和晚期或肾功能障碍患者应考虑感染预防措施。

氟达拉滨已与其他化疗和单克隆抗体联合用药，包括环磷酰胺和利妥昔单抗，以预防多药耐药性的同时增加疾病反应率。尽管包含氟达拉滨的联合治疗方案已经证实有更高的缓解率及更长的无进展生存期，但总生存期并无差异[109-110]。联合治疗方案的其他毒性反应包括白细胞减少、血小板减少、恶心、呕吐及脱发。

苯达莫司汀

苯达莫司汀（bendamustine）是一种氮芥（烷化剂），于 2008 年被批准用于治疗慢性淋巴细胞白血病。临床研究已被证明它优于苯丁酸氮芥，其总体反应率和部分反应率分别为 68% 和 31%[111]。常规剂量和用药方案：第 1、2 日静

脉注射 100mg/m²。毒性反应包括输液反应和骨髓抑制。对于 70 岁及其以上或者有并发症的患者,通常采用联合利妥昔单抗用药。

利妥昔单抗

利妥昔单抗(rituximab)是一种嵌合人-鼠抗 CD20 的单克隆抗体。CD20 表面抗原在慢性淋巴细胞白血病细胞上高度表达。利妥昔单抗作为未曾治疗的患者的初始治疗,每周服用剂量为 375mg/m²,连续 4 周给药,总体反应率为 58%,部分反应率为 9%。这比细胞毒药物治疗的疗效更差,且反应时间也不理想[112]。因此,利妥昔单抗单药治疗不用于严重的合并症患者。一般来说,它与细胞毒性药物联合使用。

联合治疗方案

初始治疗的一个方案是 FCR 联合用药。对慢性淋巴细胞白血病一线治疗的一项研究表明:在第 1~3 日以 25mg/m² 氟达拉滨、250mg/m² 环磷酰胺静脉注射给药,在第 1 个周期的第 1 日以 375mg/m² 利妥昔单抗静脉注射给药,在随后周期中逐步增加至 500mg/m²。总体反应率达到 96%。此治疗方案的毒性反应包括输液相关反应、恶心、呕吐和骨髓抑制。经常发现 3 或 4 期嗜中性白细胞减少,感染率为 20%[113]。建议年龄小于 70 岁且无显著并发症的年轻患者或者无并发症的老年患者,以及有不良的 del(17p) 细胞遗传学异常的患者使用 FCR 方案[93]。

最近报道了苯达莫司汀与利妥昔单抗(BR)的联合用药方案结果。对 117 例以前未曾治疗的慢性淋巴细胞白血病患者的一项研究表明,患者在第 1、2 日静脉注射苯达莫司汀 90mg/m²,在第 1 个周期的第 1 日静脉注射利妥昔单抗 375mg/m²,在随后的周期逐步增加至 500mg/m²,直至第 6 个周期,其总体反应率为 90%,部分反应率为 33%[114]。有关 BR 联合治疗和 FCR 作为能耐受联合化疗患者的一线治疗方案的对照研究正在进行。已发表的中期分析显示 2 组的整体反应率(the overall response rate,ORR)相同,均为 98%。然而,在不良反应方面,BR 优于 FCR,FCR 具有的毒性率更高(FCR 为 91%,BR 为 79%)[115]。BR 方案,如苯丁酸氮芥单药或联合泼尼松常用于 70 岁及其以上患者或有并发症的年轻患者[101]。

总之,对于 70 岁以上的老年患者或具有显著合并症的患者的一线治疗通常包括 BR 或苯丁酸氮芥。对于没有合并症的年轻患者,可以进行 3 种药物联合用药,如 FCR。G. R. 现在已经 68 岁了,没有明显的合并症,可能能够耐受 FCR 治疗。

复发性或难治性治疗

案例 96-4,问题 4:G. R. 接受 FCR 治疗作为慢性淋巴细胞白血病的初始治疗方案。治疗 3 个周期后,淋巴结肿大和肝脾肿大症状完全消失,白细胞计数下降至 9 000/μl。他接受了 6 个周期的治疗。治疗结束 1 年半

后他又去医院复查,其白细胞计数为 55 000/μl(70% 淋巴细胞)、血红蛋白为 10g/dl、血小板计数为 90 000/μl。体检发现 G. R. 的颈部、腹股沟和腋窝淋巴结肿大,并无明显的脾肿大。但他主诉自己存在过度疲劳和发热的情况,因此,G. R. 再次复发。这时对他来说什么疗法可能更有效呢?

二线治疗的选择应基于初始治疗的标准。如果患者在接受 FCR 治疗后,3 年以后复发,则复发患者就被划分为治疗敏感型[101]。如果在完成 FCR 治疗后不到 2 年内复发,则被划分为第一线治疗难治型。他现在年龄小于 70 岁合并症较少,因此可以考虑进行二线治疗。

治疗敏感型

只要预期患者能够耐受一线治疗,治疗敏感型患者将采用相同的一线治疗方案进行再治疗。对于那些 70 岁以上或患有合并症的患者,就选毒性小的方案,包括降低 FCR 剂量、奥尼单抗、苯丁酸氮芥、依鲁替尼、BR、单剂利妥昔单抗,或环磷酰胺-泼尼松-利妥昔单抗[101]。

治疗难治型

难治型患者的治疗方案中包含至少 1 个之前没用过的不同的抗肿瘤药。对 70 岁以上且伴随合并症的患者,治疗方案包括化学免疫组合:减量 FCR 用药、减量的喷司他丁-环磷酰胺-利妥昔单抗、利妥昔单抗-苯丁酸氮芥、BR 及大剂量甲泼尼龙-利妥昔单抗。其他方案包括奥法木单抗、奥滨尤妥珠单抗及利妥昔单抗。对于年龄小于 70 岁且无明显并发症患者的几种选择,包括联合化疗、化学免疫疗法、依鲁替尼、单克隆抗体及同时考虑采取异基因造血干细胞移植[101]。

总之,G. R. 的疾病在初始治疗后的 18 个月内复发可以确定为难治型治疗,因此,他应该接受二线治疗,其中包含一个他之前未曾用过的药物。G. R. 曾选用 FCR 作为自己的初始治疗方案,因此,BR 方案现在对他来说是一个不错的选择。此外,他年龄小于 70 岁,身体状况相对较好,应当可以耐受组合疗法。

感染性并发症

案例 96-4,问题 5:在接受 BR 治疗 6 周后,G. R. 主诉说呼吸急促且伴有发热。详细问诊时,他说自己已经停止服用复方新诺明和伐昔洛韦,因为他自我感觉良好。胸部 X 线显示双肺浸润。G. R. 住院进行进一步的评估和治疗。全血细胞计数显示白细胞计数为 22 000/μl(80% 的淋巴细胞)、绝对中性粒细胞计数为 800/μl、血红蛋白为 11g/dl、血小板计数为 70 000/μl。血清免疫球蛋白定量显示其患有严重的低丙球蛋白血症。G. R. 患肺炎的可能原因是什么,该如何治疗?

感染对慢性淋巴细胞白血病患者的发病率和死亡率有显著影响。免疫球蛋白缺乏、T 细胞功能异常、中性粒

细胞减少,以及化疗会引起慢性淋巴细胞白血病患者的免疫力降低,这些因素导致一般和机会性感染的发生率增加[116]。高达 80% 的患者会发展成为感染性并发症,因此,常用的治疗方法是静脉注射免疫球蛋白、抗生素(甲氧苄氨嘧啶-磺胺甲噁唑)、抗病毒药(阿昔洛韦治疗单纯疱疹病毒),以及接种疫苗(流感、肺炎球菌)。机会性感染在接受嘌呤类似物的患者中尤为常见。静脉补充免疫球蛋白可以用来预防未来感染,常用于免疫球蛋白水平低(IgG<500mg/dl)和复发性感染需要住院的患者[117]。

G.R. 需要住院治疗,如此他便可以接受广谱抗菌药物来治疗中性粒细胞减少性发热,彻底解决机会性病因。由于 G.R. 患有严重肺部感染伴低丙种球蛋白血症,需要住院进行治疗,因此应考虑预防性静脉免疫球蛋白治疗来避免后续感染。

多发性骨髓瘤

发病率和流行病学

多发性骨髓瘤(multiple myeloma,MM)被定义为"浆细胞"恶性肿瘤。最终分化的 B 淋巴细胞能够产生抗体并对抗原暴露作出快速应答[118,119]。在美国,2015 年约有 26 850 名新确诊的多发性骨髓瘤患者,占所有癌症患者的 1%[120]。非洲裔美国人的发病率是白人的 2 倍,确诊的平均年龄为 65 岁[118,121]。

病理生理学

尽管 MM 可在初诊中得以确诊,大多数病例被认为起源于一个良性的前驱期病变,被称为未定性单克隆免疫球蛋白病(monoclonal gammopathy of undetermined significance,MGUS)。其特征为异常克隆的浆细胞的积累,可根据血清 M 蛋白水平(<3g/dl)及缺乏 MM 典型的临床表现(溶骨性病变、高钙血症及肾功能不全等)与 MM 相鉴别[122,123]。经过各种遗传事件和浆细胞微环境变化的复杂多步骤过程,每年约有 1% 的 MGUS 患者转变为无症状的 MM 或有症状 MM[124,125]。在良性浆细胞转化为恶性浆细胞的过程中,存在促使恶性浆细胞生长的细胞学改变,如诱导血管生成、免疫抑制,以及生产破骨细胞活化因子(如,IL-6、肿瘤坏死因子、甲状旁腺素相关肽)[126,127]。

无症状骨髓瘤表现为无痛,骨髓中 M 蛋白水平不低于 3g/dl 和/或浆细胞占比为 10%~60%。但仍无症状[122,126]。在确诊为无症状型骨髓瘤后第 1 个 5 年内,每年有 10% 患者发展为 MM,在第 2 个 5 年内转变率为 3%,接下来 10 年内转变率为每年 1%[126]。

临床表现

最初出现症状的 MM 患者经常抱怨骨痛、疲劳,以及反复感染。这些患者可能伴有终末器官损害,包括高钙血症(hypercalcemia)、肾功能不全(renal dysfunction)、贫血(anemia)及骨性病变(bone lesions)(记作 CRAB)。由于 MM 通常被认为是无法治愈的恶性肿瘤,因此,该病的治疗目标是通过诱导治疗、HCT 及维持治疗的联合治疗方案来实现和维持临床反应。

案例 96-5

问题 1:B.B.,62 岁,既往体健,在进行低强度的工作后,出现急性背痛。他最初遵医嘱使用了非甾类抗炎药物(nonsteroidal anti-inflammatory drugs,NSAIDs),病情无缓解。脊柱 CT 扫描提示 T6~T11 存在溶骨性骨性病变。进一步检查提示 Hgb 为 7g/dl、血钙为 11.8mg/dl、血肌酐为 1.9mg/dl。血清和尿蛋白电泳提示 M 蛋白类型为 IgG-kappa,浓度为 5.3g/dl。血清 β_2 微球蛋白为 4.4mg/L。骨髓活检显示存在 90% 浆细胞,细胞遗传学分析显示 t(4;14)易位。骨骼检查提示肋骨也存在病变。诊断为多发性骨髓瘤 Ⅱ 期。这些临床表现符合多发性骨髓瘤的诊断吗?

B.B. 具有多发性骨髓瘤的一些典型表现。当血浆细胞渗入骨髓并分泌破骨细胞活化因子时,就会出现骨痛及骨骼疾病。平片 X 线片可发现骨质减少或多发性溶骨性病变。无症状 MM 做了更广泛的图像扫描检查,包括磁共振成像(magnetic resonance imaging,MRI)检查、正电子发射断层扫描(positron emission tomography,PET)和/或 CT,以帮助确定 MM 骨病变的存在[122]。高钙血症和病理性骨折常伴有溶骨性病变。尽管中性粒细胞减少和血小板减少症相对较少,当浆细胞侵入骨髓时,可导致高达 70% 患者出现正常红细胞正常色素性贫血。肾功能不全通常归因于远曲小管中免疫球蛋白 κ 或 λ 轻链的沉积,40% 的患者已经或将会出现肾功能不全[128]。继发于高钙血症的脱水、NSAIDs 的使用及影像学评估中造影剂的使用可使肾功能障碍进一步加重。B.B. 应接受补液治疗以维持正常的体液容量并降低血钙水平,他应避免接受 NSAIDs 及其他肾毒性治疗。过量的免疫球蛋白生成也可能导致高黏滞综合征(hyperviscosity syndrome),这可能导致中枢神经系统、肾、心脏或肺部症状的出现。在危及生命的情况下,可使用血浆置换治疗以缓解病情。由于其他免疫球蛋白类别的生成减少,患者可能经历反复感染,导致无法调理细菌。

诊断、分期与风险评估

浆细胞疾病诊断标准参见表 96-6。B.B. 明显符合 MM 诊断标准。已有 2 种分期系统被用于诊断 MM 患者的分期。于 1975 年制订的较旧版本 Durie-Salmon 分期系统与新的国际分期系统(ISS)[122,129]。一项大型国际研究验证了 ISS,该研究表明可以从血清 β_2 微球蛋白(所有有核细胞均表达的轻链蛋白)和白蛋白(表 96-7)可靠的预测预后。根据国际分期系统,B.B. 处于 MM 的第 2 阶段,血清 β_2 微球蛋白水平符合 MM Ⅱ 期诊断标准。根据细胞遗传学标记进一步将患者分为具有标准或高风险疾病,也可以帮助确定患者的预后并帮助指导治疗决策。

表 96-6

浆细胞疾病诊断标准[a]

多发性骨髓瘤

活检证实浆细胞瘤或骨髓克隆浆细胞增多≥10%，或以下几方面：

1. 与浆细胞增殖相关的终末器官损伤（蟹类特征），包括以下内容：

   高钙（高于正常范围上限 1mg/dl，或>11mg/dl）

   肾功能不全（肌酐>2mg/dl 或肌酐清除率<40ml/min）

   贫血（低于正常范围的下限 2g/dl，或<10g/dl）

   骨质病变（溶解性病变或骨质疏松症伴压迫骨折）

2. 存在以下任何一种生物标记：

   克隆骨髓浆细胞增多≥60%

   血清游离轻链比≥100（涉及:不涉及）

   磁共振研究>1 个病变部位≥5mm

无症状（冒烟型）多发性骨髓瘤

1. 血清单克隆免疫球蛋白≥3g/dl 或尿液 24 小时单克隆蛋白 ≥ 500mg 和/或克隆性骨髓浆细胞增多 10%~60%

2. 未出现与浆细胞增殖相关的终末器官损害

未定性单克隆免疫球蛋白病（monoclonal gammopathy of undetermined significance,MGUS）

1. 血清单克隆免疫球蛋白<3g/dl

2. 骨髓浆细胞<10%

3. 未出现与浆细胞增殖相关的终末器官损害

来源:Rajkumar SV, et al. International Myeloma Working Group updated criteria for the diagnosis of multiple myeloma. *Lancet Oncol.* 2014;15:e538.[122]

表 96-7

MM 国际分期系统

| Ⅰ期——β_2 微球蛋白<3.5mg/L 且血白蛋白≥3.5g/dl |
| Ⅱ期——介于Ⅰ期和Ⅲ期之间 |
| Ⅲ期——β_2 微球蛋白≥5.5mg/L |

来源:Greipp PR et al. International staging system for multiple myeloma. *J Clin Oncol.* 2005;23:3412.[129]

治疗

初始治疗

MM 患者适合接受系统化疗（表 96-8）。最有效的治疗方法是诱导，然后是自体 HCT；能否进行 HCT 有助于确定最合适的治疗方案[131]。决定是否进行 HCT，需要考虑患者年龄（通常年龄低于 65 岁）和合并症。对于 B. B. 来说，他的年龄（62 岁）和相对良好的健康状况使他可以考虑下一步进行 HCT，作为其 MM 管理的一部分。适合行 HCT 治疗的患者忌用美法仑（melphalan）等药物，因为该类药物降低了收集足够数量的造血干细胞的能力，而造血干细胞是实施自体 HCT 的必要条件。更加激进的 3 种药联合用药的治疗方案对高风险患者来说是有利的，有助于他们增加发展为 CR 的概率[130]。

案例 96-5,问题 2：决定让 B. B. 开始接受硼替佐米、来那度胺和地塞米松的治疗方案。这种方案与其他方案相比有哪些优点和缺点？

表 96-8

多发性骨髓瘤治疗方案

方案[a]	药物
诱导治疗	
适合行大剂量化疗的自体 HCT	
Rd[b,c,132]	来那度胺，每日 25mg,PO,第 1~21 日 地塞米松，每日 40mg,PO,第 1、8、15 和 22 日 每 28 日重复 1 次
BD[d,130,133]	硼替佐米，1.3mg/m², IV,第 1、4、8 和 11 日 地塞米松，每日 20mg,PO,第 1~2、4~5、8~9、11~12 日 每 21 日重复 1 次
RVD[b,c,d,134]	来那度胺，每日 25mg,PO,第 1~14 日 硼替佐米，1.3mg/m²,IV,第 1、4、8、11 日 地塞米松，每日 20mg,PO,第 1~2、4~5、8~9、11~12 日 每 21 日重复 1 次

表 96-8

多发性骨髓瘤治疗方案（续）

方案[a]	药物
VTD[b,d,135]	硼替佐米，1.3mg/m² ，IV，第 1、4、8、11 日 沙利度胺，每日 200mg，PO，第 1~21 日 地塞米松，每日 40mg，PO，第 1~4、9~12 日 每 21 日重复 1 次
CyBorD[d,130,136]	环磷酰胺，每日 300mg/m²，PO，第 1、8、15 和 22 日 硼替佐米，1.3mg/m²，IV，第 1、8、15、22 日 地塞米松，每日 40mg，PO，第 1、8、15 和 22 日 每 28 日重复 1 次
不适合行大剂量化疗的自体干细胞支持治疗	
MPB[d,137]	美法仑，每日 9mg/m²，PO，第 1~4 日 泼尼松，每日 60mg/m²，PO，第 1~4 日 硼替佐米，1.3mg/m²，IV，前 4 个周期第 1、4、8、11、22、25、29、32 日，随后的周期第 1、8、22、29 日 每 42 日重复 1 次
MPR[b,c,138]	美法仑，每日 0.18mg/m²，PO，第 1~4 日 泼尼松，每日 2mg/kg，PO，第 1~4 日 来那度胺，每日 10mg，PO，第 1~21 日 每 28 日重复 1 次
MPT[b,139]	美法仑，每日 4mg/m²，PO，第 1~7 日 泼尼松，每日 40mg/m²，PO，第 1~7 日 沙利度胺，每日 100mg，PO，第 1~28 日 每 28 日重复 1 次
对于不符合 HCT 的患者，Rd[b,c] 和 BD[d] 是合适的治疗方案	
挽救治疗	
卡非佐米 + 地塞米松±来那度胺[b,d,140,141]	卡非佐米，20mg/m²（第 1 周期的第 1、2 日）或 27mg/m²（以后剂量），IV，第 1、2、8、9、15 和 16 日 地塞米松，每日 40mg，PO，第 1、8、15 和 22 日 来那度胺，每日 25mg，PO，第 1~21 日 每 28 日重复 1 次
泊马度胺 + 地塞米松[b,142,143]	泊马度胺，每日 4mg，PO，第 1~21 日 地塞米松，每日 40mg，PO，第 1、8、15 和 22 日 每 28 日重复 1 次
帕比司他 + 硼替佐米+地塞米松[d,144]	帕比司他，每日 20mg，PO，第 1、3、5、8、10、12 日 硼替佐米，1.3mg/m²，IV，第 1、4、8、11 日 地塞米松，每日 20mg，PO，第 1、2、4、5、8、9、11、12 日 每 21 日重复 1 次
硼替佐米+多柔比星脂质体[d,145]	硼替佐米，1.3mg/m²，IV，第 1、4、8、11 日 多柔比星脂质体，30mg/m²，IV，第 4 日 1 次 每 21 日重复 1 次
额外的单一或联合治疗方案，包括几种用作诱导治疗的方案也可能是适当的抢救治疗方案	

[a] 并不是所有的方案都包括在内。其他联合治疗方案可能适合于 MM 的治疗。

[b] 当使用来那度胺、泊那度胺或沙利度胺时，建议进行抗血栓预防，特别是与糖皮质激素联合使用时。

[c] 如果肌酐清除率<50ml/min，建议调整来那度胺的剂量。

[d] 推荐使用硼替佐米或卡非佐米来预防疱疹病毒。

HCT，造血干细胞移植；IV，静脉滴注；PO，口服蛋白酶体抑制剂硼替佐米通过抑制 26S 蛋白酶体起作用,这是一种多酶复合体,负责对可促使细胞存活、刺激生长,以及阻碍细胞程序化凋亡的相关蛋白进行调节[146]。硼替佐米通常与沙利度胺、来那度胺、环磷酰胺和/或地塞米松联合使用。应监测患者的常见不良反应,包括疲劳、腹泻、轻度恶心、血小板减少,以及周围神经性病变(临床试验中停用硼替佐米的最常见原因)[133]。皮下给药可显著降低神经病变的发生率,可能是许多患者的首选治疗方法[147,148]。据观察,用硼替佐米治疗的患者中,超过 10% 的患者带状疱疹被再激活,因此,应该同时使用抗病毒预防措施[149,150]。硼替佐米的其他好处在于它可使某些预后较差的 MM 患者获得缓解,如伴有高危细胞遗传学异常 del(13) 和 t(4;14)患者[151,152]。B. B. 具有 t(4;14)并将受益于硼替佐米。

沙利度胺和来那度胺是免疫调节药物(immunomodulatory drugs,IMiD)常用于 MM 的初始治疗。它们具有复杂的抗血管生成、抗炎症和免疫调节特性,使它们在 MM 中具有活性[153]。来那度胺的常见不良反应包括血液学毒性、肌肉无力、疲劳和皮疹[154]。一些研究也发现了一小部分风险涉及继发性恶性肿瘤,可能与口服美法仑联合使用有关[155]。虽然这种担忧不会禁止来那度胺的使用,但患者应意识到这种风险。与来那度胺相比,沙利度胺的效力较低,并且毒性较大,除了便秘外,镇静和周围神经病变也是常见的。沙利度胺和来那度胺均有发生血栓栓塞的风险,建议进行静脉血栓栓塞预防[156]。沙利度胺和来那度胺仅可通过限制性获取处方方案获得,因为存在致畸性风险。

地塞米松是治疗 MM 的积极治疗方法,主要用于联合用药。它确实会引发明显的不良反应,包括高血糖、失眠和感染风险的增加。虽然随着剂量的增加,反应率会增加,但较低的剂量往往更有益。当与来那度胺联合使用时,与高剂量地塞米松(每周期 480mg)相比,低剂量地塞米松(每周期 120mg)可使生存率提高 1 年(96% vs 87%,$P = 0.0002$)[131]。

2 或 3 种药物联合用药方案是有效的,适合 MM 的初始治疗。来那度胺、硼替佐米和地塞米松(RVD)的联合用药已经证实新诊断的 MM 患者的反应率高达 100%,最常报道的是感觉神经病变、疲劳和血液学毒性的耐受性[134]。最新的国家综合癌症网络(National Comprehensive Cancer Network,NCCN)肿瘤学临床实践指南(NCCN 指南)推荐 RVD 与其他几种治疗方案作为首选初始诱导治疗方案,其中一些方案见表 96-8[157]。不受诱导方案选择的限制,患者通常在 HCT 之前接受 3~6 个疗程的治疗[158]。

对于不适合行自体 HCT 的患者,宜采用基于美法仑的治疗方案作为诱导治疗。美法仑和泼尼松(MP)联合硼替佐米(MPB)、沙利度胺(MPT)或来那度胺(MPR),均被证明比单用 MP 更有效[137-139]。与 MP 相比,MPT 方案使用性可能有限,因为毒性风险有所增加,包括血栓栓塞、神经病变,便秘和感染。除基于美法仑的治疗方案以外,对不适合移植的 MM 患者来说,来那度胺联合低剂量地塞米松或硼替佐米联合地塞米松也被认为是首选的初始诱导治疗方案[157]。

造血干细胞移植

为了尽力改善 MM 的治疗效果所作出的努力,已致使人们通过自体 HCT 研究高剂量化学疗法(如美法仑 $200mg/m^2$)。在先前未治疗的患者中,对使用自体 HCT 和常规化疗的患者进行随机比较,接受自体 HCT 的患者显示出更高的反应率和更高的存活率[159-162]。年龄、化学敏感性疾病和较少的移植前治疗已成为对自体 HCT 反应的重要预测因素[131]。目前,自体 HCT 被认为是 MM 整体治疗中不可或缺的一部分。应该在符合条件的患者中与诱导治疗联合使用[163]。在 MM 中使用同种异体 HCT 是一种潜在的治疗选择,尽管它已经显示出混合的结果并且通常与过高的发病率和死亡率相关(参见第 101 章)[164-166]。B. B. 将接受 3 个周期的 RVD,随后并将进行 HCT 评估。

双膦酸盐

案例 96-5,问题 3: 为 B. B. 制订了唑来膦酸(zoledronic acid)用药方案:4mg,静脉滴注(15 分钟以上),每隔 28 日 1 次。在血钙正常的情况下,进行双膦酸盐治疗的理论依据是什么?双膦酸盐治疗有何益处和毒性?

在所有 MM 患者中,溶骨性病变或骨质疏松症的发生率接近 80%,是该人群生活质量的最大挑战之一[124]。尽管 MM 的这些骨病表现遍布全身,但最常见于脊柱,病变累及该部位可出现明显的临床问题,包括骨折[118]。

帕米膦酸(pamidronate acid)和唑来膦酸(zoledronic acid)用于预防骨折和改善 OS 的效果已经在 MM 患者中得到证实,不论是否存在溶骨性骨病变[167,168]。帕米膦酸和唑来膦酸(均每月 1 次静脉滴注)具有同等的疗效。由于双膦酸盐对肾功能有负面影响,因此应每月监测血清肌酐,如果肌酐增加超过基线 0.5mg/dl,则应进行治疗。更高的剂量和更短的输注时间与肾损伤有关。若患者的肌酐清除率为 30~60ml/min,患者应该接受小剂量的唑来膦酸和帕米膦酸的服药方案,建议每隔 4~6 小时使用 1 次。颌骨坏死(osteonecrosis of the jaw,ONJ)是双膦酸盐治疗的一种罕见但严重的并发症。与帕米膦酸相比,服用唑来膦酸使患者患 ONJ 的风险增加 9.5 倍[169]。建议在治疗期间进行基线牙科检查和避免侵入性牙科手术。所有患有反应性或稳定疾病的患者应在治疗 2 年后强烈考虑停用双膦酸盐。

狄诺塞麦(denosumab)是一种与 RANK 配体结合的单克隆抗体,可减弱破骨细胞功能,减少骨吸收和骨质破坏。尽管它的有效性很有吸引力,副作用也较少。但在计划的亚组分析中观察到死亡风险增加,因此目前不建议在 MM 患者的治疗中替换双膦酸盐[170]。

B. B. 宜采用双膦酸盐治疗方案,因为他患有有症状性 MM 与脊柱和肋骨中溶骨性疾病。

维持治疗

案例 96-5,问题 4: B. B. 在接受自体 HCT 后进行了 3 个周期的 RVD 治疗。HCT 治疗后 8 日,来院回访。目前他还需要接受其他的治疗吗?

几乎可以肯定的是在自体 HCT 治疗之后,MM 将进一步发展,维持疗法用来延长反应的持续时间。2 项Ⅲ期研究评估了来那度胺在这种情况下的益处。在 CALGB 100104 和 IFM 2005-02 研究中,每日服用来那度胺 10~15mg 可显著改善 PFS,CALGB 研究也显示出生存率的改善[171,172]。尽管沙利度胺也已有一些作为维持治疗的效果,但其副作用限制了其长期使用。因此,虽然应该与患者讨论继发性恶性肿瘤的风险,但优先选择来那度胺,因为其毒性得到改善。硼替佐米也在维持治疗中有一定的疗效。与沙利度胺相比,硼替佐米,每 2 周 1.3mg/m² 的剂量,可显著改善 PFS 和 OS[173]。虽然神经病变是一种长期毒性,可能限制其在某些患者中的使用,但硼替佐米仍是维持治疗中的选择。

决定让 B.B. 采用维持治疗,每日服用来那度胺 10mg,每日 1 次,直至疾病有所缓解。

复发和难治性疾病

> 案例 96-5,问题 5:B.B. 在 HCT 治疗后 4 年疾病复发。采用其他什么方案有益于其骨髓瘤的治疗?

复发或难治性 MM 的治疗选择在逐渐变多。在决定治疗时,需要考虑许多因素,如染色体异常,既往方案的危害和毒性,对既往治疗方案的反应和合并症[174]。对于初次诱导治疗后 6 个月以上复发的 MM 患者,使用相同的方案重新治疗是合理的。对于早期复发或难治性 MM 的患者,应考虑给予含硼替佐米或来那度胺的方案。当与地塞米松联合用药时,与单用地塞米松相比,它们可显著改善疾病的进展时间和生存率[175,176]。硼替佐米也可与聚乙二醇化脂质体多柔比星联合用药,作为有效的挽救方案,通常伴有血细胞减少、腹泻和疲劳之类的毒副作用[145]。

卡非佐米(carlzomib)和泊马度胺(pomalidomide)是 2 种较新的药物,正在进行研究的初始治疗方案表明其效果均在复发或难治性疾病中得到证实。卡非佐米是一种蛋白酶体抑制剂,与硼替佐米相比,具有不可逆性和选择性,导致一些硼替佐米耐药患者的神经病变和活动减少。常见的不良反应包括疲劳、贫血、恶心和血小板减少症。周围神经病变发生在 12.4% 的患者中,只有 1.1% 的患者病变转化为 3 级或更高级别[140]。与来那度胺和地塞米松联合使用时,卡非佐米也具有显著的效果,如第 3 阶段 ASPIRE 试验所示[141]。由于输注反应风险的增加,在服药第 1 周期内,推荐使用地塞米松预先给药。在第 1 个周期内,建议每次剂量进行水合,以降低 TLS 的风险。泊马度胺是新的 IMiD,结构上类似于沙利度胺和来那度胺[153]。Ⅱ期和Ⅲ期试验在复发或难治性情况下,使用或不使用地塞米松时显示出显著的活性和可控的毒性[142,143]。尽管服用泊马度胺的剂量较低,但比较有效,每 28 日 1 个周期,每日 4mg,持续 21 日。骨髓抑制是最常见的毒性。

基于第 3 阶段 PANORAMA-1 试验的有利结果,组蛋白去乙酰化酶抑制剂帕比司他也被批准用于复发和难治性疾病,与硼替佐米和地塞米松联合用药[144]。副作用包括血细胞减少、腹泻和周围神经病变,可能会限制帕比司

他的使用。NCCN 考虑了各种各样的联合用药方案,作为治疗复发或难治性 MM 患者的首选方案,其中一些列于表 96-8[157]。

淋巴瘤

淋巴瘤是源自淋巴组织的血液系统恶性肿瘤的多样化总称。这些淋巴组织增生性疾病之间的异质性表现为病理生理学特征、疾病过程和治疗方法的变化。疾病可能存在于淋巴结内或结外部位,如胃肠道、皮肤、骨髓、鼻窦或中枢神经系统。淋巴瘤分为非霍奇金淋巴瘤(non-Hodgkin lymphoma,NHL)和霍奇金淋巴瘤(Hodgkin lymphoma,HL)。根据诸如起源细胞、组织学和自然史等因素,NHL 进一步分为 20 多种亚型。淋巴瘤分类的综述见表 96-9。有关儿科淋巴瘤的进一步讨论,请参阅第 95 章。

表 96-9

淋巴瘤的简单分类

	细胞起源
霍奇金淋巴瘤	
经典霍奇金淋巴瘤	B 细胞
节性淋巴细胞为主型	B 细胞
侵袭性非霍奇金淋巴瘤	
弥漫性大-B 细胞淋巴瘤	B 细胞
伯基特淋巴瘤	B 细胞
套细胞淋巴瘤	B 细胞
与艾滋病相关的 B 细胞淋巴瘤	B 细胞
原发性中枢神经系统淋巴瘤	B 细胞
前体淋巴细胞白血病(淋巴瘤)	B 细胞或 T 细胞
外周 T 细胞淋巴瘤	T 细胞
间变性大细胞淋巴瘤 T 细胞	T 细胞
成人 T 细胞白血病/淋巴瘤	T 细胞
结外 NK 细胞(T 细胞)淋巴瘤	NK(T 细胞)
迁延性非霍奇金淋巴瘤	
滤泡型淋巴瘤	B 细胞
皮肤 T 细胞淋巴瘤	T 细胞
边缘带淋巴瘤	B 细胞

来源:Harris NL et al. World Health Organization classification of neoplastic diseases of the hematopoietic and lymphoid tissues:Report of the Clinical Advisory Committee meeting-Airlie House, Virginia, November 1997. *J Clin Oncol.* 1999;17:3835.

流行病学、病理生理学和病因

淋巴瘤通过老年人群影响儿童,发病率因疾病类型、地理区域、种族和社会经济地位的不同而不同[72,177]。因果关系往往没有建立,然而,某些病毒感染包括 Epstein-Barr 病毒和人类免疫缺陷病毒,以及免疫抑制剂、自身免疫性疾病和家族史均会使风险增加[178-182]。

临床表现与诊断

案例 96-6

问题 1:E. A.,35 岁,女性,有发热、淋巴结肿大、不适和呼吸短促的 2 周病史,最初用抗生素治疗疑似肺炎。病情严重,住院治疗,其中放射学评估显示弥漫性淋巴结肿大。E. A. 的症状是否与侵袭性或惰性淋巴瘤一致?

E. A. 表现发热、淋巴结病和身体不适的症状都是淋巴瘤的一般征兆,其呼吸系统症状与肺部恶性细胞渗透一致。出现的快速发作和广泛的疾病提示侵袭性淋巴瘤。所涉及的节点的活组织检查对于建立确定的诊断和确定淋巴的亚型是必不可少的。

案例 96-6,问题 2:对于 E. A.,什么诊断性评价对于确诊为淋巴瘤是必需的?

怀疑淋巴瘤需要对淋巴结或相关组织进行有效的活组织检查。利用形态学、免疫表型、流式细胞术和细胞遗传学技术进行诊断。其他患者评估应包括完整的病史和体格检查,重点是淋巴结携带区域与实验室分析,包括CBC、综合代谢组和人类免疫缺陷病毒血清学。放射学评估包括计算机断层扫描或 PET 以评估疾病的程度。分期基于 HL 的 Ann Arbor 系统或 NHL 的 Lugano 修正[183]。这些模式的简化版本如表 96-10 所示。在某些临床情况下,

建议进行骨髓活检或腰椎穿刺。对于预期分别用蒽环类药物或博来霉素治疗的所有患者,必须评估基线心脏和肺功能。

表 96-10

淋巴瘤的简单分期

分期		描述
早期	I	疾病局限于单个淋巴结区域
	II	多发淋巴结区域累及横膈膜的同一侧
晚期	III	淋巴结区域累及横膈膜双侧
	IV	弥漫性疾病累及一个或多个淋巴结外器官

A:没有任何 B 症状;B:在过去 6 个月内,不明原因的发热、盗汗,或不明原因的体重下降超过体重的 10%

来源:Cheson BD et al. Recommendations for initial evaluation, staging, and response assessment of Hodgkin and non-Hodgkin lymphoma: the Lugano classification. *J Clin Oncol*. 2014;32;3059.

治疗

化疗、免疫疗法、放射和骨髓移植以多种组合方式联合治疗淋巴瘤。根据疾病的每个特定分类指导治疗方式的选择。侵袭性淋巴瘤,如弥散性 B 细胞淋巴瘤(DLBCL)和霍奇金淋巴瘤,用强化联合化疗方案治疗,其具有治疗意图。相比之下,诸如滤泡性淋巴瘤(FL)等固有淋巴瘤基本上是无法治愈的,并且通过旨在减轻疾病负担和延长生存期的方法定期进行护理。为了优化治疗结果,必须仔细考虑患者的个体特征,包括合并症和机体状态。化疗方案的概述见表 96-11 和表 96-12。

锁骨上淋巴结的活组织检查证实了 E. A. 侵袭性 NL 对的诊断。

表 96-11

淋巴瘤治疗重要初始化疗方案总结

方案	药物	剂量	日数	周期/日
ABVD	多柔比星	25mg/m² IV	1,15	28
	博来霉素	10U/m² IV	1,15	
	长春花碱	6mg/m² IV	1,15	
	达卡巴嗪	375mg/m² IV	1,15	
R-CHOP	利妥昔单抗	375mg/m² IV	1	21
	环磷酰胺	750mg/m² IV	1	
	多柔比星	50mg/m² IV	1	
	长春新碱ª	1.4mg/m² IV	1	
	泼尼松	100mg PO	1~5	

表 96-11

淋巴瘤治疗重要初始化疗方案总结（续）

方案	药物	剂量	日数	周期/日
EPOCH-R	依托泊苷[b]	50mg/m² IV	1~4	21
	泼尼松	60mg/m² PO	1~5	
	长春新碱[b]	0.4mg/m² IV	1~4	
	环磷酰胺	750mg/m² IV	5	
	多柔比星[b]	10mg/m² IV	1~4	
	利妥昔单抗	375mg/m² IV	1	
BR	苯达莫司汀	90mg/m² IV	1,2	28
	利妥昔单抗	375mg/m² IV	1	

[a] 最大剂量 2mg。

[b] 依托泊苷、长春新碱和多柔比星的注射时间需超过 24 小时。

IV,静脉注射;PO,口服

表 96-12

选择淋巴瘤初始治疗方案或复发（难治性）方案的总结

方案	化学疗法
Stanford V	氮芥、多柔比星、长春花碱、泼尼松、长春新碱、博来霉素和依托泊苷
BEACOPP	博来霉素、依托泊苷、多柔比星、环磷酰胺、长春新碱、丙卡巴肼和泼尼松
ESHAP ± R	依托泊苷、甲泼尼龙、阿糖胞苷、顺铂
DHAP ± R	地塞米松、阿糖胞苷、顺铂
ICE ± R	异环磷酰胺、卡铂、依托泊苷
CVP ± R	环磷酰胺、长春新碱、泼尼松
Hyper-CVAD ± R	环磷酰胺、长春新碱、多柔比星、地塞米松（A 部分）用甲氨蝶呤、阿糖胞苷代替（B 部分）
McGrath Protocol ± R	环磷酰胺、长春新碱、多柔比星、甲氨蝶呤（CODOX-M）用异环磷酰胺、依托泊苷、阿糖胞苷代替（IVAC）

R,利妥昔单抗

案例 96-6,问题 3：淋巴瘤治疗有哪些重要的支持性护理?

除了选择最佳化疗方案外,还要注意 E. A. 将需要适当的支持性护理,重点是解决治疗和疾病相关的并发症。TLS 的预防和治疗对于初始治疗是至关重要的,特别是对于涉及侵袭性和大包块病变的此类病例。整个化疗构成必须备有充足的止吐药。虽然几乎所有淋巴瘤治疗都是常见的,但针对侵袭性淋巴瘤设计的方案与显著的血液学毒性和感染性并发症的风险相关。因此,准备相应的粒细胞集落刺激因子、抗生素和血液制品输注是必要的。虽然迫切需要治疗可能会排除机会,但应该为像 E. A. 这样的育龄患者提供生育咨询。化疗和放疗的延迟效应可能在治疗结束后十多年内发展,包括继发性恶性肿瘤、心血管疾病和肺功能障碍。随后,在治疗理论上可治愈的疾病时,旨在监测延迟治疗并发症的生存计划越来越有价值。

霍奇金淋巴瘤

案例 96-7

问题 1：L. G,26 岁,女性,锁骨周围无痛性肿胀和夜间严重盗汗的病史长达 1 个月。她报告说在过去 6 个月中疲劳加剧并"感觉不适"。X 射线显示宫颈、纵隔和腹股沟淋巴结肿大。宫颈淋巴结的切除活检显示结节性硬化 HL。由于出现贫血和血小板减少症,进行了骨髓活检,发现淋巴瘤细胞呈阳性。所有其他实验室值都是正常的,除此之外,她的健康状况非常好。L. G. 的治疗目标是什么?

霍奇金淋巴瘤,以前称为霍奇金病,是一种 B 细胞肿瘤,含有伴有炎症的 Reed-Sternberg 细胞。HL 代表大约 10%的淋巴瘤,美国 2015 年新诊断的淋巴瘤患者有 9 050 例[71,72]。HL 的出现显示双峰年龄分布,主要发生在年轻成年人,第 2 个高峰时约为 65 岁[184]。该病曾是一种致命疾病,过去 50 年来对治疗的改善是一件显著成功案例,因为现在 3/4 的患者可以得到治愈[185]。鉴于大多数患者预计长期存活,治疗的延迟后果有对这种疾病的管理更加重要[186,187]。

根据肿瘤细胞的外形和肿瘤微环境的组成,霍奇金淋巴瘤分为经典 HL 或结节性淋巴细胞为主型[188]。根据发病率,经典 HL 进一步细分为结节性硬化型、混合细胞型、淋巴细胞丰富型,以及淋巴细胞耗竭型[189]。结节性淋巴细胞为主型 HL 仅占所有 HL 的 5%,具有独特的免疫表型和治疗方法。本节的其余部分将重点介绍经典 HL。

预后是多因素的,包括全身症状、疾病阶段和肿块的大小。HL 的国际预后评分(IPS)描述了低蛋白血症(白蛋白<4g/dl)、贫血(Hgb<10.5g/dl)、男性、年龄超过 45 岁、IV 期疾病、白细胞增多症(WBC>15 000/mm³)和淋巴细胞(淋巴细胞计数<8%)作为不良指标[190]。根据 HL 的 IPS,L. G. 有 2 个不利指标——贫血和 IV 期疾病。这表明,虽然她患有晚期疾病,但仍保持良好的长期预后。

初始治疗

> 案例 96-7,问题 2:对 L. G. 来说,什么治疗是最合适的?

HL 初始治疗的目标是最大限度地发挥根除疾病的潜力,同时限制疾病的晚期风险。这需要根据预后因素对患者进行分层。欧洲癌症研究和治疗组织(European Organization for the Research and Treatment of Cancer,EORTC)标准通常用于将患者分为 3 组,包括早期有利组、早期不利组和晚期疾病组。早期有利组的患者有 I 期或 II 期疾病,没有大的纵隔腺病,红细胞沉降率小于 50mm/h,受累淋巴结不超过 3 个,年龄不超过 50 岁。不符合该标准的 I 期或 II 期疾病患者被归类为早期不良,患有 III 期或 IV 期 HL 的患者被归为晚期疾病组。

单独放射治疗是早期疾病数十年的标准治疗方法。虽然有效,但这种方法的实用性受到实质性长期毒性的限制[191,192]。将联合化疗纳入 HL 方案既改善了长期疾病控制又提高了耐受性。因此,单独放射治疗不再是可接受的方法。方案 ABVD(多柔比星、博来霉素、长春花碱和达卡巴嗪)是现代实践中最常用的方案,取代了之前的标准,MOPP(氮芥、长春新碱、丙卡巴肼和泼尼松),显示出优越的疗效,降低了急性毒性和长期并发症的发生率,如继发性白血病和不育症[193,194]。在早期有利的 HL 中,ABVD 的化疗可以单独给药 4~6 个周期,也可以给约 2~4 个周期,然后进行顺序放射治疗[195-197]。这 2 种方法都不具有优越性,因为 OS 似乎是等效的。比较研究表明单独化疗可降低潜在不良事件的风险,而双重治疗可降低疾病的复发率[198-200]。患有早期不良疾病的患者需要较长的治疗时间(4~6 个周期),同时化疗也变的很重要[201]。并且并入对于患有晚期疾病的患者,化疗成为治疗的主要手段,ABVD 的持续时间增加到 6~8 个周期[202-204]。通常保留放射治疗以增加对反应不佳或需要快速减瘤的患者的治疗[205]。由于在这种疾病中保持剂量强度的重要性日益增加,ABVD 的一个显著特点是,由于在这种疾病中保持剂量强度的重要性日益增加,一般可避免剂量减少或白细胞减少继发的延迟[206,207]。

StanfordV 方案包括较短的化疗时间和对辐射依赖性的增加[208]。虽然不太常用这种方案,但它是 ABVD 的合适替代方案,可用于早期和晚期 HL 的治疗[203,209,210]。方案的优点包括多柔比星和博来霉素累积剂量的减少,从而减少这些抗肿瘤药的晚期效应[211,212]。

选择患者可能会从逐步升级的治疗到 BEACOPP 方案。虽然其明显的生存优势尚未证实,但这种强化化疗方案似乎有助于改善肿瘤控制[204,213,214]。具有 4 种或更多不良 IPS 因子的个体,以及体能能够耐受联合用药毒性显著增加的个体,可能会从该方案获得最大的潜在优势。

鉴于横膈膜两侧的多个淋巴结和骨髓的受累,患有 IV 期 HL 的 L. G. ,应接受 ABVD 治疗 6~8 个周期。虽然她患有晚期疾病,但她的预后良好,可以预期能达到长期缓解的效果。

复发性和难治性疾病

> 案例 96-7,问题 3:在完成治疗后 9 个月的常规随访中,检查发现 L. G. 有广泛的淋巴结肿大复发,这被证实为是复发性疾病。对 L. G. 来说,合适的治疗方案是什么?

与许多恶性疾病不同的是,HL 患者在复发或难治性疾病的情况下,保持合理的治愈可能性。复发(包括已记录的缓解后超过 12 个月的微小疾病)提示预后较好。单独或采用放射疗法进行挽救性化疗通常是足够的治疗[215,216]。早期或广泛复发或原发性难治性疾病的患者通常需要二线化疗,然后进行自体骨髓移植。治疗的选择取决于患者的个体特征和提供者的偏好,因为目前没有标准的护理。这种情况下的有效方案模拟复发性 NHL 中使用的方案,包括 DHAP、ESHAP、ICE[217]。重复初始治疗或使用替代的一线治疗方案,可能在少数患者中是合理的[218,219]。本妥昔单抗是一种 CD30 靶向单克隆抗体,与抗微管蛋白抗肿瘤药有连,已证明在骨髓移植失败的大量预处理患者和(或)之前的 2 种化疗方案中显示出活性[220]。

鉴于 L. G. 处于疾病的早期阶段,且疾病广泛复发,她应该接受 1 种补救方案,如 ESHAP,然后进行自体干细胞移植,因为早期和广泛复发。她的治疗目标应该是有疗效的。

非霍奇金淋巴瘤

非霍奇金淋巴瘤(NHL)是一系列淋巴恶性肿瘤,其主要特征在于临床特征和对治疗的反应差异。2015 年,在美国,这些疾病的合并导致的新病例估计有 71 850 例,死亡病例有 19 790 例[71]。虽然已经研发和修改了针对 NHL 的各种组织病理学分类方案,但随着人们对 NHL 的细胞理解有所改善,NHL 基本上可以归类为侵袭性或惰性淋巴瘤。大约 90% 的淋巴瘤来自 B 淋巴细胞,其余病例来自 T 淋巴细胞,很少来自自然杀伤(NK)细胞。DLBCL 和 FL 是 NHL 中两种最常见出现的两种亚型,因此此将是成为本节的重点内容。

侵袭性淋巴瘤

侵袭性淋巴瘤包括 DLBCL 和 Burkitt 淋巴瘤。虽然这些疾病如果不加以治疗会迅速致命,需要强化治疗,但对于接受现代治疗的许多患者来说,获得治愈的前景是合理的。

问题 1：P. A.，一名 64 岁的男性，主诉在过去 1 个月内出现淋巴结肿大，偶尔发热和盗汗的症状。体格检查显示颈部、锁骨上和腹股沟淋巴结肿大。除轻度贫血和 LDH 升高外，实验室值正常。锁骨上淋巴结的切除活组织检查证实了 DLBCL 的诊断。流式细胞术对 CD10、CD19 和 CD20 表面标志物的检测呈阳性。他没有任何可识别的结外疾病。P. A. 的疾病是否可以治愈？

DLBCL 占所有 NHL 病例的 25%～30%，是最常见的淋巴瘤类型[10,189,221]。DLBCL 的发病率随着年龄的增长而增加，诊断的平均中位年龄为 60 岁[222]。预期的 5 年生存率为 21%～76%，这取决于各种预后指标。不良指标包括年龄大于 60 岁、LDH 升高、多个结外部位、晚期临床分期和体能状态不佳[223,224]。虽然鉴于其众多不良指标，复发的可能性相对较高，但 P. A. 的治疗仍然是有效的。

初始治疗

案例 96-8，问题 2：鉴于患者的信息，对 P. A. 来说，标准护理初步治疗是什么？

化学疗法和免疫疗法的联合治疗，伴或不伴放疗，是 DLBCL 治疗的基础。数十年来，环磷酰胺、多柔比星、长春新碱和泼尼松（CHOP）方案一直是 DLBCL 的主流化疗方案，与之前使用的方案相比，是有活性强、耐受性好、更便捷的特点[225]。包含利妥昔单抗，一种 CD20-靶向单克隆抗体，联合 CHOP 治疗（R-CHOP）可使存活率提高约 10%～15%，伴随着不良反应的增加[226-228]。同样，利妥昔单抗的免疫治疗被整合到 DLBCL 的几乎所有治疗中。对于患有 Ⅰ 期或 Ⅱ 期疾病的患者，治疗过程包括 3 个周期的 R-CHOP，然后进行相关放疗[229,230]。如果存在相对禁忌证或对放疗的厌恶，通常可以通过省略放射和延长化疗持续时间获得足够的结果。肿瘤的大小和（或）疾病的程度限制了在晚期病（Ⅲ 或 Ⅳ 期或大肿瘤）患者中放疗的应用。因此，在这种情况下，通过 R-CHOP 的施用治疗总共 6～8 个周期循环是主要的做法。

CHOP 联合利妥昔单抗化疗（因为他的淋巴瘤是 CD20 阳性），持续 6～8 个周期，对于 P. A. 是理想的治疗方案。在这种情况下，对 P. A. 增加放射治疗并不是有益的，因为他患的是有 Ⅲ 期疾病。

个人情况

案例 96-8，问题 3：在完成预处理评估期间，发现 P. A. 既往病史对心脏病有重要意义。在超声心动图后，他的射血分数显示为 45%。最后的细胞遗传学分析显示他的淋巴瘤对 c-Myc 和 BCL-2 呈阳性。这些发现是否会改变 P. A. 的治疗方法？如果是这样，怎么样治？

尽管已证实其可靠性，但 R-CHOP 治疗并不适用于所有 DLBCL 患者。蒽环类药物（如多柔比星）是许多淋巴瘤治疗方案的基础。这对患有心血管疾病的患者来说是一个重大的临床挑战。尽管有效性受到影响，但用脂质体多柔比星或米托蒽醌替代 CHOP 中的多柔比星可能是限制心血管毒性的合理选择[231,232]。EPOCH 方案在 DLBCL 中具有显著疗效，注射多柔比星，被认为可以最小化心脏效应[233]。如果必须完全避免使用蒽环类药物和相关化合物，CEPP 方案（环磷酰胺、依托泊苷、泼尼松、丙卡巴肼）是可行的[234]。或者，依托泊苷或吉西他滨可作为 CHOP 方案中多柔比星的可接受替代品[235,236]。治疗非常脆弱或老年 DLBCL 患者同样具有挑战性。考虑到治疗的意图，保持剂量强度是理想的，然而，对于所有患者而言，这是不可能实现的，并且可能需要使用低强度治疗[237,238]。

c-Myc 和 BCL-2 通常出现在 NHL 中，具有介于 DLBCL 和 Burkitt 淋巴瘤之间的特征。这些结果，通常被称为"双发"淋巴瘤，预示着较差的预后和对常规治疗的反应性降低[239,240]。从 CHOP 升级到 EPOCH，这是一项在 Burkitt 淋巴瘤中具有已知活性的方案，似乎可以在这一类 DLBCL 患者中提高应答率并具有可接受的耐受性[241,242]。

从 R-CHOP 到 EPOCH 联合利妥昔单抗的方案改变可能对 P. A. 有利。因为这种治疗方法具有潜在优势，因为他的细胞遗传学异常可能与心脏并发症减少有关。

复发和难治性疾病

案例 96-8，问题 4：治疗 4 年后，P. A. 的疾病复发。除了淋巴瘤复发外，由于与癌症无关的合并症恶化，在第 1 次治疗后他的身体状况明显恶化。

既然 P. A. 的病又复发了，那么他的其他治疗目标是什么？

骨髓移植的资格是治疗复发或难治性疾病的决策的关键组成部分。对于合适的候选人，治疗的目的是给予积极化疗以诱导最大反应，然后迅速进行自体移植[243,244]。相比之下，对于不适合移植、对治疗没有反应或移植后复发的患者的治疗方法主要是姑息治疗。在自体移植之前，已经成功地使用了许多强化治疗方案来诱导缓解（表 96-11）[245,247]。没有证据表明任何一种方案优于另一种，并且所有治疗选择方案都与显著的血液学和非血液学毒性相关。虽然有效数据有限，但利妥昔单抗经常被纳入这些补救方案。使用吉西他滨联合奥沙利铂（GemOx）或 BR 等低强度治疗对于不进行干细胞移植的患者是理想的选择[248,249]。低剂量的单药化疗可能是缓解由大量肿块引起的症状的有效方法。

P. A. 目前 68 岁，身体状况欠佳，所以不太可能是骨髓移植后进行积极抢救治疗的候选人。降低强度的治疗，如 BR 可能对控制疾病有益，尽管在这种情况下治疗的目的是姑息性的。

其他侵袭性 NHL 亚型

Burkitt 淋巴瘤是一种典型的侵袭性恶性肿瘤，表现出极快的增殖率。急性治疗至关重要，必须而且一定比传统的 DLBCL 方案更加有力[250]。活性方案包括 McGrath 协议、Hyper-CVAD 或各种癌症和白血病 B 组（CALGB）方案[251-254]。虽然这些方案中有许多是在利妥昔单抗前期开发的，但考虑到对毒性的影响有限并且证据表明改善了反应，通常包括单克隆抗体。EPOCH 方案是一种可行的治疗选择方案，与其他常用方案相比，具有更好的耐受性和相对疗效[255]。鉴于该疾病偏好涉及 CNS，鞘内化疗或高剂量甲氨蝶呤和阿糖胞苷预防是治疗 Burkitt 淋巴瘤必不可少的组成部分[256]。虽然治疗相关并发症可以比较严重，但在 60%～90% 的儿科和青年患者中可以获得持久的缓解[257]。当这种疾病发生在老年人群中时，这种有利的预后会消失[258]。

套细胞淋巴瘤具有惰性淋巴瘤的无法治愈的性质，同时显示出侵袭性疾病的快速增殖能力[259]。对该疾病的治疗反映了这种双重性质，因为治疗范围从低强度惰性方案到高强度侵袭性方案。虽然目前没有护理标准，但传统做法是根据对疾病反应的感知优势，对年轻和医学上适合的患者实施 Hyper-CVAD 联合利妥昔单抗等强化治疗方案[260]。BR 或 R-CHOP 等方案适用于老年患者或具有显著合并症的患者来说是一种理想的治疗方案[261-263]。多种抗肿瘤药或单药联合依鲁替尼（一种 Bruton-TK 抑制剂）的治疗方案已在治疗复发或难治性疾病中显示出疗效[264-266]。自体或同种异体骨髓移植可考虑用于精心挑选的个体[267]。

惰性淋巴瘤

与侵袭性淋巴瘤相比，惰性淋巴瘤生长缓慢，通常在患者出现症状之前不需要治疗[268]。尽管有许多有效的治疗方法，但惰性淋巴瘤常常无法治愈，并且容易复发。治疗目的是通过减轻疾病负担来延长患者的生存期和缓解症状，直到恶性肿瘤变得对治疗产生抗药性和（或）转变为更具侵袭性的淋巴瘤[269]。

案例 96-9

问题 1：T. M. 是一名健康状况良好的 61 岁男性，患有 3 个月无痛性腋窝淋巴结病，该病似乎是"来去匆匆"。患者无其他症状。切除活组织检查和病理检查显示滤泡性 B 细胞淋巴瘤，这是一种惰性淋巴瘤。CT 扫描显示腋窝、纵隔和髂淋巴结肿大。实验室值正常。T. M. 治疗的治疗目标是什么？

FL 是第 2 种最常见的 NHL 形式，约占所有惰性淋巴瘤的 70%[270]。虽然已经描述了儿科变异，但该病症主要出现在 50 岁以上的患者中。有相当比例的患者将在疾病中存活 10 年或更长时间。滤泡性淋巴瘤国际预后指数（FLIPI）将年龄超过 60 岁、LDH 升高、Ⅲ 期或 Ⅳ 期疾病、Hgb 低于 12，以及以上受累淋巴结作为不良指标[271]。

初始治疗

虽然没有建立绝对的治疗标准，但 FL 有多种治疗方案可供选择。对一小部分出现早期疾病的患者，治疗可能仅包括放射治疗，极少数病例可能会被治愈性[272-275]。然而，

在大多数情况下，FL 的初始治疗涉及化学免疫疗法。类似于与 B 细胞相关的侵袭性 NHL，利妥昔单抗的有效性极大的促使 FL 现在的治疗方案的形成[276,277]。首选的初始治疗方案是 BR、R-CHOP、或 R-CVP（利妥昔单抗、环磷酰胺、长春新碱、泼尼松）。苯达莫司汀，一种具有与嘌呤类似物相似性能的烷基化剂，与美罗华联合使用也许是目前最常用的 FL 疗法。与替代方案 R-CHOP 进行比较，BR 能改善 PFS，且骨髓抑制率、感染率和脱发率较低[263,278]。虽然现在 BR 方案更受医生青睐，但广泛的经验亦支持 R-CHOP 方案，并且对晚期患者来说，它仍然是一种合理的治疗方法[279]。对不能耐受蒽环类药物的患者来说，与 R-CHOP 相比，R-CVP 具有良好的耐受性，但在去除多柔比星后效果不佳[276]。利妥昔单抗单独使用可诱导毒性小的高反应率，对无法忍受细胞毒性的患者来说是一种理想的治疗方法[280,281]。在初始治疗结束后，在不同时间服用利妥昔单抗维持治疗，PFS 会增加[282,283]。

案例 96-9，问题 2：T. M. 应该从何时开始接受治疗？

与侵袭性淋巴瘤治疗不同，FL 的积极治疗可以被中止，直到疾病相关症状的发展而不影响结果的地步[268,284]。"观察等待"方法的优点包括避免成本、治疗并发症最小化，并在理论上限制未来的耐药性。淋巴结病引起的局部症状、淋巴瘤浸润继发的器官功能受损、B 症状、骨髓受累的血细胞减少或攻击性侵袭性节律通常被认为是初始治疗开始的指征。

由于他的疾病目前无症状，"观察等待"的方法对 T. M. 是合理的，因为一旦满足了治疗标准，就可以开始治疗，目的是减少与疾病相关的症状并延长生存期。

复发与难治性疾病

案例 96-9，问题 3：T. M. 最终需要治疗他的 FL，并在用 BR 方案治疗后，保持持久的缓解。3 年后，他在多个淋巴结区域出现复发性疾病，伴随着无意识的体重减轻和盗汗。实验室评估显示血小板减少症和中性粒细胞减少症。鉴于其复发的特征，在为 T. M 提供治疗之前必须考虑哪些额外的其他诊断测试？

在复发时，将近 1/3 的 FL 将会转变为侵袭性淋巴瘤[285]。如果出现侵袭性表现，需要进行重复活检以确定是否发生组织学转变[286]。如证实肿瘤发生转变，必须强化治疗以符合侵袭性淋巴瘤的治疗的方案。

案例 96-9，问题 4：可供 T. M. 选择的治疗方案有哪些？

对于 FL 的简单复发，利妥昔单抗在复发性疾病中起着关键作用，并且不管是作为单一药物或与化疗联合治疗都是有效的[287,288]。使用先前的给药方案再次攻击肿瘤对于获得持久缓解且症状最少的患者是合理的。替代的第一线方案也可以在复发情况下有效使用。包含硼替佐米、米托

蒽醌和氟达拉滨的治疗方案在之前进行化疗的患者身上具有活性[289-292]。造血干细胞移植对年轻和医学上适合的患者来说是重要的治疗选择。

T. M. 疾病的迅速复发,需要考虑是否转变为更具侵袭性的淋巴瘤。该患者需要进行重复淋巴结活组织检查。如果疾病没有变化,考虑到他处于疾病晚期,予以 R-CHOP 的治疗方案可能是理想的。

(汤莹 译,张文婷、李梦 校,桂玲 审)

参考文献

1. Yamamoto JF, Goodman MT. Patterns of leukemia incidence in the United States by subtype and demographic characteristics, 1997–2002. *Cancer Causes Control*. 2008;19(4):379–390.

2. Sant M et al. Incidence of hematologic malignancies in Europe by morphologic subtype: results of the HAEMACARE project. *Blood*. 2010;116(19):3724–3734.

3. Grimwade D, Hills RK. Independent prognostic factors for AML outcome. *Hematology Am Soc Hematol Educ Program*. 2009:385–395.

4. Hiddemann W et al. Towards a pathogenesis-oriented therapy of acute myeloid leukemia. *Crit Rev Oncol Hematol*. 2005;56(2):235–245.

5. Cheson BD et al. Report of the National Cancer Institute-sponsored workshop on definitions of diagnosis and response in acute myeloid leukemia. *J Clin Oncol*. 1990;8(5):813–819.

6. Cassileth PA et al. Maintenance chemotherapy prolongs remission duration in adult acute nonlymphocytic leukemia. *J Clin Oncol*. 1988;6(4):583–587.

7. Kern W, Estey EH. High-dose cytosine arabinoside in the treatment of acute myeloid leukemia: Review of three randomized trials. *Cancer*. 2006;107(1):116–124.

8. Lowenberg B et al. High-dose daunorubicin in older patients with acute myeloid leukemia. *N Engl J Med*. 2009;361(13):1235–1248.

9. Duval M et al. Hematopoietic stem-cell transplantation for acute leukemia in relapse or primary induction failure. *J Clin Oncol*. 2010;28(23):3730–3738.

10. Harris NL et al. World Health Organization classification of neoplastic diseases of the hematopoietic and lymphoid tissues: report of the Clinical Advisory Committee meeting-Airlie House, Virginia, November 1997. *J Clin Oncol*. 1999;17(12):3835–3849.

11. Lowenberg B et al. Acute myeloid leukemia. *N Engl J Med*. 1999;341(14):1051–1062.

12. Visani G et al. The prognostic value of cytogenetics is reinforced by the kind of induction/consolidation therapy in influencing the outcome of acute myeloid leukemia—analysis of 848 patients. *Leukemia*. 2001;15(6):903–909.

13. Foran JM. New prognostic markers in acute myeloid leukemia: perspective from the clinic. *Hematol Am Soc Hematol Educ Prog*. 2010;2010:47–55.

14. Marcucci G et al. Molecular genetics of adult acute myeloid leukemia: prognostic and therapeutic implications. *J Clin Oncol*. 2011;29(5):475–486.

15. Burnett A et al. Therapeutic advances in acute myeloid leukemia. *J Clin Oncol*. 2011;29(5):487–494.

16. Li X et al. The effects of idarubicin versus other anthracyclines for induction therapy of patients with newly diagnosed leukaemia. *Cochrane Database Syst Rev*. 2015;(6):CD010432.

17. Gong Q et al. High doses of daunorubicin during induction therapy of newly diagnosed acute myeloid leukemia: a systematic review and meta-analysis of prospective clinical trials. *PLoS One*. 2015;10(5):e0125612.

18. Rai KR et al. Treatment of acute myelocytic leukemia: a study by cancer and leukemia group B. *Blood*. 1981;58(6):1203–1212.

19. Frei E 3rd et al. Dose schedule and antitumor studies of arabinosyl cytosine (NSC 63878). *Cancer Res*. 1969;29(7):1325–1332.

20. Fenaux P et al. Effect of all transretinoic acid in newly diagnosed acute promyelocytic leukemia. Results of a multicenter randomized trial. European APL 91 Group. *Blood*. 1993;82(11):3241–3249.

21. Castaigne S et al. All-trans retinoic acid as a differentiation therapy for acute promyelocytic leukemia. I. Clinical results. *Blood*. 1990;76(9):1704–1709.

22. Fenaux P et al. A randomized comparison of all transretinoic acid (ATRA) followed by chemotherapy and ATRA plus chemotherapy and the role of maintenance therapy in newly diagnosed acute promyelocytic leukemia. The European APL Group. *Blood*. 1999;94(4):1192–1200.

23. Sanz MA et al. A modified AIDA protocol with anthracycline-based consolidation results in high antileukemic efficacy and reduced toxicity in newly diagnosed PML/RARalpha-positive acute promyelocytic leukemia. PETHEMA group. *Blood*. 1999;94(9):3015–3021.

24. NCCN Clinical Practice Guidelines in Oncology (NCCN Guidelines®). Acute myeloid leukemia. 2015; V 1.2015. Available at: http://www.nccn.org. Accessed May 29, 2015.

25. Coutre SE et al. Arsenic trioxide during consolidation for patients with previously untreated low/intermediate risk acute promyelocytic leukaemia may eliminate the need for maintenance therapy. *Br J Haematol*. 2014;165(4):497–503.

26. Lo-Coco F et al. Retinoic acid and arsenic trioxide for acute promyelocytic leukemia. *N Engl J Med*. 2013;369(2):111–121.

27. Tallman MS et al. All-trans-retinoic acid in acute promyelocytic leukemia. *N Engl J Med*. 1997;337(15):1021–1028.

28. Tallman MS et al. Clinical description of 44 patients with acute promyelocytic leukemia who developed the retinoic acid syndrome. *Blood*. 2000;95(1):90–95.

29. De Botton S et al. Incidence, clinical features, and outcome of all trans-retinoic acid syndrome in 413 cases of newly diagnosed acute promyelocytic leukemia. The European APL Group. *Blood*. 1998;92:2712–2718.

30. Rogers JE, Yang D. Differentiation syndrome in patients with acute promyelocytic leukemia. *J Oncol Pharm Pract*. 2012;18:109–114.

31. Flombaum CD. Metabolic emergencies in the cancer patient. *Semin Oncol*. 2000;27(3):322–334.

32. Howard SC et al. The tumor lysis syndrome. *N Engl J Med*. 2011;364(19):1844–1854.

33. Pui CH et al. Recombinant urate oxidase (rasburicase) in the prevention and treatment of malignancy-associated hyperuricemia in pediatric and adult patients: results of a compassionate-use trial. *Leukemia*. 2001;15(10):1505–1509.

34. Vines AN et al. Fixed-dose rasburicase 6 mg for hyperuricemia and tumor lysis syndrome in high-risk cancer patients. *Ann Pharmacother*. 2010;44(10):1529–1537.

35. Trifilio SM et al. Effectiveness of a single 3-mg rasburicase dose for the management of hyperuricemia in patients with hematological malignancies. *Bone Marrow Transplant*. 2011;46(6):800–805.

36. Giraldez M, Puto K. A single, fixed dose of rasburicase (6 mg maximum) for treatment of tumor lysis syndrome in adults. *Eur J Haematol*. 2010;85(2):177–179.

37. Reeves DJ, Bestul DJ. Evaluation of a single fixed dose of rasburicase 7.5 mg for the treatment of hyperuricemia in adults with cancer. *Pharmacother*. 2008;28(6):685–690.

38. Trifilio S et al. Reduced-dose rasburicase (recombinant xanthine oxidase) in adult cancer patients with hyperuricemia. *Bone Marrow Transplant*. 2006;37(11):997–1001.

39. Souza LM et al. Recombinant human granulocyte colony-stimulating factor: effects on normal and leukemic myeloid cells. *Science*. 1986;232(4746):61–65.

40. Rowe JM et al. A randomized placebo-controlled phase III study of granulocyte-macrophage colony-stimulating factor in adult patients (>55 to 70 years of age) with acute myelogenous leukemia: a study of the Eastern Cooperative Oncology Group (E1490). *Blood*. 1995;86(2):457–462.

41. Kebriaeri P et al. Acute leukemias. In: De Vita VT et al, eds. *Cancer: Principles and Practice of Oncology*. 10th ed. Philadelphia, PA: Lippincott Williams & Wilkins; 2015:1618–1620.

42. Mayer RJ et al. Intensive postremission chemotherapy in adults with acute myeloid leukemia. Cancer and Leukemia Group B. *N Engl J Med*. 1994;331(14):896–903.

43. Tallman MS et al. Evaluation of intensive postremission chemotherapy for adults with acute nonlymphocytic leukemia using high-dose cytosine arabinoside with L-asparaginase and amsacrine with etoposide. *J Clin Oncol*. 1987;5(6):918–926.

44. Graves T, Hooks MA. Drug-induced toxicities associated with high-dose cytosine arabinoside infusions. *Pharmacotherapy*. 1989;9(1):23–28.

45. Ritch PS et al. Ocular toxicity from high-dose cytosine arabinoside. *Cancer*. 1983;51(3):430–432.

46. Higa GM et al. The use of prophylactic eye drops during high-dose cytosine arabinoside therapy. *Cancer*. 1991;68(8):1691–1693.

47. Kantarjian H et al. Results of intensive chemotherapy in 998 patients age 65 years or older with acute myeloid leukemia or high-risk myelodysplastic syndrome: predictive prognostic models for outcome. *Cancer*. 2006;106(5):1090–1098.

48. Pollyea DA et al. Acute myeloid leukaemia in the elderly: a review. *Br J Haematol*. 2011;152(5):524–542.

49. Rowe JM. Treatment of acute myelogenous leukemia in older adults. *Leukemia*. 2000;14(3):480–487.

50. Estey EH. How I treat older patients with AML. *Blood*. 2000;96(5):1670–1673.

51. DeLima M et al. Treatment of newly-diagnosed acute myelogenous leukaemia in patients aged 80 years and above. *Br J Haematol*. 1996;93(1):89–95.

52. Taylor PR et al. De novo acute myeloid leukaemia in patients over 55-years-old: a population-based study of incidence, treatment and outcome. Northern Region Haematology Group. *Leukemia*. 1995;9(2):231–237.

53. Goldstone AH et al. Attempts to improve treatment outcomes in acute myeloid leukemia (AML) in older patients: the results of the United Kingdom Medical Research Council AML11 trial. *Blood*. 2001;98(5):1302–1311.

54. Baudard M et al. Has the prognosis of adult patients with acute myeloid leukemia improved over years? A single institution experience of 784 consecutive patients over a 16-year period. *Leukemia*. 1999;13(10):1481–1490.

55. Grimwade D et al. The predictive value of hierarchical cytogenetic classification in older adults with acute myeloid leukemia (AML): analysis of 1065 patients entered into the United Kingdom Medical Research Council AML11 trial. *Blood.* 2001;98(5):1312–1320.

56. Fozza C. The role of Clofarabine in the treatment of adults with acute myeloid leukemia. *Crit Rev Oncol Hematol.* 2015;93(3):237–245.

57. Craddock C et al. Biology and management of relapsed acute myeloid leukaemia. *Br J Haematol.* 2005;129(1):18–34.

58. Stirewalt DL et al. Size of FLT3 internal tandem duplication has prognostic significance in patients with acute myeloid leukemia. *Blood.* 2006;107(9):3724–3726.

59. Pratz K, Levis M. Incorporating FLT3 inhibitors into acute myeloid leukemia treatment regimens. *Leuk Lymphoma.* 2008;49(5):852–863.

60. Ramos NR et al. Current approaches in the treatment of relapsed and refractory acute myeloid leukemia. *J Clin Med.* 2015;4(4):665–695.

61. Knapper S et al. A phase 2 trial of the FLT3 inhibitor lestaurtinib (CEP701) as first-line treatment for older patients with acutemyeloid leukemia not considered fit for intensive chemotherapy. *Blood.* 2006;108:3262.

62. Levis M et al. Results from a randomized trial of salvage chemotherapy followed by lestaurtinib for patients with FLT3 mutant AML in first relapse. *Blood.* 2011;117(12):3294–3301.

63. Strati P et al. Phase I/II trial of the combination of midostaurin (PKC412) and 5-azacytidine for patients with acute myeloid leukemia and myelodysplastic syndrome. *Am J Hematol.* 2015;90(4):276–281.

64. Fischer T et al. Phase IIB trial of oral Midostaurin (PKC412), the FMS-like tyrosine kinase 3 receptor (FLT3) and multi-targeted kinase inhibitor, in patients with acute myeloid leukemia and high-risk myelodysplastic syndrome with either wild-type or mutated FLT3. *J Clin Oncol.* 2010;28(28):4339–4345.

65. Stone RM et al. Patients with acute myeloid leukemia and an activating mutation in FLT3 respond to a small-molecule FLT3 tyrosine kinase inhibitor, PKC412. *Blood.* 2005;105(1):54–60.

66. Hu S et al. Activity of the multikinase inhibitor sorafenib in combination with cytarabine in acute myeloid leukemia. *J Natl Cancer Inst.* 2011;103(11):893–905.

67. Ravandi F et al. Phase 2 study of azacytidine plus sorafenib in patients with acute myeloid leukemia and FLT-3 internal tandem duplication mutation. *Blood.* 2013;121(23):4655–4662.

68. Serve H et al. Sorafenib in combination with intensive chemotherapy in elderly patients with acute myeloid leukemia: results from a randomized, placebo-controlled trial. *J Clin Oncol.* 2013;31(25):3110–3118.

69. Fiedler W et al. A phase I/II study of sunitinib and intensive chemotherapy in patients over 60 years of age with acute myeloid leukaemia and activating FLT3 mutations. *Br J Haematol.* 2015;169(5):694–700.

70. Kindler T et al. FLT3 as a therapeutic target in AML: still challenging after all these years. *Blood.* 2010;116(24):5089–5102.

71. National Cancer Institute. Surveillance, Epidemiology, and End Results Program. 2015. http://seer.cancer.gov/statfacts/html/cmyl.html. Accessed April 28, 2015.

72. American Cancer Society. *Cancer Facts & Figures 2015.* Atlanta: American Cancer Society; 2015.

73. Jabbour E, Kantarjian H. Chronic myeloid leukemia: 2014 update on diagnosis, monitoring, and management. *Am J Hematol.* 2014;89:548–556.

74. NCCN Clinical Practice Guidelines in Oncology (NCCN Guidelines®) Chronic myelogenous leukemia. 2014; V 1.2014. Available at: http://www.nccn.org/professionals/physiciangls/fguidelines.asp. Accessed April 29, 2015.

75. Ljungman P et al. Allogeneic and autologous transplantation for haematological diseases, solid tumours and immune disorders: current practice in Europe 2009. *Bone Marrow Transplant.* 2010;45:219–234.

76. Pavlu J, Apperley J. Allogeneic stem cell transplantation for chronic myeloid leukemia. *Curr Hematol Malig Rep.* 2013:43–51.

77. Baccarani M et al. European LeukemiaNet recommendations for the management of chronic myeloid leukemia: 2013. *Blood.* 2013:872–884.

78. Erba H. Molecular monitoring to improve outcomes in patients with chronic myeloid leukemia in chronic phase: importance of achieving treatment-free remission. *Am J Hematol.* 2015:242–49.

79. Ganzel C et al. Hyperleukocytosis, leukostasis and leukapheresis: practice management. *Blood Rev.* 2012;26:117–122.

80. O'Brien SG et al. Imatinib compared with interferon and low-dose cytarabine for newly diagnosed chronic phase chronic myeloid leukemia. *N Engl J Med.* 2003;348:994.

81. Deininger M et al. International randomized study of interferon vs STI151 (IRIS) 8-year follow up: sustained survival and low risk for progression or events in patient with (CML-CP) treated with imatinib. *Blood.* 2009; ASH Abstract:1126.

82. Wei G et al. First-line treatment for chronic myeloid leukemia: dasatinib, nilotinib, or imatinib. *J Hematol Oncol.* 2010;3(47)1–10.

83. Kantarjian H et al. Dasatinib versus imatinib in newly diagnosed chronic-phase myeloid leukemia. *N Engl J Med.* 2010;362:2260.

84. Jabbour E et al. Early response with dasatininb or imatinib in chronic myeloid leukemia: 3-year follow-up from a randomized phase 3 trail (DASISION). *Blood.* 2014;494–500.

85. Saglio G et al. Nilotinib versus imatinib for newly diagnosed chronic myeloid leukemia. *N Engl J Med.* 2010;362:2251–2259.

86. Larson R et al. Efficacy and safety of nilotinib (NIL) vs imatinib (IM) in patients (pts) with newly diagnosed chronic myeloid leukemia in chronic phase (CML-CP): long-term follow-up (f/u) of ENESTnd. *Blood.* 2014. ASH Abstract:4541.

87. Noens L et al. Measurement of adherence to BCR-ABL inhibitor therapy in chronic myeloid leukemia: current situations and future challenges. *Haematologica.* 2014;437–47.

88. Noens L et al. Prevalence, determinants, and outcomes of nonadherence to imatinib therapy in patients with chronic myeloid leukemia: the ADAGIO study. *Blood.* 2009:5401–5411.

89. Khoury HJ et al. Bosutinib is active in chronic phase chronic myeloid leukemia after imatinib and dasatinib and/or nilotinib therapy failure. *Blood.* 2012:3403–3412.

90. Kantarjian HM et al. Ponatinib (PON) in patients (pts) with Philadelphia chromosome-positive (Ph+) leukemias resistant or intolerant to dasatinib or nilotinib, or with T315I mutation: longer-term follow up of the PACE trial. *J Clin Oncol.* 2014. ASCO Abstract:7081.

91. Chen Y et al. Omacetaxine mepesuccinate in the treatment of intractable chronic myeloid leukemia. *Onco Targets Ther.* 2014:177–186.

92. Shanafelt TD et al. Narrative review: initial management of newly diagnosed, early-stage chronic lymphocytic leukemia. *Ann Intern Med.* 2006;145:435.

93. Binet JL et al. Perspectives on the use of new diagnostic tools in the treatment of chronic lymphocytic leukemia. *Blood.* 2006;107:859.

94. CLL Trialists' Collaborative Group. Chemotherapeutic options in chronic lymphocytic leukemia: a meta-analysis of the randomized trials. *J Natl Cancer Inst.* 1999;91:861.

95. Oscier D et al. Guidelines on the diagnosis and management of chronic lymphocytic leukemia. *Br J Haematol.* 2004;125:294.

96. French Cooperative Group on Chronic Lymphocytic Leumaemia. Natural history of stage A chronic lymphocytic leukaemia untreated patients. *Br J Haematol.* 1990;76:45.

97. Palma M et al. The biology and treatment of chronic lymphocytic leukemia. *Ann Oncol.* 2006;17(Suppl 10):x144.

98. Byrd JC et al. Select high-risk genetic features predict earlier progression following chemoimmunotherapy with fludarabine and rituximab in chronic lymphocytic leukemia: justification for risk-adapted therapy. *J Clin Oncol.* 2006;24:437.

99. Döhner H et al. Genomic aberrations and survival in 3 chronic lymphocytic leukemia. *N Engl J Med.* 2000;343:1910.

100. Orchard JA et al. ZAP-70 expression and prognosis in chronic lymphocytic leukaemia. *Lancet.* 2004;363:105.

101. NCCN Clinical Practice Guidelines in Oncology (NCCN Guidelines®). Non-Hodgkin's lymphomas. 2015. Version1.2015. Available at: http://www.nccn.org. Accessed May 29, 2015.

102. Keating MJ et al. Long-term follow-up of patients with chronic lymphocytic leukemia (CLL) receiving fludarabine regimens as initial therapy. *Blood.* 1998;92:1165.

103. Rai KR et al. Fludarabine compared with chlorambucil as primary therapy for chronic lymphocytic leukemia. *N Engl J Med.* 2000;343:1750.

104. Rummel M. Fludarabine versus fludarabine plus epirubicin in the treatment of chronic lymphocytic leukemia—final results of a German randomized phase-III study [abstract]. *Blood.* 2005;106a:2123.

105. Rai K et al. Long-term survival analysis of the North American intergroup study C9011 comparing fludarabine (F) and chlorambucil (C) in previously untreated patients with chronic lymphocytic leukemia (CLL) [abstract 536]. *Blood.* 2009;114(Suppl 1):536.

106. Eichhorst BF et al. First-line therapy with fludarabine compared with chlorambucil does not result in a major benefit for elderly patients with advanced chronic lymphocytic leukemia. *Blood.* 2009;114:3382.

107. Catovsky D et al. Assessment of fludarabine plus cyclophosphamide for patients with chronic lymphocytic leukaemia (the LRF CLL4 Trial): a randomised controlled trial. *Lancet.* 2007;370:230.

108. Eichhorst BF et al. Fludarabine plus cyclophosphamide versus fludarabine alone in first-line therapy of younger patients with chronic lymphocytic leukemia. *Blood.* 2006;107:885.

109. Woyach JA et al. Chemoimmunotherapy with fludarabine and rituximab produces extended overall survival and progression-free survival in chronic lymphocytic leukemia: long-term follow-up of CALGB study 9712. *J Clin Oncol.* 2011;29:1349.

110. Hallek M et al. Addition of rituximab to fludarabine and cyclophosphamide in patients with chronic lymphocytic leukemia: a randomised, open-label, phase 3 trial. *Lancet*. 2010;376:1164.

111. Knauf WU et al. Phase III randomized study of bendamustine compared with chlorambucil in previously untreated patients with chronic lymphocytic leukemia. *J Clin Oncol*. 2009;27:4378.

112. Hainsworth JD et al. Single-agent rituximab as first-line and maintenance treatment for patients with chronic lymphocytic leukemia or small lymphocytic lymphoma: a phase II trial of the Minnie Pearl Cancer Research Network. *J Clin Oncol*. 2003;21:1746.

113. Early Versus Deferred Treatment With Combined Fludarabine, Cyclophosphamide and Rituximab (FCR) Improves Event-Free Survival In Patients With High-Risk Binet Stage A Chronic Lymphocytic Leukemia—First Results Of a Randomized German-French Cooperative Phase III Trial. 2013 ASH Annual Symposium abstract 524

114. Fischer K et al. Bendamustine combined with rituximab for previously untreated patients with chronic lymphocytic leukemia: a multicenter phase II trial of the German Chronic Lymphocytic Leukemia Study Group. *J Clin Oncol*. 2012;30:3209–3216.

115. Eichhorst B et al. Chemoimmunotherapy with fludarabine (F), cyclophosphamide (C), and rituximab (R) (FCR) versus bendamustine and rituximab (BR) in previously untreated and physically fit patients (pts) with advanced chronic lymphocytic leukemia (CLL): results of a planned interim analysis of the CLL10 trial, an international, randomized study of the German CLL Study Group (GCLLSG). In: *2013 ASH Annual Symposium Abstract 526.*

116. Hallek M. Chronic lymphocytic leukemia for the clinician. *Ann Oncol*. 2011;22(Suppl 4):iv54.

117. Ravandi F, O'Brien S. Infections associated with purine analogs and monoclonal antibodies. *Blood Rev*. 2005;19:253.

118. Munshi NC, Anderson KC. Plasma cell neoplasms. In: De Vita VT et al, eds. *Cancer: Principles and Practice of Oncology*. 9th ed. Philadelphia, PA: Lippincott Williams & Wilkins; 2011:1998.

119. Shapiro-Shelef M, Calame K. Regulation of plasma-cell development. *Nat Rev Immunol*. 2005;5:230.

120. Siegel RL et al. Cancer statistics, 2015. *CA Cancer J Clin*. 2015;65:5–29.

121. Kyle RA et al. Review of 1,027 patients with newly diagnosed multiple myeloma. *Mayo Clinic Proc*. 2003;78:21.

122. Rajkumar SV et al. International Myeloma Working Group updated criteria for the diagnosis of multiple myeloma. *Lancet Oncol*. 2014;15:e538.

123. Kyle RA et al. Prevalence of monoclonal gammopathy of undetermined significance. *N Engl J Med*. 2006;354:1362.

124. Palumbo A, Anderson K. Multiple myeloma. *N Engl J Med*. 2011;364:1046.

125. Raab MS et al. Multiple myeloma. *Lancet*. 2009;374:324.

126. Rajkumar SV et al. Smoldering multiple myeloma. *Blood*. 2015;125:3069.

127. Bianchi G, Munshi N. Pathogenesis beyond the cancer clone(s) in multiple myeloma. *Blood*. 2015;125:3049.

128. Dimopoulos MA et al. Renal impairment in patients with multiple myeloma: a consensus statement on behalf of the International Myeloma Working Group. *J Clin Oncol*. 2010;28:4976.

129. Greipp PR et al. International staging system for multiple myeloma. *J Clin Oncol*. 2005;23:3412.

130. Rajkumar SV. Multiple Myeloma: 2014 updated on diagnosis, risk-stratification, and management. *Am J Hematol*. 2014;89:999.

131. Cavo M et al. International Myeloma Working Group consensus approach to the treatment of multiple myeloma patients who are candidates for autologous stem cell transplantation. *Blood*. 2011;117:6063.

132. Rajkumar SV et al. Lenalidomide plus high-dose dexamethasone versus lenalidomide plus low-dose dexamethasone as initial therapy for newly diagnosed multiple myeloma: an open-label randomized controlled trial. *Lancet Oncol*. 2010;11:29.

133. Harousseau JL et al. Bortezomib plus dexamethasone is superior to vincristine plus doxorubicin plus dexamethasone as induction treatment prior to autologous stem-cell transplantation in newly diagnosed multiple myeloma: results of IFM 2005-01 phase III trial. *J Clin Oncol*. 2010;28:4621.

134. Richardson PG et al. Lenalidomide, bortezomib, and dexamethasone combination therapy in patients with newly diagnosed multiple myeloma. *Blood*. 2010;116:679.

135. Cavo M et al. Bortezomib with thalidomide plus dexamethasone compared with thalidomide plus dexamethasone as induction therapy before, and consolidation therapy after, double autologous stem-cell transplantation in newly diagnosed multiple myeloma: a randomized phase 3 study. *Lancet*. 2010;376:2075.

136. Reeder CB et al. Cyclophosphamide, bortezomib and dexamethasone induction for newly diagnosed multiple myeloma: high response rates in a phase II clinical trial. *Leukemia*. 2009;23:1337.

137. San Miguel JF et al. Persistent overall survival benefit and no increased risk of second malignancies with bortezomib-melphalan-prednisone versus melphalan-prednisone in patients with previously untreated multiple myeloma. *J Clin Oncol*. 2013;31:448.

138. Palumbo A et al. Continuous lenalidomide treatment for newly diagnosed multiple myeloma. *N Engl J Med*. 2012;366:1759.

139. Kapoor P et al. Melphalan and prednisone versus melphalan, prednisone and thalidomide for elderly and/or transplant ineligible patients with multiple myeloma: a meta-analysis. *Leukemia*. 2011;25:689.

140. Siegel DS et al. A phase 2 study of single-agent carfilzomib (PX-171-003-A1) in patients with relapsed and refractory multiple myeloma. *Blood*. 2012;120:2817.

141. Stewart AK et al. Carfilzomib, lenalidomide, and dexamethasone for relapsed multiple myeloma. *N Engl J Med*. 2015;372:142.

142. Richardson PG et al. Pomalidomide alone or in combination with low-dose dexamethasone in relapsed and refractory multiple myeloma: a randomized phase 2 study. *Blood*. 2014;123:1826.

143. San Miguel J et al. Pomalidomide plus low-dose dexamethasone versus high-dose dexamethasone alone for patients with relapsed and refractory multiple myeloma (MM-003): a randomized, open-label, phase 3 trial. *Lancet Oncol*. 2013;14:1055.

144. San Miguel JF et al. Panobinostat plus bortezomib and dexamethasone versus placebo plus bortezomib and dexamethasone in patients with relapsed or relapsed and refractory multiple myeloma: a multicentre, randomized, double-blind phase 3 trial. *Lancet Oncol*. 2014;15:1195.

145. Orlowski RZ et al. Randomized phase III study of pegylated liposomal doxorubicin plus bortezomib compared with bortezomib alone in relapsed or refractory multiple myeloma: combination therapy improves time to progression. *J Clin Oncol*. 2007;25:3892.

146. Rajkumar SV et al. Proteasome inhibition as a novel therapeutic target in human cancer. *J Clin Oncol*. 2005;23:630.

147. Velcade® [package insert]. Cambridge, MA: Millennium Pharmaceuticals Inc; Revised October, 2014.

148. Moreau P et al. Subcutaneous versus intravenous administration of bortezomib in patients with relapsed multiple myeloma: a randomized, phase 3, non-inferiority study. *Lancet Oncol*. 2011;12:431.

149. Vickrey E et al. Acyclovir to prevent reactivation of varicella zoster virus (herpes zoster) in multiple myeloma patients receivingbortezomib therapy. *Cancer*. 2009;115:229.

150. Kropff M et al. Bortezomib in combination with intermediate-dose dexamethasone and continuous low-dose oral cyclophosphamide for relapsed multiple myeloma. *Br J Haematol*. 2007;138:330.

151. Avet-Loiseau H et al. Bortezomib plus dexamethasone induction improves outcome of patients with t(4;14) myeloma but not outcome of patients with del(17p). *J Clin Oncol*. 2010;28:4630.

152. Chng WJ et al. IMWG consensus on risk stratification in multiple myeloma. *Leukemia*. 2014;28:269.

153. Quach H et al. Mechanism of action of immunomodulatory drugs (IMiDS) in multiple myeloma. *Leukemia*. 2010;24:22.

154. Laubach JP et al. Thalidomide, lenalidomide and bortezomib in the management of newly diagnosed multiple myeloma. *Expert Rev Hematol*. 2011;4:51.

155. Palumbo A et al. Second primary malignancies with lenalidomide therapy for newly diagnosed myeloma: a meta-analysis of individual patient data. *Lancet Oncol*. 2014;15:333.

156. Palumbo A et al. Pevention of thalidomide- and lenalidomide-associated thrombosis in myeloma. *Leukemia*. 2008;22:414.

157. NCCN Clinical Practice Guidelines in Oncology (NCCN Guidelines®). Multiple myeloma (Version 4.2015). 2015. Available at: http://www.nccn.org/. Accessed May 1, 2015.

158. Stewart A et al. How I treat multiple myeloma in younger patients [published correction appears in *Blood*. 2010;115:4006]. *Blood*. 2009;114:5436.

159. Fermand JP et al. High-dose therapy and autologous blood stem-cell transplantation compared with conventional treatment in myeloma patients aged 55 to 65 years: long-term results of a randomized control trial from the Group Myelome-Autogreffe. *J Clin Oncol*. 2005;23:9227.

160. Child JA et al. High-dose chemotherapy with hematopoietic stem-cell rescue for multiple myeloma. *N Engl J Med*. 2003;348:1875.

161. Attal M et al. A prospective, randomized trial of autologous bone marrow transplantation and chemotherapy in multiple myeloma. Intergroupe Francais du Myelome. *N Engl J Med*. 1996;335:91.

162. Lenhoff S et al. Intensive therapy for multiple myeloma in patients younger than 60 years. Long-term results focusing on the effect of the degree of response on survival and relapse pattern after transplantation. *Haematologica*. 2006;91(9):1228–1233.

163. Moreau P et al. Frontline therapy of multiple myeloma. *Blood*. 2015;125:3076.

164. Lokhorst HM et al. Donor versus no-donor comparison of newly diagnosed myeloma patients included in the HOVON-50 multiple myeloma study. *Blood.* 2012;119:6219.

165. Lokhorst H et al. International Myeloma Working Group consensus statement regarding the current status of allogeneic stem-cell transplantation for multiple myeloma. *J Clin Oncol.* 2010;28:4521.

166. Crawley C et al. Outcomes for reduced-intensity allogeneic transplantation for multiple myeloma: an analysis of prognostic factors from the Chronic Leukaemia Working Party of the EBMT. *Blood.* 2005;105:4532.

167. Kyle RA et al. American Society of Clinical Oncology 2007 clinical practice guideline update on the role of bisphosphonates in multiple myeloma. *J Clin Oncol.* 2007;25:2464.

168. Morgan GJ et al. First-line treatment with zoledronic acid as compared with clodronic acid in multiple myeloma (MRC Myeloma IX): a randomized controlled trial. *Lancet.* 2010;376:1989.

169. Zervas K et al. Incidence, risk factors and management of osteonecrosis of the jaw in patients with multiple myeloma: a single-centre experience in 303 patients. *Br J Haematol.* 2006;134:620.

170. Henry DH et al. Randomized, double-blind study of denosumab versus zoledronic acid in the treatment of bone metastases in patients with advanced cancer (excluding breast and prostate cancer) or multiple myeloma. *J Clin Oncol.* 2011;29:1125.

171. McCarthy PL et al. Lenalidomide after stem-cell transplantation for multiple myeloma. *N Engl J Med.* 2012;366:1770.

172. Attal M et al. Lenalidomide maintenance after stem-cell transplantation for multiple myeloma. *N Engl J Med.* 2012;366:1782.

173. Sonneveld P et al. Bortezomib induction and maintenance treatment in patients with newly diagnosed multiple myeloma: results of the randomized phase III HOVON-65/GMMG-HD4 trial. *J Clin Oncol.* 2012;30:2946.

174. Nooka AK et al. Treatment options for relapsed and refractory multiple myeloma. *Blood.* 2015;125:3085.

175. Richardson PG et al. Bortezomib or high-dose dexamethasone for relapsed multiple myeloma. *N Engl J Med.* 2005;352:2487.

176. Dimopoulos MA et al. Long-term follow-up on overall survival from the MM-009 and MM-010 phase III trials of lenalidomide plus dexamethasone in patients with relapsed or refractory multiple myeloma. *Leukemia.* 2009;23:2147.

177. Evens AM et al. Racial disparities in Hodgkin's lymphoma: a comprehensive population-based analysis. *Ann Oncol.* 2012;23:2128.

178. Alexander FE et al. Risk factors for Hodkin's disease by Epstein-Barr virus (EBV) status: prior infection by EBV and other agents. *Br J Cancer.* 2000;82:1117.

179. Goedert JJ et al. Spectrum of AIDS-associated malignant disorders. *Lancet.* 1998;351:1833.

180. Tinguely M et al. Hodgkin's disease-like lymphoproliferative disorders in patients with different underlying immunodeficiency states. *Mod Pathol.* 1998;11:307.

181. Goldin LR et al. Familial aggregation of Hodgkin lymphoma and related tumors. *Cancer.* 2004;100:1902.

182. Goldin LR et al. Familial aggregation and heterogeneity of non-Hodgkin lymphoma in population-based samples. *Cancer Epidemiol Biomarkers Prev.* 2005;14:2402.

183. Cheson BD et al. Recommendations for initial evaluation, staging, and response assessment of Hodgkin and non-Hodgkin lymphoma: the Lugano classification. *J Clin Oncol.* 2014;32:3059.

184. Brenner H et al. Ongoing improvement in long-term survival of patients with Hodgkin disease at all ages and recent catch-up of older patients. *Blood.* 2008;111:2977.

185. Mauch PM et al. Long-term survival in Hodgkin's disease cancer. *J Sci Am Cancer.* 1995;1:33.

186. Aisenberg AC. Problems in Hodgkin's disease management. *Blood.* 1999;93:761.

187. Aleman BM et al. Long-term cause-specific mortality of patients treated for Hodgkin's disease. *J Clin Oncol.* 2003;21:343.

188. Harris NL. Hodgkin's lymphomas: classification, diagnosis, and grading. *Semin Hematol.* 1999;36:220.

189. Swerdlow SH et al, eds. *WHO Classification of Tumours of Haematopoietic and Lymphoid Tissues.* Lyon, France: IARC; 2008.

190. Hasenclever D, Diehl V. A prognostic score for advanced Hodgkin's disease. International prognostic factors project on advanced Hodgkin's disease. *N Engl J Med.* 1998;339:1506.

191. Duhmke E et al. Low-dose radiation is sufficient for the noninvolved extended-field treatment in favorable of radiotherapy alone. *J Clin Oncol.* 2001;19:2905.

192. Gustavsson A et al. A systematic overview of radiation therapy effects in Hodgkin's lymphoma. *Acta Oncol.* 2003;42:589.

193. Duggan DB et al. Randomized comparison of ABVD and MOPP/ABV hybrid for the treatment of advanced Hodgkin's disease: report of an intergroup trial. *J Clin Oncol.* 2003;21:607.

194. Canellos GP et al. Chemotherapy of advanced Hodgkin's disease with MOPP, ABVD, or MOPP alternating with ABVD. *N Engl J Med.* 1992;27:1478.

195. Engert A et al. Reduced treatment intensity in patients with early-stage Hodgkin's lymphoma. *N Engl J Med.* 2010;363:640.

196. Meyer RM et al. Randomized comparison of ABVD chemotherapy with a strategy that includes comparison of ABVD chemotherapy with a strategy that includes radiation therapy in patients with limited-stage Hodgkin's lymphoma: National Cancer Institute of Canada Clinical Trials Group and the Eastern Cooperative Oncology Group. *J Clin Oncol.* 2005;23:4634.

197. Meyer RM et al. ABVD alone versus radiation-based therapy in limited-stage Hodgkin's lymphoma. *N Engl J Med.* 2012;366:399.

198. Specht L et al. Influence of more extensive radiotherapy and adjuvant chemotherapy on long-term outcome of early-stage Hodgkin's disease: a meta-analysis of 23 randomized trials involving 3,888 patients. International Hodgkin's Disease Collaborative Group. *J Clin Oncol.* 1998;16:830.

199. Shore T et al. A meta-analysis of stages I and II Hodgkin's disease. *Cancer.* 1990;65:1155.

200. Nachman JB et al. Randomized comparison of low-dose involved-field radiotherapy and no radiotherapy for children with Hodgkin's disease who achieve a complete response to chemotherapy. *J Clin Oncol.* 2002;20:3765.

201. Eich HT et al. Intensified chemotherapy and dose-reduced involved-field radiotherapy in patients with early unfavorable hodgkin's lymphoma: final analysis of the German Hodgkin Study Group HD11 trial. *J Clin Oncol.* 2010;28:4199.

202. Bonfante V et al. ABVD in the treatment of Hodgkin's disease. *Semin Oncol.* 1992;19:38.

203. Hoskin PJ et al. Randomized comparison of the stanford V regimen and ABVD in the treatment of advanced Hodgkin's Lymphoma: United Kingdom National Cancer Research Institute Lymphoma Group Study ISRCTN 64141244. *J Clin Oncol.* 2009;27:5390.

204. Federico M et al. ABVD compared with BEACOPP compared with CEC for the initial treatment of patients with advanced Hodgkin's lymphoma: results from the HD2000 Gruppo Italiano per lo Studio dei Linfomi Trial. *J Clin Oncol.* 2009;27:805.

205. Engert A et al. Reduced-intensity chemotherapy and PET-guided radiotherapy in patients with advanced stage Hodgkin's lymphoma (HD15 trial): a randomised, open-label, phase 3 non-inferiority trial. *Lancet.* 2012;379:1791.

206. Boleti E, Mead GM. ABVD for Hodgkin's lymphoma: full-dose chemotherapy without dose reductions or growth factors. *Ann Oncol.* 2007;18:376.

207. Evens AM et al. G-CSF is not necessary to maintain over 99% dose-intensity with ABVD in the treatment of Hodgkin lymphoma: low toxicity and excellent outcomes in a 10-year analysis. *Br J Haematol.* 2007;137:545.

208. Abuzetun JY et al. The Stanford V regimen is effective in patients with good risk Hodgkin lymphoma but radiotherapy is a necessary component. *Br J Haematol.* 2009;144:531.

209. Horning SJ et al. Stanford V and radiotherapy for locally extensive and advanced Hodgkin's disease: mature results of a prospective clinical trial. *J Clin Oncol.* 2002;20:630.

210. Advani RH et al. Efficacy of abbreviated Stanford V chemotherapy and involved-field radiotherapy in early-stage Hodgkin lymphoma: mature results of the G4 trial. *Ann Oncol.* 2013;24:1044.

211. Koontz MZ et al. Risk of therapy-related secondary leukemia in Hodgkin lymphoma: the Stanford University experience over three generations of clinical trials. *J Clin Oncol.* 2013;31:592.

212. Bartlett NL et al. Brief chemotherapy, Stanford V, and adjuvant radiotherapy for bulky or advanced-stage Hodgkin's disease: a preliminary report. *J Clin Oncol.* 1995;13:1080.

213. Viviani S et al. ABVD versus BEACOPP for Hodgkin's lymphoma when high-dose salvage is planned. *N Engl J Med.* 2011;365:203.

214. von Tresckow B et al. Dose-intensification in early unfavorable Hodgkin's lymphoma: final analysis of the German Hodgkin Study Group HD14 trial. *J Clin Oncol.* 2012;30:907.

215. Collins GP et al. Guideline on the management of primary resistant and relapsed classical Hodgkin lymphoma. *Br J Haematol.* 2014;164:39.

216. Brice P. Managing relapsed and refractory Hodgkin lymphoma. *Br J Haematol.* 2008;141:3.

217. Mendler JH, Friedberg JW. Salvage therapy in Hodgkin's lymphoma. *Oncologist.* 2009;14:425.

218. Fisher RI et al. Prolonged disease-free survival in Hodgkin's disease with MOPP reinduction after first relapse. *Ann Intern Med.* 1979;90:761.

219. Longo DL et al. Conventional-dose salvage combination chemotherapy in patients relapsing with Hodgkin's disease after combination chemotherapy: the low probability for cure. *J Clin Oncol.* 1992;10:210.

220. Younes A et al. Results of a Pivotal Phase II Study of brentuximab vedotin

for patients with relapsed or refractory Hodgkin's lymphoma. *J Clin Oncol.* 2012;30:2183.

221. Armitage JO, Weisenburger DD. New approach to classifying non-Hodgkin's lymphomas: clinical features of the major histologic subtypes. Non-Hodgkin's Lymphoma Classification Project. *J Clin Oncol.* 1998;16:2780.

222. Fisher RI et al. Diffuse aggressive lymphoma. *Hematol Am Soc Hematol Educ Prog.* 2004;221.

223. The International Non-Hodgkin's Lymphoma Prognostic Factors Project. A predictive model for aggressive non-Hodgkin's lymphoma. *N Engl J Med.* 1993;329:987.

224. Ziepert M et al. Standard International prognostic index remains a valid predictor of outcome for patients with aggressive CD20+ B-cell lymphoma in the rituximab era. *J Clin Oncol.* 2010;28:2373.

225. Fisher RI et al. Comparison of a standard regimen (CHOP) with three intensive chemotherapy regimens for advanced non-Hodgkin's lymphoma. *N Engl J Med.* 1993;328:1002.

226. Sehn LH et al. Introduction of combined CHOP plus rituximab therapy dramatically improved outcome of diffuse large B-cell lymphoma in British Columbia. *J Clin Oncol.* 2005;23:5027.

227. Pettengell R, Linch D, Haemato-Oncology Task Force of the British Committee for Standards in Haematology. Position paper on the therapeutic use of rituximab in CD20-positive diffuse large B-cell non-Hodgkin's lymphoma. *Br J Haematol.* 2003;121:44.

228. Pfreundschuh M et al. CHOP-like chemotherapy plus rituximab versus CHOP-like chemotherapy alone in young patients with good-prognosis diffuse large-B-cell lymphoma: a randomised controlled trial by the MabThera International Trial (MInT) Group. *Lancet Oncol.* 2006;7:379.

229. Miller TP et al. Chemotherapy alone compared with chemotherapy plus radiotherapy for localized intermediate- and high-grade non-Hodgkin's lymphoma. *N Engl J Med.* 1998;339:21.

230. Persky DO et al. Phase II study of rituximab plus three cycles of CHOP and involved-field radiotherapy for patients with limited-stage aggressive B-cell lymphoma: Southwest Oncology Group study 0014. *J Clin Oncol.* 2008;26:2258.

231. Björkholm M et al. CNOP (mitoxantrone) chemotherapy is inferior to CHOP (doxorubicin) in the treatment of patients with aggressive non-Hodgkin lymphoma (meta-analysis). *Eur J Haematol.* 2008;80:477.

232. Luminari S et al. Nonpegylated liposomal doxorubicin (MyocetTM) combination (R-COMP) chemotherapy in elderly patients with diffuse large B-cell lymphoma (DLBCL): results from the phase II EUR018 trial. *Ann Oncol.* 2010;21:1492.

233. Wilson WH et al. Phase II study of dose-adjusted EPOCH and rituximab in untreated diffuse large B-cell lymphoma with analysis of germinal center and post-germinal center biomarkers. *J Clin Oncol.* 2008;26:2717.

234. Chao NJ et al. CEPP(B): an effective and well-tolerated regimen in poor-risk, aggressive non-Hodgkin's lymphoma. *Blood.* 1990;76:1293.

235. Fields PA et al. De novo treatment of diffuse large B-cell lymphoma with rituximab, cyclophosphamide, vincristine, gemcitabine, and prednisolone in patients with cardiac comorbidity: a United Kingdom National Cancer Research Institute trial. *J Clin Oncol.* 2014;32:282.

236. Moccia AA et al. R-CHOP with etoposide substituted for doxorubicin (R-CEOP): excellent outcome in diffuse large B cell lymphoma for patients with a contraindication to anthracyclines (abstract 408). *Blood.* 2009;114:170.

237. Pettengell R et al. Association of reduced relative dose intensity and survival in lymphoma patients receiving CHOP-21 chemotherapy. *Ann Hematol.* 2008;87:429.

238. Peyrade F et al. Attenuated immunochemotherapy regimen (R-miniCHOP) in elderly patients older than 80 years with diffuse large B-cell lymphoma: a multicentre, single-arm, phase 2 trial. *Lancet Oncol.* 2011;12:460.

239. Lin P et al. Prognostic value of MYC rearrangement in cases of B-cell lymphoma, unclassifiable, with features intermediate between diffuse large B-cell lymphoma and Burkitt lymphoma. *Cancer.* 2012;118:1566.

240. Aukema SM et al. Double-hit B-cell lymphomas. *Blood.* 2011;117:2319.

241. Gandhi M et al. Impact of induction regimen and consolidative stem cell transplantation in patients with double hit lymphoma (DHL): a large multicenter retrospective analysis. *Blood.* 2013;122:640.

242. Oki Y et al. Double hit lymphoma: the MD Anderson Cancer Center clinical experience. *Br J Haematol.* 2014;166:891.

243. Singer CR, Goldstone AH. Clinical studies of ABMT in non-Hodgkin's lymphoma. *Clin Haematol.* 1986;15:105.

244. Cortelazzo S et al. Intensification of salvage treatment with high-dose sequential chemotherapy improves the outcome of patients with refractory or relapsed aggressive non-Hodgkin's lymphoma. *Br J Haematol.* 2001;114:333.

245. Mey UJ et al. Dexamethasone, high-dose cytarabine, and cisplatin in combination with rituximab as salvage treatment for patients with relapsed or refractory aggressive non-Hodgkin's lymphoma. *Cancer Invest.* 2006;24:593.

246. Kewalramani T et al. Rituximab and ICE as second-line therapy before autologous stem cell transplantation for relapsed or primary refractory diffuse large B-cell lymphoma. *Blood.* 2004;103:3684.

247. Martín A et al. R-ESHAP as salvage therapy for patients with relapsed or refractory diffuse large B-cell lymphoma: the influence of prior exposure to rituximab on outcome. A GEL/TAMO study. *Haematologica.* 2008;93:1829.

248. Corazzelli G et al. Long-term results of gemcitabine plus oxaliplatin with and without rituximab as salvage treatment for transplant-ineligible patients with refractory/relapsing B-cell lymphoma. *Cancer Chemother Pharmacol.* 2009;64:907.

249. Ohmachi K et al. Multicenter phase II study of bendamustine plus rituximab in patients with relapsed or refractory diffuse large B-cell lymphoma. *J Clin Oncol.* 2013;31:2103.

250. Wasterlid T et al. Impact of chemotherapy regimen and rituximab in adult Burkitt lymphoma: a retrospective population-based study from the Nordic Lymphoma Group. *Ann Oncol.* 2013;24:1879.

251. Maruyama D et al. Modified cyclophosphamide, vincristine, doxorubicin, and methotrexate (CODOX-M)/ifosfamide, etoposide, and cytarabine (IVAC) therapy with or without rituximab in Japanese adult patients with Burkitt lymphoma (BL) and B cell lymphoma, unclassifiable, with features intermediate between diffuse large B cell lymphoma and BL. *Int J Hematol.* 2010;92:732.

252. Thomas DA et al. Hyper-CVAD program in Burkitt's-type adult acute lymphoblastic leukemia. *J Clin Oncol.* 1999;17:2461.

253. Thomas DA et al. Chemoimmunotherapy with hyper-CVAD plus rituximab for the treatment of adult Burkitt and Burkitt-type lymphoma or acute lymphoblastic leukemia. *Cancer.* 2006;106:1569.

254. Rizzieri DA et al. Improved efficacy using rituximab and brief duration, high intensity chemotherapy with filgrastim support for Burkitt or aggressive lymphomas: cancer and Leukemia Group B study 10 002. *Br J Haematol.* 2014;165:102.

255. Dunleavy K et al. Low-intensity therapy in adults with Burkitt's lymphoma. *N Engl J Med.* 2013;369:1915.

256. Hill QA, Owen RG. CNS prophylaxis in lymphoma: who to target and what therapy to use. *Blood Rev.* 2006;20:319.

257. Perkins AS, Friedberg JW. Burkitt lymphoma in adults. *Hematol Am Soc Hematol Educ Prog.* 2008:341.

258. Kelly JL et al. Outcomes of patients with Burkitt lymphoma older than age 40 treated with intensive chemotherapeutic regimens. *Clin Lymphoma Myeloma.* 2009;9:307.

259. Teodorovic I et al. Efficacy of four different regimens in 64 mantle-cell lymphoma cases: clinicopathologic comparison with 498 other non-Hodgkin's lymphoma subtypes. European Organization for the Research and Treatment of Cancer Lymphoma Cooperative Group. *J Clin Oncol.* 1995;13:2819.

260. Romaguera JE et al. High rate of durable remissions after treatment of newly diagnosed aggressive mantle-cell lymphoma with rituximab plus hyper-CVAD alternating with rituximab plus high-dose methotrexate and cytarabine. *J Clin Oncol.* 2005;23:7013.

261. Martin P et al. Intensive treatment strategies may not provide superior outcomes in mantle cell lymphoma: overall survival exceeding 7 years with standard therapies. *Ann Oncol.* 2008;19:1327.

262. Lenz G et al. Immunochemotherapy with rituximab and cyclophosphamide, doxorubicin, vincristine, and prednisone significantly improves response and time to treatment failure, but not long-term outcome in patients with previously untreated mantle cell lymphoma: results of a prospective randomized trial of the German Low Grade Lymphoma Study Group (GLSG). *J Clin Oncol.* 2005;23:1984.

263. Rummel MJ et al. Bendamustine plus rituximab versus CHOP plus rituximab as first-line treatment for patients with indolent and mantle-cell lymphomas: an open-label, multicentre, randomised, phase 3 non-inferiority trial. *Lancet.* 2013;381:1203.

264. Rummel MJ et al. Treatment of mantle-cell lymphomas with intermittent two-hour infusion of cladribine as first-line therapy or in first relapse. *Ann Oncol.* 1999;10:115.

265. Goy A et al. Bortezomib in patients with relapsed or refractory mantle cell lymphoma: updated time-to-event analyses of the multicenter phase 2 PINNACLE study. *Ann Oncol.* 2009;20:520.

266. Wang ML et al. Targeting BTK with ibrutinib in relapsed or refractory mantle-cell lymphoma. *N Engl J Med.* 2013;369:507.

267. Tam CS et al. Mature results of the M. D. Anderson Cancer Center risk-adapted transplantation strategy in mantle cell lymphoma. *Blood.* 2009;113:4144.

268. Ardeshna KM et al. Long-term effect of a watch and wait policy versus immediate systemic treatment for asymptomatic advanced-stage non-Hodgkin lymphoma: a randomised controlled trial. *Lancet.* 2003;362:516.

269. Tan D et al. Improvements in observed and relative survival in follicular

grade 1-2 lymphoma during 4 decades: the Stanford University experience. *Blood.* 2013;122:981.

270. The Non-Hodgkin's Lymphoma Classification Project. A clinical evaluation of the International Lymphoma Study Group classification of non-Hodgkin's lymphoma. *Blood.* 1997;89:3909.

271. Solal-Céligny P et al. Follicular lymphoma international prognostic index. *Blood.* 2004;104:1258.

272. Anderson T et al. Malignant lymphoma. The histology and staging of 473 patients at the National Cancer Institute. *Cancer* 1982;50:2699.

273. Friedberg JW et al. Follicular lymphoma in the United States: first report of the national LymphoCare study. *J Clin Oncol.* 2009;27:1202.

274. Friedberg JW et al. Effectiveness of first-line management strategies for stage I follicular lymphoma: analysis of the National LymphoCare Study. *J Clin Oncol.* 2012;30:3368.

275. Seymour JF et al. Long-term follow-up of a prospective study of combined modality therapy for stage I-II indolent non-Hodgkin's lymphoma. *J Clin Oncol.* 2003;21:2115.

276. Marcus R et al. Phase III study of R-CVP compared with cyclophosphamide, vincristine, and prednisone alone in patients with previously untreated advanced follicular lymphoma. *J Clin Oncol.* 2008;26:4579.

277. Hiddemann W et al. Frontline therapy with rituximab added to the combination of cyclophosphamide, doxorubicin, vincristine, and prednisone (CHOP) significantly improves the outcome for patients with advanced-stage follicular lymphoma compared with therapy with CHOP alone: results of a prospective randomized study of the German Low-Grade Lymphoma Study Group. *Blood.* 2005;106:3725.

278. Flinn IW et al. Randomized trial of bendamustine-rituximab or R-CHOP/R-CVP in first-line treatment of indolent NHL or MCL: the BRIGHT study. *Blood.* 2014;123:2944.

279. Czuczman MS et al. Prolonged clinical and molecular remission in patients with low-grade or follicular non-Hodgkin's lymphoma treated with rituximab plus CHOP chemotherapy: 9-year follow-up. *J Clin Oncol.* 2004;22:4711.

280. Kahl BS et al. Rituximab extended schedule or re-treatment trial for low-tumor burden follicular lymphoma: eastern cooperative oncology group protocol e4402. *J Clin Oncol.* 2014;32:3096.

281. Ghielmini M et al. Prolonged treatment with rituximab in patients with follicular lymphoma significantly increases event-free survival and response duration compared with the standard weekly x 4 schedule. *Blood.* 2004;103:4416.

282. Salles G et al. Rituximab maintenance for 2 years in patients with high tumour burden follicular lymphoma responding to rituximab plus chemotherapy (PRIMA): a phase 3, randomised controlled trial. *Lancet.* 2011;377:42.

283. Zhou H et al. Rituximab maintenance therapy for follicular lymphoma. *Lancet.* 2011;377:1150.

284. O'Brien ME et al. The natural history of low grade non-Hodgkin's lymphoma and the impact of a no initial treatment policy on survival. *Q J Med.* 1991;80:651.

285. Montoto S et al. Risk and clinical implications of transformation of follicular lymphoma to diffuse large B-cell lymphoma. *J Clin Oncol.* 2007;25:2426.

286. Tsimberidou AM et al. Clinical outcomes and prognostic factors in patients with Richter's syndrome treated with chemotherapy or chemo-immunotherapy with or without stem-cell transplantation. *J Clin Oncol.* 2006;24:2343.

287. Davis TA et al. Rituximab anti-CD20 monoclonal antibody therapy in non-Hodgkin's lymphoma: safety and efficacy of re-treatment. *J Clin Oncol.* 2000;18:3135.

288. Schulz H et al. Immunochemotherapy with rituximab and overall survival in patients with indolent or mantle cell lymphoma: a systematic review and meta-analysis. *J Natl Cancer Inst.* 2007;99:706.

289. Tam CS et al. Fludarabine, cyclophosphamide, and rituximab for the treatment of patients with chronic lymphocytic leukemia or indolent non-Hodgkin lymphoma. *Cancer.* 2006;106:2412.

290. Sacchi S et al. Rituximab in combination with fludarabine and cyclophosphamide in the treatment of patients with recurrent follicular lymphoma. *Cancer.* 2007;110:121.

291. Forstpointner R et al. The addition of rituximab to a combination of fludarabine, cyclophosphamide, mitoxantrone (FCM) significantly increases the response rate and prolongs survival as compared with FCM alone in patients with relapsed and refractory follicular and mantle cell lymphomas: results of a prospective randomized study of the German Low-Grade Lymphoma Study Group. *Blood.* 2004;104:3064.

292. Coiffier B et al. Bortezomib plus rituximab versus rituximab alone in patients with relapsed, rituximab-naive or rituximab-sensitive, follicular lymphoma: a randomised phase 3 trial. *Lancet Oncol.* 2011;12:773.

第96章　成人血液系统恶性肿瘤

97 第 97 章 乳腺癌

Kellie Jones Weddle

核心原则

		章节案例
1	乳房 X 线照相和临床乳腺检查是乳腺癌普通发生风险患者的常用筛查方法。	案例 97-1(问题 1)
2	乳腺癌的预防包括手术(预防性乳房切除术±卵巢切除术)和化学治疗。他莫昔芬和雷洛昔芬是 2 个已被批准用于预防乳腺癌的药物。	案例 97-1(问题 2)
3	乳腺癌是美国妇女中最常被诊断的肿瘤。乳腺癌的发展与许多危险因素相关,而性别和年龄是其中最常见的 2 个。	案例 97-2(问题 1) 案例 97-3(问题 1)
4	患者通常的表现症状为无痛性包块。要确诊为肿瘤并判断组织类型,需行乳房 X 线照相检查和组织活检术。同时对肿瘤分期来确定目前疾病处于何种阶段。	案例 97-3(问题 2~4)
5	肿瘤特异性特征有助于指导治疗选择和促进预后。最重要的特征是激素水平(雌激素和孕激素受体水平)和人类表皮生长因子受体 2(human epidermal growth factor receptor 2,HER2)的表达情况。	案例 97-3(问题 5)
6	局部和全身的治疗方法包括手术、放疗、激素治疗、化学治疗和/或生物治疗	案例 97-3(问题 6~9)
7	早期乳腺癌的治愈率较高,手术后患者需接受辅助治疗,根据肿瘤的特异性特征可选择激素治疗(雌激素或孕激素受体阳性患者)或生物治疗,并且根据肿瘤的大小及腋窝淋巴结阳性数目来决定是否需要联合化学治疗。	案例 97-3(问题 7~9)
8	用于联合化疗的药物包括蒽环类、环磷酰胺和紫杉醇类。生物治疗如曲妥珠单抗可与化疗合并使用,但限于 HER2 表达阳性的患者。	案例 97-3(问题 6~8)
9	转移性乳腺癌被认为是不可治愈的。治疗的决策取决于肿瘤的激素水平、既往治疗的毒性,以及之前的并发症情况。治疗方法同样包括全身治疗(激素治疗、化学治疗、生物治疗)或局部治疗(放射治疗或手术)。	案例 97-4(问题 1~5)

乳腺癌

发病率、患病率和流行病学

乳腺癌是美国妇女中最常发生的恶性肿瘤,其死亡率也仅次于肺癌,处于肿瘤疾病中的第 2 位。该肿瘤起源于乳腺组织,通常发生于导管(运输乳汁至乳头的管道)或小叶(产生乳汁的腺体)。据估计,2017 年有 255 180 名妇女会被诊断为乳腺癌,其中的 41 070 名患者死于该疾病。而近 2 470 例被确诊的男性患者,也提示了乳腺癌并不仅仅是一种女性疾病[1]。

来自女性健康倡议(Women's Health Initiative)的研究显示,由于减少了激素替代疗法的应用,1999—2004 年间乳腺癌的发生率呈持续下降,该结果也同时证实了激素替代疗法会增加乳腺癌的发病风险[2]。有统计表明,1/8 的女性在其一生中将会患上乳腺癌,然而这经常被引用的统计数据可能高估了患乳腺癌的风险,因为它设定的女性生存年龄为 110 岁[3]。

早期诊断的乳腺癌是可被治愈的,而乳腺癌的诊出率也随着标准化筛查方法的应用得到提高。目前,包括美国癌症协会、美国国家综合癌症网、美国预防服务工作组在内的多个机构,均在各自出版的相关指南中对乳腺癌的筛查方法给出了推荐。

病理生理学

乳房本身是由许多不同的结构组成,包括脂肪、肌肉、导管和小叶(图 97-1)。小叶起源于腺组织,每个小叶由 2 层腺泡上皮细胞构成,多个小叶构成呈辐射状排列的乳腺叶。导管则连接了有泌乳功能的小叶与乳头[4]。乳腺癌病理分型基于肿瘤细胞的起源,而 2 种最常见的类型就是导管癌和小叶癌。导管癌可进一步分为浸润性导管癌(invasive ductal carcinoma, IDC)或导管原位癌(ductal carcinoma in situ, DCIS),如癌细胞突破导管壁基膜为 IDC,反之则为 DCIS。同样,小叶癌也可同样以此分类,如分为浸润性小叶癌(invasive lobular carcinoma, ILC)或小叶原位癌(lobular carcinoma in situ, LCIS)。其他类型的乳腺癌包括炎性(在本章后面讨论)和少见的组织类型,如管状或髓样癌,以及肉瘤。

临床表现和诊断

大多数的患者发现时处于疾病早期,5 年生存率可高达 98%[5]。常在进行乳房检查时(可由自己或临床医生进

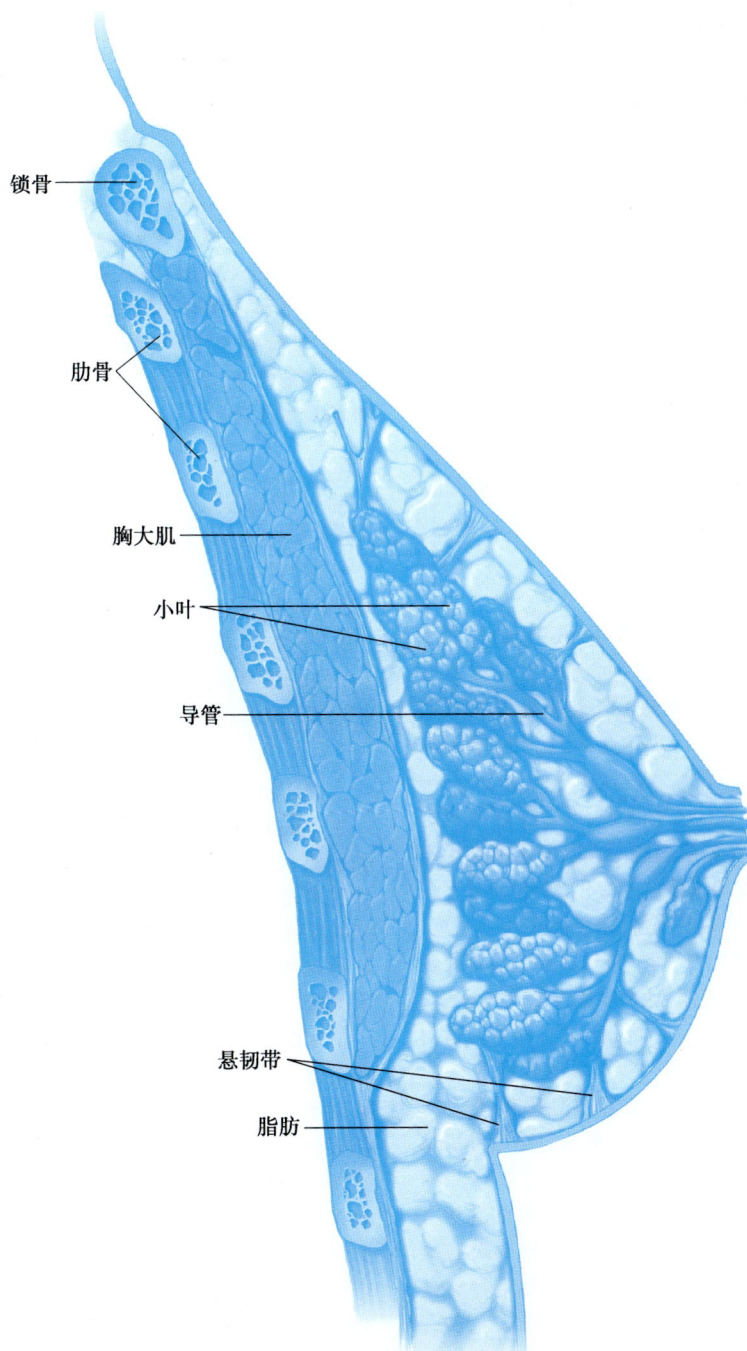

图 97-1　乳房解剖学。(资料来自 Anatomical Chart Co.)

行)发现一个无痛性肿块,或在行常规乳房X线照相检查时发现一个小包块。而已伴有远处转移的患者,常特征性发生基于转移部位的临床症状(如骨转移会导致骨痛发生,或肺转移会引起呼吸急促)。

治疗方式取决于疾病的期别,分期则需依据肿瘤大小(通过临床检查或手术标本可知)、阳性淋巴结数目(根据体格检查或腋窝淋巴结清扫术后的结果),以及疾病程度(通过影像学检查,如CT,对胸部、腹部、骨盆及骨组织进行扫描以评估是否有远处转移)来判断。

治疗概况

乳腺癌的治疗包括多种形式。手术、放射治疗、激素治疗、化疗和生物疗法都可以根据患者的具体情况采取不同的组合方式加以应用。手术前的治疗称为新辅助治疗,而术后的治疗称为辅助治疗。早期疾病采取手术治疗,是否需要增加额外的治疗,则需要参考其他因素。患者的肿瘤期别决定放疗或化疗的必要性,而肿瘤的特异性特征决定是否需要联合激素或生物治疗。而对伴有转移性疾病的患者,治疗目标是减轻症状、改善生存质量。

筛查

案例97-1

问题1:M. P.,42岁,女性,既往无乳腺癌病史,其表姐在65岁时诊断出了乳腺癌。今日,M. P.与她的医生讨论例行的乳腺癌筛查。基于M. P.的个人史及家族史,她是属于普通风险还是高危风险的人群?对具有不同风险的人群,应推荐何种形式的筛查方法?

乳腺癌筛查指南最近更新于2015年,其中,推荐用于普通风险女性的筛查模式和间隔时间都发生了重要变化[6]。对具有普通风险的患者,筛查方法包括乳房X线照相检查和乳房自检(由患者自行决定是否选择此方法)。尽管处于20岁阶段的女性,乳腺癌的发病风险较低,乳房自检也能使得女性更加熟悉自己的身体,可以更好地辨别随年龄而产生的变化。临床乳腺检查一直以来是筛查指南中的一部分,但随着指南中推荐建议的变化,该部分由于在普通风险女性乳腺癌筛查中缺乏获益,而被移除。

乳房X线照相检查在数十年间一直是乳腺癌筛查的金标准。但在更新的指南推荐中,对什么时候开始这项检查,以及间隔多久进行检查的建议发生了变化。在较早的指南中,对40岁以上的女性,推荐进行每年1次的乳房X线照相检查。而在较新的指南里,对具有普通乳腺癌风险的40~44岁女性,推荐在有条件的情况下,开始行年度乳房X线照相检查,而对45~54岁女性,需增加行乳房X线照相年检的概率。一旦年龄达55岁,则可行2年1次的乳房X线照相检查,或在有条件的情况下,继续行每年1次的检查。指南同时推荐,在整体健康状况良好或预期生存超过10年的情况下,女性应持续行乳房X线照相检查。

多年以来,对于乳房X线照相检查是否适用,或什么年龄段适用(自40岁还是50岁以后适用)一直存在争议。这

场争议源于美国预防服务工作组(US Preventative Services Task Force,USPSTF)的推荐[7]。在USPSTF的最新推荐中,50岁以下的女性进行乳腺X线检查应基于个体化决定。对40~49岁的女性,可选择每2年1次进行检查,但这也有可能产生假阳性结果,并导致不必要的乳房穿刺。USPSTF同时还认为,最能从乳房X线照相检查中获益的人群为50~74岁的女性,且没有足够证据支持对75岁及以上的女性进行每年1次的检查。虽然这些争议可能会引起困惑,但也提高了公众对乳腺癌筛查重要性的认识。

M. P.没有患乳腺癌的直系亲属,也未在其他家庭成员中发现早期乳腺癌。因此,她属于普通风险的人群,并应采取标准的乳腺癌筛查方法,开展每年1次的临床乳房检查和乳房X线照相检查。她也可以决定是否开展乳腺自我检查。

而高风险人群具有以下特点:①具有BRCA基因的突变;②未行BRCA基因检测,但至少1位直系亲属具有BRCA突变基因;③根据风险评估模型,推测一生中患乳腺癌的风险超过20%~25%;④具有显著的乳腺癌家族史[6]。推荐高风险人群进行乳腺磁共振(magnetic resonance imaging,MRI)的筛查,且自30岁起每年行1次MRI和乳腺X线检查。MRI能使放射医师看到乳腺的对比影像,对乳腺癌的检测更灵敏。另外,年轻患者因具有较高水平的雌激素,乳腺组织会更紧密,使得乳房X线照相检查的灵敏度降低[8]。

预防

案例97-1,问题2:M. P.是当地医院的一名护士,并在今年志愿加入了由所在医院发起的乳腺癌防治学习班。她被邀请为学习班准备一个关于乳腺癌的讲座,并且决定讨论如何对疾病进行预防。那么,有哪些常用的乳腺癌预防方法呢?还有哪些预防用药是M. P.应该介绍的呢?

预防治疗对所有类型的癌症都很关键,尤其是对那些一生中随时可能患乳腺癌的高风险女性,预防性乳房切除和重建术,可以说是提供了改变人生前景的另一选择。尽管手术对乳腺癌的预防非常有效,但也未能消除所有的致病风险[9]。此外,预防性卵巢切除术可为绝经前患者去除雌激素的最大来源,然而也不能完全消除乳腺癌的发生风险[10]。

在此情况下,药物预防成为另一种选择,而他莫昔芬和雷洛昔芬已被证明有效,2种药物均为选择性雌激素受体调节剂(selective estrogen receptor modulators,SERM)。乳腺癌预防试验(也称为P1试验)纳入了超过13 000名的高风险女性,她们被随机分为3组:年龄超过60岁;年龄在35~59岁,根据Gail风险评估模型,评分在1.66以上;年龄超过35岁,有LCIS病史(一项发展为浸润性乳腺癌的风险因素)[11]。分别给予他莫昔芬每日20mg或安慰剂连续5年,结果显示他莫昔芬显著降低了乳腺癌的发病风险(P<0.000 01)。此外,研究还显示50岁以上女性对他莫昔芬的毒性反应更明显,这些人群发生深静脉血栓、中

风、肺栓塞和子宫内膜癌的风险更高[11]。

雷洛昔芬,发现它可以降低乳腺癌的发病风险,是源于在一些骨质疏松症的临床试验中,观察到使用雷洛昔芬的患者乳腺癌发病率明显下降。基于以上信息,开展了一项纳入了 19 000 名绝经后妇女的预防用药临床试验,评估雷洛昔芬每日 60mg 与他莫昔芬每日 20mg,连续服用 5 年的差别[12,13]。结果 2 组在最终诊断为浸润性乳腺癌的人数上没有差别[相对风险(relative risk, RR),1.02;95% CI,0.82~1.28],但是雷洛昔芬组(80 例)较他莫昔芬组(57 例)诊断出了更多的非浸润性乳腺癌,而这种差异的临床意义目前还不明确。他莫昔芬组出现热潮红、子宫内膜癌、血栓栓塞及白内障的事件发生率高,雷洛昔芬则会引起更多的骨骼及肌肉、还有体重增加的问题。基于以上试验结果,雷洛昔芬可推荐用于高风险女性的化学预防。而芳香化酶抑制剂,依西美坦、阿那曲唑已经分别用于绝经后患者的化学预防研究(NCIC CTG MAP Ⅲ 和 IBIS Ⅱ 试验)。尽管 2 项试验均证明能降低乳腺癌发病率,但没有 1 个药物与他莫昔芬或雷洛昔芬进行了对比研究,所以目前还未被批准用于预防性治疗[14,15]。

M.P. 在对乳腺癌高风险女性进行的讲座中,应提供预防性乳房切除术,以及他莫昔芬(对绝经前和绝经后患者)和雷洛昔芬(对绝经后患者)的相关使用信息。

风险因素

案例 97-2

问题 1: B.W. 是一名 55 岁的老年女性,在一次例行的乳腺 X 线照相筛查中,发现左乳外上象限有一个 2.2cm 大小的包块。其他的体检结果无异常,患者也未诉任何不适。所有的实验室检查,包括全血计数和肝功能都在正常范围以内。胸部 X 线检查结果阴性。B.W. 诉她在 10 岁时经历的第 1 次月经周期,并且此后的周期很规律。B.W. 已婚但从未怀孕。对她来说,发生乳腺癌的风险因素有哪些?

目前已发现了许多与乳腺癌相关的风险因素,然而,远超于 50% 的患者除了年龄增加和身为女性外,并没有更多可识别的显著风险(表 97-1)[16]。乳腺癌的中位发病年龄在 60~65 岁之间,且发病风险按每 10 岁逐渐增高。如果患者既往有过乳腺癌病史,或经乳腺活组织检查确诊过非典型增生,其发病风险会进一步增加。

乳腺癌是一种受激素介导的疾病,许多的风险因素与激素水平相关。初潮过早(<12 岁)或绝经较晚(>55 岁)都使得女性暴露于更高的雌激素水平之中,增加乳腺癌的发病风险(RR = 1.5,<12 岁;RR = 2,>55 岁)[17]。基于妇女健康倡议组织的研究结果,雌激素替代治疗会增加患者乳腺癌的发生风险[18]。从未生育或者生育年龄大于 30 岁的女性,发病风险也会增加(RR = 3.5)[17]。口服避孕药一直被认为是增加乳腺癌发病风险的因素。早期的避孕药相较于现在的新药,其雌激素含量相对非常高,这些药品中雌激素的剂量被认为可增加乳腺癌的发生风险。但是一项 meta

分析显示,口服避孕药中雌激素的含量多少,对发病风险没有差异性影响[19]。遗传性乳腺癌患者(1 个或多个直系亲属患有乳腺癌)仅占总发病例数的 10%,但这些人群具有最高的发病风险[20]。

表 97-1

乳腺癌发病的风险因素
确定的风险因素
性别:女性>男性
乳腺癌既往史
乳腺癌家族史(直系亲属)
癌前病变(如非典型性增生)
初潮过早(<12 岁),绝经较晚(>55 岁)
生育年龄晚(>30 岁)或未生育
年龄增加
长期应用激素替代疗法(雌激素)
前胸壁照射
可能的风险因素
酒精
肥胖
高脂饮食

来源:Carlson RW, Allred DC, Anderson BO, et al. Invasive breast cancer. *J Natl Compr Canc Netw.* 2011;9:136; Chlebowski RT, Hendrix SL, Langer RD, et al. Influence of estrogen plus progestin on breast cancer and mammography in healthy postmenopausal women: the Women's Health Initiative randomized trial. *JAMA.* 2003;289:3243.

B.W. 具有多种发病的高风险因素,她的初潮年龄为 10 岁,使其暴露于更多的雌激素水平中,并且她未曾生育过。她目前已经 55 岁,随年龄增加发病风险也提高。以上这些都应考虑为 B.W. 的风险因素。

遗传性乳腺癌基因突变

案例 97-3

问题 1: C.D.,37 岁,女性,乳房 X 线照相检查发现右乳外象限有一 2.2cm 大小包块。所有实验室检查结果正常,胸部 X 线检查阴性。有重要的家族史,母亲于 42 岁时死于乳腺癌,44 岁的姐姐于 5 年前行乳腺肿瘤切除。基于 C.D. 的家族史,她或她的其他家庭成员应行何种基因检测?如果 C.D. 没有乳腺癌家族史,她应做哪些检查来评估乳腺癌的发病风险?

C.D. 有 2 位年轻时就已发病的直系亲属,这意味着可能的遗传性乳腺癌基因突变,她应考虑行 *BRCA*₁ 和 *BRCA*₂ 突变的基因检测。到 70 岁时,具有 *BRCA*₁ 突变的个体,发生乳腺癌的风险超过 60%,发生卵巢癌的风险为 40%。

$BRCA_2$ 突变基因的携带者发生乳腺癌和卵巢癌的风险相对较低(分别约为 40% 和 20%)[20,21]。$BRCA$ 突变率较高的人种为德系犹太人,每 50 个人中有 1 人为 $BRCA$ 突变基因携带者[22]。C. D. 应与遗传咨询师讨论为自己及家人行基因检测的风险与获益。讨论的结果将在未来筛查和预防策略中发挥作用。

普通发病风险的患者(高风险患者已在"筛查"部分做过介绍)可以借助一些经验证的风险评估工具,来评估他们的发病风险。其中 Gail 模型,是一种普通风险患者可应用的工具,考虑到了初潮年龄、初次生育年龄、是否有非典型增生,以及乳腺活组织检查的次数等多种风险因素。其他经验证的评估模型包括 BRCAPRO 和乳腺癌风险评估工具(用于普通风险患者)[23,24]。BRCAPRO 是一个统计程序,用于乳腺癌高发病风险的患者,通过同时收集受影响和未受影响的亲属信息,来预测个体发生 $BRCA_1$ 或 $BRCA_2$ 突变的可能性[21]。有许多资源可以帮助患者及其家庭成员理解他们患乳腺癌的风险,应与医师就个人或家族史进行详细讨论,并考虑选择何种风险评估工具。

临床表现

案例 97-3,问题 2:乳腺癌的典型症状和体征是什么? C. D. 有哪些表现?

典型的临床表现是发现无痛性包块,可由专业医务人员或患者自己经过临床检查确定,或者通过乳腺 X 线照相检查发现痛性包块。其他症状包括乳头溢液或乳头下陷,以及乳房皮肤异常[25,26]。少于 10% 的患者会表现出远处转移的相应症状,症状也能反映相应的转移部位(如背痛:骨转移;头痛、恶心、呕吐:脑转移;呼吸困难:肺转移;腹痛:肝转移)[25,26]。C. D. 的临床症状为通过乳房 X 线照相检查,发现了无痛性包块。

诊断

案例 97-3,问题 3:通过乳房 X 线照相检查识别了 C. D. 的乳房肿块后,应通过哪些诊断程序来确定 C. D. 的疾病类型和分期?

乳腺癌的诊断方法包括影像学检查、病史采集和体检。经过触诊、乳房 X 线照相检查完全可以确定异常。也可随后进一步行乳腺超声检查,与乳房囊肿(通常为良性)进行鉴别。一旦确认为包块,应行组织活检来对疾病进行确诊。可通过髓芯活检法进行,是指用一根大口径针对活组织中心进行采样,此法可区分浸润性和非浸润性疾病。其他可用的组织诊断方法有细针抽吸活检和切除活检,但髓芯活检被认为是标准方法[25,26]。

全面的影像学检查也是必要的,应对胸部、腹部、骨盆,以及骨行 CT 扫描检查,以评估是否有远处转移。乳腺癌最常见的转移部位是骨、肺、肝脏、淋巴结和脑[27]。如果患者出现视力模糊、复视、自发性恶心或呕吐、头痛和不稳定步态等症状,应对脑部转移进行评估。这些检查用于确定疾病的程度和期别,并帮助判断患者预后及治疗方法。C. D. 需要进行组织活检,并行胸部、腹部、骨盆,以及骨的全面 CT 扫描检查。

乳腺癌的类型和分期

案例 97-3,问题 4:C. D. 通过髓芯活检术检查发现为浸润性导管癌。其他分期检查包括对胸部、腹部、骨盆,以及骨的全面 CT 扫描,结果显示阴性。体检发现身体同侧淋巴结受累。乳房 X 线照相检查发现右乳有一个 2.2cm 的包块。乳腺癌有哪些常见类型,C. D. 处于疾病的哪个期别?

乳腺癌根据组织类型分为 2 种,包括浸润性和非浸润性(原位)疾病。浸润性导管癌是最常见的类型(约占 75%),其次是浸润性小叶癌(约占 5%~10%)。非浸润性肿瘤[分别为导管原位癌(DCIS)和小叶原位癌(LCIS)]较少见[25,26]。另一些少见的组织类型包括髓样癌、黏液癌、管状癌和乳头状癌。一种最具侵袭性的类型为炎性乳腺癌,与其他类型的乳腺癌有显著差别。通常,形成可被体检或乳房 X 线照相术检查出的乳腺癌包块,需要经过多年的时间,但炎性乳腺癌与此相反,其发病突然并能在几周内迅速进展。炎性乳腺癌的临床表现为乳房呈红肿及炎性外观,并伴有橘皮样改变。因皮肤出现蜂窝组织炎样改变,可能会延误诊断。抗生素常被最先使用,但症状并不能随治疗改善。

分期旨在评估疾病所处的程度。确定疾病分期,能明确患者预后并帮助制订最佳的治疗方案。乳腺癌分期使用的是 TNM 分类法(T,肿瘤大小;N,淋巴结状态;M,任何部位的远处转移),基于临床和病理检查可以确定 TNM 的相关信息。2010 年,美国癌症联合委员会(American Joint Commission on Cancer,AJCC)对乳腺癌的分期系统进行了更新[28]。Ⅰ期,肿瘤小于 2cm,没有淋巴结侵犯,具有高度可治愈性(5 年生存率约为 98%);Ⅱ期,肿瘤小于 2cm 但伴有淋巴结侵犯,或肿瘤在 2~5cm 但不伴有淋巴结侵犯;Ⅲ期,肿瘤大于 5cm 并伴有淋巴结侵犯,5 年生存率为 80%;Ⅳ期,有远处的器官转移,5 年生存率最低,约为 26%(表 97-2)[25,26,29]。大部分患者通过例行筛查,可在疾病 Ⅰ 期或 Ⅱ 期就得到确诊。基于临床分期标准,C. D. 的乳房肿块大小为 2.2cm,并有同侧的淋巴结侵犯,因此,她应该处于 Ⅱ 期。

预后因素

案例 97-3,问题 5:进一步的肿瘤病理检查显示 C. D. 的雌激素受体(estrogen receptor,ER)和孕激素受体(progesterone receptor,PR)均为阳性,人表皮生长因子受体(HER2)为阴性。对所有乳腺癌患者适用的常见预后因素有哪些?

除了分期外,也应参考其他的预后因素,用于协助制订患者的治疗方案。肿瘤大小和淋巴结状态是重要的预后因素,肿瘤较大和淋巴结侵犯的患者,预后相对较差。此外,受侵犯的淋巴结数目较多,会直接导致预后较差。对 ER、PR 和 HER2 状态进行的肿瘤病理检查,也为乳腺癌提供了重要的预后指标[30]。ER(PR)阳性的肿瘤生长及进展缓慢,较 ER(PR)阴性的肿瘤有较好的预后,大约 2/3 的乳腺癌患者为 ER(PR)阳性。如果患者为 ER(PR)阳性,激素疗法是一种治疗选择。HER2 阳性的肿瘤更易发生进展,约 25% 乳腺癌 HER2 基因扩增检测为阳性。尽管 HER2 阳性意味着疾病更具有进展性,但同时也预示了对曲妥珠单抗治疗的有效性。

表 97-2

美国癌症联合委员会乳腺癌分期标准

期别	T	N	M
0	Tis	N0	M0
ⅠA-B	T1~T1a	N0~N1mi	M0
ⅡA-B	T0~T3	N0~N1b	M0
ⅢA	T0~T3	N1~N2	M0
ⅢB	T4	N0~N2	M0
ⅢC	Any T	N3	M0
Ⅳ	Any T	Any N	M1

T,肿瘤大小和/或侵袭性;N,淋巴结阳性数;M,转移性疾病;N0,没有侵犯淋巴结;N1,同侧淋巴结侵犯,可活动;mi,微小转移灶;N2,同侧淋巴结侵犯(固定或融合相互),或者为同侧内乳淋巴结侵犯而腋窝淋巴结未侵犯;N3,同侧锁骨下淋巴结、内乳淋巴结和腋窝淋巴结侵犯,或同侧锁骨上淋巴结侵犯,伴或不伴内乳及腋窝淋巴结侵犯;Tis,原位癌;T1,≤2cm;T2,2cm~5cm;T3,>5cm;T4,任何大小的肿瘤伴有皮肤或胸壁侵犯。肿瘤大小为 T0 或 T1,仅伴有淋巴结微小转移灶,应划分为ⅠB 而非ⅡA 期。

来源:American Joint Committee on Cancer. Breast Cancer. In:Edge S, et al. eds. *AJCC Cancer Staging Manual*. 7th ed. New York. NY:Springer-Verlag;2010:347.

HER2 阳性结果的测定可通过 2 种方法,免疫组织化学法或荧光原位杂交(fluorescence in situ hybridization,FISH)。通过任一方法可以确定 HER2 的状态。免疫组织化学法可以判定 HER2 蛋白是否过表达,报告结果显示为1+、2+或 3+。患者检查结果为 3+,考虑为 HER2 阳性,并对曲妥珠单抗或其他靶向 HER2 的治疗有效。如果患者检查结果为 2+(可疑结果),则需要进一步行 FISH 检查。FISH 检测通过与对照组比较 HER2 基因拷贝数的比率,评估 HER2 基因扩增情况,仅 FISH 检查阳性的患者对 HER2 靶向治疗有效[30]。

临床医师同时还会参考其他的病理检查结果,如核级(决定肿瘤细胞分化程度)及其他评估肿瘤生长分数的检查结果(S 期分数、Ki-67 和细胞有丝分裂指数),对患者预后进行判断并制订治疗方案。

还有一些其他的工具可以帮助临床医师来制订更具个体化的治疗方法(如,仅用激素治疗或仅行化疗,或者联合激素治疗与化疗)。一种用于早期术后乳腺癌患者的个体化风险评估的工具为 Adjuvant! online(www. Adjuvanton-line. com),可以比较治疗获益与复发风险。该工具利用临床因素来评估辅助治疗后,个体患者复发风险减少的百分比(单用激素治疗、激素和化疗联合的获益比较)。此外,还可通过创建基因序列开展基因分析,并以此来评估患者治疗过程中的复发风险。如今很多患者能在乳腺癌早期就被诊出,并获得很高的治愈率。临床医师可以应用这些检测,根据患者的复发风险评分,来决定患者是应该接受更多或更少的治疗。另一个类似的检测是 Oncotype DX 分析,可对 ER(PR)阳性、淋巴结阴性的患者进行复发风险评分[31]。基于此评分,临床医师和患者能制订最佳的治疗方案,决定是否单用激素治疗,或联合激素治疗与化疗。

治疗

案例 97-3,问题 6:C. D. 诊断为右乳侵袭性导管癌Ⅱ期、ER(+)、PR(+)、HER2(-)。她已行的分期检查包括胸部、腹部和骨盆的 CT 扫描,以及骨扫描,检查结果均为阴性。根据这些信息,应该给予 C. D 何种治疗方案?

局部治疗(外科手术和放疗)

外科手术是早期乳腺癌的主要治疗方法。许多年前,通常用一种更为激进的手术方法用来切除乳房肿瘤。这种方法,称为根治性乳房切除术,手术范围包括切除整个单侧乳房、大小胸肌,以及同侧腋窝淋巴结清除。而这种手术方法常会导致肩功能障碍,并带来外观上的影响。而如今,常使用的是乳房改良根治术,该手术方法同样切除整个乳房以及同侧腋窝淋巴结,但会保留胸大肌。两种手术方法对生存率的影响是相同的[32-34]。如果肿瘤包块大于 5cm,或患者的阳性淋巴结数目大于 4 个,或者组织切缘为阳性,行乳房改良根治术的患者可能还需要联合放疗[35,36]。联合放疗可进一步改善疾病的局部控制。这些指南就评估哪些患者可以从联合放疗中获益,正在进行广泛的讨论。

还有一些较保守的手术方法,如乳房肿块切除术、节段性乳房切除术或乳房象限切除术。对肿块较小,并希望保留乳房的肿瘤患者,可以使用这类手术。然而也并非对所有患者适用,如多发性肿瘤患者(乳房中有多个肿块)、肿瘤较大者(相对乳房大小),以及炎性乳腺癌患者,就不适合行保乳手术[25,26]。而对选择保乳手术的患者,必须同时行辅助放疗。因手术只是切除了原发肿瘤,还应对剩余的乳房组织行放疗以防止肿瘤复发。乳房改良切除术和保乳手术联合放疗相比较,两者治疗后的生存率是相似的[33,37]。

较大的肿瘤包块并不意味着该患者完全不能接受保乳术,然而,为了满足行此类手术的条件,患者需要接受新辅助化疗以缩小肿瘤包块。新辅助化疗还可以帮助肿瘤医师评估肿瘤对治疗的反应,如果该患者对化疗没有反应,那么肿块大小改变不明显,肿瘤医师可以尽早停用该化疗方案。大部分的患者对化疗是有反应的,而对那些疗效不明显的患者,可以更换化疗方案或行放疗[37]。

淋巴结的分期是通过腋窝淋巴结清除来评估的。需要清除同侧乳房至少 10 个淋巴结来评估疾病分期。淋巴结清除可能会导致淋巴水肿、血栓栓塞和感染[38-40]。前哨淋巴结活检是一种避免腋窝淋巴结清扫合并症的方法。该方法将蓝色染料(标记为放射性胶体)注入乳腺肿瘤。经过一段时间,染料可以经肿瘤流向淋巴结。外科医生从而能够通过放射性胶体和蓝色来识别前哨淋巴结。与乳房组织(以及肿瘤)相邻的第 1 站是前哨淋巴结。只切除 1 或 2 个前哨淋巴结,可减少淋巴水肿、血栓栓塞和感染的发生风险。

许多人认为这是腋窝淋巴结治疗评估的标准过程[38,41-43]。

因此对 C. D. 来说,保乳手术联合放疗或乳房改良切除术都是可行的,但根据 C. D. 的乳腺癌家族史也可以选择行双侧乳房切除,以预防对侧乳腺癌的发生。

系统性治疗(化疗、内分泌治疗和生物治疗)

外科手术和放疗可以清除大部分的肿瘤细胞,然而,微小病灶却是难以发现并进行局部治疗的。微小病灶可转移至全身各部位,是疾病复发的主要原因。为减少复发概率,需行系统性的辅助化疗、内分泌治疗和/或生物治疗。决定采取何种治疗方法(单一或联合)基于患者的预后因素,包括 ER(PR)及 HER2 的表达情况。正如前面所提到的,类似的 Oncotype DX 基因分析能根据肿瘤特征评估复发风险,并协助确定治疗方案。

肿瘤的大小和其他预后因素也用以评估肿瘤患者特征来确定治疗方案(表 97-3)。美国国家综合癌症网络(The National Comprehensive Cancer Network, NCCN)可提供治疗指南来帮助指导制订治疗计划[37]。肿瘤较小(0.6~1cm)和淋巴结阴性的患者可根据不同的预后特征进一步分为 2 类。一类为预后较好者,为激素受体阳性,可以单用内分泌治疗而无需联合化疗;一类为预后较差者,具有不良的预后因素(如淋巴结侵犯、高级别核型、激素受体阴性或 HER2 阳性),需要行化疗伴或不伴曲妥珠单抗的治疗[25,26]。

表 97-3

辅助治疗的选择依据

淋巴结阴性	辅助内分泌治疗		辅助化疗[b]
	ER/PR(+)	ER/PR(−)	
<0.5cm	是	否	否
0.6~1cm[a]	是	否	可考虑
>1cm	是	否	是
淋巴结阳性	ER/PR(+)	ER/PR(−)	
	是	否	是

[a] 根据 Oncotype DX 试验:低度复发风险评分(<18)=辅助内分泌治疗;中度复发风险评分(18~30)=辅助内分泌治疗±化疗;高度复发风险评分(≥31)=辅助内分泌治疗+化疗。

[b] 曲妥珠单抗治疗:患者 HER2(+)并且无用药禁忌。

来源:NCCN Guidelines. Breast Cancer. V2 http://www. nccn. org/ professionals/physicians_gls/pdf/breast. pdf. Accessed August 2, 2017.

肿瘤大于 1cm 通常需行系统性化疗,伴有 ER(PR)阳性的患者同时也应在化疗后联合激素治疗。生物治疗如曲妥珠单抗与化疗联合应用于 HER2 阳性的患者,并应排除患者的用药禁忌,如是否有心脏疾病。患者应该充分了解化疗的绝对获益,因为对那些早期疾病患者,其受益可能低至 2%~3%。早期乳腺癌临床试验协作组(The Early Breast Cancer Trialists Collaborative Group)每 5 年对乳腺癌化疗和激素治疗的随机临床试验结果进行一次概述分析。2005 年,15 年生存调查数据更新出版[44]。尽管没有确定标准的治疗方案,但数据显示联合治疗方案优于单药治疗(联合化疗的复发率和死亡率分别为:HR = 0.77,P < 0.000 01 和 HR = 0.83,P < 0.000 1;单药治疗的复发率和死亡率分别为:HR = 0.86,P = 0.001 和 HR = 0.96,P = 0.4)[44,45]。更新的 meta 分析中也包括了联合紫杉烷与蒽环类药物的方案。在之前的 EBCTCG 试验中,紫杉烷类未包括在数据分析中。但随着联合紫杉烷类的治疗,乳腺癌死亡率减少:RR(事件率比:新方案组和对照组)= 0.86,SE(标准误差)= 0.04,P = 0.000 5[46]。这些数据显示将紫杉烷类增加到标准联合治疗方案中,可使既定患者有获益。

总结 C. D. 的肿瘤特征,为 II 期乳腺癌(肿块 2.2cm 伴有阳性淋巴结)、ER(+)、PR(+)、HER2(−)。基于以上信息,根据肿块大小及淋巴结为阳性,C. D. 需行手术治疗及化疗,同时结合激素受体为阳性,还应序贯内分泌治疗。

辅助化疗

案例 97-3,问题 7: C. D. 行右乳改良根治性切除术及腋窝淋巴结清除,淋巴结(2/15)呈阳性。她将要行辅助化疗(基于肿瘤大小及淋巴结为阳性)。乳腺癌早期的典型辅助化疗方案有哪些? C. D 应选择哪一种?

许多联合化疗方案用于辅助治疗(表 97-4),含蒽环类药物的方案是常用的。多柔比星或表柔比星联合一种烷化剂(如环磷酰胺),加或不加氟尿嘧啶是典型的治疗方案。根据最近的早期乳腺癌临床试验协作组的分析报告,与环磷酰胺、甲氨蝶呤和氟尿嘧啶的药物治疗相比,蒽环类药物能明显降低肿瘤复发率和死亡率(复发率,0.89;P = 0.001 和死亡率,0.84;P < 0.000 01)[44]。一项大样本量的分析显示联合了一种紫杉烷类药物的治疗,能改善无病生存期(P < 0.000 01)和总生存期(P < 0.000 1)[46]。更新的 meta 分析中也包括了联合紫杉烷与蒽环类药物的方案。正如早期讨论一样,含紫杉烷的最佳治疗方案尚未确定,其用于淋巴结阴性患者中的最大效应也不明确,但是对淋巴结阳性的患者来说,紫杉烷的疗效是明确的。

充血性心力衰竭是蒽环类药物化疗的毒性之一。如果患者既往伴有心力衰竭或其他心脏疾病,蒽环类药物的应用必须谨慎。为了避免潜在的毒性,含紫杉烷的化疗方案(如多西他赛+环磷酰胺),与标准的含蒽环类药物的治疗方案(如多柔比星+环磷酰胺)进行了比较。7 年的随访结果显示,紫杉烷组的无病生存率和总生存率均好于蒽环类药物组(分别为 81% vs 75%,= 0.033 和 87% vs 82%,

=0.032）[47]。尽管结果令人鼓舞，但基于蒽环类药物长期以来的显著疗效，其仍被认为是早期乳腺癌辅助化疗的主要治疗药物。目前正在进行的研究方向是识别对蒽环类药物治疗无反应的特殊人群，通过避免在这些个体中使用蒽环类药物而减少心脏毒性的发生[48]。如果这些特殊的个体被识别出来，更多的以非蒽环类药物为基础的化疗方案将会应用于临床实践。基于 C. D. 的乳腺癌为淋巴结阳性，她将会接受的辅助化疗方案为：多柔比星+环磷酰胺（AC）或氟尿嘧啶+多柔比星+环磷酰胺（FAC），每 3 周 1 次，持续4 周期后，序贯 1 种紫杉烷类（如紫杉醇）每周 1 次，连续 12周（常用辅助化疗方案见表 97-4）。

表 97-4

常用新辅助和辅助化疗方案

化疗方案
HER2-阴性
剂量密集性[a]AC→紫杉醇每 2 周给药
剂量密集性[a]AC→紫杉醇每周给药
TC
CMF，经典（口服）或静脉注射
CAF（口服或静脉注射）
CEF
TAC
AC
AC→紫杉醇每周给药
AC→多西他赛每 3 周给药
FEC（CEF）后序贯紫杉醇或多西他赛
FAC 后序贯紫杉醇或多西他赛
HER2-阳性
AC→紫杉醇+曲妥珠单抗±帕妥珠单抗
TCH±帕妥珠单抗
AC→多西他赛+曲妥珠单抗±帕妥珠单抗
多西他赛+环磷酰胺+曲妥珠单抗
FEC→紫杉醇或多西他赛+帕妥珠单抗
紫杉醇+曲妥珠单抗
帕妥珠单抗+曲妥珠单抗+紫杉醇或多西他赛→FEC

[a] 剂量密集性，以每 2 周给药替代每 3 周给药。特殊剂量给药可见引用文献。TCH，多西他赛、卡铂、曲妥珠单抗。A，多柔比星；C，环磷酰胺；E，表柔比星；F，5-氟尿嘧啶；M，甲氨蝶呤；P，紫杉醇；T，多西他赛；→，序贯。

来源：NCCN Guidelines Breast Cancer. V2. http://www.nccn.org/professionals/physicians_gls/pdf/breast.pdf. Accessed August 2, 2017.

曲妥珠单抗可与辅助化疗方案联合应用于 HER2 表达为阳性的患者。曲妥珠单抗最先应用于肿瘤转移的患者，与化疗同时使用，可明显改善患者的总生存期[49]。因为对肿瘤转移患者的疗效显著，曲妥珠单抗很快开始应用于早期的乳腺癌以观察是否可以取得同样的获益。2 项大型的临床试验同时进行以探讨曲妥珠单抗在单抗应用中的不同问题，包括与化疗同时还是序贯使用，以及维持治疗的选择[50,51]。经过 4 周期经典 AC 方案化疗的患者，在接受随后的每周紫杉醇化疗期间，同时或序贯使用曲妥珠单抗。选择在 AC 方案化疗结束后开始曲妥珠单抗治疗，是为了减少多柔比星和曲妥珠单抗联用所导致的潜在心脏毒性[50,51]。这些试验结果被汇总分析并完全公布。结果显示，曲妥珠单抗的应用可显著提高无病生存率和总生存率（复发率降低 52%，$P < 0.000\ 1$；死亡率减少 33%，$P = 0.015$）[50,51]。4 年随访数据继续表明，与单独化疗相比，联用曲妥珠单抗可显著改善疗效。基于这些数据，曲妥珠单抗被批准用于早期 HER2 阳性，完成 AC 方案化疗后，序贯紫杉醇治疗期间的乳腺癌患者，并可持续使用 1 年[52]。而关于曲妥珠单抗维持使用的临床试验 HERA，也正在进一步的研究中（Herceptin 辅助试验）[53]。在试验中，患者被随机分配到持续 1 或 2 年的曲妥珠单抗治疗，结果目前尚未发表。目前曲妥珠单抗应用于辅助治疗的持续使用时间标准仍为 1 年。因为 C. D. 的 HER2 检测为阴性，曲妥珠单抗治疗不应被使用。

化疗毒性

案例 97-3，问题 8：C. D. 将要开始 4 周期的 AC 方案化疗，以及序贯 12 周期的每周紫杉醇化疗。这些治疗方案的常见毒性有哪些？如果 C. D. 的 HER2 检测为阳性，她在接受曲妥珠单抗治疗的同时，还会出现哪些毒性？

多柔比星是一种蒽环类化疗药物。它通过多种机制发挥抗肿瘤作用，但抑制拓扑异构酶Ⅱ可能是其中最主要的[54]。通过抑制该酶，可导致 DNA 双链的断裂。多柔比星的常见毒性包括骨髓抑制、恶心（呕吐）及秃头症。蒽环类药物还有导致心肌病的风险，这是由于多柔比星金属离子螯合物可以触发氧自由基的产生，从而对心肌造成损害。这些毒性反应可表现为急性（症状类似于心律失常或心肌梗死）或慢性（患者显示出充血性心力衰竭的症状）损伤[55]。随着蒽环类药物剂量的累积，发生心脏毒性的风险随之增高[56,57]。蒽环类药物常规用于辅助治疗的剂量，通常不会达到会产生心脏毒性风险的累积水平。如果患者具有潜在的心力衰竭因素，需要通过超声心动图或心室造影扫描来评估基线射血分数[56,58,59]。其他由蒽环类药物引发心脏毒性的风险因素包括年龄超过 70 岁、高血压、冠状动脉疾病史、既往心脏放疗史或蒽环类用药史，对这些患者应行心功能评估[60,61]。

环磷酰胺是一种烷化剂，作用机制是通过与 DNA 形成交叉联接来抑制 DNA 合成[54]。常见毒性为恶心（呕吐）、骨髓抑制和秃头症。虽然较为罕见，但使用烷化剂也有引起继发性白血病的风险[54]。

紫杉醇，一种紫杉烷类化疗药物，从太平洋紫杉树中提取,作用机制为通过与细胞有丝分裂形成的微管中的 β-微管蛋白亚基进行结合,阻止纺锤体分离并最终抑制有丝分裂。与紫杉醇相关的常见毒性包括恶心(呕吐)、骨髓抑制、神经病变,以及由溶剂聚氧乙烯蓖麻油所致的过敏反应。所有患者需预先给予地塞米松,以及 H_1 和 H_2 受体阻滞剂,以预防过敏[62]。

曲妥珠单抗是靶向于细胞外 HER2 蛋白的单克隆抗体。与其相关的典型反应为心脏毒性,但与蒽环类药物导致的心脏毒性不一样的是,曲妥珠单抗引起的心脏毒性被认为是可逆的,是 HER2 受体被阻断的结果(HER2 信号通路与心肌细胞生长、修复及生存相关)[60,61]。长期接受曲妥珠单抗治疗的患者,同样需要进行基线心脏功能评估,治疗期间定期行超声心电图或心室造影扫描检查。C. D. 既往并无心脏病史,所以在 AC 方案治疗前,无需进行基线心脏功能评估。她应被告知化疗的常见毒性反应有骨髓抑制、恶心(呕吐)、秃头症、神经病变、心肌病和过敏反应。

内分泌治疗

案例 97-3,问题 9:辅助化疗完成后,因为 ER(PR)为阳性,C. D. 将会接受内分泌治疗。常用的辅助内分泌治疗药物有哪些,又有哪些是 C. D. 适用的?

乳腺癌是一种激素介导的疾病,而改变体内激素水平是治疗计划中不可或缺的组成部分。内分泌治疗适用于 ER(PR)为阳性的患者。治疗药物包括选择性雌激素受体调节剂(selective estrogen receptor modulators,SERM)、促黄体激素释放激素(luteinizing hormone-releasing hormone,LH-RH)激动剂、芳香化酶抑制剂(aromatase inhibitors,AI)。患者是否处于绝经期,是指导药物治疗选择的依据。

习惯上,将他莫昔芬作为内分泌治疗的金标准。他莫昔芬是一种 SERM,通过阻断雌激素与受体结合发挥作用,对雌激素的产生无影响。他莫昔芬的抗雌激素作用有益于乳腺癌治疗,但对其他部位,如骨组织,却有不良影响[63,64]。根据全国乳腺癌和肠道外科辅助治疗项目(National Surgical Adjuvant Breast and Bowel Project)的 B-14 临床试验结果,他莫昔芬可用于绝经前或绝经后妇女的治疗,每日 20mg 口服,连用 5 年[65]。因会阻滞化疗药物的抗肿瘤活性,他莫昔芬需在化疗完成后给药[66]。其常见的毒性反应包括阴道分泌物改变和潮热,与安慰剂比较,血栓、肺栓塞和中风(50 岁以上患者)的发生率更高(风险比分别为 1.60、3.19 和 1.59)[11]。

卵巢是体内主要的雌激素来源,因此,对卵巢的抑制是绝经前患者可选的一种治疗方案。具有卵巢抑制作用的药物为 LH-RH 激动剂。外科手术或放疗也可以诱发卵巢去势,其中手术产生的直接影响是完全的,但后果却不可逆,放疗的治疗影响不完全,反应也较慢[67]。如果女性患者希望在化疗后保有生育能力,需与其医生进行全面的讨论。有研究将使用 LH-RH 类药物作为一种保留生育能力手段,但结果却相对复杂而不明确[68]。研究数据显示,联用 LH-RH 和他莫昔芬,并未达到比单药更显著的疗效[68,69]。

绝经后患者可选择 AI 类药物治疗。芳香化酶抑制剂通过抑制雄烯二酮(睾酮)转换为雌激素酮(雌二醇)来发挥作用,可分为 2 类,包括非甾体类(阿那曲唑和来曲唑)和甾体类(依西美坦)。这些药物对芳香化酶有高度选择性,较他莫昔芬及其他激素药物的毒性低。但 AI 仅能用于绝经后的女性患者,如对绝经前患者使用,则会因身体的补偿机制(如下丘脑-垂体-性腺轴)和负反馈作用,导致初期的雌激素激增。表 97-5 列出了辅助内分泌治疗药物。如果单独应用,AI 需连续使用 5 年。

表 97-5

辅助内分泌治疗

类型	剂量	毒性
非甾体类		
阿那曲唑	每日 1mg,口服	常见毒性:肌痛(关节痛)、潮热、骨质疏松症
来曲唑	每日 2.5mg,口服	
甾体类		
依西美坦	每日 25mg,口服	常见毒性:肌痛(关节痛)、潮热、骨质疏松症
选择性雌激素受体调节剂		
他莫昔芬	每日 20mg,口服	常见毒性:潮热、阴道分泌物减少;严重毒性:深静脉血栓、肺栓塞、异常子宫出血

来源:Jones KL, Buzdar AU. A revierw of adjuvant hormonal therapy in breast cancer. *Endocr Relat Cancer*. 2004;11:391; Buzdar AU, Howell A. Advances in aromatase inhibitors: clinical efficacy and tolerability in the treatment of breast cancer. *Clin Cancer Res*. 2001;7:2620.

最佳的内分泌辅助治疗方案并未确定。对绝经前妇女,可选择他莫昔芬±LH-RH 激动剂连用 5 年的治疗方案。如果经他莫昔芬治疗 5 年后仍未绝经,则考虑继续增加 5 年的治疗。现在对于这一推荐,出现了相矛盾的支持数据。基于更新的数据,美国临床肿瘤学会发布更新了激素辅助治疗的实践指南[70-72]。

如果治疗 2~3 年后,患者出现绝经,应转为使用 AI 类药物,直至完成全部 5 年的内分泌治疗疗程。如果患者在内分泌辅助治疗初期就绝经,可选择使用 5 年的 AI 类药物。目前并未对 AI 类药物之间的临床应用进行相互比较,因此,任何 AI 类药物都可作为一线选择[73,74]。另一种治疗方案为,应用他莫昔芬治疗 5 年,如患者在治疗末期出现绝经,再持续给予 AI 类药物治疗 5 年。这在内分泌治疗的持续应用研究中被发现是获益的(BIG 1-98 临床试验),经过 2.4 年的随访发现,增加来曲唑治疗后,可额外获得 4 年的无病生存期(来曲唑组 93% vs 他莫昔芬组 87%;P<0.001)[75]。然而,一项 8.1 年的随访调查数据显示,增加来曲唑治疗相对于来曲唑单药治疗,并未改善患者的无病生存期及生存率[76]。每个患者的治疗时间应基于个体的复发风险及对治疗的耐受性。表 97-6 为辅助内分泌治疗的药物选择。

表 97-6

辅助内分泌治疗概述

选择 1	选择 2	选择 3
治疗开始时为绝经前期(患者可从 3 个选择中完成 1 项治疗)		
他莫昔芬×5 年± LH-RH 激动剂 或卵巢切除	如他莫昔芬治疗 2~3 年后仍未绝经,完成 5 年的他莫昔芬治疗	如他莫昔芬治疗 5 年后仍未绝经,考虑继续予以 5 年的他莫昔芬治疗
	如他莫昔芬治疗 2~3 年后绝经: A. 完成 5 年的他莫昔芬治疗,随后接受 5 年的 AI 治疗 或者 B. 转为 AI×2~3 年,完成一共 5 年的内分泌治疗	如他莫昔芬治疗 5 年后绝经,给予 AI×5 年
治疗开始时为绝经后期(如在初始治疗时为绝经后期,推荐首选一种 AI 类药物治疗)		
任何 AI×5 年	他莫昔芬×2~3 年然后换用 AI 完成一共 5 年的治疗	他莫昔芬×4~6 年,随后 AI×5 年

AI,芳香化酶抑制剂;LH-RH,促黄体激素释放激素。

来源:NCCN Guidelines. Breast Cancer. V2. http://www.nccn.org/professionals/physicians_gls/pdf/breast.pdf. Accessed August 2, 2017.

C. D. 处于绝经前,所以首先给予他莫昔芬的治疗。如果经过 2~3 年后,C. D. 出现绝经,她可以继续完成他莫昔芬 5 年的治疗疗程,也可换用一种 AI 类药物,直到完成 5 年的内分泌治疗,随后继续 5 年使用 AI 类药物的治疗。因为 C. D. 的年龄,她完成化疗后仍为绝经前的可能性大,需给予 5 年的他莫昔芬治疗。如果治疗后仍未绝经,她需要与临床医生讨论,是否继续他莫昔芬治疗至总使用时间达 10 年。如他莫昔芬治疗 5 年后绝经,推荐继续使用 5 年 AI 类药物。C. D. 还可同时使用 LH-RH 激动剂进行卵巢的药物去势治疗。

转移性乳腺癌

治疗——内分泌治疗

案例 97-4

问题 1:T. R. 是一名 65 岁的绝经后妇女。她在 48 岁时诊断出患有乳腺癌,当时为绝经前,行改良根治性乳房切除术,术后诊断为浸润性导管癌,肿块大小 1.5cm,淋巴结 2/10 阳性,ER(PR)阳性,HER2 阴性。术后完成 4 个疗程的 AC 方案化疗,以及每周的紫杉醇化疗 12 周。随后接受了 5 年的他莫昔芬治疗。完成全部辅助治疗后十年,出现了右臂及肋骨的疼痛,骨扫描提示肿瘤骨转移。此时应给予 T. R. 哪种治疗方案?

早期乳腺癌是可以治愈的。但如患者发展为转移性疾病,治疗的目标就从治愈转为稳定病情的姑息性治疗。治疗是为了令患者提高生活质量,缓解症状。转移性癌症诊断后的平均生存时间大约是 2~4 年,然而,生存时间依肿瘤转移的部位不同而有较大差异,其跨度可从数月至数

年[77]。治疗的选择同样依据于肿瘤转移部位,同时也受其他因素如 ER(PR)状态影响。内分泌治疗对单纯骨转移的患者可能更为有效,而对伴有内脏转移(如肝或肺)的患者,通常需要行化疗。因患者发生内脏器官的转移,意味着肿瘤生长较快,应给予如化疗这样起效较快的治疗方法[25]。除了系统性治疗(化疗和/或激素治疗),临床医生需要决定是否联合局部治疗(如放疗或手术)。放疗可用于伴有疼痛的骨转移,可以阻止肿瘤的进一步生长,还可缓解疼痛。手术适用于因骨转移发生骨折或脊髓压迫的患者,对部分脑转移的患者也可行姑息性手术。这些治疗方法只对局部病灶起效,因此需要联合局部和全身治疗来全面的控制肿瘤进展。化疗较内分泌治疗能更迅速的起效,如果患者伴有恶化的症状,如肺转移导致的呼吸急促、肝转移导致的腹部疼痛,应优先选择化疗而非内分泌治疗,因化疗能较快起效[78]。疾病诊断后经过 5 年或以上再次复发,提示肿瘤生长较慢,并被认为是较好的预后因素。肿瘤的 ER(PR)表达为阳性也被认为是良性的预后因素。一旦开始治疗,需定期对疗效进行评价。肿瘤标记物,如 CA. 27.29 和 CA. 15.3 常用于转移性乳腺癌的监测。临床常结合肿瘤标记物及影像学检查的结果来评估患者对治疗的反应。由于 T. R. 为 ER(PR)阳性,且伴有骨转移,内分泌治疗是首选治疗方案。而她既往的辅助治疗中使用过他莫昔芬,且在治疗后进展,结合目前处于绝经期,应选择 AI 类药物治疗,直至再次监测到疾病进展,如肿块增大或影像学发生新生物。

案例 97-4,问题 2:开始给予 T. R. 阿那曲唑 1mg,口服,每日 1 次。还有哪些内分泌治疗药物可以应用于转移性乳腺癌?

转移性乳腺癌的内分泌治疗可以延长患者的无疾病进展生存期。如果一种内分泌治疗药物对患者的治疗长期有

效,则患者很有可能对另一种内分泌治疗药物也有反应[74]。在必须接受化疗之前,患者可以尝试多种内分泌治疗药物。和之前一样,决定使用哪种药物,由患者处于绝经期前或后来决定。如果患者处于绝经前,可选的药物包括他莫昔芬和 LH-RH 激动剂,但如已在辅助治疗中使用过这些药物,则不应再次用于疾病转移期。AI 是绝经后妇女转移性乳腺癌的一线治疗用药。如果使用一种 AI 后,疾病再次出现进展,还可选用另一个不同种类的 AI(如甾体类和非甾体类)。例如,使用阿那曲唑后,患者疾病再次发生进展,可以换用依西美坦。

还有许多其他的激素类药物可供选择。纯抗雌激素药物,氟维司群,是该类药物中唯一的品种。药理机制为通过与雌激素受体结合并下调雌激素受体的表达,来阻止雌激素发挥作用。氟维司群经肌内注射给药,起始用法为500mg,第 1、14、28 日给药,随后 500mg 每月 1 次[79,80]。被批准用于他莫昔芬治疗失败后的转移性乳腺癌[79]。因为每月 1 次肌内注射的用药依从性问题,患者需要考虑其他的替代治疗。其他可用于转移性疾病的激素药物包括,醋酸甲地孕酮、黄体酮和高剂量雌激素(被发现可抑制癌细胞生长)。这些药物在 AI 应用于临床前常被使用,但因毒性反应,目前仅作为多种内分泌治疗失败后的选择,常见的毒性反应包括体重增加、阴道出血和血栓栓塞事件[25]。

一类被称为 mTOR(哺乳动物雷帕霉素靶蛋白)抑制剂的药物应用已得到评估[81]。这些药物显示能对内分泌治疗发生抵抗的通路,起到阻断作用。在 BOLERO-2 试验中,以往经过 AI 治疗失败的患者被随机分配至 2 组,分别为依维莫司(每日口服 10mg)联合依西美坦组(每日口服25mg),与安慰剂联合依西美坦组[82]。联合治疗组的无进展生存期,在统计学上获得显著改善,但后续整体存活率在2 组间并无显著差异[82]。FDA 批准,对转移性乳腺癌患者,经一种非甾体 AI 类药物治疗失败后,可予以这种联合治疗。

另一类最近刚被批准用于 HER2 阴性、ER 阳性的转移性乳腺癌患者的一线治疗新药,是细胞周期蛋白依赖性激酶(cyclin-dependent kinase,CDK)抑制剂。在 Paloma-1实验中发现,帕博西尼与来曲唑联合应用,可显著增加 Ⅱ期患者的无进展生存期[83]。总生存期目前尚未确定,一项大的 Ⅲ 期临床试验正在进行中。这类药物靶向抑制CDK4 和 6,并能抑制细胞的生长和分裂。严重的不良反应包括嗜中性粒细胞减少症、肺栓塞(3 例)、背部疼痛(2例)和腹泻(2 例)[83]。T. R. 已经开始阿那曲唑的治疗,当然她也可以选择其他的 AI 作为初始治疗。如果她的病情再次进展,治疗药物的应用顺序依次为依西美坦、依西美坦联合依维莫司、氟维司群,以及其他激素类药物(如醋酸甲地孕酮、高剂量雌激素或雄激素)。治疗目标是在给予化疗前,持续给予 T. R. 多线的内分泌治疗(只要 T. R. 能对内分泌治疗有反应)。

骨转移所致骨相关事件的预防

案例 97-4,问题 3:除了阿那曲唑的治疗,T. R. 还应使用哪些对症支持治疗的药物?

对骨转移患者通常使用双膦酸盐类药物来减少骨相关事件(即病理性骨折、脊髓压缩、需要进行的骨手术或放射治疗)的发生。双膦酸盐类药物可以抑制骨吸收,从而终止骨破坏进程,维持骨周围环境的稳定,预防骨折并降低血钙水平[84,85]。常用药物为帕米膦酸 90mg,静脉注射 2 小时,或唑来膦酸 4mg,静脉注射 15 分钟。2 种药物均为每月给药 1 次。患者一般对双膦酸盐的治疗耐受较好,尽管该类药物可能会引起恶心、骨痛及发热等反应。潜在的肾功能障碍患者需减量使用,但其更知名而罕见的不良反应是颌骨坏死[86]。该反应发生的机制并不完全清楚,但预防是至关重要的。拔牙或行牙科手术期间,患者不应使用双膦酸盐类药物,如既往曾行上述操作,用药前需向口腔颌面外科医生进行咨询。

最近批准的一个可用于预防实体瘤患者骨相关事件的药物,为人源化单克隆抗体-狄诺塞麦。该药物有着独特的作用机制,靶向作用于可调节破骨细胞活性的 RANK 配体,而减少破骨细胞活性,可抑制骨转移的病理发生过程。对狄诺塞麦和唑来膦酸在转移性乳腺癌患者中的临床应用进行了前瞻性的对比研究,显示狄诺塞麦更能延迟和预防骨相关事件的发生[87]。狄诺塞麦为每月 1 次皮下注射给药,与唑来膦酸有相似的毒性反应,但对肾功能不良者无需调整剂量,目前已被美国临床肿瘤学会(the American Society of Clinical Oncology)的指南推荐用于转移性乳腺癌和其他实体瘤预防骨相关事件的治疗[88]。T. R. 可每月 1 次静脉注射唑来膦酸 4mg,或狄诺塞麦 120μg,皮下给药,以预防骨相关事件的发生。

疾病进展

案例 97-4,问题 4:T. R. 通过内分泌治疗获得了较长的无疾病进展生存期,在 4 年内,她先后使用了阿那曲唑、氟维司群、依西美坦及醋酸甲地孕酮。随着换药过程,无疾病间隔期也逐渐缩短。阶段性随访检查结果显示新的肝脏病变,发生侵犯的肿块大小为 1cm×1cm 和2cm×1cm。胸部 CT 扫描结果无异常。目前也无其他明显症状。T. R. 目前正在接受内分泌治疗,她的治疗方案应如何调整?

因为 T. R. 已轮换使用过多个激素类药物,且无疾病间隔期随着每次换药而逐渐缩短,化疗可能是现在最好的选择。因患者的身体状况良好,保持了较长的无病生存期,且转移的病灶较为局限,显示患者更有可能从后续化疗中获益[78]。只要患者能从化疗中获益并可耐受化疗的毒性反应,化疗可持续进行,但如疾病进展或患者对毒性反应不能耐受,则需要停止化疗或更换化疗方案。患者的毒性反应可能发生在化疗间歇期,使得患者能治疗毒性反应或对疗产生耐受。

对转移疾病的治疗目标是稳定疾病、缓解症状,这一治疗目标决定了什么时候选用什么样的治疗方案。尤其是单药和联合化疗的选择。联合化疗的毒性相对较高,但其疗效也较好[25,89-91]。伴有多种症状的患者应先给予联合化疗,以尽快缩小肿块。能显著改善生存率的联合化疗方案有多西他赛联合卡培他滨、紫杉醇联合吉西他滨，以及多柔比星联合紫杉醇。T. R. 为无症状性进展，目前单药化疗对她来说是最佳选择。这将减少毒性反应的发生，并为后期治疗保留了更多的可选药物。

化疗方案的选择是非常复杂的。目前并没有标准的推荐药物，其个体化的选择应基于患者的既往治疗、目前的身体状况，以及辅助治疗后复发的时间。

如今大多数患者会接受蒽环类和紫杉烷药物的辅助化疗。如果患者的病情在辅助治疗后迅速进展（如短于1年），会考虑肿瘤对治疗产生耐受，应选择使用不同的药物。但如患者行紫杉醇治疗后出现疾病进展，有数据支持可继续应用多西他赛，因两者之间的出现交叉耐药的情况较少[92,93]。其他与紫杉烷类作用机制相似的药物，如艾立布林或伊沙匹隆，也被证明可用于既往紫杉烷类治疗失败的患者。那些对既往治疗有反应的患者，这些药物为他们提供了更多的选择[25]。

选择方案时还需考虑患者以往在治疗中发生过哪些毒性反应。对既往因糖尿病或化疗发生过神经病变的患者，紫杉烷类药物可能不是合适的选择，因为这些药物也会引起神经病变。此外，口服卡培他滨可优于其他静脉用药的选择。表97-7列出了转移性乳腺癌中的常用药物。如果患者体力状况良好，符合加入临床试验的各项要求，应充分向患者说明并推荐参与。因为 T. R. 也曾接受过蒽环类和紫杉烷类药物的辅助治疗，卡培他滨可能是目前较合适的选择。这是一种口服化疗药，是蒽环类和紫杉烷类化疗失败后，转移性疾病的一线治疗药物。

生物及其他靶向治疗

案例 97-4，问题 5： 如果 T. R. 为 HER2 阳性，对她的转移性乳腺癌是否可以使用生物治疗？

曲妥珠单抗对 HER2 阳性的转移性乳腺癌的治疗，具有革命性意义。现在，其他新的生物治疗也被应用于转移性疾病。曲妥珠单抗是完全人源化的单克隆抗体，可与细胞外 HER2 受体结合，通过抗原介导的细胞毒性效应发挥抗肿瘤作用。在 HER2 阳性的转移性乳腺癌患者中，化疗和曲妥珠单抗的联合应用，较单用化疗可显著提高患者生存率[49]。曲妥珠单抗是同类生物治疗中第一个用于此研究的药物，并在转移性乳腺癌的患者中取得明显的生存获益。目前的用法是，当患者使用一种化疗方案后出现进展，需更换为其他化疗药物时，曲妥珠单抗与更换后的化疗药同时使用。而 T. R. 的肿瘤组织 HER2 检测为阴性，不适合使用曲妥珠单抗。肿瘤对曲妥珠单抗可产生耐药，目前许多研究正在进行，为了能开发出可以克服肿瘤耐药机制的新药。

乳腺癌对化学治疗药物产生耐药。虽然曲妥珠单抗能显著改善 HER2 阳性患者的总生存率，但也可能发生耐药。随着新通路和耐药机制的研究，临床医生不断认识到乳腺癌的复杂性。目前有 2 种治疗用于 HER2 阳性乳腺癌的治疗[94]。其中帕妥珠单抗通过新的作用机制来治疗 HER2 阳性乳腺癌。帕妥珠单抗是类似于曲妥珠单抗的一种单克隆抗体，作用于 HER2 受体的胞外结构域，并且能阻断配体依赖的 HER1、HER3、HER4 形成的异源性二聚体。与曲妥珠单抗作用不同的是，曲妥珠单抗结合 HER2 受体结构域Ⅳ区，而帕妥珠单抗结合Ⅱ区。CLEOPATRA 试验比较了转移性乳腺癌的 3 组一线治疗，分别为帕妥珠单抗+多西他赛+曲妥珠单抗、多西他赛+曲妥珠单抗+安慰剂[95]。中位随访期为 50 个月，其中，帕妥珠单抗组（56.5 个月）较多西他赛+曲妥珠单抗组（40.8 个月）显著改善了总生存率（HR，0.68；95%CI，0.56～0.84；$P<0.001$）[95]。但帕妥珠单抗引起的腹泻、皮疹、黏膜炎和中性粒细胞减少的发生率较

表 97-7

转移性乳腺癌常用化疗方案

HER2 阴性	
序贯或单药	多柔比星、表柔比星、多柔比星脂质体、紫杉醇、多西他赛、卡培他滨、长春瑞滨、吉西他滨、白蛋白结合型紫杉醇、艾立布林、伊沙匹隆
联合化疗	FAC、CAF、FEC、AC、EC、CMF、GT 多西他赛（卡培他滨）、吉西他滨（卡铂）
HER2 阳性	
化疗+曲妥珠单抗	帕妥珠单抗+曲妥珠单抗+多西他赛、帕妥珠单抗+曲妥珠单抗+紫杉醇、紫杉醇+卡铂、多西他赛、长春瑞滨、卡培他滨
既往行曲妥珠单抗治疗	拉帕替尼+卡培他滨、曲妥珠单抗+其他一线治疗药物、曲妥珠单抗+卡培他滨、曲妥珠单抗+拉帕替尼、曲妥珠单抗抗体-药物偶联物
单药治疗失败后，使用的标准药物列表	环磷酰胺、米托蒽醌、顺铂、依托泊苷（口服）、长春花碱、氟尿嘧啶（连续注入）、伊沙匹隆

A，多柔比星；C，环磷酰胺；E，表柔比星；F，氟尿嘧啶；G，吉西他滨；H，曲妥珠单抗；M，甲氨蝶呤；T，紫杉醇。

来源：NCCN Guidelines. Breast Cancer. V2. http://www.nccn.org/professionals/physicians_gls/pdf/breast.pdf. Accessed August 2, 2017.

高。帕妥珠单抗目前已被批准用于转移性乳腺癌的一线治疗，以及联合多西他赛+曲妥珠单抗用于新辅助治疗。

因为帕妥珠单抗靶向于 HER2 受体，会考虑其使用可引起心脏毒性。在 CLEOPATRA 心脏评估试验中，2 组间心脏不良事件的发生率（所有级别）相似：安慰剂组为 16.4%，帕妥珠单抗组为 14.5%。大多数患者表现为无症状性左室射血分数减少，但可在停药后好转[95,96]。

曲妥珠单抗抗体-药物偶联物（也称为 TDM-1）是一种联合抗体-药物的独特制剂：曲妥珠单抗联合 DM1，一种美登素衍生物。美登素是一种有效的微管抑制剂。一旦药物与 HER2 受体结合，它会发生内化并进行降解，释放出细胞毒性药物诱导细胞凋亡。该药在 EMILIA 试验中被证明，对既往使用紫杉烷和曲妥珠单抗治疗失败的患者，与卡培他滨和拉帕替尼治疗组相比较[97]，TDM-1 可同时改善无疾病生存期和总生存率。该药的常见毒性包括外周神经病变、疲劳、贫血、肝酶上升，以及骨髓抑制。与其他靶向 HER2 的治疗一样，也对其心脏毒性进行了评估。与联合用药组相比，TDM-1 导致心脏毒性的发生率明显减少（分别为 3.3% 和 1.8%）。因该药的名称非常类似于传统曲妥珠单抗，因此 FDA 建议添加前缀 ado[98]。TDM-1 已被批注的适应证为，既往接受曲妥珠单抗和一种紫杉烷类药物治疗失败的 HER2 阳性转移性乳腺癌患者，可单独或联合使用。

拉帕替尼是继曲妥珠单抗后，第 2 个被证实有效的 HER2 靶向治疗药物。它是一种口服酪氨酸激酶抑制剂（小分子），可以同时抑制 HER2 和表皮生长因子受体的活性。拉帕替尼获得使用批准是基于一项比较卡培他滨与卡培他滨+拉帕替尼之间临床疗效的研究[99]。这个试验的对象为使用一种蒽环类、紫杉烷类和曲妥珠单抗治疗期间或治疗后，疾病出现进展的患者。相较于卡培他滨单药，联合拉帕替尼的治疗能显著延迟疾病进展（HR，0.46；95% CI，0.34~0.71；P<0.001）[99]。

拉帕替尼的常见毒性反应为腹泻和皮疹。这些临床试验也密切关注了拉帕替尼使用期间心脏毒性的发生情况。因为拉帕替尼的作用机制之一是对 HER2 的阻断作用（如曲妥珠单抗），也具有发生心脏毒性的潜在可能。目前的研究数据并未显示拉帕替尼会增加心功能障碍发生的风险，然而还需积累更多的数据以进行评估[100]。拉帕替尼的适应证包括与卡培他滨或来曲唑联合治疗，或既往蒽环类、紫杉烷类和曲妥珠单抗治疗失败的转移性乳腺癌。

拉帕替尼为细胞色素 P-450（CYP）3A4 和 2C8 同工酶的抑制剂，因此在患者开始接受治疗时，需对其药物使用情况进行完整审查，以确保没有药物之间的相互作用。药品说明书中，对拉帕替尼与 CYP3A4 阻滞剂或诱导剂同时使用的剂量调整有明确推荐[101]。

基于 CLEOPATRA 试验，如果 T. R. 为 HER2 阳性患者，在转移后的一线治疗选择通常为帕妥珠单抗、曲妥珠单抗，与多西他赛进行联用。对那些既往暴露于曲妥珠单抗的二线选择，则为 TDM-1 或拉帕替尼联合卡培他滨治疗。

其他作用机制独特的靶向治疗对转移性乳腺癌的临床作用，也正在被评估。多聚 ADP 核糖聚合酶（poly-ADP-ribose polymerase，PARP）抑制剂可能为三阴性乳腺癌患者（ER、PR、HER2 阴性）提供独特的治疗效果。三阴性乳腺癌对化疗的耐药性强，治疗十分困难。PARP 是一种可以修复 DNA 断裂，在三阴性乳腺癌中过度表达的蛋白酶。因此，这类酶抑制剂有望提高肿瘤对化疗的反应性，特别是可造成 DNA 损伤的细胞毒药物。初期的研究已有结果，目前正在进行的 III 期临床试验，是为了评价 PARP 抑制剂在转移性乳腺癌中的抗肿瘤活性[102]。其他进入研究的药物包括 mTOR（哺乳动物类雷帕霉素靶蛋白）抑制剂、HSP90（热休克蛋白 90）抑制剂、多靶向血管内皮生长因子受体抑制剂、血小板源生长因子和其他的单克隆抗体[102]。

（桂玲 译，郭洁茹 校，杜光 审）

参考文献

1. Seigal RL et al. Cancer Statistics, 2015. *CA Cancer J Clin.* 2015;65:5–29.
2. Eheman CR et al. The changing incidence of in situ and invasive ductal carcinoma and lobular breast carcinomas: United States, 1999–2004. *Cancer Epidemiol Biomarkers Prev.* 2009;18:1763.
3. Feuer EJ et al. The lifetime risk of developing breast cancer. *J Natl Cancer Inst.* 1993;85(11):892–897.
4. Osborne MP, Boolbol SK. Breast anatomy and development. In: Harris JR et al, eds. *Diseases of the Breast.* 5th ed. Philadelphia, PA: Wolters Kluwer Health; 2014:3.
5. Howlander N et al, eds. *SEER Cancer Statistics Review, 1975–2011.* Bethesda, MD: National Cancer Institute. http://seer.cancer.gov/csr/1975_2011/.
6. Smith RA et al. Cancer Screening in the United States, 2017. A Review of Current American Cancer Society Guidelines and Current Issues in Cancer Screening. *CA Cancer J Clin.* 2017;67:100–121.
7. Siu AL; on behalf of the U.S. Preventative Services Task Force. Screening for Breast Cancer: U.S. Preventative Services Task Force Recommendation Statement. *Ann Intern Med.* 2016;164(4):279–296.
8. Chlebowski RT et al. Influence of estrogen plus progestin on breast cancer and mammography in healthy postmenopausal women: the women's health initiative randomized trial. *JAMA.* 2003;289:3243.
9. Rebbeck TR et al. Bilateral prophylactic mastectomy reduces breast cancer risk in BRCA1 and BRCA2 mutation carriers: the PROSE study group. *J Clin Oncol.* 2004;22:1055.
10. Obermair A et al. The impact of risk-reducing hysterectomy and bilateral salpingo-oophorectomy on survival in patients with a history of breast cancer—a population based data linage study. *Int J Cancer.* 2014;134(9):2211–2222.
11. Fisher B et al. Tamoxifen for prevention of breast cancer: report of the National Surgical Adjuvant Breast and Bowel Project P-1 study. *J Natl Cancer Inst.* 1998;90:1371.
12. Land SR et al. Patient reported symptoms and quality of life during treatment with tamoxifen or raloxifene for breast cancer prevention: the NSABP Study of Tamoxifen and Raloxifene (STAR) P-2 trial [published correction appears in JAMA. 2007; 298:973]. *JAMA.* 2006;295:2742.
13. Savage MI, Brown PH. Chemoprevention. In: Harris JR et al, eds. *Diseases of the Breast.* 5th ed. Philadelphia, PA: Wolters Kluwer Health; 2014:282.
14. Goss PE et al. Exemestane for breast cancer chemoprevention in postmenopausal women. *N Engl J Med.* 2011;364(25):2381–2391.
15. Cuzick J et al. Anastrozole for prevention of breast cancer in high-risk postmenopausal women (IBIS-II): a placebo-controlled trial. *Lancet.* 2014;383(9922):1041–1048.
16. Carlson RW et al. Invasive breast cancer. *J Natl Compr Canc Netw.* 2011;9:136.
17. Clemons M, Goss P. Estrogen and the risk of breast cancer. *N Engl J Med.* 2001;344(4):276–285.
18. Rossouw JE et al. Risks and benefits of estrogen plus progestin in healthy postmenopausal women: principal results from the women's health initiative randomized controlled trial. *JAMA.* 2002;288:321.
19. Marchbanks PA et al. Oral contraceptives and the risk of breast cancer. *N Engl J Med.* 2002;346:2025.
20. Collaborative Group on Hormonal Factors in Breast Cancer. Familial breast cancer: collaborative reanalysis of individual data from 52 epidemiologic studies including 58,209 women with breast cancer and 101,986 women without disease. *Lancet.* 2001;358:1389.
21. Pruthi S et al. Identification and management of women with BRCA

mutations or hereditary predisposition for breast and ovarian cancer. *Mayo Clin Proc.* 2010;85:1111.

22. King MC et al. Breast and ovarian cancer risks due to inherited mutations in BRCA1 and BRCA2. *Science.* 2003;302:643.

23. Rockhill B et al. Validation of the Gail et al. model breast cancer risk prediction and implications for chemoprevention. *J Natl Cancer Inst.* 2001;93:358.

24. Domchek SM et al. Application of breast cancer risk prediction models in clinical practice. *J Clin Oncol.* 2003;21:593.

25. Barnett CM et al. Breast cancer. In: DiPiro JT et al, eds. *Pharmacotherapy: A Pathophysiologic Approach.* 9th ed. New York, NY: McGraw-Hill; 2014:2101.

26. Niravath P, Osborne CK. Evaluation of patients for metastasis prior to primary therapy. In: Harris JR et al, eds. *Diseases of the Breast.* 5th ed. Philadelphia, PA: Wolters Kluwer Health; 2014:488.

27. Overmoyer B, Pierce LJ. Inflammatory breast cancer. In: Harris JR et al, eds. *Diseases of the Breast.* 5th ed. Philadelphia, PA: Wolters Kluwer Health; 2014:800.

28. American Joint Committee on Cancer. Breast Cancer. In: Edge S et al, eds. *AJCC Cancer Staging Manual.* 7th ed. New York, NY:Springer-Verlag;2010:347.

29. Kapoor A, Vogel VG. Prognostic factors for breast cancer and their use in the clinical setting. *Expert Rev Anticancer Ther.* 2005;(2):269–281.

30. Weigel MT, Dowsett M. Current and emerging biomarkers in breast cancer: prognosis and prediction. Endocr Relat Cancer. 2010;17:R245–R262.

31. Albain KS et al. Prognostic and predictive value of the 21-gene recurrence score assay and risk of locoregional recurrence in node-negative, oestrogen-receptor-positive breast cancer on chemotherapy: a retrospective analysis of a randomised trial. Lancet Oncol. 2010;11(1):55–65.

32. Fisher B et al. Twenty-five year follow-up of a randomized trial comparing radical mastectomy, total mastectomy, and total mastectomy followed by irradiation. *N Engl J Med.* 2002;347:567.

33. Early Breast Cancer Trialists' Collaborative Group (EBCTCG) et al. Effect of radiotherapy after breast-conserving surgery on 10-year recurrence and 15-year breast cancer death: meta-analysis of individual patient data for 10,801 women in 17 randomised trials. Lancet. 2011;378(9804):1707–1716.

34. Lee MC, Jagsi R. Postmastectomy radiation therapy: indications and controversies. *Surg Clin North Am.* 2007;87:511–526.

35. Recht A et al. Postmastectomy radiotherapy: clinical practice guidelines of the American Society of Clinical Oncology. *J Clin Oncol.* 2001;19:1539.

36. Yang SH et al. Breast conservation therapy for stage I or stage II breast cancer: a meta-analysis of randomized controlled trials. *Ann Oncol.* 2008;19:1039–1044.)

37. NCCN Guidelines. Breast Cancer. V2. http://www.nccn.org/professionals/physicians_gls/pdf/breast.pdf. Accessed August 2, 2017.

38. Ivens D et al. Assessment of morbidity from complete axillary dissection. *Br J Cancer.* 1992;66:136–138.

39. Kermaopoulos A et al. Arm morbidity following treatment of breast cancer with total axillary dissection: a multivariated approach. *Oncology.* 1993;50:445–449.

40. Samphao S et al. Management of the axilla in women with breast cancer: current clinical practice and a new selective targeted approach. *Ann Surg Oncol.* 2008;15:1282–1296.

41. Carlson RW et al. Breast cancer. Clinical practice guidelines in oncology. *J Natl Compr Canc Netw.* 2009;7:122–192.

42. Lyman GH et al. Sentinel lymph node biopsy for patients with early stage breast cancer: American Society of Clinical Oncology Clinical Practice Guideline Update. *J Clin Oncol.* 2014;32:1365–1383.

43. Early Breast Cancer Trialists' Collaborative Group (EBCTCG). Effects of chemotherapy and hormonal therapy for early breast cancer on recurrence and 15-year survival: an overview of the randomised trials. Lancet. 2005;365:1687–717.

44. Early Breast Cancer Trialists Group (EBCTCG) et al. Comparisons between different polychemotherapy regimens for early breast cancer: meta-analyses of long-term outcome among 100,000 women in 123 randomised trials. Lancet. 2012;379:432–444.

45. Early Breast Cancer Trialists Group (EBCTCG) et al. Relevance of breast cancer hormone receptors and other factors to the efficacy of adjuvant tamoxifen: Patient-level meta-analysis of randomised trials. Lancet. 2011;378:771–784.

46. Bria E et al. Benefit of taxanes as adjuvant chemotherapy for early breast cancer: pooled analysis of 15,500 patients. *Cancer.* 2006;106:2337–2344.

47. Jones S et al. Docetaxel with cyclophosphamide is associated with an overall survival benefit compared with doxorubicin and cyclophosphamide: 7-year follow-up of US Oncology Research Trial 9735. *J Clin Oncol.* 2009;27:1177–1183.

48. Pritchard KI et al. HER-2 and topoisomerase II as predictors of response to chemotherapy. *J Clin Oncol.* 2008;26:37–43.

49. Slamon DJ et al. Use of chemotherapy plus a monoclonal antibody against HER2 for metastatic breast cancer that over-expresses HER2. *N Engl J Med.* 2001;344:78392.

50. Romond EH et al. Trastuzumab plus adjuvant chemotherapy for operable HER2-positive breast cancer. *N Engl J Med.* 2005;353:1673–1684.

51. Yin W et al. Trastuzumab in the adjuvant treatment of HER2-positive early breast cancer patients: a meta-analysis of published randomized controlled trials. *PLoS One.* 2011;6(6):e21030.

52. Piccart-Gebhart MK et al. Trastuzumab after adjuvant chemotherapy in HER2-positive breast cancer. *N Engl J Med.* 2005;353:1659–1672.

53. Goldhirsch A et al. 2 years versus 1 year of adjuvant trastuzumab for HER2-positive breast cancer (HERA): an open-label randomised controlled trial. Lancet. 2013;382:1021–1028.

54. Chabner BA et al. Antineoplastic agents. In: Brunton LL et al, eds. *Goodman & Gillman's The Pharmacologic Basis of Therapeutics.* 11th ed. New York, NY: McGraw-Hill; 2005:1315.

55. Pai VB, Nahata MC. Cardiotoxicity of chemotherapeutic agents: incidence, treatment and prevention. *Drug Saf.* 2000;22:263–302.

56. Keefe DL. Anthracycline-induced cardiomyopathy. *Semin Oncol.* 2001;28(4, Suppl 12):2–7.

57. Ng R et al. Anticancer agents and cardiotoxicity. *Semin Oncol.* 2006;33:2–14.

58. Youssef G, Links M. The prevention and management of cardiovascular complications of chemotherapy in patients with cancer. *Am J Cardiovasc Drugs.* 2005;5:233433.

59. Callahan R, Ganz P. Long-term and late effects of primary curative intent therapy: neurocognitive, cardiac, and secondary malignancies. In: Harris JR et al, eds. *Diseases of the Breast.* 5th ed. Philadelphia, PA: Wolters Kluwer Health; 2014:726.

60. Ewer M, Lippman SM. Type II chemotherapy-related cardiac dysfunction: time to recognize a new entity. *J Clin Oncol.* 2005;23:2900–2902.

61. Yeh ET et al. Cardiovascular complications of cancer therapy: diagnosis, pathogenesis, and management. *Circulation.* 2004;109:3122–3131.

62. Michaud LB et al. Risks and benefits of taxanes in breast and ovarian cancer. *Drug Saf.* 2000;23:401–428.

63. Love RR et al. Effects of tamoxifen on cardiovascular risk factors in postmenopausal women. *Ann Intern Med.* 1991;115:860–864.

64. Love RR et al. Effects of tamoxifen on bone mineral density in postmenopausal women with breast cancer. *N Engl J Med.* 1992;326:852–856.

65. Fisher B et al. Five versus more than five years of tamoxifen for lymph node negative breast cancer: updated findings from the National Surgical Adjuvant Breast and Bowel Project B-14 randomized trial. *J Natl Cancer Inst.* 2001;93:684–690.

66. Albain KS et al. Adjuvant chemotherapy and timing of tamoxifen in postmenopausal patients with endocrine-responsive, node-positive breast cancer: a phase 3, open-label, randomised controlled trial. Lancet. 2009;374:2055–2063.

67. Jones KL. Ovarian ablation. In: Buzdar AU, ed. *Endocrine Therapies in Breast Cancer.* 1st ed. Oxford, UK: Oxford University Press; 2008:13.

68. Partridge AH, Ruddy KJ. Fertility and adjuvant treatment in young women with breast cancer. *Breast.* 2007;16(Suppl 2):S175–S181.

69. LHRH-agonists in Early Breast Cancer Overview group, Cuzick J et al. Use of luteinising-hormone-releasing hormone agonists as adjuvant treatment in premenopausal patiens with hormone-receptor-positive breast cancer: a meta-analysis of individual patient data from randomised adjuvant trials. Lancet. 2007;369:1711–1723.

70. Davies C et al. Long-term effects of continuing adjuvant tamoxifen to 10 years versus stopping at 5 years after diagnosis of oestrogen receptor-positive breast cancer: ATLAS, a randomised tiral. Lancet. 2013;381(9869):805–816.

71. Gray RG et al. aTTom: Long-term effects of continuing adjuvant tamoxifen to 10 years versus stopping at 5 years in 6,953 women with early breast cancer [abstract 05]. *J Clin Oncol.* 2013;13.

72. Burstein HJ et al. Adjuvant endocrine therapy for women with hormone receptor-positive breast cancer: American Society of Clinical Oncology Clinical Practice Guideline Focused Update. *J Clin Oncol.* 2014;32(21):2259–2269.

73. Jones KL, Buzdar AU. A review of adjuvant hormonal therapy in breast cancer. Endocr Relat Cancer. 2004;11:391–406.

74. Buzdar AU, Howell A. Advances in aromatase inhibitors: clinical efficacy and tolerability in the treatment of breast cancer. *Clin Cancer Res.* 2001;7:2620–2635.

75. Goss PE et al. A randomized trial of letrozole in postmenopausal women after five years of tamoxifen therapy for early stage breast cancer. *N Engl J Med.* 2003;349:1793–1802.

76. Regan MM et al. Assessment of letrozole and tamoxifen alone and in sequence for postemenopausal women with steroid hormone receptor-positive breast cancer: the BIG 1-98 randomised clinical trial at 8.1 years median follow-up. Lancet Oncol. 2011;12:1101–1108.

77. Thientosapol ES et al. Survival times of women with metastatic breast cancer starting first-line chemotherapy in routine clinical practice versus contemporary randomised trials. *Intern Med J.* 2013;43(8):883–888.

78. Briest S, Stearns V. Chemotherapeutic strategies for advanced breast cancer. *Oncology (Williston Park)*. 2007;21:1325–1335.

79. Howell A et al. Fulvestrant versus anastrozole for the treatment of advanced breast carcinoma: a prospectively planned combined survival analysis of two multicenter trials. *Cancer*. 2005;104:236–239.

80. Di Leo A et al. Results of the CONFIRM phase III trial comparing fulvestrant 250 mg with fulvestrant 500 mg in postmenopausal women with estrogen receptor-positive advanced breast cancer. *J Clin Oncol*. 2010;28(30):4594–4600.

81. Baselga J et al. Everolimus in postmenopausal hormone-receptor positive advanced breast cancer. *N Engl J Med*. 2012;366(6):520–529.

82. Piccart M et al. Everolimus plus exemestane for hormone-receptor-positive, human epidermal growth factor receptor-2-negative advanced breast cancer: overall survival results from BOLERO-2†. *Ann Oncol*. 2014;25(12):2357–2362.

83. Finn RS et al. The cyclin-dependent kinase 4/6 inhibitor palbociclib in combination with letrozole versus letrozole alone as first-line treatment of oestrogen receptor-positive, HER2-negative, advanced breast cancer (PALOMA-1/TRIO-18): a randomised phase 2 study. *Lancet Oncol*. 2015;16:25–35.

84. Gralow JR et al. NCCN task force report: bone health in cancer care. *J Natl Compr Canc Netw*. 2009;7(Suppl 3):S1–S3.

85. Michaud LB, Goodin S. Cancer treatment induced bone loss, part 2. *Am J Health Syst Pharm*. 2006;63:534–546.

86. Ruggiero S et al. Practical guidelines for the prevention, diagnosis, and treatment of osteonecrosis of the jaw in patients with cancer. *J Oncol Pract*. 2006;2:7–14.

87. Stopeck AT et al. Denosumab compared with zoledronic acid for the treatment of bone metastases in patients with advanced breast cancer: a randomized, double blind study. *J Clin Oncol*. 2010;28:5132–5139.

88. Van Poznak CH et al. American Society of Clinical Oncology executive summary of the clinical practice guideline update on the role of bone-modifying agents in metastatic breast cancer. *J Clin Oncol*. 2011;29:1221–1227.

89. Sledge G et al. Phase III trial of doxorubicin, paclitaxel, and the combination of doxorubicin and paclitaxel as front-line chemotherapy for metastatic breast cancer: an intergroup trial (E1193). *J Clin Oncol*. 2003;21(4):588–592.

90. O'Shaughnessy J et al. Superior survival with capecitabine plus docetaxel combination therapy in anthracycline-pretreated patients with advanced breast cancer: phase III trial results. *J Clin Oncol*. 2002;20(12):2812–2823.

91. Albain KS et al. Gemcitabine plus Paclitaxel versus Paclitaxel monotherapy in patients with metastatic breast cancer and prior anthracycline treatment. *J Clin Oncol*. 2008;26(24):3950–3957.

92. Valero V et al. A phase II study of docetaxel in patients with paclitaxel resistant metastatic breast cancer. *J Clin Oncol*. 1998;16:3362–3368.

93. Overmoyer B. Options for the treatment of patients with taxane-refractory metastatic breast cancer. *Clin Breast Cancer*. 2008;8(Suppl 2):S61–S70.

94. Jones KL, Buzdar AU. Evolving novel anti-HER2 strategies. *Lancet Oncol*. 2009;10:1179–1187.

95. Swain SM et al. Pertuzumab, Trastuzumab, and Docetaxel in HER2-positive metastatic breast cancer. *N Engl J Med*. 2015;372:724–734.

96. Swain SM et al. Cardiac tolerability of Pertuzumab Plus Trastuzumab Plus Docetaxel in patients with HER2-positive metastatic breast cancer in CLEOPATRA: a randomized, double-blind, placebo-controlled phase III study. *Oncologist*. 2013;18:257–264.

97. Verma S et al. Trastuzumab emtansine for HER2-positive advanced breast cancer. *N Engl J Med*. 2012;367(19):1783–1791.

98. Drug Safety Communication: FDA warns about potential medication errors resulting from confusion regarding proprietary name for breast cancer drug Kadcyla (ado-trastuzumab emtansine). http://www.fda.gov/drugs/drugsafety/ucm350733.htm. Accessed August 2, 2017.

99. Cameron D et al. A phase III randomized comparison of lapatinib plus capecitabine versus capecitabine alone in women with advanced breast cancer that has progressed on trastuzumab: updated efficacy and biomarker analyses. *Breast Cancer Res Treat*. 2008;112(3):533–543.

100. Perez EA et al. Cardiac safety of lapatinib: pooled analysis of 3689 patients enrolled in clinical trials. *Mayo Clin Proc*. 2008;83:679–686.

101. Lapatinib (tykerb) [package insert]. Philadelphia, PA: Glaxo-SmithKline; 2010.

102. O'Shaughnessy J et al. Iniparib plus chemotherapy in metastatic triple-negative breast cancer. *N Engl J Med*. 2011;364:205–214.

98 第 98 章 肺癌

Sara K. Butler

核心原则

	核心原则	章节案例
1	在男性及女性群体中,非小细胞肺癌(non-small-cell lung cancer,NSCLC)和小细胞肺癌(small-cell lung cancer,SCLC)共同导致的肿瘤相关死亡率较其他恶性肿瘤会更高。吸烟是肺癌最大的风险因素,且与烟龄成正比。有吸烟史的患者戒烟后,患病风险随戒烟时间延长而降低。	案例 98-1(问题 1)
2	疾病早期诊断者,成活率提高。美国预防医学工作组推荐,55~80 岁有至少每年 30 包烟的现吸烟者或者戒烟小于 15 年的这类人群给予每年 1 次低剂量 CT 筛查,可以提高检出率和生存率。	案例 98-1(问题 1) 表 98-3
3	根据疾病的位置与分期,患者初始体征和症状表现不同。多数患者在初次诊断之前并无症状,或者体征和症状可能被其他并发症掩盖,如慢性阻塞性肺疾病。	案例 98-1(问题 2) 案例 98-2(问题 1) 表 98-1
4	外科手术、放疗和化疗都可用于 NSCLC 的治疗。根据疾病的分期、肿瘤组织学(如腺癌、鳞癌)、分子标记物是否突变[如表皮生长因子受体(epidermal growth factor receptor,EGFR)]、淋巴瘤激酶(anaplastic lymphoma kinase,ALK)、身体状态,并发症和患者意愿,治疗方案需个体化。	案例 98-1(问题 2 和 3) 案例 98-2(问题 1~7) 表 98-4~表 98-6
5	SCLC 一般较 NSCLC 增殖速率高,因此放疗和化疗是 SCLC 首选治疗方案。SCLC 较 NSCLC 更趋向于集中且快速的生长,常规不推荐手术治疗。	案例 98-3(问题 1~4)
6	大部分 NSCLC 细胞毒化疗方案是以顺铂或卡铂为基础的联合方案,通常使用 4~6 个周期。维持治疗对正在接受培美曲塞、贝伐单抗和厄洛替尼治疗的患者有更大获益。靶向治疗目前仅限于一些晚期不宜手术的非小细胞肺癌患者。对于疾病早期诊断患者,其使用还需进一步研究。	案例 98-1(问题 4) 案例 98-2(问题 1~3) 表 98-4~表 98-6
7	大部分 SCLC 细胞毒化疗方案是以顺铂或卡铂为基础,联合依托泊苷的治疗,若疾病处于广泛期可以联合伊立替康。调查研究未显示靶向药物治疗 SCLC 的有效性。	案例 98-3(问题 3~6)

肺癌

肺癌包含非小细胞肺癌(non-small-cell lung cancer,NSCLC)和小细胞肺癌(small-cell lung cancer,SCLC),虽然两者具有一定相似性,但治疗方案一般不同。NSCLC 占肺癌的 85%,其余为 SCLC[1]。这一章首先关注 NSCLC 的临床表现、诊断和治疗,另一个小章节介绍 SCLC。

非小细胞肺癌

流行病学

NSCLC 在美国的发病率仅次于男性前列腺癌和女性乳腺癌。相较于其他肿瘤,肺癌是导致死亡的主要原因。与大多数实体瘤一样,处在疾病早期的患者比晚期患者有更高的存活率。但是,对于多数患者,由于缺乏明显的症状或因为症状相似的并发症的掩盖,未发现疾病,如慢性阻塞性肺疾病（chronic obstructive pulmonary disease，COPD）。

病理生理学

非小细胞肺癌的发生是一个多阶段的过程，肿瘤组织起源于支气管黏膜上皮组织。形成支气管组织内膜的细胞，造成原癌基因和抑癌基因遗传变异，导致关键分子信号通路的失调。细胞发生增殖，并且对凋亡信号敏感性降低。异常基因的积累，影响细胞转移的能力，导致肿瘤组织局部扩散或远处转移至淋巴结和器官。

NSCLC 根据肿瘤组织学进一步分类。主要分 3 种组织学类型，包括鳞状细胞癌、腺癌、大细胞癌。虽然几十年前这些突变类型就已被识别，近年来研究表明，组织学影响了化疗药物的选择。这 3 种类型可以更进一步分类，非小细胞肺癌的其他突变类型也存在，本章仅限于讨论这 3 种突变类型。腺癌和大细胞癌通常统称为非鳞状细胞癌。这些肿瘤通常出现在肺的外周和小气道。经过不同时期的肺实质或支气管壁的增长，原发性肿瘤侵犯血管和淋巴系统，使其转移到其他区域的淋巴结和更远的部位[1]。

风险因素和临床表现

肺癌发生的危险因素有很多，其中最大的危险因素是吸烟，预计吸烟会使患病风险增加 30 倍。20 世纪 60 年代初，美国吸烟的流行达到顶峰，之后由于对吸烟危害的认识提升，吸烟率稳步下降。男性和女性因肺癌的病死率也遵循这一趋势。男性因肺癌死亡的人数在 20 世纪 80 年代达到顶峰，此后逐渐下降。女性因肺癌死亡的人数在 21 世纪中期开始下降。其他的危险因素包括二手烟、雪茄烟和旱烟、职业和环境暴露因素、氡、石棉、某些重金属（如铬和镉）、各种有机化学物质、辐射、空气污染、结核病史及遗传因素。后者可能与早年患病有关。侵袭性肺癌发生的概率随年龄增长而增加，70 岁左右达顶峰[2-4]。

发现患病通常因为出现与肺癌相关的症状和体征，或是患者检查其他疾病或例行检查时偶然发现。相关的体征和症状如表 98-1 所示，根据肿瘤大小、分期和位置，患者表现多样化。

表 98-1

肺癌常见的症状和体征

咳嗽
咯血
喘息
呼吸困难
疼痛（如胸痛）
重要部位阻塞（如食管、上腔静脉）

肺癌的症状很大程度取决于肿瘤大小、胸腔内的位置，以及是否存在转移

诊断

若考虑恶性肿瘤，需要做腹部和胸部计算机断层扫描（computed tomography，CT）或正电子发射断层扫描（positron emission tomography，PET）-CT 扫描，确认原发病灶，寻找可能存在的淋巴结和其他器官或对侧肺的转移。如果发现，行组织病理检查明确诊断。若疑似脑转移，可行头部磁共振成像（magnetic resonance imaging，MRI）检查。手术前可通过支气管刷、支气管灌洗、细针穿刺活检、芯针吸活组织检查、支气管内膜活检和经支气管肺活检等方法取组织标本。纵隔淋巴结也可通过纵隔镜检查取样以确定分期。如果行手术治疗，手术过程中需要对标本进行评估以确定切除边缘状态，并诊断手术过程中偶然发现的结节，以及局部淋巴结取样。术中快速病检为肿瘤分类和分期提供了必要的组织病理学特征[1]。

分期决定预后并指导制订治疗方案。预后程度随初始诊断疾病分期的严重程度增加而下降。病灶限于局部及转移性疾病患者 5 年总体生存率分别为 54% 和 4%。对于所有阶段的肿瘤，5 年总生存期只在过去 30 年略有改善至 18%。但当患者出现首发症状时，超过 50% 的患者已出现了转移。CT 早期发现是有希望的，也可减少至少每年 30 包吸烟史患者的疾病相关的死亡率[2,4]。分期的类别主要依赖于解剖学特点，国际肺癌研究协会（International Association for the Study of Lung Cancer，IASLC）已更新疾病分期，并于 2010 年被美国癌症分期联合委员会通过。尽管临床医生越来越重视分子标记物，如表皮生长因子受体（EGFR）基因突变和肿瘤组织学，但修订后的系统仍然严格依照 TNM 分期系统并强调肿瘤的大小[5,6]。表 98-2[5-7] 显示 TNM 分类法是如何用于临床分期。

表 98-2

非小细胞肺癌的临床分期[5-7]

临床分期	肿瘤特点
Ⅰ期	肿瘤最大直径≤5cm，无淋巴结转移
Ⅱ期	肿瘤最大直径>5cm，但≤7cm，无淋巴结转移 肿瘤≤7cm，侵犯相邻淋巴结 肿瘤>7cm 或者侵犯局部结构（例如胸壁）而无淋巴结受累
Ⅲ期	无论肿瘤大小，侵犯邻近淋巴结或者同侧纵隔淋巴结和（或）隆突下淋巴结 肿瘤侵犯纵隔、心脏、大血管、食管，或有同侧不同肺叶的另一个肿瘤结节
Ⅳ期	无论肿瘤大小，有侵犯或转移到对侧叶淋巴结，恶性胸腔积液或远处转移

治疗概况

手术、放疗和全身治疗（化疗和靶向治疗）都是用于治疗非小细胞肺癌（NSCLC）的方法。处于疾病的早期阶段，

手术治疗是最有望治愈的。化疗与提高生存率的关联性取决于疾病的分期。本章重点讨论 NSCLC 疾病早期和晚期阶段治疗的关键内容。

早期非小细胞肺癌

案例 98-1

问题 1：J. W.，男性，69 岁。择期白内障手术之前拍胸部 X 线片中发现有 3cm 结节。患者有终身吸烟史，20 岁开始吸烟，每日约 1 盒。于 9 年前戒烟。有无可行的筛选方法用来检测无症状患者的这种疾病？J. W. 有哪些危险因素会导致肺癌？

全国肺癌筛查试验（National Lung Screening Trial，NLST）是一种随机试验，对超过 50 000 名有重度吸烟史的患者进行低剂量 CT 和胸部 X 线片检查，考察肺癌死亡率[8,9]。NLST 结论为，低剂量 CT 筛查可提高肺癌确诊的发生率，可使肺癌相关的死亡率相对降低 20%。但低剂量 CT 扫描得出的假阳性率较胸片高[10]。NSLT 试验致使美国预防医学工作组推荐对于有 30 包·年吸烟史且正在吸烟或者戒烟短于 15 年的 55～80 岁的人群每年进行 1 次低剂量 CT 的肺癌筛查[11]。

肺癌的发病率随着年龄的增长而增加，J. W. 的年龄接近肺癌高发年龄的中位值。且根据先前的讨论结果，男性比女性的发病率稍高。吸烟是肺癌发生的最大危险因素，但如果戒烟会怎样？患病风险是否随戒烟时间的延长而降低？这些问题对于医疗工作者鼓励患者戒烟很重要。在 J. W. 的案例中，他戒烟 9 年，吸烟史对于疾病进展有什么影响？一般而言，即使到中年戒烟，仍然可以避免约 90% 由烟草产生的患病风险。表 98-3 显示患者戒烟的年龄和发生肺癌的累积风险（75 岁时）之间的联系[12]。J. W. 约 60 岁戒烟，根据该表，他 75 岁时累积风险约 10%。他现在 69 岁，患病风险应该降低，但随着年龄的增长，累积风险值不会降低。若他持续吸烟，预期患病风险可达 16%。因此戒烟是降低肺癌患病风险的有效方法。J. W. 吸烟量约 35～40 包年，总吸烟量也会增加患病风险。相关研究数据显示，吸烟者每日吸 1 包烟的患病风险是每日吸烟少于半包的 2 倍。非吸烟者的存活率也比吸烟者的存活率高[12,13]。

表 98-3

75 岁肺癌患者的累积死亡风险

吸烟史	75 岁时风险/%
从不吸烟	<1
30 岁戒烟	<2
40 岁戒烟	3
50 岁戒烟	6
60 岁戒烟	10
目前仍在吸烟	16

患者常后悔曾经吸烟，但不能把患病的原因归结于吸烟等单一的因素。事实上 90% 的吸烟者不会患肺癌。而且全世界 15% 的男性和 53% 的女性肺癌患者从不吸烟[14]。这表明其他因素例如基因变异与肺癌的发生有关。研究目的是为了发现吸烟和非吸烟患者肺癌发生潜在的基因相关的危险因素，虽然研究证实存在遗传相关因素，但基因多态性的真正影响尚未完全阐明[3,15-18]。

全面了解 J. W. 的病史会有帮助，但很难量化污染、化学物质、二手烟等接触史。大多数人坚持认为肺癌是一种与自身因素相关的疾病，该观点不完全正确。J. W. 有害环境的接触史如氡和二手烟是有限。他的年龄接近发病率的高峰。虽然他戒烟近 10 年，但仍残留既往吸烟史相关的患病风险，且吸烟量大预计残留患病风险更高。鉴于 J. W. 的吸烟史，接受低剂量 CT 筛查以期早期发现肺癌是可获益的。

病例 98-1，问题 2：CT 扫描可提供进一步的评估，结果显示右肺上叶疑似有单个结节，未侵犯纵隔和肺门。结节无钙化。CT 引导下的穿刺活检提示为高分化腺癌，考虑为原发性非小细胞肺癌。通过 PET 扫描进一步分期，结果显示除了该结节外无其他代谢旺盛区域。那么鉴于当前的信息，J. W. 最好的治疗方法是什么？是否需要手术或新辅助化疗？

对于该患者的治疗目标是达到治愈，特别是疾病处于早期阶段。对于 Ⅰ 和 Ⅱ 期的患者手术是最好的治疗方式，因为肿瘤局限在单侧胸，易被手术切除。大多数情况下，肺叶切除术伴淋巴结清扫足以做到局部控制肿瘤。手术中，对淋巴结进行取样以诊断疾病及确定分期。J. W. 的肿瘤是局限性，可推荐肺叶切除术治疗。若原发肿瘤或淋巴结侵犯近端支气管或邻近肺动脉区域，或穿过了肺大裂者，则需进行更广泛的肺切除术。手术是治疗方案，也是最终评估肿瘤分期以指导进一步辅助治疗。肿瘤通常可转移至纵隔淋巴结，对于这些患者（ⅢA 阶段），则可采用新辅助化疗以减少术前的肿瘤负荷。若选择新辅助化疗，化疗方案类似辅助治疗（表 98-4）[19-24]。因此手术是Ⅰ、Ⅱ期和早期Ⅲ期肿瘤患者的主要治疗方式。J. W. 的肿瘤是局限性，可采用手术切除的治疗方式，且肿瘤未累及纵隔，无需进行新辅助化疗[7]。

案例 98-1，问题 3：J. W. 被转诊至一位胸科医生，行右上肺切除伴淋巴结清扫术。病理报告显示 3.2×4cm 的腺癌，且伴有 3 个含癌细胞的支气管周围淋巴结。纵隔淋巴结取样未发现肿瘤细胞。患者肿瘤分期为 T2N1M0（ⅡA 期）非小细胞肺癌。现在已完成肿瘤切除与确定分期，还需要额外的治疗吗？如果有，可推荐什么治疗方案？

尽管 NSCLC 瘤体对化疗的敏感性最小，但几项研究的证据（见表 98-4）显示，辅助化疗可延长病人存活期，应作为患者治疗方案的一部分。虽然经常推荐辅助化疗，但另外 2 项研究表明，辅助化疗并不总是有效的[25]。有必要识别可能受益于辅助化疗的患者亚型,且处于肿瘤 I 期的患者可能是不能获益的群体。在 CALGB 9633 研究中,患者被随机分配接受卡铂和紫杉醇或安慰剂治疗组,结果显示接受化疗组的患者生存获益。但这种生存获益在整个研究中不一致。亚组分析显示,对于 IB 的患者,肿瘤大于 4cm,则辅助化疗可作为标准治疗方案。该研究表明,II、IIIA 肿瘤患者是辅助化疗的最大获益群体[23]。如表 98-4 所示,辅助化疗方案通常包括顺铂,无法耐受顺铂的患者可使用卡铂,加入表 98-4 所列的一个药物,组成联合治疗方案,让患者接受 4 周期化疗。化疗超过 4 个周期后,通常药物毒性会增加而患者获益减少,因此化疗有益但有其局限性。

表 98-4

非小细胞肺癌患者的辅助化疗方案

方案	时间表
顺铂,第 1、8 日 长春瑞滨,第 1、8、15、22 日	每 28 日 1 个周期,共 4 个周期[20]
顺铂,第 1 日 长春瑞滨,第 1、8、15、22 日	每 28 日 1 个周期,共 4 个周期[21,22]
顺铂,第 1 日 长春瑞滨,第 1、8 日	每 21 日 1 个周期,共 4 个周期[20]
顺铂,第 1 日 依托泊苷,第 1~3 日	每 28 日 1 个周期,共 4 个周期[22]
顺铂,第 1、22、43、64 日 长春花碱,第 1、8、15、22 日,43 日之后每 2 周 1 次	每 21 日 1 个周期,共 4 个周期[22]
紫杉醇,第 1 日 卡铂,第 1 日	每 21 日 1 个周期[23]
其他可选方案	
顺铂,第 1 日 吉西他滨,第 1、8 日	每 21 日 1 个周期[7]
顺铂,第 1 日 多西他赛,第 1 日	每 21 日 1 个周期[24]
培美曲塞,第 1 日 顺铂,第 1 日 *非鳞状细胞癌	每 21 日 1 个周期,4 个周期[7]

放射疗法经常用于治疗恶性肿瘤,包括晚期 NSCLC,但治疗肿瘤早期阶段无明显获益。PORT 组纳入 9 个随机试验进行 meta 分析,用于评估 NSCLC 患者全切术后放疗的作用。1 056 名术后放疗的患者有 707 人死亡,1 072 名仅手术治疗的患者有 661 例死亡(风险比为 1.21 [95% 置信区间,1.08~1.34])。接受放疗死亡率增加 21%,相当于整体存活率从 55% 降低至 48%。亚组分析表明,I(II)、N0 或 N1 期患者死亡风险增加最大,III 期或 N2 期患者则没有明

确的证据[26]。另一项术后放疗的研究来自监测、流行病学,以及研究结果(SEER)数据库 7 465 例患者的数据。该项研究也发现放疗无益,特别是对 N1 和 N0 淋巴结转移的患者。但对于 N2 淋巴结转移的患者,放疗和提高生存率相关[27]。因此,基于这 2 项研究,放疗适用于非小细胞肺癌晚期的患者。总之,辅助化疗推荐用于所有处于 II 期或 III 期 NSCLC 手术后的患者,以及肿瘤较大(>4cm)的患者。多项前瞻性 III 期研究表明手术后行含铂为基础的化疗方案可提高术后患者 10% 的生存率。J.W. 处于 IIA 期,可在术后行 4 周期基于含铂的联合化疗方案,目前尚不能接受放射治疗。

晚期非小细胞肺癌

案例 98-2

问题 1: L.L.,女性,85 岁。轻微的咳嗽、咳痰,无咳血。伴发热和气促。最初由内科医生诊治肺炎行抗生素治疗,但胸片显示左上肺有浸润。CT 扫描证实左上肺叶有一个 6cm×3cm×3.6cm 的肿块。肿块延伸至左上肺门。右肺上叶可见纵隔淋巴结肿大和多发性肺结节并伴瘢痕,其中最大结节为 14mm×9mm 位于右肺上叶顶端。经支气管肺活检诊断为腺癌,肿瘤侵犯对侧肺叶,因此分期为 IV 期。既往病史包括高血压和高脂血症。1950 年行脑部血管瘤切除术,1952 年因宫颈癌行子宫切除术。无吸烟史。经评估,发现她血红蛋白稍低为 11.3g/dl、白细胞计数为 5 200/μl、血小板计数为 245 000/μl。电解质显示血钠 143mmol/L、血钾 4.4mmol/L、肌酐 1.08mg/dl、估算肌酐清除率 48ml/min。体力评分 0~1 分。治疗 L.L. 处于肿瘤晚期(IIIB 或 IV 期)的患者有哪些治疗方案?

手术

处于 IIIB 或 IV 期的肿瘤患者常规不宜手术。这类患者肿瘤通常入侵隆突、大血管、椎体、远端淋巴结及转移灶,并常伴恶性胸腔积液。因此,放疗和化疗等综合疗法通常是晚期肿瘤患者首选的治疗方案[28,29]。切除孤立转移灶的手术可用于适宜的患者,尤其是单发性脑转移患者[30]。

放疗

放疗用于不能手术的非转移性非小细胞肺癌患者的局部治疗方法(如根治性放疗),也用于缓解不可治愈的非小细胞肺癌患者的疼痛或气促的姑息治疗。对于 III 期肿瘤患者,放疗联合化疗已证明优于单一放疗或是化疗后再放疗的治疗方案[7]。结合化疗的放疗辐射剂量通常在 60~65Gy,每次给予 2Gy。对于 III 期肿瘤患者,联合放疗的化疗方案推荐顺铂联合依托泊苷或者卡铂联合紫杉醇。如果患者为腺癌,则培美曲塞可替代依托泊苷或紫杉醇[31-36]。具体化疗方案见表 98-5。转移性肿瘤也可局部放疗。如脑转移、脊髓压迫和可能发生的承重骨骨折都可以在全身治疗前进行放疗或手术治疗。相较 III 期患者,IV 期患者通常在化疗前后接受局部放疗,因为该阶段的患者通常不能耐受化疗与放疗同时进行。

表 98-5

Ⅲ期非小细胞肺癌患者的典型放化疗方案

方案	时间表
顺铂,第 1、8、29、36 日 依托泊苷,第 1~5、29~33 日	联合放疗剂量为 45Gy,分 25 日,每次 1.8Gy 分 5 周以上[31,32]
顺铂,第 1、29 日 长春花碱,每周 1 次,共 5 次	联合放疗剂量为 45Gy,分 25 日,每次 1.8Gy 分 5 周以上[33]
卡铂,第 1 日 AUC5 培美曲塞,第 1 日 *非鳞状细胞癌	每 21 日 1 个周期,共 4 个周期[30] 联合放疗剂量 70Gy,分 35 日,每次 2Gy 分 7 周以上
顺铂,第 1 日 培美曲塞,第 1 日 *非鳞状细胞癌	每 21 日 1 个周期,共 3 个周期[35] 联合放疗剂量 66Gy,分 33 日,每次 2Gy 分 6.5 周以上
紫杉醇每周 1 次,共 7 周 卡铂每周 AUC2,共 7 周 序贯紫杉醇 1 日和卡铂 1 日	联合放疗剂量 63Gy,分 34 日,每次 1.8Gy 分 7 周以上 随后每 21 日进行 1 次巩固化疗,共 2 个周期[36]

化疗

具有良好体力状态的晚期肿瘤患者通常可从化疗中获益。类似早期肿瘤,该阶段的肿瘤对铂及其他细胞毒药物的 2 药联合化疗方案较为敏感,因此可以顺铂或卡铂联合第 2 种细胞毒药物[37-46]。

NSCLC 具有组织学和分子异质性,仍被视为一个单一的病种,但最近的临床试验证明组织学是基于实现安全性或有效性个体化治疗的一个重要因素。若取得活检,区分组织学亚型非常重要(如鳞癌和非鳞癌)。组织学在治疗晚期 NSCLC 中的作用有更广泛的研究[37]。发达国家近年来发现腺癌发生率越来越高,而鳞状细胞癌发生率下降,与吸烟率的下降有关。很多药物对各种组织学亚型的肿瘤均有效,如顺铂、卡铂、吉西他滨和紫杉醇。但其他药物如贝伐单抗和培美曲塞则仅对非鳞状癌患者有效(表 98-6)。鳞癌较腺癌相比会增加严重肺出血的风险[45]。已有报道培美曲塞疗效增强和非鳞癌亚型有重要联系[47,48]。

分析晚期非小细胞肺癌的分子生物学特性也成为临床实践的一部分。非鳞癌患者中取得肿瘤组织应该分析 EGFR 和 ALK 突变的情况[7]。厄洛替尼通常对 EGFR 体细胞基因突变阳性的肿瘤患者治疗效果更好,并已成为标准的一线化疗方案[49]。该项分析限于Ⅲ B 或Ⅳ期患者,因为尚

未证明早期肿瘤患者和 EGFR 非突变患者接受厄洛替尼治疗能获益[50]。因此,肿瘤晚期患者,治疗方案基于肿瘤组织学和体细胞突变情况变得越来越个体化。越来越多的靶向治疗被批准,旨在抑制其他靶标,靶向治疗的应用同样基于个体化原则。

表 98-6

晚期或转移性非小细胞肺癌初始治疗的推荐方案

方案	时间表
紫杉醇,第 1 日 卡铂,第 1 日	每 21 日 1 个周期[38]
顺铂,第 1 日 紫杉醇,第 1 日	每 21 日 1 个周期[38]
顺铂,第 1 日 吉西他滨,第 1、8、15 日 *鳞状细胞癌	每 28 日 1 个周期[38,39]
顺铂,第 1 日 多西他赛,第 1 日	每 21 日 1 个周期[38]
培美曲塞,第 1 日 顺铂,第 1 日 *非鳞状细胞癌	每 21 日 1 个周期[39]
培美曲塞,第 1 日 卡铂,第 1 日	每 21 日 1 个周期[40]
白蛋白结合型紫杉醇,第 1、8、15 日 卡铂,第 1 日	每 21 日 1 个周期[41]
顺铂,第 1 日 长春瑞滨,第 1、8 日 西妥昔单抗每周 *非鳞状细胞癌	每 21 日 1 个周期[42]
顺铂,第 1 日 吉西他滨,第 1、8 日 贝伐单抗,第 1 日 *非鳞状细胞癌	每 21 日 1 个周期[43]
紫杉醇,第 1 日 卡铂,第 1 日 贝伐单抗,第 1 日 *非鳞状细胞癌	每 21 日 1 个周期[43,45]
培美曲塞,第 1 日 顺铂,第 1 日 贝伐单抗,第 1 日 *非鳞状细胞癌	每 21 日 1 个周期[46]

患者 4~6 个周期的治疗后若有疗效或达到疾病的稳定状态,则可以进行维持治疗。维持治疗其目的是延长一线治疗方案的疗效和提高患者生存率,同时尽量减少以铂为基础的联合化疗方案导致的毒性。维持治疗方案与二线

治疗方案不同,二线治疗方案仅仅当患者在一线治疗期间或之后出现疾病进展或不能耐受时使用,而维持治疗可作为一线治疗的替代方案继续治疗。作为一线药物的生物制剂(如贝伐单抗、西妥昔单抗)较细胞毒性药物耐受性更好[44,51],可持续用药。对于腺癌,应给予培美曲塞维持治疗,因为相比安慰剂其总体生存率有所提高[52]。另外,维持治疗药物与一线治疗药物不同,被认为是替代性治疗药物。有临床试验数据支持的培美曲塞、厄洛替尼和多西他赛3种药物可作为替代治疗[7,47,53]。前两个药物与改善总体生存率有关,维持治疗有使用指征[54]。

姑息治疗

转移性非小细胞肺癌患者在确诊后尽早接受姑息治疗更能获益,而不是等到临终关怀。姑息治疗包括帮助患者解决因疾病带来的心理问题,如通过咨询的方法(如治疗结果的期望值和治疗费用承受能力)了解其疾病引起的社会心理问题。一项关于转移性肿瘤患者的研究中,受试者被随机分配至早期姑息治疗结合标准肿瘤治疗组或仅接受标准肿瘤治疗组。接受早期姑息治疗的患者比单独接受标准治疗的患者有更好的生活质量和更长的生存期(11.6个月 vs 8.9个月)。抑郁症状也更少(16% vs 38%)。结果表明,诊断后行有效治疗的同时结合姑息治疗有潜在获益[55]。

因此,患者 L. L. 切除原发灶或转移灶的手术治疗可能无法获益,可选择基于培美曲塞的化疗及培美曲塞的维持治疗方案控制转移的肿瘤。姑息治疗也可获益。

> **案例 98-2,问题 2:** 分析肿瘤组织是否存在 EGFR 突变,L. L. 出现什么样的症状提示需要送检肿瘤标本以分析 EGFR 突变?

EGFR 突变阳性的晚期肿瘤患者,厄洛替尼治疗较常规化疗效果好,因此分析是否存在 EGFR 突变非常重要[49]。且厄洛替尼相较以铂为基础的联合化疗方案具有更好的耐受性,因此 EGFR 突变阳性的患者接受厄洛替尼治疗,抗肿瘤疗效和耐受性更佳[56]。厄洛替尼被美国食品药品管理局(Food and Drug Administration,FDA)批准后不久,研究人员发现女性、亚裔和非吸烟者通常厄洛替尼治疗的效果比其他人群更好。其后证实 EGFR 突变的存在与否较人群因素和吸烟状况能更好地预测厄洛替尼疗效。EGFR 突变率占总群体的 10%~15%,其中 35% 是非吸烟的白色人群,65% 是非吸烟的亚洲人群[57]。L. L. 作为一个不吸烟的白人女性,EGFR 体细胞突变的概率较其他类别的患者(如吸烟者或男性)高。此外,鳞癌患者 EGFR 突变的发生率小于 3%,因此并不推荐鳞癌患者做基因突变检测[7]。L. L. 被诊断为腺癌,这是一种非鳞癌亚型,仅在此基础上可进行基因突变检测。

若患者存在多个临床可预测疗效的因素,可选择厄洛替尼经验性治疗而无需做 EGFR 突变检测。L. L. 属于有 3 个临床预测因素的类型,包括女性、不吸烟、腺癌。发达国家 NSCLC 患者人群研究表明,存在 3 个或以上这些特征

的患者经验性治疗有效率达 49%,而 EGFR 突变的人群经验性治疗有效率高达 67%[58]。该研究表明,EGFR 突变较多个临床预测因素预测厄洛替尼疗效更佳。

此外,第 2 种 EGFR 阻滞剂,阿法替尼,已经可以用于 EGFR 突变的患者。阿法替尼是 EGFR 的不可逆阻滞剂(而厄洛替尼是可逆的),显示出比常规化疗有效,也是一线厄洛替尼治疗后疾病进展的二线治疗药物[59-62]。

EGFR 检测对小分子酪氨酸激酶抑制剂(如厄洛替尼、阿法替尼)有益,但对阻断 EGFR 的抗体分子(如西妥昔单抗)无效。抗体分子阻断细胞表面受体,刺激免疫应答反应(如抗体依赖性细胞介导的细胞毒性、补体)抗肿瘤,可能无突变时抗体分子仍会结合,通过某些机制促进抗肿瘤效果[43]。小分子抑制剂结合细胞表面的受体,抑制因 EGFR 突变而激活的 ATP 结合区域的活性。

> **案例 98-2,问题 3:** L. L. EGFR 突变阳性,开始行厄洛替尼治疗,治疗 8 周后获得部分疗效。L. L. 接受厄洛替尼治疗对延长生存期获益如何?

EGFR 突变阳性患者接受厄洛替尼治疗可短期获益,但目前尚不明确是否能长期获益。厄洛替尼治疗的有效率约 67%,疾病进展时间为 11.8 个月,总生存期约 24 个月。到目前为止,还没有数据支持小分子抑制剂较以铂类为基础的联合化疗方案可延长总生存期[49]。多数肿瘤相关研究中,论证对抗肿瘤疗效和疾病进展时间(如厄洛替尼)的影响比研究对整体生存率的影响容易。显示总体生存率的改善是很困难的,受试者被随机分配至研究组之一,若疾病进展,该受试者接受对立组治疗,且研究中离组。对立组治疗可延长总体生存期,混淆研究方案的整体生存受益(如厄洛替尼)。需要进一步研究证实厄洛替尼或阿法替尼治疗对整体生存的益处。无证据显示化疗联合厄洛替尼治疗优于任一单独治疗。L. L. 的治疗(单独使用厄洛替尼)期望延长其无进展生存期,尚不明确厄洛替尼是否能延长整体生存期。

> **案例 98-2,问题 4:** 如果 L. L 的肿瘤分类为野生型 EGFR,那么她应该接受什么治疗?

若活检结果显示肿瘤的 EGFR 为野生型(即非突变型),L. L. 需要接受以铂类为基础的联合治疗,如表 98-6 所示。且 L. L. 为非鳞状细胞癌,辅助治疗最可能的是培美曲塞。Scagliotti 等人将非小细胞肺癌晚期患者随机分配接受顺铂联合吉西他滨或培美曲塞治疗。2 组的中位生存期相似,但肿瘤组织学有差异。接受培美曲塞的腺癌患者中位生存期为 12.6 个月,接受吉西他滨的腺癌患者生存期则较短。接受培美曲塞治疗的鳞状细胞癌患者中位生存期为 9.4 月,而接受吉西他滨的鳞状细胞癌患者生存期更长[39]。若 L. L. 的肿瘤是野生型 EGFR,因为是腺癌,可接受顺铂及培美曲塞作为一线治疗方案。也可考虑联合使用顺铂和紫杉醇与贝伐单抗,后一方案仅被批准用于非鳞状细胞癌的 NSCLC 患者[44]。根据 AVAPERL 试验结果显示 4~6 个周期的细胞毒化疗有疗效的患者可以在此之后接受培美曲

塞和贝伐单抗的维持治疗[46]。

顺铂主要的副作用是耳毒性、肾毒性和神经毒性,而卡铂主要是与骨髓抑制有关。作为 L.L. 的第 1 个化疗周期,预计髓系祖细胞储备不会被耗尽。估算肌酐清除率是 48ml/min,评估中度肾功能损害。基于以上情况,卡铂肾毒性较少可能优于顺铂,根据卡尔弗特公式依据肾功能计算出药物剂量:

$$卡铂总剂量(mg) = AUC(GFR+25) \quad (公式 98-1)$$

AUC 表示血药浓度曲线下面积,GFR(glomerular filtration rate)表示肾小球滤过率[63]。该方案中卡铂标准剂量是根据肾功能与 AUC 值,而不是根据标准的体表面积(m^2)来确定。大多数联合治疗方案,AUC 目标值通常是 4~6mg/(ml·min)。若中度肾功能损伤患者接受肾功能正常患者使用的固定剂量,其药物全身性暴露量更大。过大的暴露量可能导致更大的毒性,尤其是严重的骨髓抑制。若根据患者肾功能调整给药剂量,可降低用药过量导致肾功能损害的风险。如患者 L.L. 的卡铂给药后 AUC 为 5mg/(ml·min),计算药物剂量应为 5mg/(ml·min)(48ml/min+25),即 365mg。若她的肌酐清除率在正常范围内(如 100ml/min),卡铂剂量为 625mg(高出约 70%)。不同的方法可以用来评估肾功能,如 Cockroft 和 Gault 方程,选择不同的方法计算的药物剂量可能不同。美国临床肿瘤学会(American Society of Clinical Oncology,ASCO)推荐卡铂的剂量,建议卡尔弗特方程中将 GFR 或者 CrCl 的上限设置为 125ml/min[64]。通常,评估方法的选择由各个机构自行决定,无证据证明任何一个评估方法优于其他方法。持续使用相同的公式,可降低全身性暴露量的可变性,提高对药物耐受的可预测性。若患者的 GFR 估算值采用同位素稀释质谱法,基于血清肌酐同位素稀释质谱法测算,肾小球滤过率(GFR)上限为 125ml/min,患者血清肌酐清除率在 0.7mg/ml 以下时部分患者血清肌酐值可能被低估。FDA 发布安全警告避免肾功能正常的患者因大剂量用药导致药物相关的毒性[64]。

总之,L.L. 应将厄洛替尼作为一线治疗方案。如果她的肿瘤为野生型 EGFR(非突变型),则可考虑使用含铂制剂(例如顺铂或卡铂)联合培美曲塞的方案治疗。L.L. 伴中度肾功能损害,因此顺铂这类肾毒性发生率较高的药物不宜选用,卡铂会是更安全的选择,因其剂量可根据肾功能调整,且肾毒性发生率较顺铂低。

通常厄洛替尼治疗患者耐受性良好,特别是相较细胞毒性化疗。EGFR TKI 治疗的 2 个最常见的不良反应是腹泻和皮疹[65]。多数情况下可使用洛哌丁胺治疗腹泻。约 1/3 的皮疹需要干预,如局部使用 2% 克林霉素、米诺环素、多西环素和 1% 氢化可的松(见第 94 章)。也可考虑减少厄洛替尼剂量(按 50mg 递减),尽管可能减少该药物的抗癌疗效[65]。

如上所述,非小细胞肺癌主要患病人群是年龄超过 60 岁的患者。L.L. 已经 85 岁,老年人特别是 80 岁以上的患者不一定能像年轻患者一样耐受化疗,因此老年患者可能治疗不足。但最近研究发现,老年患者接受联合疗法较单一药物治疗方案的生存获益更大[66]。需要有更多针对老年患者不同治疗方案的研究,特别是对生存期、生活质量和耐受性的影响。研究可探索最佳临床参数、预测治疗方案疗效和耐受性,也可预测最大获益的剂量。多数患者为野生型 EGFR,细胞毒性化疗是一线方案。治疗应考虑患者意愿、并发症和体能状态。高龄老人独居较普遍。帮助患者监测化疗所致不良反应(腹泻或呕吐脱水、中性粒细胞减少伴发热等)的护理人员非常重要,特别是对于高龄患病人群。L.L. 持续服用厄洛替尼治疗超过 9 个月,但多数患者最终在 1~2 年内出现疾病进展。疾病进展的患者可再次进行活检,约 40% 会出现 EGFR 继发突变,该突变会导致肿瘤对厄洛替尼耐药[67]。这种情况下,可考虑阿法替尼进行二线治疗。

间变性淋巴瘤激酶(ALK)重排包含了 EML4 和 ALK 的融合,是 2%~7% 的非小细胞肺癌中存在的一种预测性标志物,被证实可以用于确认患者是否可以从 ALK 抑制剂如口服克唑替尼或者色瑞替尼中获益。如果患者从未吸烟或者是腺癌,则 ALK 阳性可能性较大。因此,判定所有腺癌患者是否有 ALK 重排是标准护理方法[68,69]。初始厄洛替尼治疗可使无进展生存期提高 10.9 个月,而接受铂类联合培美曲塞化疗的患者可提高 7.0 个月[70]。此外,克唑替尼已被证实可提高已经接受一线化疗的患者的无进展生存期[71]。最近,一种新的口服 ALK 抑制剂被批准用于已经使用了克唑替尼治疗的患者,其效价是克唑替尼、色瑞替尼的 20 倍[72]。

ALK 抑制剂一般耐受性较好,主要的不良反应为视觉障碍、恶心、呕吐、腹泻和无力等。视觉障碍主要存在于初始治疗的前 2 周,通常表现为闪烁、光线延迟及飞蚊症[73]。

总之,NSCLC 的初始治疗选择主要取决于初始分期、治疗的效果,然后是组织学类型。疾病进展后,有很多化疗方案,虽然总体生存率不佳,但仍可以获得一些无进展生存期。最近,一种新的靶向药物纳武单抗被批准用于治疗进展期非小细胞肺癌患者。纳武单抗是一种 PD-1 受体抑制剂,基于 CheckMate 017 试验结果被 FDA 批准用于进展期已治疗的鳞状非小细胞肺癌。这个试验显示接受纳武单抗治疗的患者比接受多西他赛治疗的患者,总体生存率提高(纳武单抗的总生存率为 42%,多西他赛为 24%,死亡风险比 0.59,$P < 0.001$)[74]。预计 PD-1 抑制剂的使用范围扩大至鳞癌以外,而且探索在一线治疗中作用。

小细胞肺癌

流行病学

小细胞肺癌(SCLC)占所有肺癌组织学比例约 13%,性别分布均匀。相较非小细胞肺癌,SCLC 致病因素主要是吸烟。美国自 20 世纪 60 年代以来吸烟人数逐渐降低,SCLC 的发生率也有所下降,每年下降约 2.4%[75]。相对于非小细胞肺癌,SCLC 肿瘤通常倍增速度更快,增殖比例更高,广泛转移更早。SCLC 对化疗和放疗均高度敏感,但多数患者最终仍死于疾病复发[76,77]。

病理生理学

小细胞肺癌被认为是起源于支气管神经内分泌细胞衍生的恶性肿瘤。SCLC 易通过小标本诊断,如支气管镜活检标本、细针抽吸物活检、核心活检、细胞学检查。顾名思义,SCLC 肿瘤包含细胞质体积有限、细胞边界不明确、颗粒染色质较细微,细胞可能是圆形、椭圆形或纺锤形[78]。

临床表现

大多数 SCLC 通常集中生长,表现为巨大的肺门肿块伴病变的体积庞大的纵隔淋巴结,可导致咳嗽和呼吸困难。诊断 SCLC 的患者极少存在肺周的原发肿瘤,非小细胞癌患者也如此。肺癌患者因吸烟可能存在如咳嗽甚至呼吸困难的前驱症状,与其他吸烟相关疾病如 COPD 等有关。前驱症状可能不会促使病人马上就诊[79]。

诊断和治疗概述

通常 SCLC 的诊断过程和 NSCLC 类似,SCLC 的分级可用于判断预后和治疗。局限期患者的中位总生存期范围 17~26 个月,广泛期患者则是 3~12 个月[79](数据取自 14 项 SCLC 的研究,报道的生存期范围较广)。不到 5% 的早期肿瘤患者适宜手术(如开胸术),因肿瘤体积大、转移较快,外科手术的作用有限,小细胞肺癌可采用较简单的两极分期方法(即局限期和广泛期),而非 TNM 分期。退伍军人管理局肺癌研究小组(the Veterans Administration Lung Study Group)分期系统,局限期的定义是疾病局限于身体同侧半胸,并在可接受放疗的区域内,广泛期定义为恶性肿瘤超出了身体同侧半胸,包括恶性胸腔积液、心包积液或血性转移[80-82]。随后讨论中,局限期患者接受联合治疗(即化疗和放疗)而广泛期患者仅接受化疗。仅约 30% 的患者是局限期疾病阶段,余下为广泛期疾病阶段[75]。

小细胞肺癌的临床表现和病理生理学特征

案例 98-3

问题 1:M. W.,女性,63 岁。初诊主诉心区痛、右上腹疼痛并伴有胃部胀气感。另外,她发觉 3 个月内体重减轻了 9kg,尽管她认为是节食造成的。患者否认咳嗽,无气促。胸片显示肺右侧有一个大的肿块,延伸至纵隔;有明显的纵隔淋巴结肿大伴气管狭窄,且气管因肿块挤压左移。PET-CT 证实该肿块的存在,腹部或骨盆内其他部位均无异常。患者脑部磁共振显示无转移。随后,患者行支气管镜检查与纵隔肿块活检。病理显示小细胞肺癌组织学阳性。肿瘤局限于胸部和纵隔,患者被诊断为局限性的 SCLC。辅助检查血生化、LDH 和血细胞计数均正常。哪些体征提示患者为 SCLC?

患者 M. W. 主诉心区痛和右上腹部痛,非 SCLC 的常见症状。肿瘤的位置是决定症状的因素,可作为疾病侵袭性的一项指标。M. W. 无咳嗽,但她的症状是中央型肺癌的典型症状,因为肿瘤处于中心区域并累及纵隔。且伴有体重降低及食欲减退,尽管 M. W. 将此归于饮食原因,但这是疾病快速进展的症状,并且伴有食欲降低。

M. W. 无 SCLC 患者的常见症状。SCLC 患者常见症状有疲劳,尤其是伴有体能下降的疲劳以及咳血[83]。中央型肺癌约 10% 的患者会出现上腔静脉综合征(superior vena cava syndrome,SVCS)。这是一个非常严重的并发症,若肿瘤持续增长且压迫上腔静脉则需要立即就诊,该并发症限制血液回流至心脏,导致头部和面部水肿[84,85]。

案例 98-3,问题 2:如 M. W. 情况的患者在疾病进展过程中可能会有哪些潜在的并发症?

SCLC 患者和 NSCLC 患者不同,SCLC 患者常伴有副肿瘤综合征。如 NSCLC 患者可患肥大性肺性骨关节病和高血钙。另一方面,SCLC 患者出现低钠血症、库欣综合征、神经系统副肿瘤综合征的概率更高。SCLC 患者抗利尿激素血清药物浓度往往升高,但很少符合 SIADH 标准,且多数是无症状。某些情况下,心房利钠因子的异常产物导致体内钠水平失衡。SCLC 通常对细胞毒性药物敏感,因此治疗低钠血症的 SCLC 患者可采用化疗方案。若需要进一步的治疗(若肿瘤对化疗不敏感或患者有症状)则限制液体量,根据严重程度可选择静脉注射高渗盐水、地美环素治疗[1]。约一半的肺癌患者促肾上腺皮质激素血清浓度升高,但仅有 5% 的 SCLC 患者出现库欣综合征。低钠血症和库欣综合征都是疾病预后差的指标[86]。

多数患者与 M. W. 不同,诊断时肿瘤已转移,最常见的转移部位包括骨、肝、肾上腺和脑。患者有肝或肾上腺病灶不一定都有症状,即使出现胆红素、碱性磷酸酶,或肝转氨酶升高[87]。相较之下,大于 90% 脑转移患者伴有症状,且患者通常存在中枢神经系统并发症(如癫痫)并以此作为疾病的首发症状[1]。

案例 98-3,问题 3：M. W. 在网上了解了各种治疗该疾病的方法,该疾病的 3 种治疗方式(手术、放疗和化疗)的作用如何?

小细胞肺癌的治疗方式

手术

手术在小细胞肺癌患者中的治疗作用较有限。一般情况下,若患者肿瘤大于 3~7cm 及伴任何淋巴结或远处转移均不会从手术中获益[88]。适宜手术的患者比例少于 5%。若选择手术治疗,手术过程包括肺叶切除术伴纵隔淋巴结清扫及取样。术后病人行辅助放疗和化疗,且行预防性头颅放疗(后续章节介绍)。

放疗

SCLC 对放疗敏感,对于局限期患者有效。通常分次放疗,疗程在 3~7 周,总剂量在 45~70Gy。放疗的最优剂量和频率尚待研究。首选三维适形放疗(强度调制放射治疗)是首选方法,辐射来自于外源,同时使用多维成像技术来实现肿瘤位移范围小于 1cm(位移是由于在操作过程中呼吸所致)[89-92]。除了化疗的细胞毒性作用,许多化疗药物使肿瘤对放疗敏感。因此放疗应该与化疗同时开始,通常在第 1 或第 2 周期进行。由于脑转移发生率较高(如超过 50% 的 SCLC 患者发生脑转移),预防性头颅放疗对于完成了初始的化疗或者放化疗的局限期或广泛期患者均是标准治疗。总剂量范围是 25~30Gy,分 10~15 次完成[93,94]。

化疗

SCLC 细胞的增殖指数较高,常见早期转移扩散。全身性化疗由于对转移有效,且在整个细胞周期对肿瘤细胞进展都有效,因此可作为治疗的首选方案。通常大部分治疗方案都是基于铂类药物联合依托泊苷,少数情况下联合伊立替康的治疗(后者被证实在日本患者中是有效的),如表 98-7 所示[95]。如果发现肿瘤对药物敏感,在治疗的早期会出现疗效。通常不推荐超过 6 个周期的长期治疗,因为该治疗疗程已经达最大获益。且药物蓄积导致的毒性会降低患者 6 个周期治疗所获得的整体受益[99,100]。因此通常化疗 4~6 个周期就停止,并需要密切监测患者疾病的复发情况。

如前所述,SCLC 复发率较高,因此通常需要实施二线治疗。表 98-7 列举了几种可行的药物治疗方案,具体选择取决于患者的整体情况(如患者体力状态、前期治疗方案的毒性反应)以及一线方案治疗后复发的时长。除 CAV 方案,大部分药物均是作为单药治疗。通常一线治疗 6 个月内复发认为是治疗耐药,应选择其他药物。若复发发生在6 个月之后,一线治疗方案可再次使用。目前为止,尚无靶向制剂被批准用于治疗小细胞肺癌。

表 98-7

小细胞肺癌的推荐化疗方案

局限期小细胞肺癌(最长 4~6 个周期)
顺铂,第 1 日 依托泊苷,第 1~3 日,然后每 21 日 1 次[91]
卡铂,第 1 日 依托泊苷,第 1~3 日,然后每 21 日 1 次[69]

广泛期小细胞肺癌(最长 4~6 个周期)
顺铂,第 1 日 依托泊苷,第 1~3 日,然后每 21 日 1 次[71]
卡铂,第 1 日 依托泊苷,第 1、2、3 日,然后每 21 日 1 次[96]
顺铂,第 1 日 伊立替康,第 1、8、15 日,然后每 28 日 1 次[97]
顺铂,第 1 日 伊立替康,第 1、8 日,然后每 21 日 1 次[98]

肿瘤复发的化疗[78]
临床试验推荐
如果在一线治疗后 2~3 个月以内复发,且患者 PS 评分在 0~2:紫杉醇、多西他赛、吉西他滨、伊立替康或拓扑替康(口服或静脉注射)、异环磷酰胺
如果复发在 2~3 个月之后直至 6 个月:拓扑替康(口服或静脉注射)、伊立替康、紫杉醇、多西他赛、口服依托泊苷、长春瑞滨、吉西他滨,或环磷酰胺、多柔比星和长春新碱(CAV)
如果复发在 6 个月之后:初始方案

PS,体力状况

总之,M. W. 的肿瘤手术切除并非最佳选择,缺乏获益的证据。小细胞肺癌肿瘤细胞增殖迅速,通常对化疗和放疗敏感,全身性治疗是有益的,SCLC 肿瘤通常转移迅速,全身性治疗可根除可能的转移病灶。

案例 98-3,问题 4：M. W. 开始周期 21 日的化疗,化疗的第 1 日静脉使用顺铂,第 1~3 日使用依托泊苷。计划化疗 4~6 个周期,同步放疗[92,101]。对于患者 M. W. 治疗的目的是什么?开始治疗之前需要达到什么样的基础指标数据?需要监测哪些参数?

化疗联合放疗

局限期患者(如 M. W.)的治疗目的是延长整体生存期和实现潜在的治愈。对于局限性肿瘤患者,在接受 M. W. 等治疗方案后,治疗方案有效率的期望值为 70%~90%,广泛期肿瘤患者,治疗方案有效率预期值为 60%~70%[78]。

若 M.W. 诊断处于广泛期,治疗目标则是延长总体生存期和缓解症状。由于 SCLC 可能出现的并发症,治疗需最大限度减少并发症的发生风险。如放疗常用于治疗 SVCS 患者,可缩小肿瘤的大小,使血流恢复正常。因此,若患者体力状态能耐受(如 0~2)且极少出现甚至无并发症,则正在接受的治疗方案最佳,如 M.W. 接受的治疗方案。

顺铂联合依托泊苷加上放疗的治疗方案能被大多数患者接纳,尤其是治疗周期限制在 6 周以内的患者。但这些细胞毒性药物的使用可能导致一些不良反应,其中一些可能危及生命。因此临床医生需提前预测不良反应事件,并制订相应治疗计划以减少并发症。患者接受顺铂治疗可引起肾功能不全、感觉神经病变、耳毒性,并被认为具有高度致吐性(参考第 94 章)。使用顺铂前,必须水化与利尿,尤其是顺铂使用剂量大于 $40mg/m^2$ 时,需保持尿量在 100~150ml/h。通常采用静脉输液补钾和镁以抵消顺铂引起的电解质丢失。通常在每次化疗输液前需监测血清肌酐、电解质包括镁和钙。采取适宜的止吐方案防止急性呕吐和迟发呕吐。中性粒细胞减少症通常是依托泊苷剂量限制性毒性。需监测绝对中性粒细胞计数(ANC),若中性粒细胞数目不能及时(即下一个治疗周期之前)恢复至正常,应推迟化疗或减少用药剂量。该治疗方案的 III 期临床试验中,患者 4 级白细胞减少发生率约 35%~40%,各级发热和感染发生率大于 20%[90,91]。通常在放疗结束后须考虑使用集落刺激因子治疗粒细胞减少的不良反应(参考 94 章)。

综上所述,M.W. 治疗的目的是潜在治愈。顺铂治疗前须水化,并补充钾和镁溶液以防顺铂引起的肾毒性。治疗期间,临床医生必须监测因使用依托泊苷可能造成的ANC 减少,且可能需要延迟化疗或使用集落刺激因子(如粒细胞集落刺激因子,非格司亭)。辅助治疗如在治疗中使用止吐药,对于预防或抑制顺铂相关的急性和迟发型呕吐也是至关重要的。

> **案例 98-3,问题 5:** M.W. 对治疗耐受较好,在治疗中有轻度食管炎和咳嗽。由于积极使用止吐剂未出现呕吐反应,也未表现出任何神经病变或听力下降的症状。M.W. 的哪些不良反应与她的治疗有关?

食管炎和咳嗽都可能归因于放疗的影响。若食管炎恶化至 3 级或以上,患者会失去吞咽能力且需要鼻饲进食。治疗期间咳嗽可能加重,患者会担心这是疾病恶化的迹象。放疗导致的急性(前 3 个月)和慢性(4~12 个月)肺炎,可能是新出现咳嗽的常见原因,可通过糖皮质激素治疗获得改善。

> **案例 98-3,问题 6:** 经过 2 个周期化疗和同步放疗后,CT 显示部分病灶对治疗敏感。因此,制订额外的 4 个周期顺铂和依托泊苷的治疗计划。M.W. 的疾病状态可能会如何发展?

即使是无其他并发症和局限期患者如 M.W.,长期生存大于 5 年的概率非常低。完成化疗后,由于大于 50% 的

SCLC 患者会发生脑转移,因此 M.W. 应该接受预防性头颅放疗。预防性头颅放疗不仅降低了肿瘤转移的发病率,且可提高总体生存率[93]。完成治疗 1 年内,多数患者肿瘤会进展或复发。缓解期是预后单个最大预测因子,根据缓解期的长短,患者可分为敏感性或难治性。约一半敏感性肿瘤患者二线治疗有效[100]。多数 SCLC 肿瘤在一线治疗或是抢救治疗中产生耐药。肿瘤治疗的过程中,患者也可能出现继发性肿瘤,特别是 NSCLC。

(陈倩 译,王璐 校,桂玲 审)

参考文献

1. DeVita VT et al, eds. *DeVita, Hellman, and Rosenberg's Cancer: Principles and Practice of Oncology.* 10th ed. Philadelphia, PA: Lippincott Williams & Wilkins; 2014.
2. Siegel RL et al. Cancer statistics, 2015. *CA Cancer J Clin.* 2015;65:5.
3. Li Y et al. Genetic variants and risk of lung cancer in never smokers: a genome-wide association study. *Lancet Oncol.* 2010;11:321.
4. American Cancer Society. Cancer facts and figures. 2015. http://www.cancer.org/acs/groups/content/@editorial/documents/document/acspc-044552.pdf. Accessed June 10, 2015.
5. Rami-Porta R et al. The new tumor, node, and metastasis staging system. *Semin Respri Crit Care Med.* 2011;32:44.
6. Detterbeck FC et al. The new lung cancer staging system. *Chest.* 2009;136:260.
7. NCCN Clinical Practice Guidelines in Oncology (NCCN Guidelines®). Non-small cell lung cancer. https://www.nccn.org/professionals/physician_gls/pdf/nscl.pdf. Accessed June 10, 2015.
8. Aberle DR et al. Baseline characteristics of participants in the randomized national lung screening trial. *J Natl Cancer Inst.* 2011;102:1771.
9. Aberle DR et al. The national lung screening trial: overview and study design. *Radiology.* 2011;258:243.
10. The National Lung Screening Trial Research Team. Reduced lung-cancer mortality with low-dose computed tomographic screening. *N Engl J Med.* 2011;365:395.
11. Moyer VA. Screening for lung cancer: U.S. Preventive Services Task Force recommendation statement. *Ann Intern Med.* 2014;160:330.
12. Peto R et al. Smoking, smoking cessation, and lung cancer in the UK since 1950: combination of national statistics with two case-control studies. *BMJ.* 2000;321:323.
13. Doll R et al. Mortality in relation to smoking: 50 years' observations on male British doctors. *BMJ.* 2004;328:1519.
14. Subramanian J, Govindan R. Lung cancer in never smokers: a review. *J Clin Oncol.* 2007;25:561.
15. Thorgeirsson TE et al. A variant associated with nicotine dependence, lung cancer and peripheral arterial disease. *Nature.* 2008;452:638.
16. Hung RJ et al. A susceptibility locus for lung cancer maps to nicotinic acetylcholine receptor subunit genes on 15q25. *Nature.* 2008;452:633.
17. Amos CI et al. Genome-wide association scan of tag SNPs identifies a susceptibility locus for lung cancer at 15q25.1. *Nat Genet.* 2008;40:616.
18. Rafnar T et al. Genome-wide significant association between a sequence variant at 15q15.2 and lung cancer risk. *Cancer Res.* 2011;71:1356.
19. Pirker R. Adjuvant chemotherapy in patients with completely resected non-small cell lung cancer. *Transl Lung Cancer Res.* 2014;3:305.
20. Butts CA et al. Randomized phase III trial of vinorelbine plus cisplatin compared with observation in completely resected stage IB and II non-small-cell lung cancer: updated survival analysis ofJBR-10. *J Clin Oncol.* 2010;28:29.
21. Douillard JY et al. Adjuvant vinorelbine plus cisplatin versus observation in patients with completely resected stage IB-IIIA non-small-cell lung cancer (Adjuvant Navelbine International Trialist Association [ANITA]): a randomised controlled trial [published correction appears in Lancet Oncol. 2006;7:797]. *Lancet Oncol.* 2006;7:719.
22. Arriagada R et al. Cisplatin-based adjuvant chemotherapy in patients with completely resected non-small-cell lung cancer. *N Engl J Med.* 2004;350:351.
23. Strauss GM et al. Adjuvant paclitaxel plus carboplatin compared with observation in stage IB non-small-cell lung cancer: CALGB 9633 with the Cancer and Leukemia Group B, Radiation Therapy Oncology Group, and North Central Cancer Treatment Group Study Groups. *J Clin Oncol.* 2008;26:5043.

24. Fossella F et al. Randomized, multinational, phase III study of docetaxel plus platinum combinations versus vinorelbine plus cisplatin for advanced non-small-cell lung cancer: the TAX 326 study group. *J Clin Oncol*. 2003;21:3016.

25. Scagliotti GV. The ALPI Trial: the Italian/European experience with adjuvant chemotherapy in resectable non-small lung cancer. *Clin Cancer Res*. 2005;11(13, pt 2):5011s.

26. PORT Meta-analysis Trialists Group. Postoperative radiotherapy in non-small-cell lung cancer: systematic review and meta-analysis of individual patient data from nine randomised controlled trials. *Lancet*. 1998;352:257.

27. Lally BE et al. Postoperative radiotherapy for stage II or III non-small-cell lung cancer using the surveillance, epidemiology, and end results database. *J Clin Oncol*. 2006;24:2998.

28. Macchiarini P et al. Extended operations after induction therapy for stage IIIb (T4) non-small cell lung cancer. *Ann Thorac Surg*. 1994;57:966.

29. Rusch VW et al. Neoadjuvant therapy: a novel and effective treatment for stage IIIb non-small cell lung cancer. Southwest Oncology Group. *Ann Thorac Surg*. 1994;58:290.

30. Patchell RA et al. A randomized trial of surgery in the treatment of single metastases to the brain. *N Engl J Med*. 1990;322:494.

31. Albain KS et al. Concurrent cisplatin/etoposide plus chest radiotherapy followed by surgery for stage IIIA (N2) and IIIB non-small cell lung cancer: mature results of Southwest Oncology Group phase II study, SWOG 8805. *J Clin Oncol*. 1995;13:1880.

32. Albain KS et al. Concurrent cisplatin, etoposide and chest radiotherapy in pathologic stage IIIB non-small cell lung cancer: a Southwest Oncology Group, phase II Study, SWOG 9019. *J Clin Oncol*. 2002;20:3454.

33. Curran WJ et al. Sequential vs concurrent chemoradiation for stage III non-small cell lung cancer: randomized phase III trial RTOG 9410. *J Natl Cancer Inst*. 2011;103:1452.

34. Govindan R et al. Randomized phase II study of pemetrexed, carboplatin and thoracic radiation with or without cetuximab in patients with locally advanced unresectable non-small-cell lung cancer: Cancer and Leukemia Group B Trial 30407. *J Clin Oncol*. 2011;29:3120.

35. Vokes EE et al. PROCLAIM: a phase III study of pemetrexed, cisplatin, and radiation therapy followed by consolidation pemetrexed versus etoposide, cisplatin and radiation therapy followed by consolidation cytotoxic chemotherapy of choice in locally advanced stage III non-small-cell lung cancer of other than predominately squamous cell histology. *Clin Lung Cancer*. 2009;10:193.

36. Belani CP et al. Combined chemoradiotherapy regimens of paclitaxel and carboplatin for locally advanced non-small-cell lung cancer: a randomized phase II locally advanced multi-modality protocol. *J Clin Oncol*. 2005;23:5883.

37. Langer CJ et al. The evolving role of histology in the management of advanced non-small-cell lung cancer. *J Clin Oncol*. 2010;28:5311.

38. Schiller JH et al. Comparison of four chemotherapy regimens for advanced non-small-cell lung cancer. *N Engl J Med*. 2002;346:92.

39. Scagliotti GV et al. Phase III study comparing cisplatin plus gemcitabine with cisplatin plus pemetrexed in chemotherapy-naive patients with advanced-stage nonsmall-cell lung cancer. *J Clin Oncol*. 2008;26:3543.

40. Zukin M et al. Randomized phase III trial of single-agent pemetrexed versus carboplatin and pemetrexed in patients with advanced non-small-cell lung cancer and Eastern Cooperative Oncology Group performance status of 2. *J Clin Oncol*. 2013;31:2849.

41. Socinski MA et al. Weekly *nab*-paclitaxel in combination with carboplatin versus solvent-based paclitaxel plus carboplatin as first-line therapy in patients with advanced non-small-cell lung cancer: final results of a phase III trial. *J Clin Oncol*. 2012;30:2055.

42. Pirker R et al. Cetuximab plus chemotherapy in patients with advanced non-small-cell lung cancer (FLEX): an open-label randomized phase III trial. *Lancet*. 2009;373:1525.

43. Reck M et al. Phase III trial of cisplatin plus gemcitabine with either placebo or bevacizumab as first-line therapy for nonsquamous non-small-cell lung cancer: AVAil [published correction appears in J Clin Oncol. 2009;27:2415]. *J Clin Oncol*. 2009;27:1227.

44. Sandler A et al. Paclitaxel-carboplatin alone or with bevacizumab for non-small-cell lung cancer [published correction appears in N Engl J Med. 2007;356:318]. *N Engl J Med*. 2006;355:2542.

45. Johnson DH et al. Randomized phase II trial comparing bevacizumab plus carboplatin and paclitaxel with carboplatin and paclitaxel alone in previously untreated locally advanced or metastatic non-small-cell lung cancer. *J Clin Oncol*. 2004;22:2184.

46. Barlesi F et al. Randomized phase III trial of maintenance bevacizumab with or without pemetrexed after first-line induction with bevacizumab, cisplatin, and pemetrexed in advanced nonsquamous non-small-cell lung cancer: AVAPERL (MO22089). *J Clin Oncol*. 2013;31:3004.

47. Ciuleanu T et al. Maintenance pemetrexed plus best supportive care versus placebo plus best supportive care for nonsmall-cell lung cancer: a randomised, double-blind, phase 3 study. *Lancet*. 2009;374:1432.

48. Scagliotti G et al. The differential efficacy of pemetrexed according to NSCLC histology: a review of two Phase III studies. *Oncologist*. 2009;14:253.

49. Rosell R et al. Erlotinib versus standard chemotherapy as first-line treatment for European patients with advanced EGFR mutation-positive non-small-cell lung cancer (EURTAC): a multicenter, open-label, randomized phase 3 trial. *Lancet Oncol*. 2012;13:239.

50. Goss GD et al. Gefitinib versus placebo in completely resected non-small-cell lung cancer: results of the NCIC CTG BR19 study. *J Clin Oncol*. 2013;31:3320.

51. Patel JD et al. Phase II study of pemetrexed and carboplatin plus bevacizumab with maintenance pemetrexed and bevacizumab as first-line therapy for nonsquamous non-small-cell lung cancer. *J Clin Oncol*. 2009;27:3284.

52. Paz-Ares LG et al. PARAMOUNT: final overall survival results of the phase III study of maintenance pemetrexed versus placebo immediately after induction therapy with pemetrexed plus cisplatin for advanced nonsquamous non-small-cell-lung cancer. *J Clin Oncol*. 2013;31:2895.

53. Cappuzzo F et al. Erlotinib as maintenance treatment in advanced non-small-cell lung cancer: a multicentre, randomised, placebo-controlled phase 3 study. *Lancet Oncol*. 2010;11:521.

54. Fidias P, Novello S. Strategies for prolonged therapy in patients with advanced non-small-cell lung cancer. *J Clin Oncol*. 2010;28:5116.

55. Temel JS et al. Early palliative care for patients with metastatic non-small-cell lung cancer. *N Engl J Med*. 2010;363:733.

56. Pao W, Miller VA. Epidermal growth factor receptor mutations, small-molecule kinase inhibitors, and non-small-cell lung cancer: current knowledge and future directions. *J Clin Oncol*. 2005;23:2556.

57. Jackman D et al. Clinical definition of acquired resistance to epidermal growth factor receptor tyrosine kinase inhibitors in non-small-cell lung cancer. *J Clin Oncol*. 2010;28:357.

58. Jackman DM et al. Impact of epidermal growth factor receptor and KRAS mutations on clinical outcomes in previously untreated non-small cell lung cancer patients: results of an online tumor registry of clinical trials. *Clin Cancer Res*. 2009;15:5267.

59. Dungo RT, Keating GM. Afatinib: first global approval. *Drugs*. 2013;73:1503.

60. Sequist LV et al. Phase III study of afatinib or cisplatin plus pemetrexed in patients with metastatic lung adenocarcinoma with EGFR mutations. *J Clin Oncol*. 2013;31:3327.

61. Yang JC et al. Symptom control and quality of life in LUX-Lung 3: a phase III study of afatinib or cisplatin/pemetrexed in patients with advanced lung adenocarcinoma with EGFR mutations. *J Clin Oncol*. 2013;31:3342.

62. Katakami N et al. LUX-Lung 4: a phase II trial of afatinib in patients with advanced non-small cell lung cancer who progressed during prior treatment with erlotinib, gefitinib, or both. *J Clin Oncol*. 2013;31:3335.

63. Newell DR et al. Carboplatin and etoposide pharmacokinetics in patients with testicular teratoma. *Cancer Chemother Pharmacol*. 1989;23:367.

64. Reck M et al. Erlotinib in advanced non-small cell lung cancer: efficacy and safety findings of the global phase IV Tarceva Lung Cancer Survival Treatment study. *J Thorac Oncol*. 2010;5:1616.

65. Melosky B et al. Management of skin rash during EGFR-targeted monoclonal antibody treatment for gastrointestinal malignancies: Canadian recommendations. *Curr Oncol*. 2009;16:16.

66. Davidoff AJ et al. Chemotherapy and survival benefit in elderly patients with advanced non-small-cell lung cancer. *J Clin Oncol*. 2010;28:2191.

67. Pao W et al. Acquired resistance of lung adenocarcinomas to gefitinib or erlotinib is associated with a second mutation in the EGFR kinase domain. *PLoS Med*. 2005;2:e73.

68. Sun JM et al. Clinical characteristics associated with ALK rearrangements in never-smokers with pulmonary adenocarcinoma. *Lung Cancer*. 2014;83:259.

69. Kwak EL et al. Anaplastic lymphoma kinase inhibition in non-small cell lung cancer. *N Engl J Med*. 2010;363:1693.

70. Solomon BJ et al. First-line crizotinib versus chemotherapy in ALK-positive lung cancer. *N Engl J Med*. 2014;371:2167.

71. Shaw AT et al. Crizotinib versus chemotherapy in advanced ALK-positive lung cancer. *N Engl J Med*. 2013;368:2385.

72. Shaw AT et al. Ceritinib in ALK-rearranged non-small-cell lung cancer. *N Engl J Med*. 2014;370:1189.

73. Rothenstein JM, Letarte N. Management treatment-related adverse events associated with ALK inhibitors. *Curr Oncol*. 2014;21:19.

74. Brahmer J et al. Nivolumab versus docetaxel in advanced squamous-cell non-small cell-lung cancer. *N Engl J Med*. 2015;373:123–135.

75. Govindan R et al. Changing epidemiology of small-cell lung cancer in the United States over the last 30 years: analysis of the surveillance, epidemio-

logic, and end results database. *J Clin Oncol.* 2006;24:4539.

76. Simon G et al. Small-cell lung cancer. *Chest Surg Clin N Am.* 2001;11:165.

77. Simon M et al. Progress in the therapy of small cell lung cancer. *Crit Rev Oncol Hematol.* 2004;49:119.

78. NCCN Clinical Practice Guidelines in Oncology (NCCN Guidelines®). Small cell lung cancer. https://www.nccn.org/professionals/physician_gls/pdf/sclc.pdf. Accessed June 10, 2015.

79. Foster NR et al. Prognostic factors differ by tumor stage for small cell lung cancer: a pooled analysis of North Central Cancer Treatment Group trials. *Cancer.* 2009;115:2721.

80. Micke P et al. Staging small cell lung cancer: Veterans Administration Lung Study Group versus International Association for the Study of Lung Cancer—what limits limited disease? *Lung Cancer.* 2002;37:271.

81. Kalemkerian GP, Gadgeel SM. Modern staging of small cell lung cancer. *J Natl Compr Canc Netw.* 2013;11:99.

82. Shepherd FA et al. The international association for the study of lung cancer lung cancer staging project: proposals regarding the clinical staging of small cell lung cancer in the forthcoming (seventh) edition of the tumor, node, metastasis classification for lung cancer. *J Thorac Oncol.* 2007;2:1067.

83. Hollen PJ et al. Quality of life assessment in individuals with lung cancer: testing the Lung Cancer Symptom Scale (LCSS). *Eur J Cancer.* 1993;29(A Suppl 1):S51.

84. Wilson LD et al. Clinical practice. Superior vena cava syndrome with malignant causes [published correction appears in N Engl J Med. 2008;358:1083]. *N Engl J Med.* 2007;356:1862.

85. Sculier JP et al. Superior vena cava obstruction syndrome in small cell lung cancer. *Cancer.* 1986;57:847.

86. Gandhi L, Johnson BE. Paraneoplastic syndromes associated with small cell lung cancer. *J Natl Compr Canc Netw.* 2006;4:631.

87. Chute CG et al. Presenting conditions of 1539 population based lung cancer patients by cell type and stage in New Hampshire and Vermont. *Cancer.* 1985;56:2107.

88. Lad T et al. A prospective randomized trial to determine the benefit of surgical resection of residual disease following response of small cell lung cancer to combination chemotherapy. *Chest.* 1994;106(6 Suppl):320S.

89. Bogart JA et al. 70 Gy thoracic radiotherapy is feasible concurrent with chemotherapy for limited-stage small-cell lung cancer: analysis of Cancer and Leukemia Group B study 39808. *Int J Radiat Oncol Biol Phys.* 2004;59:460.

90. Schild SE et al. Long-term results of a phase III trial comparing once-daily radiotherapy with twice-daily radiotherapy in limited-stage small-cell lung cancer. *Int J Radiat Oncol Biol Phys.* 2004;59:943.

91. Turrisi AT, 3rd et al. Twice-daily compared with once daily thoracic radiotherapy in limited small-cell lung cancer treated concurrently with cisplatin and etoposide. *N Engl J Med.* 1999;340:265.

92. Stinchcombe TE, Gore EM. Limited-stage small cell lung cancer: current chemoradiotherapy treatment paradigms. *Oncologist.* 2010;15:187.

93. Slotman B et al. Prophylactic cranial irradiation in extensive small-cell lung cancer. *N Engl J Med.* 2007;357:664.

94. Le Pechoux C et al. Standard-dose versus higher-dose prophylactic cranial irradiation (PCI) in patients with limited-stage small-cell lung cancer in complete remission after chemotherapy and thoracic radiotherapy (PCI 99–01, EORTC 22003–08004, RTOG 0212, and IFCT 99–01): a randomised clinical trial. *Lancet Oncol.* 2009;10:467.

95. Sundstrom S et al. Cisplatin and etoposide regimen is superior to cyclophosphamide, epirubicin, and vincristine regimen in small-cell lung cancer: results from a randomized phase III trial with 5 years' follow-up. *J Clin Oncol.* 2002;20:4665.

96. Skarlos DV et al. Randomized comparison of early versus late hyperfractionated thoracic irradiation concurrently with chemotherapy in limited disease small-cell lung cancer: a randomized phase II study of the Hellenic Cooperative Oncology Group (HeCOG). *Ann Oncol.* 2001;12:1231.

97. Noda K et al. Irinotecan plus cisplatin compared with etoposide plus cisplatin for extensive small-cell lung cancer. *N Engl J Med.* 2002;346:85.

98. Hanna N et al. Randomized phase III trial comparing irinotecan/cisplatin with etoposide/cisplatin in patients with previously untreated extensive-stage disease small-cell lung cancer. *J Clin Oncol.* 2006;24:2038.

99. Giaccone G et al. Maintenance chemotherapy in small-cell lung cancer: long-term results of a randomized trial. European Organization for Research and Treatment of Cancer Lung Cancer Cooperative Group. *J Clin Oncol.* 1993;11:1230.

100. Tjan-Heijnen VC et al. An analysis of chemotherapy dose and dose-intensity in small-cell lung cancer: lessons to be drawn. *Ann Oncol.* 2002;13:1519.

101. Socinski MA, Bogart JA. Limited-stage small-cell lung cancer: the current status of combined-modality therapy. *J Clin Oncol.* 2007;25:4137.

99 第99章 肠癌

Marlo Blazer

核心原则	章节案例
1 家族史、个体化差异、环境影响被认为是结直肠癌的危险因素。其中环境因素是可以通过调整来降低结直肠癌风险的。	案例99-1(问题1)
2 通过筛查对结直肠癌进行早期检测可以降低结直肠癌症病死率。推荐大部分的结直肠癌低风险患者在50岁时开始进行筛查。	案例99-1(问题2)
3 患者在诊断时可能无临床症状或表现为非典型的症状。结直肠患者检测癌胚抗原可能升高,但其并不能单独作为诊断标准。	案例99-2(问题1)
4 氟尿嘧啶和奥沙利铂的辅助联合化疗目前被认为是根治手术后Ⅲ期结直肠癌患者的标准治疗方案。	案例99-2(问题2和3)
5 诊断为局部结直肠癌的患者在完成彻底治疗后5年内,应该坚持定期随访监测。	案例99-2(问题5)
6 近10年来,新的化疗药物(奥沙利铂、伊立替康)和分子靶向治疗(贝伐单抗、雷莫芦单抗、阿柏西普、瑞格非尼,西妥昔单抗、帕尼尼单抗)延长了转移性结直肠癌患者的总生存期。氟嘧啶(氟尿嘧啶或卡培他滨)仍然是晚期癌症患者一线和二线治疗中的主要药物。合适的联合化疗和给药顺序对改进结直肠癌患者的护理至关重要。	案例99-3(问题1)
7 运用特定的预测标记物有助于让结直肠癌治疗获得最佳的预期疗效。*RAS*突变型肿瘤患者无法从抗表皮生长因子受体(anti-epidermal growth factor receptor)单克隆抗体治疗中获益。	案例99-3(问题4)
8 骨髓抑制、腹泻和周围神经病变是结直肠癌治疗中化疗药物相关的剂量限制性毒性。为保障患者用药安全和提高患者生存质量,预防性方案、密切监测,以及足够的支持治疗措施对有效控制毒性不良反应至关重要。	案例99-2(问题3和4) 案例99-3(问题3)
9 虽然结直肠癌靶向治疗导致的严重的、危及生命的不良反应并不常见,但仍具有潜在的危害,尤其在曾出现过这些并发症的高风险患者中应避免使用。针对一些普通的不良反应则有相关预防和治疗方案,例如血管内皮生长因子治疗相关的高血压或表皮生长因子受体(epidermal growth factor receptor,EGFR)抑制剂导致的皮肤毒性。	案例99-3(问题3、5和6)
10 氟尿嘧啶和伊立替康的代谢酶的基因变异与化疗毒性增加有关。为避免或控制毒性不良反应,识别这些特定的基因变异的临床技术正不断完善。	案例99-3(问题2)

结直肠癌

流行病学、病因学和病理生理学

结直肠癌是直肠或结肠内壁的肿瘤的恶性增长。结直肠癌是美国第 3 常见的癌症，也是癌症相关死亡的第 2 主要原因。预计 2015 年将有 132 700 例新诊断为结肠癌和直肠癌病例，中位年龄为 68 岁，其中 49 700 人将因病死亡。在最近的 10 年中，新药和更准确的生物标记预测使结直肠患者的疾病检测、人身安全和生存率都均到了改善。1975 年经年龄调整的 5 年相对生存率（根据 1975—2007 年数据）为 48.6%，2015 年预估为 64.9%（2005—2011 年数据）[1]。

结直肠癌的形成是多级过程。开始于组织的非正常性增生，也就是源于结肠壁最里层的息肉（腺瘤）。从息肉到恶性肿瘤的转变过程可长达 10～15 年[1]。一旦转变发生，癌症将扩散至整个结肠或直肠壁，并且最终可直接侵犯至血液和淋巴结，或其他器官。大部分的结直肠癌分类是腺癌，意味着它们来源于负责消化道分泌物产生的腺体组织。大约 2/3 发生在结肠，剩下的形成于直肠。结直肠癌是可以通过切除前期癌变组织进行预防阻断癌症的为数不多的癌症之一。因此，早期检测至关重要。

结直肠癌的病因学是复杂的，包括患者自身情况、环境和基因等多种因素。其中，年龄被认为是最重要的影响因素，90% 以上确诊患者年龄在 50 岁以上[2]。其他患者具体高危因素包括结肠癌家族史、结肠息肉和炎症性肠炎（溃疡性结肠炎或 Crohn 病）既往史。环境因素例如，以红肉为主、高脂肪、低纤维的饮食习惯，缺少运动的生活方式，肥胖、过量饮酒、长期吸烟等都可以增加结直肠癌风险[2,3]。已有证据显示吸烟，尤其在青年阶段，能增加患结肠癌的风险。诊断为 III 期结肠癌的患者如果 30 周岁前每年超过 12 包，则可增加复发风险[3]。

遗传性综合征约占所有结直肠癌患者的 5%～6%[4]。包括遗传性非息肉性结直肠癌，又称 Lynch 综合征和家族性腺瘤样息肉（familial adenomatous polyposis, FAP）。虽然所有结直肠癌病例中 FAP 仅占不到 1%，但其与患结直肠癌高达 90% 的终身风险相关，因为常染色体显性的生殖细胞突变导致结肠和直肠的息肉快速增长（10～1 000s），通常发生在青少年时期[5]。Lynch 综合征约占直肠癌病例的 2%～3%[5]。它是一种常染色体显性遗传病，发病年龄早（20～25 岁），与子宫内膜癌，以及尿路、小肠、卵巢、胃、胰腺、胆道、脑和皮肤等器官的癌症风险增加有关。遗传性综合征的筛查要尽早进行（推荐在 10～12 岁进行 FAP 的筛查，在 20～25 岁进行 Lynch 综合征的筛查[5]）。

环氧合酶-2 抑制剂塞来昔布，是美国食品药品管理局（Food and Drug Administration, FDA）批准治疗 FAP 的药物。然而，由于非甾体抗炎药的毒副作用，不推荐其常规使用来预防结直肠癌。

临床表现和诊断

结直肠癌进展中临床症状常不明显，而且与很多良性病变的症状类似。例如腹痛、便秘、腹泻、胀气、直肠出血和排便习惯或形状的突然改变。不明原因体重减轻、贫血和虚弱等症状也可能会出现，尤其在疾病晚期。通过结肠镜检查或乙状结肠镜检查并取活检可以确诊该疾病。在开始治疗前还需要进行检查，包括胸腔、腹腔、盆腔计算机断层扫描（computed tomography, CT）扫描，以及血中初始癌胚抗原（carcinoembryonic antigen, CEA）水平的检测。这些检查可确定疾病进展程度，并为治疗中或治疗后的疾病复发或进展提供监测手段。对于直肠癌，超声内镜也可被用来辅助判断肿瘤的术前或临床分期。外科切除术过程中则可以得到结直肠癌的确定性或病理性的分期。

治疗概况

结直肠癌患者的治疗方式与其他实体瘤类似。手术、放疗和化疗均可在局部肿瘤或晚期癌症中使用，选择哪一种治疗方案以及先后顺序取决于疾病部位、恶性程度，以及治疗目标。一般来说，手术方案适用于 I、II、III 期患者。对某些有肿瘤转移的 IV 期患者在治疗过程中适当的时候也可以施行手术。放疗常运用于直肠癌患者。本章将着重介绍结直肠癌患者的全身治疗（如，化疗和分子靶向治疗）。

诊断时疾病的分期决定了初始治疗方案。结直肠癌和其他实体肿瘤一样使用 TNM 分期系统，但它的分期特点是，决定 TNM 分期中"T"的是肿瘤浸润结肠壁的厚度，而不是原发肿瘤的大小。与其他实体瘤一样，这个分期系统里"N"代表淋巴结受累情况，"M"代表远处转移。结肠癌与直肠癌的分期方法完全相同，但是，由于直肠部肿瘤更靠近肛门括约肌，局部治疗失败和原发部位肿瘤复发风险增加。对于 II 期结肠癌患者是否需要进行辅助治疗存在争议。虽然对于 II 期结肠癌患者常规使用辅助治疗不被推荐，但是具有以下高危因素的患者应被考虑，包括 T4 损伤期病变、出现肠梗阻或肠穿孔、组织分化差、淋巴血管侵犯、淋巴结取样不足，以及手术后阳性切缘[5]。

病因学

案例 99-1

问题 1：O. B.，女性，35 岁，最近得知她 58 岁的父亲诊断为结肠癌。O. B. 体重过胖，并且每日抽半包烟。她喜欢外出就餐和在家熬夜看电视。O. B. 想知道自己患结肠癌的风险。她也想了解今后她该如何做，能减少自己患结肠癌的风险。

考虑到 O. B. 的结肠癌家族史，她具有较高的患病风险。此外，她体重过胖，生活方式缺少运动，并且吸烟。她时常外出就餐，但是她的饮食相关信息不祥。她可以通过纠正危险因素来降低患结直肠癌的风险。O. B. 可以通过运动和高纤维、低脂肪饮食来减轻体重。此外，她能通过戒烟降低患结直肠癌或其他癌症的风险。

筛查

案例 99-1,问题 2：O. B. 很想知道是否有方法可以筛查出结直肠癌。如果有,可以早期检测出癌症吗？她的父亲已确诊为结肠癌；因此,O. B. 想知道她应该什么时候进行癌症筛查。

结肠癌和直肠癌是可以通过切除癌前病变组织来预防的癌症,因此,早期检测十分必要。如前所述,结直肠癌的形成是个多级过程,其早期癌变组织是可以检测出并被移除的。结直肠癌并不总是没有临床症状,通过早期筛查结直肠癌能减少致死率。筛查方法有很多,包括排泄物筛查、直肠指检、钡剂灌肠、内镜检查,以及 CT 结肠成像。排泄物筛查试验是检查粪便隐血,该项检查相对经济、无创,且可以在家进行。主要有 2 种检查,包括粪便隐血试验(fecal occult blood test,FOBT)和粪便免疫化学试验(fecal immunochemical test,FIT)。FOBT 可以降低 33% 的结直肠癌死亡率,但是该检查取样前需要限制饮食[6]。FIT 利用抗体检测人血红蛋白或其他血液成分,与 FOBT 相比,FIT 不受药物或食物干扰。筛查指南承认 FIT 可能比 FOBT 更敏感[7],然而,两者并无优劣之分,极大可能是因为缺乏与 FIT 相关的死亡数据,以及 2 种检测之间潜在的成本(支出)差异。结直肠癌内镜检查包括可弯曲式乙状结肠镜检查与结肠镜检查,检查过程中都可以切除息肉获得活检样本。乙状结肠镜检查的优势是不需要镇静,预处理简单(2袋 Fleet 灌肠剂),易操作。不愿意接受镇静或大面积的肠道准备的患者可以选择该项检查。乙状结肠镜检查可降低结直肠癌 33% 的发病率与 43% 的死亡率[8]。然而,乙状结肠镜检查的部位仅包括乙状结肠和直肠,结肠镜检查可包括整个结肠。因此,结肠镜检查使用更加广泛,由于能同时显著降低右半侧和左半侧结肠癌发生风险,它可以降低 77% 的结直肠癌发病率[7,9]。CT 结肠成像是较新的方法,可提供结肠的二维或三维影像。与内镜检查一样,CT 结肠成像需要全面的肠道准备,以便肠道内粪便的排出。该项筛查对直径大于等于 6mm 的息肉的敏感性为 80%,对直径大于 1cm 的息肉的敏感性为 90%[10]。然而,任何方法发现的癌性病变最终还需要进行结肠镜检查。

CEA 是肿瘤标记物,已被用作筛查工具,但是其主要用途是监测治疗效果,而不是筛查。健康吸烟者的 CEA 水平可能是不吸烟者的 2 倍。此外,给予转移性结肠癌患者治疗可造成 CEA 的假阳性升高,而疾病并未进展,因此即使在监测治疗反应时,也只能与其他方法结合使用。

美国肿瘤学会、美国结直肠癌多学科协作组与美国放射学会联合发表了结直肠癌的早期检测的筛查推荐共识[11]。根据他们的推荐,达到患结直肠癌普通风险水平的人群建议从 50 岁开始进行筛查(表 99-1)。患结直肠癌平均风险水平的患者无遗传倾向性或结直肠癌家族史。此外,这类人群无息肉既往史、结直肠癌既往史、炎性肠病、慢性溃疡性结肠炎,以及克罗恩病。

O. B. 是 35 岁女性,其直系亲属在 58 岁确诊为结肠癌。通过遗传性综合征患结直肠癌的可能性很小,因为她

的父亲被诊断为结肠癌时已经超过 50 岁了。然而,她确实有加倍的风险患结直肠癌,因为她的直系亲属已被确诊[12]。因为 O. B. 的父亲在 60 岁前被确诊,她有较高的患病风险,应该在 48 岁,也就是比她父亲 58 岁时被确诊早 10年开始定期进行结直肠癌筛查[10]。

表 99-1

美国癌症协会关于结直肠癌患病年龄和风险的筛查推荐

平均风险	50 岁开始筛查 每年 1 次 DRE 和 FOBT 或 FIT (粪便 DNA 检测,间隔不确定) 和以下其中之一项： ■ 每 5 年 1 次乙状结肠镜检查a ■ 每 5 年 1 次 CT 成像检查a ■ 每 10 年 1 次结肠镜检查a ■ 每 5 年 1 次钡剂灌肠检查a
家族史	40 岁或比患癌直系亲属确诊时年龄早 10 岁开始筛查
遗传性非息肉性结直肠癌	20~25 岁或比患癌直系亲属确诊时年龄早 10 岁开始筛查
家族性腺瘤样息肉	10~12 岁开始筛查
炎性肠炎、慢性溃疡性结肠炎或克罗恩病	诊断后 8~15 年开始筛查

a 阴性结果的监测间隔。如果在筛查中发现息肉,根据活检结果,监测间隔可能会改变[8]。

CT,计算机断层扫描；DRE,直肠指检；FIT,粪便免疫化学实验；FOBT,粪便隐血试验

临床表现

案例 99-2

问题 1：B. R. 是一名 66 岁白人男性,既往体健,最近由于腹部绞痛和排便习惯改变等消化道症状进行性恶化,他决定去家庭医生处就医。他承认偶尔也会便血,但他认为是痔疮发作。明显家族史中有一位叔叔患有胃癌。他偶尔饮酒,但从未抽烟或用过违禁或软性毒品。体格检查示营养状况良好、发育良好、神志清楚、表情自然。未触及肿大,肝脾肋下未及,腹平软,无压痛及反跳痛,正常活跃肠鸣音。其余系统评价无异常。体力佳。有2 型糖尿病和高胆固醇血症史,这 2 种疾病都在他目前的药物治疗方案中得到控制。生命体征和实验室数据如下：

血压：108/71mmHg

心率：95 次/min

呼吸：18 次/min

白细胞(white blood cell,WBC)计数：4.8×10³/μl

血红蛋白：11.6g/dl

红细胞压积：35.1%

血小板计数：208×10³/μl

总胆红素：0.3mg/dl

血清肌酐：0.8mg/dl

血尿素氮：15mg/dl

碱性磷酸酶：61IU/L

乳酸脱氢酶：366IU/L

白蛋白：4.2g/dl

糖化血红蛋白：6.2%

B.R.的以上症状显示与结直肠癌相关吗？

尽管 B.R. 的症状无明显特别，但排便习惯和便血都是与结直肠癌相关的症状。考虑到患者年龄、症状和缺少癌症前期筛查，额外的检查是需要的，本章节前面提到的筛查方法之一均可，优先选择结肠镜检查。

局限性结直肠癌患者的化疗

辅助治疗

案例 99-2,问题 2：结肠镜检查示，B.R. 患中度分化结肠腺癌，距肛门边缘约 18cm，通过固有肌层侵入淋巴管浸润并累及 25 个区域淋巴结中的 8 个。胸部、腹部和盆腔 CT 显示无转移。CEA 上报值为 8.0ng/ml（正常值范围：非吸烟者 0~3.0ng/ml，吸烟患者为 0~6.0ng/ml）。外科手术切除后，B.R. 可以从辅助化疗中获益吗？哪种化疗药物或化疗方案可以让 B.R. 最大程度的避免日后肿瘤复发？

早前，氟尿嘧啶（也称 5-氟尿嘧啶，5-FU），氟尿嘧啶的一种，联合亚叶酸（leucovorin）被认为是Ⅲ期结肠癌患者辅助治疗的标准化疗方案，与术后不进行化疗相比，无病生存率（disease-free survival，DFS）和总体生存率（overall survival，OS）均有改善[13]。对于肿瘤Ⅱ期患者，只有具有某些高风险因素特征的患者（肿瘤附着于或侵犯其他器官、梗阻或发生肠穿孔）在术后进行氟尿嘧啶联合亚叶酸的方案化疗可

明显获益[13]。亚叶酸可以使氟尿嘧啶的活性代谢产物（氟尿嘧啶脱氧核苷）与其细胞内作用靶点（胸腺嘧啶核苷酸合成酶）的结合更稳固，增强氟尿嘧啶的细胞毒性作用。氟尿嘧啶主要以 2 种不同的方式给药——在 3~5 分钟内进行快速静脉注射，随后进行 24~46 小时的持续静脉输注（视具体方案而定）。单药卡培他滨（capecitabine）是氟尿嘧啶的前药，其口服给药方式更加方便，而且疗效与静脉输注相当（氟尿嘧啶联合亚叶酸）[14]。目前，对于 70 岁以上的Ⅲ期结肠癌患者，氟尿嘧啶联合亚叶酸化疗方案或卡培他滨单药化疗都是首选辅助治疗方案，因为在以氟尿嘧啶为基础方案中增加其他细胞毒性药物并不能带给他们获益[15,16]。

对于 70 岁以下患者，在以氟尿嘧啶为基础的化疗方案（卡培他滨单药或氟尿嘧啶联合亚叶酸）中加入奥沙利铂（一种铂类制剂）被认为是目前Ⅲ期结肠癌患者辅助治疗的标准化疗方案，一些重要的临床试验显示以氟尿嘧啶为基础的化疗方案联合奥沙利铂能改善无病生存率和总体生存率[17,18]。但该联合化疗方案在Ⅱ期结肠癌患者（淋巴结转移阴性）的应用尚存争议，因为其并不能显著改善这类患者的无病生存率和总体生存率[15]。临床实践中曾经有一些氟尿嘧啶联合奥沙利铂的化疗方案。然而，目前更多的惯例推荐联合使用氟尿嘧啶与其他细胞毒性药物时，主要采用输注方式而不是快速静脉注射（静脉推注），以最大限度的提高疗效，同时将毒性降至最低，尽管输注方案中仍包括首先将氟尿嘧啶的总给药剂量中一小部分进行快速静脉注射[19]。

如前所述，奥沙利铂也可以与卡培他滨单药的氟尿嘧啶基础化疗联合。这与奥沙利铂联合氟尿嘧啶和亚叶酸有着相同的疗效。主要的区别在于毒副作用。卡培他滨 1 日口服 2 次，每 21 日 1 个周期，服药 14 日。由于临床实践的细微差别，选择哪一种氟尿嘧啶为基础的化疗需要考虑多种因素。影响药物选择的潜在因素包括但不仅限于毒副作用差异、医疗机构的资源（如静脉泵等）、保险范围及患者的选择。其他可影响卡培他滨为基础的化疗方案选择的因素包括肾损害和相关的药物间相互作用，尤其在同时使用华法林。结肠癌的辅助治疗中常用的方案见表 99-2 所示。

表 99-2

转移性或晚期结直肠癌的选择治疗方案

结直肠癌选择治疗方案——转移性疾病	
方案	药物用法用量
奥沙利铂为基础的化疗方案	
mFOLFOX6ᵃ	■ 奥沙利铂 85mg/m²，静脉滴注 2 小时以上，第 1 日 ■ 亚叶酸 400mg/m²，静脉滴注 2 小时以上，第 1 日 ■ 氟尿嘧啶 400mg/m²，静脉推注，第 1 日；然后 1 200mg/（m²·d）静脉持续泵入给药 2 日（静脉滴注 46~48 小时以上，总给药剂量 2 400mg/m²） 每 2 周重复 1 次

表 99-2

转移性或中晚期结直肠癌的选择治疗方案(续)

结直肠癌选择治疗方案——转移性疾病	
方案	**药物用法用量**
mFOLFOX6+贝伐单抗	■ 奥沙利铂 85mg/m^2,静脉滴注 2 小时以上,第 1 日 ■ 亚叶酸 400mg/m^2,静脉滴注 2 小时以上,第 1 日 ■ 氟尿嘧啶 400mg/m^2,静脉推注,第 1 日;然后 1 200mg/(m^2·d)静脉持续泵入给药 2 日 (静脉滴注 46~48 小时以上,总给药剂量 2 400mg/m^2) ■ 贝伐单抗 5mg/kg,静脉滴注,第 1 日 每 2 周重复 1 次
mFOLFOX6+帕尼单抗	■ 奥沙利铂 85mg/m^2,静脉滴注 2 小时以上,第 1 日 ■ 亚叶酸 400mg/m^2,静脉滴注 2 小时以上,第 1 日 ■ 氟尿嘧啶 400mg/m^2,静脉推注,第 1 日;然后 1 200mg/(m^2·d)静脉持续泵入给药 2 日 (静脉滴注 46~48 小时以上,总给药剂量 2 400mg/m^2) ■ 帕尼单抗 6mg/kg,静脉滴注 60 分钟以上,第 1 日 每 2 周重复 1 次
CapeOX^{a,b}	■ 奥沙利铂 130mg/m^2,静脉滴注 2 小时以上,第 1 日 ■ 卡培他滨 850~100mg/m^2,口服,每日 2 次,服药 14 日 每 3 周重复 1 次
CapeOX^b+贝伐单抗	■ 奥沙利铂 130mg/m^2,静脉滴注 2 小时以上,第 1 日 ■ 卡培他滨 850~1 000mg/m^2,口服,每日 2 次,服药 14 日 ■ 贝伐单抗 7.5mg/kg,静脉滴注,第 1 日 每 3 周重复 1 次
伊立替康为基础的化疗方案	
FOLFIRI	■ 伊立替康 180mg/m^2,静脉滴注 30~90 分钟以上,第 1 日 ■ 亚叶酸 400mg/m^2,静脉滴注与伊立替康持续时间相同,第 1 日 ■ 氟尿嘧啶 400mg/m^2,静脉推注,第 1 日;然后 1 200mg/(m^2·d)静脉持续泵入给药 2 日 (静脉滴注 46~48 小时以上,总给药剂量 2 400mg/m^2) 每 2 周重复 1 次
FOLFIRI+贝伐单抗	■ 伊立替康 180mg/m^2,静脉滴注 30~90 分钟以上,第 1 日 ■ 亚叶酸 400mg/m^2,静脉滴注与伊立替康持续时间相同,第 1 日 ■ 氟尿嘧啶 400mg/m^2,静脉推注,第 1 日;然后 1 200mg/(m^2·d)静脉持续泵入给药 2 日 (静脉滴注 46~48 小时以上,总给药剂量 2 400mg/m^2) ■ 贝伐单抗 5mg/kg,静脉滴注,第 1 日 每 2 周重复 1 次
FOLFIRI+西妥昔单抗	■ 伊立替康 180 mg/m^2,静脉滴注 30~90 分钟以上,第 1 日 ■ 亚叶酸 400mg/m^2,静脉滴注与伊立替康持续时间相同,第 1 日 ■ 氟尿嘧啶 400mg/m^2,静脉推注,第 1 日;然后 1 200mg/(m^2·d)静脉持续泵入给药 2 日 (静脉滴注 46~48 小时以上,总给药剂量 2 400mg/m^2) ■ 每 2 周重复 1 次 ■ 西妥昔单抗 400mg/m^2,首次静脉滴注 2 小时以上,然后 250mg/m^2,静脉滴注 60 分钟以上,每周 1 次 ■ 或者 ■ 西妥昔单抗 500mg/m^2,静脉滴注 2 小时以上,第 1 日,每 2 周 1 次

表 99-2

转移性或中晚期结直肠癌的选择治疗方案(续)

结直肠癌选择治疗方案——转移性疾病	
方案	**药物用法用量**
FOLFIRI+帕尼单抗	■ 伊立替康 180mg/m^2,静脉滴注 30~90 分钟以上,第 1 日 ■ 亚叶酸 400mg/m^2,静脉滴注与伊立替康持续时间相同,第 1 日 ■ 氟尿嘧啶 400mg/m^2,静脉推注,第 1 日;然后 1 200mg/(m^2·d)静脉持续泵入给药 2 日(静脉滴注 46~48 小时以上,总给药剂量 2 400mg/m^2) ■ 帕尼单抗 6mg/kg,静脉滴注 60 分钟以上,第 1 日 每 2 周重复 1 次
FOLFIRI+阿柏西普 目前仅被批准用于 2 线治疗	■ 伊立替康 180mg/m^2,静脉滴注 30~90 分钟以上,第 1 日 ■ 亚叶酸 400mg/m^2,静脉滴注与伊立替康持续时间相同,第 1 日 ■ 氟尿嘧啶 400mg/m^2,静脉推注,第 1 日;然后 1 200mg/(m^2·d)静脉持续泵入给药 2 日(静脉滴注 46~48 小时以上,总给药剂量 2 400mg/m^2) ■ 阿柏西普 4mg/kg,静脉滴注 60 分钟以上 每 2 周重复 1 次
FOLFIRI+雷莫芦单抗 目前仅被批准用于 2 线治疗	■ 伊立替康 180mg/m^2,静脉滴注 30~90 分钟以上,第 1 日 ■ 亚叶酸 400mg/m^2,静脉滴注与伊立替康持续时间相同,第 1 日 ■ 氟尿嘧啶 400mg/m^2,静脉推注,第 1 日;然后 1 200mg/(m^2·d)静脉持续泵入给药 2 日(静脉滴注 46~48 小时以上,总给药剂量 2 400mg/m^2) ■ 雷莫芦单抗 8mg/kg,静脉滴注 60 分钟以上 每 2 周重复 1 次
氟尿嘧啶治疗方案[c]	
卡培他滨[d]±贝伐单抗	■ 卡培他滨 850~1 250mg/m^2,口服,每日 2 次,第 1~14 日 ■ ±贝伐单抗 7.5mg/kg,静脉滴注,第 1 日 每 3 周重复 1 次
静脉推注或滴注 5-FU/亚叶酸(Roswell Park regimen)	■ 亚叶酸 500mg/m^2,静脉滴注 2 小时以上,第 1、8、15、22、29 和 36 日 ■ 氟尿嘧啶 500mg/m^2,亚叶酸后 1 小时静脉推注,第 1、8、15、22、29 和 36 日 每 8 周重复 1 次
简化双周输注 5-FU/亚叶酸[d]±贝伐单抗	■ 亚叶酸 400mg/m^2,静脉滴注 2 小时以上,第 1 日 ■ 氟尿嘧啶 400mg/m^2,静脉推注,然后 1 200mg/(m^2·d)静脉持续泵入给药 2 日(静脉滴注 46~48 小时以上,总给药剂量 2 400mg/m^2) ■ ±贝伐珠单抗 5mg/kg,静脉滴注,第 1 日
其他联合化疗方案	
IROX 与 FOLFOX 为基础的化疗相比,在一线疗法中较差	■ 奥沙利铂 85mg/m^2 静脉滴注 2 小时以上 ■ 伊立替康 200mg/m^2 静脉滴注 30~90 分钟以上,每 3 周 1 次
FOLFOXIRI±贝伐单抗 与 FOLFIRI 相比能延长肿瘤无进展生存期;然而,与 FOLFOX 和 FOLFIRI 的测序患者相比,并无相关优势数据(±贝伐单抗)	■ 伊立替康 165mg/m^2,静脉滴注,第 1 日 ■ 奥沙利铂 85mg/m^2,静脉滴注,第 1 日 ■ 亚叶酸 400mg/m^2,静脉滴注,第 1 日 ■ 氟尿嘧啶 1 200mg/(m^2·d)静脉持续泵入给药 2 日(静脉滴注 48 小时以上,总给药剂量 2 400mg/m^2),第 1 日开始 每 2 周重复 1 次 ■ ±贝伐珠单抗 5mg/kg,静脉滴注,第 1 日

表 99-2

转移性或中晚期结直肠癌的选择治疗方案(续)

结直肠癌选择治疗方案——转移性疾病	
方案	**药物用法用量**
挽救治疗	
瑞格非尼 用于伊立替康、奥沙利铂、氟尿嘧啶和一种 EGFR 抑制剂(RAS 野生型)使用后进展	160mg,每日清晨与低脂早餐同服,第 1~21 日,每 28 日重复 1 次
曲氟尿苷复方片 用于伊立替康、奥沙利铂、氟尿嘧啶和一种 EGFR 抑制剂(RAS 野生型)使用后进展	$35mg/m^2$,每日口服 2 次,早餐后和晚餐后,第 1~5 日和第 8~12 日,每 28 日为 1 个周期 剂量取决于复方片中曲氟尿苷的含量 在注册登记的临床试验中体表面积的上限为 $2.3m^2$

ª 奥沙利铂联合氟尿嘧啶或者卡培他滨(mFOLFOX6 或 CapeOX)治疗 6 个月的方案也用于Ⅲ结肠癌的辅助治疗(术后)。

ᵇ Ⅱ期药物临床数据为双周方案,奥沙利铂按 $85mg/m^2$ 每 2 周给药 1 次,卡培他滨在第 1~7 日和 15~21 日给药。

ᶜ氟尿嘧啶或卡培他滨±贝伐单抗适用于那些使用奥沙利铂或伊立替康所带来的化疗毒性大于治疗获益的患者,这些患者往往临床表现不佳。

ᵈ卡培他滨单药或氟尿嘧啶联合亚叶酸治疗 6 个月,同样适合高风险的Ⅱ期结肠癌患者的辅助治疗或年龄大于 70 岁的Ⅲ期结肠癌患者术后的辅助治疗

伊立替康联合氟尿嘧啶和亚叶酸的化疗方案作为Ⅲ期结肠癌患者的辅助治疗被评估。伊立替康的加用并未使患者的无病生存得到获益,而使得化疗毒性增加[20]。因此,伊立替康不是目前用于结直肠癌辅助治疗的药物。此外,一些可用于治疗转移性结肠癌的生物制剂,例如,贝伐单抗和西妥昔单抗,已作为辅助治疗进行了研究。但迄今为止,这些被批准用于治疗转移性结肠癌的生物制剂(贝伐单抗、雷莫芦单抗、阿柏西普、西妥昔单抗、帕尼单抗、瑞格非尼)没有一个被批准或推荐用于辅助治疗[17]。

B. R. 的肿瘤已侵犯大量的淋巴结,这就意味着他的病情已经属于ⅢC 期疾病,具有较高的复发风险,因此,术后他应该行辅助化疗。辅助化疗的治疗目标是根治术后残留的、潜在的肿瘤病灶,减少复发风险。B. R. 的第 1 周期辅助化疗应该开始于术后 4~6 周,治疗持续 6 个月。

氟尿嘧啶和奥沙利铂的不良反应

案例 99-2,问题 3: B. R. 计划接受改良的 FOLFOX6(mFOLFOX6)方案进行辅助治疗。在化疗前 B. R. 应知晓哪些潜在的不良反应?该治疗有哪些剂量限制性不良反应?有哪些预防措施可减轻些不良反应?

该案例的治疗目标是治愈,因此,临床在患者可耐受化疗毒性情况下通常采取积极治疗,尽量不减少剂量或延迟化疗。很多化疗相关毒性可发生在化疗中或化疗完成后。

氟尿嘧啶相关的毒性包括手足综合征(hand-foot syndrome,HFS,也称掌跖感觉丧失性红斑)、黏膜炎、腹泻、血液毒性(中性粒细胞减少)、光敏反应,以及罕见的心脏毒性(血管紧张性心绞痛)。HFS 主要通过对症支持措施进行管理,例如,除了暂时停止氟尿嘧啶为基础的化疗外,可以使用局部保湿霜促进伤口治愈。(关于 HFS 的进一步讨论,见第 94 章。)一旦伤口治愈或症状减轻,恢复氟尿嘧啶为基础的化疗时常常会降低化疗剂量。与氟尿嘧啶相比,卡培他滨更容易发生 HFS,程度也更严重[21]。重度中性粒细胞减少常常伴随化疗剂量的减少或延迟,某些病例中临床医生会采用粒细胞集落刺激因子,例如非格司亭(filgrastim)和培非格司亭(pegfilgrastim),以防止在化疗强度不变的情况下发生中性粒细胞减少伴发热。静脉推注氟尿嘧啶比静脉输注氟尿嘧啶或口服卡培他滨更容易发生中性粒细胞减少[22,23]。严重的黏膜炎不常见,主要与静脉推注氟尿嘧啶有关[20,21]。但轻中度的黏膜炎也可发生在使用卡培他滨和输注氟尿嘧啶的患者中,可以通过对症支持治疗进行处理,例如轻度麻醉止痛药或含有利多卡因等局麻药的漱口水。预防这些并发症很重要,包括养成良好口腔卫生习惯和避免刺激口腔黏膜或抑制唾液分泌的有害物质例如酒精、含酒精成分的漱口水或口腔清洗剂、辛辣食物和抗胆碱能药物。和许多含氟制剂一样,氟尿嘧啶和卡培他滨会引起光敏,光照后可导致轻度至重度的晒伤。因此,在氟尿嘧啶化疗期间,应避免长时间的日晒,并建议在户外活动时使用 SPF-15 或更高防晒级别的防晒霜。

奥沙利铂作为最新的抗肿瘤铂类家族成员,其抗肿瘤作用和耐受情况与顺铂或卡铂不同。这 3 种铂类药物中,结直肠癌对奥沙利铂最敏感。奥沙利铂的骨髓抑制和神经系统毒性不良反应是剂量限制性毒性反应,其中骨髓抑制主要表现是中性粒细胞减少和血小板减少。奥沙利铂导致的急性一过性的外周感觉神经病变,表现为感觉异常或肢体末端感觉障碍,伴或不伴有肌肉痉挛。使用奥沙利

铂的患者也可能发生急性咽喉感觉异常综合征,其主要特征是感觉吞咽困难和呼吸困难,发生率大于 90%[24,25]。应用奥沙利铂后,遇冷刺激时可诱发急性神经感觉症状。通常发生在静脉输注后数分钟内,症状可维持达 7 日。临床需对患者强调在每次使用奥沙利铂后,要避免接触冷刺激,包括冰冷的食物和饮料。建议使用手套、长袜和围巾保暖,尤其是在寒冷的季节。迟发的、累积性神经毒性反应也可发生在应用奥沙利铂后,而且是非一过性,并呈剂量依赖。首先发生在远端肢体,然后蔓延至手掌和小腿。主要表现为持续的四肢麻木、刺痛或烧灼感的主观感觉。

使用奥沙利铂可发生超敏反应(hypersensitivity reaction),发生率为 10%~25%,虽然使用任何剂量和用药后任何时间都有可能发生,但报道的反应剂量的中位数是 7~9[26]。典型的超敏反应常发生在输注药物期间,但迟发型超敏反应也有可能发生。轻则皮肤瘙痒和潮红,严重则为全身过敏反应。出现轻度过敏反应,则下次化疗除可延长奥沙利铂静脉输注时间,还可给予抗组胺药或激素行预防治疗[例如,苯海拉明(diphenhydramine)50mg 静脉推注或口服,或在奥沙利铂静脉注射前 15 分钟使用地塞米松(dexamethasone)20mg 或其他皮质类固醇]。较严重的过敏反应确保立即停药,但是也有一些成功使用脱敏疗法继续应用奥沙利铂的报道[27,28]。这些方案为奥沙利铂的治疗提供了选择。

奥沙利铂对肝脏的毒性也有报道,主要特点是肝窦损伤。尽管奥沙利铂导致的明显肝衰竭很罕见,但在高达 51% 的患者中可发生肝脏毒性。据报道,脾肿大与肝窦损伤有关,其可能导致血小板减少,在奥沙利铂停药后仍可持续很长时间[29]。

该辅助化疗的主要作用是通过根治术后残留的、潜在的肿瘤病灶,减少疾病复发、延长患者无病生存期。根据辅助化疗临床试验数据和其多变量分析结果,6 个月的辅助化疗被认为是目前术后根治肿瘤的标准方案(共 12 周期的每 2 周 1 次化疗的 FOLFOX 方案,或共 8 周期的每 3 周 1 次化疗的卡培他滨单药或联合奥沙利铂的方案)。一项正在进行的临床试验对 6 个月治疗与 3 个月的治疗必要性进行了评估,但是结果尚未公布[30]。由于 B. R. 将接受氟尿嘧啶联合奥沙利铂的辅助化疗,在首次化疗前这些药物的毒性应被考虑。氟尿嘧啶的毒性与其剂量、给药途径和用法相关。在结直肠癌治疗的剂量下,静脉推注给药与较严重的中性粒细胞减少和黏膜炎相关,而持续滴注给药与较严重的手足综合征(HFS)相关。氟尿嘧啶和光敏性相关,由于被晒伤的高风险,B. R. 应被建议在户外活动时使用 SPF-15 或更高防晒级别的防晒霜。奥沙利铂的主要毒性是血小板减少、神经病变、肝脏毒性和超敏反应。为了尽量减少每次用药后的急性神经病变,应建议 B. R. 避免接触冰冷的物体,包括吃冷的食物或喝冷饮。应推荐他使用手套、袜子和围巾,特别是在寒冷的季节。B. R. 还应在化疗前定期进行实验室检查,以确保他体内中性粒细胞和血小板达标,并定期监测其肝功能变化。

周围神经病变

案例 99-2,问题 4: 8 周期辅助化疗后,B. R. 开始抱怨其双脚脚趾有持续的麻木和刺痛感,虽然不影响日常活动,但也带来诸多烦恼。这是什么药产生的不良反应,应该采取什么措施?

如前所述,周围神经病变(peripheral sensory neuropathy,PSN)随奥沙利铂的持续使用而恶化,而且很难逆转。因此,临床医生和患者需要一同努力以尽量减少其对日常活动造成的潜在不良影响,例如扣衣服上的纽扣、上下楼梯,或者在红灯时踩刹车(常不能确定脚是否踩在刹车板上)。在辅助治疗的重要临床试验中,使用奥沙利铂、氟尿嘧啶和亚叶酸治疗的 6 个月内,12.5% 的患者出现了 3 级 PSN。然而,在治疗评估后 18 个月内,该数值上升至 24.1%,说明即使停药,PSN 仍将持续恶化[17]。随着时间的推移,PSN 可以逐渐改善,在辅助治疗后 4 年中报道的 1 级、2 级和 3 级 PSN 的比例分别为 11.9%、2.8% 和 0.7%[24]。在转移性肿瘤治疗过程中,采用"暂时停药"的策略以保证奥沙利铂抗肿瘤疗效的同时,尽量减少奥沙利铂的暴露,该方案能使患者获益,在延缓 PSN 同时并不影响无病生存率和总体生存率[31,32]。在该方案中,转移性肿瘤患者停止给予奥沙利铂,当肿瘤进展时再重新使用。然而辅助治疗的目标是治愈疾病,必须同时权衡停药带来降低发生长期 PSN 风险的益处和疾病复发的风险。较新的辅助治疗临床试验建议,对于治疗中神经病变严重程度持续大于 2 级的患者维持 4 周的奥沙利铂治疗,并在 PSN 降至 1 级以下恢复奥沙利铂减量化疗方案[23]。对于在 4 周内不能缓解的大于 2 级的神经病变将建议永久停药[23]。

评价某些药物控制化疗产生的周围神经病变的小型临床试验已经开展。这些临床试验致力于发现能够预防或治疗化疗产生的周围神经病变的药物,结果却不尽人意。迄今为止,尚无药物被推荐作为化学保护剂来预防奥沙利铂诱导的 PSN。度洛西汀是一种抗抑郁药物,一项随机对照试验研究结果表明其能有效减轻 PSN 患者的疼痛,包括奥沙利铂诱导的 PSN[33]。此外,可以考虑三环类抗抑郁药如去甲替林或阿米替林,或者抗惊厥药加巴喷丁和普瑞巴林,这些药物疗效确切,被推荐用于神经病理性疼痛的初始治疗[34,35]。需要注意的是在使用这些辅助镇痛药物治疗神经病理性疼痛时,首次用药后往往需要进行剂量上调滴定。临床医师可依据滴定结果给予患者最合适的药物剂量以达到最佳镇痛效果。需要向患者解释这些药物往往需要连续使用数周才会见效,而且适应证仅为 PSN 相关的疼痛,这些药物并未证明可以改善麻木或刺痛。症状减轻需要谨遵医嘱并坚持每日服药,然而,如果症状明显好转,或尽管进行最佳剂量调整疼痛症状仍无改善时,则需考虑停药。

B. R. 目前出现的症状是由于奥沙利铂对外周感觉神经产生了剂量累积毒性。因为 B. R. 已经完成了计划 12 周期辅助化疗中的 8 周期化疗,周围神经病变的症状才刚刚出现,此时的不良反应相对轻微。他将从继续输注奥沙利铂治疗中获益,但要减少给药剂量并密切关注其神经病变。

肿瘤微卫星不稳定性和 BRAF

最终治疗目标是依据患者情况和肿瘤特征进行个体化治疗。无论提供何种治疗,预后指标可提供疾病转归的相关信息。而预测指标是基于所接受的治疗提供疾病转归信息。如前所述,对于Ⅱ期肿瘤患者,辅助治疗仅适用于高危患者。针对"高危"Ⅱ期的定义在不同的国家指南中各不相同,但一般包括肿瘤 T4 分期、术中检查少于 12 个淋巴结、组织学低分化、穿孔和梗阻等特征[36]。通过观察肿瘤微卫星不稳定性和 BRAF 突变来判断哪些Ⅱ期肿瘤患者可以从辅助治疗中获益。

微卫星是由错配修复(mismatch repair,MMR)系统监视的短重复核苷酸序列。MMR 系统负责修复 DNA 合成过程中出现的错误。如果肿瘤的 MMR 系统有缺陷,就会发现它们存在微卫星不稳定性(microsatellite instability,MSI)。这一缺陷导致微卫星突变的积累。在对没有给予辅助治疗的Ⅱ期与Ⅲ期肿瘤患者的 5 项临床试验进行综合分析时发现,MSI 患者的 DFS 比微卫星稳定的患者长[31]。此外,Ⅱ期肿瘤患者中,使用氟尿嘧啶治疗的患者比仅仅接受手术治疗的患者在 DFS 方面更差[37]。MSI 似乎是一个预后指标,因为它可预测 DFS 在Ⅱ期肿瘤患者中的获益。同时进一步表明氟尿嘧啶和亚叶酸化疗对Ⅱ期 MSI 肿瘤患者没有获益。联合奥沙利铂能否带给高风险Ⅱ期 MSI 肿瘤患者获益尚不清楚,目前还不能仅根据 MSI 状态推荐使用奥沙利铂。

BRAF 癌基因位于 EGFR 受体下游。BRAF 的突变与预后不良有关,但到目前为止,它们在早期和晚期疾病中都没有任何预测价值[38,39]。

复发的临床监测

案例 99-2,问题 5:完成辅助化疗后,B.R. 需要多久进行 1 次复查以监测其病情复发?

由于大部分的肿瘤复发发生在完成辅助化疗后 2~3 年,美国临床肿瘤学协会与美国国立综合癌症网络(the National Comprehensive Cancer Network,NCCN)均发表指南,强调局部肿瘤彻底治疗后对患者随访和监测的重要性[17,40]。这些组织均认为患者接受局部肿瘤彻底治疗后应至少在 5 年内定期进行监测。由于大部分肿瘤复发发生相对较早,因此在最初的 2 年内需要进行较频繁的监测筛查,包括病史和体格检查,且每 3~6 个月进行 1 次 CEA 水平检查,之后可减少为每半年 1 次复查,直至 5 年。此外,推荐 5 年内每年至少进行 1 次影像学检查包括胸部、腹部、盆腔的 CT 扫描。术后当年(或上次结肠镜检查大约 1 年)应再次进行结肠镜检查,如果没有发现高级别腺瘤,3 年后应再次进行结肠镜检查。在监测期间,出现体格检查相关症状进展、CT 扫描结果异常,或 CEA 值超标(非吸烟者正常值 3ng/ml,吸烟者正常值 6ng/ml)等情况就需要对肿瘤复发进行评估。5 年监测期后,肿瘤复发风险仍在增加,因此,仍需要每隔 5 年进行 1 次结直肠癌筛查,平均风险的患者则被推荐需要每隔 10 年进行 1 次筛查。

B.R. 应至少在 5 年内进行定期监测。如果 B.R. 在这 5 年复查阶段中保持无疾病状态,则可认为治愈。大部分肿瘤复发发生相对较早,因此在最初 2 年内 B.R. 需要进行更频繁的监测。每隔 3~6 个月进行 1 次病史和体格检查,并进行一次 CEA 水平检查,此后可减少为每半年 1 次复查。他还应该每年至少进行 1 次胸部、腹部、盆腔的 CT 扫描,持续时间至少 3 年。术后 1 年内或在他初次结肠镜检查后大约 1 年内应再次应进行结肠镜检查,并且 3 年后再次进行。

转移性结直肠癌的化疗

案例 99-3

问题 1:K.T.,男性,64 岁,2 年前因结肠癌接受辅助化疗,耐受良好。在一次例行的复查中,其 CT 扫描结果提示结肠癌扩散,2 处离散的肝结节,1 处左肺结节,符合转移性肿瘤特征。肝活检阳性,为结肠腺癌。K.T. 自我感觉无不适,无明显临床特征。未进行细胞遗传学相关检查。K.T. 的 CBC 和实验室检查值如下:

白细胞计数,$7.8 \times 10^3/\mu l$
血红蛋白,13.2g/dl
血小板计数,$252 \times 10^3/\mu l$
血清肌酐,1.1mg/dl
血尿素氮,15mg/dl
谷草转氨酶,28U/L
谷丙转氨酶,35U/L
碱性磷酸酶,135U/L
总胆红素,0.8mg/dl

K.T. 的 CEA 浓度值为 22ng/ml。化疗对 K.T. 的肿瘤转移复发有效吗?

转移性结直肠癌的患者占很大一部分比例。在初发结直肠癌的患者中,约有 20% 已转移,约 50% 被诊断为结直肠癌的患者随后可进展为转移性疾病[1,2]。

近十年来晚期结直肠癌的治疗取得了重大进展,接受治疗的患者的中位生存期目前已超过 2 年[41-43]。治疗包括针对身体功能状态良好患者的联合化疗(氟尿嘧啶联合伊立替康或奥沙利铂),以及针对身体功能较差患者的单药化疗(氟尿嘧啶或卡培他滨或伊立替康)[17]。此外,针对血管内皮生长因子(the vascular endothelial growth factor,VGFR)的药物(如单克隆抗体、贝伐单抗和雷莫芦单抗,以及可溶性诱饵受体阿柏西普)或抗表皮生长因子受体(the epidermal growth factor receptor,EGFR)的药物(西妥昔单抗、帕尼单抗,均为单克隆抗体)可加入适合的患者的化疗方案中。鉴于目前可用药物的数量以及我们在治疗转移性结直肠癌时更倾向于从方案(即联合用药)的角度进行讨论,因此必须考虑哪些药物联合使用时具有更大的协同作用和较少的毒性,以及用药的先后顺序,因为患者很可能在整个疾病期间一直维持某种类型的治疗。

已有伊立替康联合化疗方案的研究报道,包括与氟尿嘧啶和亚叶酸的推注方案联合(IFL)、与静脉输注方案联合(FOLFIRI),以及与卡培他滨联合(XELIRI 或 CAPIRI)。一般来说 IFL 和 CAPIRI 或 XELIRI 方案都因为毒副作用过大而不受欢迎,而且效果不如 FOLFIRI[17]。

奥沙利铂的联合化疗方案,在结肠癌早期的研究包括与氟尿嘧啶和亚叶酸的输注方案联合(FOLFOX),或与卡培他滨联合(XELOX 或 CAPOX)治疗转移性疾病。奥沙利铂联合氟尿嘧啶治疗转移性肿瘤的各个方案均同样有效,主要区别在于卡培他滨与氟尿嘧啶和亚叶酸的毒副作用不同[19,44]。

首次化疗方案是采用奥沙利铂为基础的方案(FOLFOX 或 XELOX)还是采用伊立替康为基础的化疗方案(FOLFIRI)往往反映了临床实践的差异,而不是临床结果,因为测序研究和多项独立的研究结果表明,2 种方案在一线治疗中疗效相当[17,31-45]。但这些药物方案的最佳给药顺序仍不清楚,因此选择联合化疗作为一线或二线治疗需要综合考虑过往治疗、生存质量、化疗毒性、共存病和患者先入为主的临床实践等方面。肿瘤广泛转移的患者不推荐手术。

在过去的十年中,针对 VGFR(贝伐单抗、阿柏西普和雷莫芦单抗)和 EGFR(西妥昔单抗与帕尼单抗)的生物疗法已运用到很多转移性结直肠癌的患者治疗中。此外,瑞格菲尼,一种多靶点口服酪氨酸激酶抑制剂(tyrosine kinase inhibitor,TKI)和曲氟尿苷(TAS-102),一种口服细胞毒药物,在挽救治疗中较安慰剂组在改善 OS 方面稍显优势。

靶向血管内皮生长因子(vascular endothelial growth factor,VEGF)

贝伐单抗是一种人源化的单克隆抗体,与 VEGF-2 受体的配体(VEGF-A)结合。在一线治疗方案中加入贝伐单抗,如联合以奥沙利铂为基础的 FOLFOX 或 XELOX 方案,或联合以伊立替康为基础的 FOLFIRI 方案均能提高无进展生存率(PFS)和改善 OS,而且联合 FOLFIRI 方案比联合奥沙利铂为基础的化疗方案在改善 OS 方面更显著[17,33]。在二线治疗中仍持续进展时,与安慰剂相比,贝伐单抗联合 FOLFOX 或 FOLFIRI 能增加 1.4 个月额外的生存获益[46]。

2 种较新的抗 VEGF 药物,阿柏西普和雷莫芦单抗,也被研究证实能提高化疗方案的生存获益。但他们在研究方法上的差异需要引起关注,以应用于临床实践。雷莫芦单抗是一种完全与 VEGF-2 受体胞外区域结合的人源单克隆抗体。与 FOLFIRI 联合应用后,患者的生存时间比安慰剂组提高了 1.6 个月[47]。阿柏西普是一种可溶性诱饵受体,主要结合 VEGF-A、VEGF-B 和胎盘生长因子(placental growth factor,PIGF),在奥沙利铂为基础的化疗进展后的二线治疗中联合 FOLFIRI 能较安慰剂组显著提高生存率。然而,在之前接受过贝伐单抗治疗的患者中,这种效果较不明显(约 0.8 个月)[48]。

靶向表皮生长因子受体

EGFR 受体在大多数结直肠癌中过度表达,使其成为

理想的治疗靶点。然而,56%~63% 的肿瘤将在 RAS 癌基因中存在下游突变,这是 EGFR 靶向治疗缺乏反应的一个预测生物标志物[32,40,41]。由于 EGFR 治疗只适合那些 RAS 野生型的患者,因此在任何转移性结直肠患者考虑 EGFR 治疗之前,必须进行分析以确定 RAS 基因分型。

西妥昔单抗(cetuximab),作为嵌合单克隆抗体,可阻断 EGFR 的细胞外区域与天然配体结合。它已在与 FOLFIRI 方案或奥沙利铂基础治疗联合的一线治疗中进行了研究,目前仅批准在 RAS 野生型患者中与 FOLFIRI 联合使用作为一线治疗[32,49]。对于伊立替康化疗失败的恶性肿瘤患者,西妥昔单抗作为单药或与伊立替康联合用药仍然有效[50]。帕尼单抗(panitumumab)是完全人源化单克隆抗体,同样作用于 EGFR 的细胞外区域,已在 RAS 野生型患者中显示,当与 FOLFOX 联合使用作为一线治疗时能改善患者 OS。当与 FOLFIRI 联合作为二线治疗方案治疗经含奥沙利铂和贝伐单抗方案治疗后进展的患者时,也显示了改善 OS 的作用[51,52]。帕尼单抗也可用于以奥沙利铂为基础的化疗方案和以伊立替康为基础的化疗方案治疗进展的患者。联合西妥昔单抗或帕尼单抗与贝伐单抗化疗的试验结果显示了较差的无进展生存期和较强的毒性,因此不建议联合使用[53,54]。选择西妥昔单抗还是帕尼单抗作为抗 EGFR 药物,并不是文献数据支持,而是当地临床实践和处方药习惯的差异。在挽救治疗中,它们作为单一疗法被认为是同样有效的,主要的区别是西妥昔单抗比帕尼单抗的输液反应发生率略高一些(13% vs. 3%)[55]。此外,目前还没有数据支持在证明另一种药物有进展后使用其中一种药物。

K. T. 为Ⅳ期结肠癌伴肝、肺转移的患者。治疗目标是延长生存期。基于这点考虑,K. T. 的癌症不可能被治愈。由于未做肿瘤细胞学检查,K. T. 的 RAS 基因型未知。因此,EGFR 单克隆抗体不被推荐为一线治疗选择。K. T. 应接受联合化疗。化疗方案可能是氟尿嘧啶联合奥沙利铂或伊立替康。在该方案中联合贝伐单抗可进一步改善肿瘤应答和 K. T. 的生存期。该案例中,K. T. 计划接受 FOLFIRI 联合贝伐单抗的治疗方案,每 2 周执行 1 次。直至肿瘤进展。化疗方案如下:贝伐单抗 5mg/kg,静脉滴注 10~30 分钟;亚叶酸 200mg/m^2,静脉滴注 2 小时;伊立替康 180mg/m^2,静脉滴注 90 分钟;氟尿嘧啶 400mg/m^2,静脉推注,之后氟尿嘧啶 2 400mg/m^2,静脉滴注 46 小时。

MSI-H 肿瘤的免疫治疗

免疫疗法已广泛应用于不同的肿瘤学领域,然而,直到最近,结直肠癌患者似乎还没有从这些药物中获益[56]。2 种新的药物已被批准用于转移性大肠癌,特别是针对错配修复缺陷肿瘤的患者。派姆单抗(Pembrolizumab)作为单药,于 2017 年 5 月 23 日获得美国食品药品管理局(FDA)加速批准,用于治疗缺乏 MMR 的转移性结直肠癌,并在使用氟尿嘧啶、奥沙利铂和伊立替康治疗后疾病进展的患者治疗;纳武单抗(Nivolumab)作为单药,于 2017 年 7 月 31 日获准加速批准用于此类患者[57,58]。2 种药物的批准都是基于肿瘤的反应率,而作为加速批准的条件,需要进

一步研究以证实这 2 种药物对这一治疗指征的临床获益[57,58]。但是，虽然前景看好，错配修复缺陷的大肠癌患者仅占转移性疾病患者的一小部分（约占总人口的 3%，而 Ⅱ 期结肠癌患者约占 22%，Ⅲ 期结肠癌患者约占 12%）[56]。

肝转移

结直肠癌的转移常累及肝脏。其中 20% 的转移与原发肿瘤同步发生[2]。对于单发的肝转移的结直肠癌患者，尽早的手术切除是延长患者生存期的最有效的治疗模式[59,60]。由于肿瘤肝转移大部分源自肝动脉供应的肝脏血液，直接将抗肿瘤药物注射至肝动脉血管，可提高肝脏肿瘤区域的药物浓度，这一直是治疗的热点。氟尿苷（floxuridine，FUDR）是一种具有高首过代谢的氟嘧啶类药物，对其进行肝内注射可对肝转移瘤进行化疗，而且几乎没有全身暴露或副作用[61]。然而，肝动脉中 FUDR 的肝胆毒性作用包括谷草转氨酶（AST）、碱性磷酸酶和胆红素水平的升高，在严重情况下可引起类似硬化性胆管炎的变化[62]。为了防止这种情况，常联合注入地塞米松抗炎[63]。肝动脉内治疗通常仅限于专业的治疗中心。这种治疗的主要限制是，其他部位未被发现的转移瘤不能像在全身给药后一样暴露于药物中。此外，与肝动脉联合全身化疗有关的数据很少，但从现有的有限数据来看，与贝伐单抗联合使用似乎会增加胆道毒性的风险[64]。

伊立替康和氟尿嘧啶的药物基因组学

案例 99-3，问题 2： 在接受 FOLFORI 与贝伐单抗联合化疗后 14 日，K. T. 由于发热（38.4℃）进入急诊治疗。进一步评估，K. T. 被诊断为中性粒细胞减少伴发热，白细胞计数（WBC）为 $1.2×10^3/\mu l$，绝对中性粒细胞计数为 $650/\mu l$，于是入院治疗。有没有方法能准确的预测 K. T. 的该症状？他可以继续原来的化疗方案吗？

药物基因组学最近的研究确定了几个重要的遗传变异（多态性），部分解释了一些药物治疗的耐受性和有效性方面的个体差异。二氢嘧啶脱氢酶（Dihydropyrimidine dehydrogenase，DPD）是氟尿嘧啶体内分解代谢的限速酶，负责分解氟尿嘧啶为二氢尿嘧啶，并最终转化为氟丙氨酸。氟尿嘧啶和卡培他滨的细胞毒性作用只有在转化为活性代谢物后才能发生，可用于这种转化的氟尿嘧啶的数量取决于其生物转化程度[65]。DPD 受遗传多态性的影响，这可能导致其活性不足[66]。大约 3%~5% 的人口将出现部分 DPD 缺乏症，有 0.2% 的人口估计有完全损失[60,67]。虽然目前有几项试验试图验证这一缺陷，但没有一项试验具有准确预测真正缺乏酶活性的特异性和阳性或阴性预测值[68]。到目前为止，大多数在使用氟尿嘧啶治疗之前对 DPD 缺陷进行评估的研究只涉及降低毒性，而不是减少剂量是否实际必要[62,69,70]。

尿苷二磷酸葡萄糖醛酸转移酶（Uridine diphosphate glucuronosyltransferase，UGT）负责胆红素等机体内源性物质以及药物和毒物的葡萄糖醛酸化反应[71]。其中 UGT1A1 负责伊立替康的活性代谢产物 SN-38 的葡萄糖醛酸化反应，SN-38 是伊立替康的活性代谢产物。葡萄糖醛酸化的减少和 SN-38 的体内蓄积与较严重的毒性有关。在已知的 UGT1A1 突变中，一个特殊的基因突变（UGT1A1 *28）与葡萄糖醛酸化减少有关，而使 SN-38 的暴露延长[72,73]。研究表明，UGT1A1 *28 等位基因纯合子增加了发生中性粒细胞减少的风险[72]。虽然在试验中没有一致观察到，但 UGT1A1 的遗传多态性也观察到了严重腹泻[72]。尽管可以检测这种多态性，但由于敏感性低（即这项测试能够正确识别所有严重中性粒细胞减少风险的患者的能力）以及缺少检测报告结果解读的指南共识，限制了其在临床实践中的广泛应用[72]。在治疗已知或可疑的 DPD 缺乏症或 UGT1A1 多态患者时，临床仍应保持谨慎。

K. T. 应停药并接受抗生素的经验性治疗，直至其发热和中性粒细胞减少痊愈。由于在之前的辅助化疗中并未发生过中性粒细胞减少伴发热，因此他存在 DPD 基因缺陷的可能性非常小。临床可能会考虑减少氟尿嘧啶的用量。更重要的是，再重新化疗后伊立替康的用量需要减少以降低随后周期化疗中出现中性粒细胞减少伴发热的风险。FDA 批准的侵入性 UGT1A1 分子检测已作为商业项目，专门检测 UGT1A1 *28 基因突变。如果已知患者为该基因突变，伊立替康的经验性减量被推荐。然而，如果减量后仍发生严重的毒性事件则通常不推荐使用。

氟尿嘧啶、伊立替康和血管内皮生长因子抑制剂的不良反应

案例 99-3，问题 3： K. T. 在确认无感染 4 日后出院。他继续去门诊接受第 2 周期的 FOLFIRI 方案与贝伐单抗的联合化疗。他目前对化疗产生的不良反应更加了解了。他主诉在第 1 周期化疗后，也出现了腹部绞痛，随后腹泻 3 日，呈水样大便。而且第 1 次出现鼻出血，并且症状持续了 2 周。实验室检查如下：

　白细胞计数（WBC），$4.5×10^3/\mu l$
　血红蛋白，12.5g/dl
　血小板计数，210 000/μl
　血肌酐，1.3mg/dl

有什么措施可以缓解或避免发生这些症状？K. T. 希望对目前他所使用的化疗药物的不良反应信息能有更多的了解。

伊立替康导致的腹泻发生率随剂量与联合用药情况而异。转移性结直肠癌临床试验报道了根据伊立替康为基础的化疗方案不同，20%~30% 的患者出现了 3 级或 4 级腹泻[28,74]。伊立替康的活性代谢产物 SN-38 可导致胆碱能介导的急性的腹部绞痛和腹泻。皮下或静脉注射阿托品（通常剂量较治疗心脏疾病时的常规剂量低）被推荐治疗伊立替康导致的腹泻。有可能发生延迟性腹泻，因此推荐口服止泻药给予对症治疗。推荐患者首次腹泻口服洛哌丁胺 4mg，之后每 2 小时再服 2mg（夜间每隔 4 小时服用 4mg）直至 12 小时无腹泻发生[75]。如果连续严重腹泻超过 48 小

时，除以上治疗措施，患者应进行急救护理。因腹泻产生的脱水可导致电解质紊乱并危及生命。

氟尿嘧啶、奥沙利铂和伊立替康的重要不良反应已经在案例99-2的问题3和4，以及案例99-3的问题2中进行了讨论。虽然VEGF抑制剂（贝伐单抗、阿柏西普和雷莫芦单抗）的部分毒性作用与传统化疗有所重叠，但大部分的反应可以区分。大部分的细胞毒药物可导致骨髓抑制，但VEGF抑制剂对增殖细胞并无作用。因此，它们不会导致该类严重不良反应。所有VEGF抑制剂都有发生3级或4级出血事件和胃肠道穿孔的风险，这些事件虽然严重且需要立即就医，但也相对少见（贝伐单抗分别为<3%和<2%）[76]。其他与VEGF抑制剂有关的不良事件有动脉血栓、高血压、蛋白尿和伤口愈合并发症[77]。在进行VEGF抑制剂治疗的同时，血压监测和高血压诊断的药物管理是必不可少的。此外，由于伤口愈合的并发症，VEGF抑制剂的使用至少应在计划的手术前6~8周停止，在病人完全痊愈（至少4~6周）之前不应恢复使用[78,79]。可逆性后部脑病综合征（posterior reversible encephalopathy syndrome，PRES）是一种罕见但严重的副作用，其靶标是血管内皮生长因子（VEGF），包括贝伐单抗，需要立即就医并停止治疗[80,81]。

K.T.在本次化疗中出现的鼻出血症状与目前接受的化疗方案有直接或间接的关系。虽然氟尿嘧啶和伊立替康也可导致出血，但大多是因为其骨髓抑制作用影响了血小板前体细胞。由于K.T.近期的实验室检验结果显示血小板计数在正常范围内（210 000/μl），其出血症状更像是使用贝伐单抗引起的。

案例99-3，问题4：经过大约10个月的治疗，K.T.的CT结果提示肝脏和肺部肿瘤进展。之前肿瘤活检组织的细胞遗传学分析被提交。结果提示野生型RAS基因和BRAF未突变。针对K.T.的转移性结直肠癌的最佳二线治疗方案选择是什么？

K.T.未接受EGFR抑制剂单克隆抗体为基础的治疗。肿瘤组织分析显示了RAS基因型为野生型，BRAF细胞遗传学试验结果为阴性。因此，K.T.可从EGFR抑制剂单克隆抗体治疗中获益。除此之外，伊立替康联合西妥昔单抗具有协同作用。因此，伊立替康联合EGFR抑制剂（西妥昔单抗或帕尼单抗）治疗方案是很好的选择。很多情况下氟尿嘧啶仍会继续使用。

EGFR抑制剂的不良反应

皮肤反应

案例99-3，问题5：K.T.将接受以下联合化疗方案：FOLFIRI（因其中性粒细胞减少伴发热而给予伊立替康的剂量减少）和西妥昔单抗500mg/m²。每个周期每2周重复1次。K.T.在新的抗EGFR治疗中最常见的副作用是什么？如何将这种毒性降到最低？

除了腹泻，EGFR抑制剂产生的皮肤毒性也很常见，在接受该治疗的转移性结直肠癌患者中发生皮肤毒性不良反应的患者超过90%。EGFR抑制剂的皮肤毒性不良反应一般发生在用药7~10日内，常常表现为面部或上身的斑丘疹[82]。这些皮疹造成了患者不适并降低了患者的生活质量。根据皮疹的严重程度推荐西妥昔单抗和帕尼单抗减量或停药。临床各学科之间根据EGFR引起的皮肤毒性的严重程度合作努力来制订治疗策略。并以此开发出多种预防和治疗EGFR抑制剂产生的皮肤毒性的治疗方法，包括使用日常保湿霜、防晒霜、局部外用1%的氢化可的松乳膏和多西环素[83]。四环素类抗生素可介导EGFR抑制剂产生皮疹的多个病理环节，除了具有抗菌作用，还具有抗炎作用和减少淋巴增长作用，因此是合适治疗的一类药物。2项研究表明，使用米诺环素或多西环素作为预防治疗（即在第一次服用西妥昔单抗或帕尼单抗之前给予并在整个治疗过程中继续使用）可显著降低皮疹的严重程度，但不能降低总的发病率[84,85]。

K.T.极有可能发生EGFR抑制剂相关皮疹。可行的治疗方案如下：日常皮肤保湿防护，每日加用氢化可的松乳膏，给予多西环素100mg，每日2次（或其他四环素类药物）。

输液反应

案例99-3，问题6：K.T.在使用第一剂西妥昔单抗联合FOLFIRI就出现了问题。注射西妥昔单抗后的几分钟内，他就开始低血压，并出现呼吸困难。应尽快采取哪些措施？

临床试验中应用西妥昔单抗发生3级或4级输液反应的概率小于3.5%，使用帕尼单抗发生该类不良反应的概率更小[50,51,86,87]。由于西妥昔单抗是嵌合的单克隆抗体，所以有较高的不良反应发生率。因此，在应用西妥昔单抗前需要给予苯海拉明进行预处理，而帕尼单抗不需要。尽管估计的超敏反应发生率低于5%，这些不良反应可能被低估了，尤其在美国南部地区，该地区发生超敏反应的发生率较高[88]。为什么该地区的患者超敏反应的发生率更高的原因目前还不清楚。

由于K.T.发生的过敏反应较严重，此时不允许重新使用西妥昔单抗。

转移性结直肠癌的挽救治疗

瑞格非尼（regorafenib），一种针对VEGF以及多种其他蛋白激酶（KIT、RET、BRAF、PDGFR和FGFR）的多靶点抑制剂，在美国被批准用于转移性结肠癌。目前，它被用作挽救疗法（例如，用于以前接受过氟尿嘧啶、奥沙利铂和依立替康的化疗、抗血管内皮生长因子治疗的患者，以及如果是RAS野生型，使用抗EGFR治疗的患者）。与安慰剂相比，regorafenib在这个患者群体中的生存优势仅为1.4个月。然而，对于HFS、疲劳、腹泻、高血压和皮疹等最常见的3级或更高级别的不良事件的毒性及其处理非常重要[89]。Regorafenib的半衰期为26~28小时，有2种活性代谢物（M2

和 M5），M5 具有抗 VEGF 的特性，半衰期为 48 小时，与传统的 VEGF 抑制剂的出血风险和伤口愈合问题同样的预防措施需要考虑。

三氟尿苷是一种以胸苷为基础的核酸类似物，与胸腺嘧啶磷酸化酶抑制剂盐酸替吡嘧啶（Tipiracil）联合使用，是另一种经批准用于治疗转移性结肠癌的口服药物。三氟尿苷是一种有效的细胞毒性药物，盐酸替吡嘧啶能防止三氟尿苷的快速降解，其组合简称 TAS-102[90,91]。在每 28 日周期的第 1~5 日和第 8~12 日口服 1 次，剂量为 35mg/m^2。与挽救治疗中的安慰剂相比，它还显示出了一个 1.8 个月的生存获益。然而，与靶向治疗不同，TAS-102 具有细胞毒性，因此具有更多的传统化疗副作用[92]。TAS-102 相关的主要 3 级或 3 级以上毒性是血液学毒性（即中性粒细胞减少症、贫血和血小板减少症）[93]。

早期直肠癌患者的化疗和放疗

确诊为结直肠癌的患者中，直肠癌患者比例约占 1/3[3]。结肠癌与直肠癌的发病部位和接受治疗后原发或邻近组织的复发风险不同。如果 B.R. 的肿瘤部位距离肛门 12~15cm 以内，他将被诊断为直肠癌（案例 99-2）。直肠癌与结肠癌的治疗区别主要在 Ⅱ 期或 Ⅲ 期结直肠癌患者中。除非是有禁忌证，放疗应被纳入 Ⅱ 期或 Ⅲ 期直肠癌患者的治疗计划中。此外，放疗期间会应用到稍有不同的手术技术和短疗程的氟尿嘧啶或卡培他滨的化疗，直至放疗完成。放疗同期进行化疗可显著降低局部肿瘤复发率[93-95]。同步放化疗的时机掌握，如应在手术前开始（新辅助）还是在术后（辅助）开始，目前存在争议。2 种方案效果差不多，因此在选择一种方式而不是另一种方式时要考虑其他问题。辅助放化疗可避免过度治疗，而术前进行放化疗的新辅助治疗能潜在缩小肿瘤病灶和肿瘤切除手术范围，适用于较少的根治性手术和肛门括约肌的保留。结肠癌与直肠癌的另一个区别是静脉系统的血管分布。结肠的血管分布经过肝门静脉系统的肠系膜静脉，而直肠远端部分血管分布是直接由静脉到下腔静脉。转移性结直肠癌肿瘤的原发部位的血管分布十分关键。虽然转移性结直肠癌的肿瘤转移好发于肝脏，但与结肠癌相比，远端直肠由于其自身不同的脉管系统使得肿瘤细胞更容易转移至肺部。

（张文婷 译，郭洁茹 校，桂玲 审）

参考文献

1. Binefa G et al. Colorectal cancer: from prevention to personalized medicine. *World J Gastroenterol.* 2014;20(22):6786–6808.
2. American Cancer Society. Cancer facts & figures 2015. Available at: http://www.cancer.org/research/cancerfactsstatistics/cancerfactsfigures2015/. Accessed June 9, 2015.
3. McCleary NJ et al. Impact of smoking on patients with stage III colon cancer: results from Cancer and Leukemia Group B 89803. *Cancer.* 2010;116:957.
4. Stofeel EM et al. Hereditary hereditary colorectal cancer syndromes: American Society of Clinical Oncology clinical practice guideline endorsement of the familial risk-colorectal cancer: European Society for Medical Oncology clinical practice guidelines. *J Clin Oncol.*2014;33:209–217.
5. Benson AB 3rd et al. American Society of Clinical Oncology recommendations on adjuvant chemotherapy for stage II colon cancer. *J Clin Oncol.* 2004;22:3408.
6. Mandel JS et al. Reducing mortality from colorectal cancer by screening for fecal occult blood. Minnesota Colon Cancer Control Study. *N Engl J Med.*1993;328:1365–1371.
7. NCCN Clinical Practice Guidelines in Oncology (NCCN Guidelines®) for Colorectal Cancer Screening v1.2015. http://www.nccn.org/professionals/physician_gls/pdf/colorectal_screening.pdf. Accessed June 25, 2015.
8. Ausk KJ, Dominitz JA. Colonoscopy prevents colorectal cancer in both the right and left colon. *Gastroenterology.*2011;141(1):393–396; discussion 396.
9. Baron TH et al. Recommended intervals between screening and surveillance colonoscopies. *Mayo Clin Proc.* 2013;88(8):854–858.
10. Anderson JC, Shaw RD. Update on colon cancer screening: recent advances and observations in colorectal cancer screening. *Curr Gastroenterol Rep.* 2014;16:403.
11. Levin B et al. Screening and surveillance for the early detection of colorectal cancer and adenomatous polyps, 2008: a joint guideline from the American Cancer Society, the US Multi-Society Task Force on Colorectal Cancer, and the American College of Radiology. *CA Cancer J Clin.* 2008;58:130–160.
12. Taylor DP et al. Population-based family history-specific risks for colorectal cancer: a constellation approach. *Gastroenterology.* 2010;138:877–886.
13. Moertel CG et al. Intergroup study of fluorouracil plus levamisole as adjuvant therapy for stage II/Dukes' B2 colon cancer. *J Clin Oncol.* 1995;13:2936–2943
14. Twelves C et al. Capecitabine as adjuvant treatment for stage III colon cancer. *N Engl J Med.* 2005;352(26):2696–2704
15. Tournigand C et al. Adjuvant therapy with fluorouracil and oxaliplatin in stage II and elderly patients (between ages 70 and 75 years) with colon cancer: subgroup analyses of the Multicenter International Study of Oxaliplatin, Fluorouracil, and Leucovorin in the Adjuvant Treatment of Colon Cancer trial. *J Clin Oncol.* 2012:30:3353–3360.
16. Yothers G et al. Oxaliplatin as adjuvant therapy for colon cancer: updated results of NSABP C-07, including survival and subset analyses. *J Clin Oncol.* 2011:29:3768–3774.
17. André T et al. Improved overall survival with oxaliplatin, fluorouracil, and leucovorin as adjuvant treatment in stage II or III colon cancer in the MOSAIC trial. *J Clin Oncol.* 2009;27(19):3109–3116
18. Haller DG et al. Capecitabine plus oxaliplatin compared with fluorouracil and folinic acid as adjuvant therapy for stage III colon cancer. *J Clin Oncol.* 2011;29(11):1465–1471.
19. NCCN Clinical Practice Guidelines in Oncology (NCCN Guidelines®) NCCN for Colon Cancer v3.2015. Available at: http://www.nccn.org/professionals/physician_gls/pdf/colon.pdf. Accessed 6/25/15.
20. van Cutsem E et al. Randomized phase III trial comparing biweekly infusional fluorouracil/leucovorin alone or with irinotecan in the adjuvant treatment of stage III colon cancer: PETACC-3. *J Clin Oncol.* 2009;27:3117–3125.
21. Cassidy J et al. Randomized phase III study of capecitabine plus oxaliplatin compared with fluorouracil/folinic acid plus oxaliplatin as first-line therapy for metastatic colorectal cancer. *J Clin Oncol.* 2008;26(12):2006–2012.
22. de Gramont A et al. Leucovorin and fluorouracil with or without oxaliplatin as first-line treatment in advanced colorectal cancer. *J Clin Oncol.* 2000;18(16):2938–294/
23. Saltz LB et al. Irinotecan plus fluorouracil and leucovorin for metastatic colorectal cancer. Irinotecan Study Group. *N Engl J Med.* 2000;343(13):905–914.
24. Grothey A. Oxaliplatin-safety profile: neurotoxicity. *Semin Oncol.* 2003;30(4, Suppl 15):5–13.
25. Andre T et al. Oxaliplatin, fluorouracil, and leucovorin as adjuvant treatment for colon cancer. *N Engl J Med.* 2004;350:2343.
26. Yanai T et al. Successful rechallenge for oxaliplatin hypersensitivity reactions in patients with metastatic colorectal cancer. *Anticancer Res.* 2012;32:5521–5526.
27. Gammon D et al. Hypersensitivity reactions to oxaliplatin and the application of a desensitization protocol. *Oncologist.* 2004;9:546–549.
28. Mis L et al. Successful desensitization to oxaliplatin. *Ann Pharmacother.* 2005;39:966.
29. Overman MJ et al. Oxaliplatin-mediated increase in spleen size as a biomarker for the development of hepatic sinusoidal injury. *J Clin Oncol.* 2010;28:15:2549–255.
30. Oxaliplatin, leucovorin calcium, and fluorouracil with or without Celecoxib in treating patients with stage III colon cancer previously treated with surgery [NCT011550045]. Available at https://www.clinicaltrials.gov/ct2/show/NCT01150045. Accessed 6/25/15.
31. Tournigand C et al. OPTIMOX1: a randomized study of FOLFOX4 or FOLFOX7 with oxaliplatin in a stop-and-go fashion in advanced colorectal cancer-a GERCOR study. *J Clin Oncol.* 2006;24:394–400.
32. Simkens LH et al. Maintenance treatment with capecitabine and bevacizumab in metastatic colorectal cancer (CAIRO3): a phase 3 randomised controlled trial of the Dutch Colorectal Group. *Lancet.* 2015;385:1843–1852.

33. Smith EM et al: Effect of duloxetine on pain, function, and quality of life among patients with chemotherapy-induced painful peripheral neuropathy: a randomized clinical trial. *JAMA*. 2013;309:1359–1367.

34. O'Connor AB, Dworkin RH. Treatment of neuropathic pain: an overview of recent guidelines. *Am J Med*. 2009; 122(10, Suppl):S22.

35. Hershman DL et al. Prevention and management of chemotherapy-induced peripheral neuropathy in survivors of adult cancers: American Society of Clinical Oncology clinical practice guideline. *J Clin Oncol*. 2013;32:1–30.

36. Akiyoshi T et al. Recent approaches to identifying biomarkers for high-risk stage II colon cancer. *Surg Today*. 2012;42(11)1037–1045.

37. Sargent DJ, et al. Defective mismatch repair as a predictive marker for lack of efficacy of fluorouracil-based adjuvant therapy in colon cancer. *J Clin Oncol*. 2010;28:3219–3226.

38. Roth AD et al. Prognostic role of KRAS and BRAF in stage II and III resected colon cancer: Results of the translational study on the PETACC-3, EORTC 40993, SAKK 60-00 trial. *J Clin Oncol*.2010;28:466–474.

39. Tol J et al. BRAF mutation in metastatic colorectal cancer. *N Engl J Med*. 2009;361(1):98–99.

40. Meyerhardt JA et al. Follow-up care, surveillance protocol, and secondary prevention measures for survivors of colorectal cancer: American Society of Clinical Oncology clinical practice guideline endorsement. *J Clin Oncol*. 2013;31:1–8.

41. Fuchs CS et al: Randomized, controlled trial of irinotecan plus infusional, bolus, or oral fluoropyrimidines in first-line treatment of metastatic colorectal cancer: results from the BICC-C study. *J Clin Oncol*. 2007;25:4779–4786.

42. Douillard et al. Panitumumab-FOLFOX4 treatment and RAS mutations in colorectal cancer. *N Engl J Med*. 2013;369:1023–1034.

43. Heinemann V et al. FOLFIRI plus cetuximab versus FOLFIRI plus bevacizumab as first-line treatment for patients with metastatic colorectal cancer (FIRE-3): a randomized, open-label, phase 3 trial. *Lancet Oncol*. 2014;15:1065–1075.

44. Saltz, L et al. Bevacizumab in combination with oxaliplatin-based chemotherapy as first-line therapy in metastatic colorectal cancer: a randomized phase III study. *J Clin Oncol*. 2008;26:2013–2019.

45. Tournigand C et al. FOLFIRI followed by FOLFOX6 or the reverse sequence in advanced colorectal cancer: a randomized GERCOR study. *J Clin Oncol*. 2004;22:229–237.

46. Bennouna J et al. Continuation of bevacizumab after first progression in metastatic colorectal cancer (ML18147): a randomised phase 3 trial. *Lancet Oncol*. 2013;14:29–37.

47. Tabernero J et al. Ramucirumab versus placebo in combination with second line FOLFIRI in patients with metastatic colorectal carcinoma that progressed during or after first-line therapy with bevacizumab, oxaliplatin, and a fluoropyrimidine (RAISE): a randomised, double-blind, multicentre, phase 3 study. *Lancet Oncol*. 2015;16:499–508.

48. Tabernero J et al. Aflibercept versus placebo in combination with fluorouracil, leucovorin and irinotecan in the treatment of previously treated metastatic colorectal cancer: prespecifi ed subgroup analyses from the VELOUR trial. *Eur J Cancer*. 2014; 50: 320–331

49. Maughan et al. Addition of cetuximab to oxaliplatin-based first-line combination chemotherapy for treatment of advanced colorectal cancer: results of the randomised phase 3 MRC COIN trial. *Lancet*. 2011;377:2103–2114

50. Cunningham D et al. Cetuximab monotherapy and cetuximab plus irinotecan in irinotecan-refractory metastatic colorectal cancer. *N Engl J Med*. 2004;351:337

51. Douillard J-Y et al. Randomized, phase III trial of panitumumab with infusional fluorouracil, leucovorin, and oxaliplatin (FOLFOX4) versus FOLFOX4 alone as first-line treatment in patients with previously untreated metastatic colorectal cancer: the PRIME study. *J Clin Oncol*. 2010;28(31): 4691–4705.

52. Peeters M et al. Randomized phase III study of panitumumab with fluorouracil, leucovorin, and irinotecan (FOLFIRI) compared with FOLFIRI alone as second-line treatment in patients with metastatic colorectal cancer. *J Clin Oncol*. 2010;28:4706–4713.

53. Hecht JR et al. A randomized phase IIIB trial of chemotherapy, bevacizumab, and panitumumab compared with chemotherapy and bevacizumab alone for metastatic colorectal cancer. *J Clin Oncol*. 2009;27:672.

54. Tol J et al. Chemotherapy, bevacizumab, and cetuximab in metastatic colorectal cancer [published correction appears in *N Engl J Med*. 2010;363:2573]. *N Engl J Med*. 2009;360:563.

55. Price TJ et al. Panitumumab versus cetuximab in patients with chemotherapy-refractory wild-type KRAS exon 2 metastatic colorectal cancer (ASPECCT): a randomised, multicentre, open-label, non-inferiority phase 3 study. *Lancet Oncol*. 2014;15:569–579.

56. Boland PM, Ma WW. Immunotherapy for Colorectal Cancer. *Cancers (Basel)*. 2017 May 11;9(5). pii: E50. doi: 10.3390/cancers9050050

57. https://www.fda.gov/drugs/informationondrugs/approveddrugs/ucm569366.htm; Accessed August 28, 2017.

58. https://www.fda.gov/drugs/informationondrugs/approveddrugs/ucm560040.htm; Accessed August 28, 2017.

59. Adam R et al. Rescue surgery for unresectable colorectal liver metastases downstaged by chemotherapy: a model to predict long-term survival. *Ann Surg*. 2004;240(4):644–657.

60. Kohne C, et al. FOLFIRI plus cetuximab in patients with liver-limited or non–liver-limited RAS wild-type metastatic disease: a subgroup analysis of the CRYSTAL study. *J Clin Oncol*. 2011;29:abstract 3576

61. Kemeny NE et al. Hepatic arterial infusion versus systemic therapy for hepatic metastases from colorectal cancer: a randomized trial of efficacy, quality of life, and molecular markers (CALGB 9481). *J Clin Oncol*. 2006;24:1395–1403

62. Hohn DC et al. Biliary sclerosis in patients receiving hepatic arterial infusions of floxuridine. *J Clin Oncol*. 1985;:98–102.

63. Kemeny N et al. A randomized trial of intrahepatic infusion of fluorodeoxyuridine with dexamethasone versus fluorodeoxyuridine alone in the treatment of metastatic colorectal cancer. *Cancer*. 1992;69:327–334.

64. Cercek A et al. Floxuridine hepatic arterial infusion associated biliary toxicity is increased by concurrent administration of systemic bevacizumab. *Ann Surg Oncol*. 2014;21(2):479–486.

65. Johnson et al. Importance of dihydropyrimidine dehydrogenase (DPD) defi ciency in patients exhibiting toxicity following treatment with 5 fluorouracil. *Adv Enzyme Regul*. 2001;41:151–157.

66. Diaso R, Johnson MR. Dihydropyrimidine dehydrogenase: its role in 5-fluorouracil clinical toxicity and tumor resistance. *Clin Cancer Res*. 1999:5:2672–2673.

67. Tuchman et al. Familial pyrimidinemia and pyrimidinuria associated with severe fluorouracil toxicity. *N Engl J Med*. 1985:313:245–249.

68. Boisdron-Celle et al. 5-Fluorouracil-related severe toxicity: a comparison of different methods for the pretherapeutic detection of dihydropyrimidine dehydrogenase deficiency. *Cancer Lett*. 2009:249:271–282

69. Ciccolini et al. A rapid and inexpensive method for anticipating severe toxicity to fluorouracil and fluorouracil-based chemotherapy. *Ther Drug Monit*. 2006:28:678–685.

70. Yang et al. DPD-based adaptive dosing of 5-FU in patients with head and neck cancer: impact on treatment efficacy and toxicity. *Cancer Chemother Pharmacol*. 2011;67:49–56.

71. Desai AA et al. UGT pharmacogenomics: implications for cancer risk and cancer therapeutics. *Pharmacogenetics*. 2003;13:517

72. Ruzzo A et al. Pharmacogenetic profiling in patients with advanced colorectal cancer treated with first-line FOLFIRI chemotherapy. *Pharmacogenomics J*. 2008;8:278

73. Palomaki G et al. Can UGT1A1 genotyping reduce morbidity and mortality in patients with metastatic colorectal cancer treated with irinotecan? An evidence-based review. *Genet Med*. 2009;11(1):21–34

74. Douillard JY et al. Irinotecan combined with fluorouracil compared with fluorouracil alone as first-line treatment for metastatic colorectal cancer: a multicentre randomised trial [published correction appears in *Lancet*. 2000;355:1372]. *Lancet*. 2000;355:1041

75. Benson AB 3rd et al. Recommended guidelines for the treatment of cancer treatment-induced diarrhea. *J Clin Oncol*. 2004;22:2918–2926.

76. Grothey A et al. Bevacizumab beyond first progression is associated with prolonged overall survival in metastatic colorectal cancer: results from a large observational cohort study (BRiTE). *J Clin Oncol*. 2008;26:5326–5334.

77. Saif MW. Anti-VEGF agents in metastatic colorectal cancer (mCRC): are they all alike? *Cancer Manag Res*. 2013;5:103–115.

78. Ellis LM et al. Surgical resection after downsizing of colorectal liver metastasis in the era of bevacizumab. *J Clin Oncol*. 20015;23:22:4853–4855.

79. Scappaticci FA et al. Surgical wound healing complications in metastatic colorectal cancer patients treated with bevacizumab. *J Surg Oncol*. 2005;91:173–180.

80. Seet RCS, Rabinstein AA. Clinical features and outcomes of posterior reversible encephalopathy syndrome following bevacizumab treatment. *Q J Med*. 2012;105:69–75.

81. Tlemsani C et al. Posterior reversible encephalopathy syndrome induced by anti-VEGF agents. *Target Oncol*. 2011;6:253–258.

82. Jean GW, Shah SR. Epidermal growth factor receptor monoclonal antibodies for the treatment of metastatic colorectal cancer. *Pharmacotherapy*. 2008;28:742.

83. Lacouture ME et al. The SERIES clinic: an interdisciplinary approach to the management of toxicities of EGFR inhibitors. *J Support Oncol*. 2006;4:236.

84. Scope A et al. Randomized double-blind trial of prophylactic oral minocycline and topical tazarotene for cetuximab-associated acne-like eruption. *J Clin Oncol*. 2007;25(34):5390–5396.

85. Lacouture ME et al. Skin toxicity evaluation protocol with panitumumab

(STEPP), a phase II, open-label, randomized trial evaluating the impact of a pre-emptive skin treatment regimen on skin toxicities and quality of life in patients with metastatic colorectal cancer. *J Clin Oncol.* 2010:abstract 291

86. Sobrero AF et al. EPIC: Phase III trial of cetuximab plus irinotecan after fluoroprimidine and oxaliplatin failure in ptients with metastatic colorectal cancer. *J Clin Oncol.* 2008;26:14:2311–2319.

87. Van Cutsem E et al. Cetuximab plus irinotecan, fluorouracil, and leucovorin as first-line treatment for metastatic colorectal cancer: updated analysis of overall survival according to tumor KRAS and BRAF mutation status. *J Clin Oncol.* 2011;29:15:2011–2019.

88. O'Neil BH et al. High incidence of cetuximab-related infusion reactions in Tennessee and North Carolina and the association with atopic history. *J Clin Oncol.* 2007;25:3644

89. Grothey A et al. Regorafenib monotherapy for previously treated metastatic colorectal cancer (CORRECT): an international, multicentre, randomised, placebo-controlled, phase 3 trial. *Lancet.* 2013;381(9863):303–312.

90. Tanaka N et al. Repeated oral dosing of TAS-102 confers high trifluridine incorporation into DNA and sustained antitumor activity in mouse models. *Oncol Rep.* 2014;32:2319–2326.

91. Fukushima M et al. Structure and activity of specific inhibitors of thymidine phosphorylase to potentiate the function of antitumor 2?-deoxyribonucle-osides. *Biochem Pharmacol.* 2000;59:1227–1236.

92. Mayer RJ et al. Randomized Trial of TAS-102 for Refractory Metastatic Colorectal Cancer. *N Engl J Med.* 2015;372:1909–1919.

93. Bosset JF et al. Chemotherapy with preoperative radiotherapy in rectal cancer [published correction appears in *N Engl J Med.* 2007;357:728]. *N Engl J Med.* 2006;355:1114.

94. Sauer R et al. Preoperative versus postoperative chemoradiotherapy for rectal cancer. *N Engl J Med.* 2004;351:1731.

95. Smalley SR et al. Phase III trial of fluorouracil-based chemotherapy regimens plus radiotherapy in postoperative adjuvant rectal cancer: GI INT 0144. *J Clin Oncol.* 2006;24:3542

第 100 章　前列腺癌

Marina D. Kaymakcalan and Christy S. Harris

核心原则

		章节案例
①	前列腺癌的危险因素包括年龄、家族史、种族和饮食。	案例 100-1(问题 1 和 2) 图 100-1,图 100-2
②	通过使用前列腺特异性抗原(prostate specific antigen,PSA)检测和直肠指诊进行筛查,可以及早发现前列腺癌。但现在需要担心的是前列腺癌的过度诊断。	案例 100-1(问题 3) 案例 100-2(问题 1) 表 100-1
③	PSA、格里森评分(Gleason score)和肿瘤分期可以决定前列腺癌的侵袭性,并被用于预测是否有复发风险。	案例 100-2(问题 2 和 3) 表 100-2,图 100-3
④	大多数前列腺癌生长缓慢,一些男性可能永远不会出现疾病症状。因此,对某些早期疾病和预期寿命较短的男性,选择行观察和积极监测。	案例 100-2(问题 4) 表 100-3
⑤	局部疾病的治疗包括手术、放疗和/或雄激素剥夺疗法。雄激素剥夺疗法是晚期前列腺癌的一线治疗方法。它能降低体内睾丸素达去势水平(≤50ng/ml)。这可以通过手术(睾丸切除术)或化学(促性腺激素释放类似激素)手段来实现。	案例 100-2(问题 5) 案例 100-3(问题 1 和 2) 表 100-4,图 100-4
⑥	当肿瘤对激素治疗产生抵抗机制,对单用激素治疗无反应,则会发生去势抵抗性前列腺癌。	案例 100-3(问题 3)
⑦	细胞毒化疗或免疫疗法可用于转移性疾病。经常发生的为骨转移,需要治疗以减少骨相关事件。	案例 100-4(问题 1 和 2) 表 100-5
⑧	前列腺癌的不良影响包括泌尿和性功能,但通常在疾病发展到晚期才会成为问题。治疗的并发症包括心血管和代谢问题。	案例 100-5(问题 1) 案例 100-6(问题 1) 表 100-6
⑨	非那雄胺或度他雄胺用于前列腺癌的预防,可能是高风险男性患者的一种选择。	案例 100-7(问题 1)

发病率、患病率和流行病学

前列腺腺癌是美国男性最常见的恶性肿瘤,也是美国男性癌症死亡的第 2 大原因。该病主要发生于老年男性,平均诊断年龄为 66 岁[1]。据估计,2015 年前列腺癌的发病率为 220 800 例,死亡人数为 27 540 人[2],每 7 个人中会有 1 位被诊断为前列腺癌,而每 38 位患者中会有 1 位死于前列腺癌[1]。在过去 10 年里,随着治疗方面的进展和公众意识的提高,5 年总生存率提高至 98.9%,而新诊断率每年平均下降 4.3%[1]。由于筛查的广泛应用,前列腺癌可于早期阶段被发现,从而可以采取低创、低不良反应的早期治疗。然而,因为认为过度诊断会导致的过度治疗,筛查指南正在改变。

病理生理学

前列腺是一个核桃形状的腺体,位于膀胱的正下方,在直肠的前方,尿道穿过其中心。这一位置导致了男性可能会在晚期癌症中出现许多泌尿、直肠和性的相关症状。前列腺由小叶腺体组成,这些腺体分泌的液体保护和滋养精液中的精子细胞。这种液体还富含前列腺特异性抗原(prostate specific antigen,PSA),一种能增强精子活力的糖蛋白[3]。前列腺内的细胞通过 5-α-还原酶将睾酮转化为效力更强的双氢睾酮(dihydrotestosterone,DHT),能刺激前列腺内的细胞生长。如果发现较早,癌细胞通常局限在前列腺的包膜内,或可能延伸到周围的精囊和膀胱颈。而最终的全身扩散可通过淋巴管发生,累及骨骼、肺或肝[4]。

临床表现和诊断

由于能够对前列腺癌进行早期诊断,在诊断时很少出现症状。通常在癌细胞扩散到前列腺以外的组织后,临床症状才会表现出来。此时,50 岁以上的男性患者最常见的症状是膀胱出口梗阻,包括尿潴留、夜尿、不完全排空和排尿不畅。在转移性疾病中,可能存在骨痛、贫血或全血细胞减少[4]。

在前列腺癌高风险人群中使用常规 PSA 检测可以及早发现和诊断前列腺癌,尽管血清 PSA 升高并不能直接诊断为癌症。虽然 PSA 对前列腺有很强的特异性,但它对前列腺癌没有特异性,对癌症的总体敏感性在 50%~70%[5]。血液中正常的 PSA 水平通常被认为低于 4ng/ml,但随着年龄的增长,通常在良性前列腺肥大(benign prostatic hypertrophy,BPH)的情况下,男性的 PSA 水平开始上升。在 40~49 岁的人群中,PSA 水平中值为 0.7ng/ml,在 50~59.6 岁的人群中,中值为 0.9ng/ml[6]。其他能导致 PSA 水平升高的因素有前列腺炎、尿潴留、前列腺感染、射精或外伤。

某些药物和补充剂会影响 PSA 水平,这需要仔细审查患者的用药史。5-α-还原酶抑制剂在给药 6~12 个月后,可导致血清 PSA 水平下降 50%。一些植物类药物,如锯叶棕,同样也可以引起 PSA 的下降[5]。PSA 水平在 4~10ng/ml 的男性,患前列腺癌的概率为 30%~35%。如果 PSA 水平超过 10ng/ml,就有超过 67% 的风险被诊断为前列腺癌[6]。然而,单独使用 PSA 可能不足以进行筛查和诊断,因为多达 15% 的前列腺癌患者没有观察到 PSA 升高[1]。直肠指诊(digital rectal exam,DRE)可以与 PSA 水平监测一起进行。前列腺紧邻直肠,位于直肠前,使得医生可以通过直肠指诊感觉前列腺的外观,正常情况下应该是光滑的,如果触及结节、硬块或不对称,则需考虑癌症可疑。

为明确诊断前列腺癌,可使用超声引导下的经直肠穿刺活检(trans-rectal ultrasound,TRUS)。因不同部位可能存在病理差异,因此其重点在于,需在同一部位取得 10 个或以上的多点活检。治疗方案取决于疾病的范围和侵袭性,以及患者的总体健康和预期寿命。前列腺癌分期体现了疾病的发展程度,可依据美国癌症联合委员会的 TNM(T,肿瘤大小;N,淋巴结状态;M,转移部位)分期标准,但在临床上通常将其分为局部、局部晚期和转移性癌症。肿瘤细胞的侵袭性由癌细胞分化级别和生长速率决定[4,6]。

治疗概况

前列腺癌的治疗方式包括前列腺手术、放疗、激素治疗和化疗。由于前列腺癌主要由 DHT 引起,激素疗法将是主要的治疗方法。只有在转移性疾病中,激素治疗失败后才会使用细胞毒性化疗。同样,在某些情况下,仅仅行临床观察也是一种治疗选择。前列腺癌可能是一种生长非常缓慢的疾病,对合适的男性患者来说,不予治疗仅行监测也是可行的。

对于诊断为局部前列腺癌的患者,切除前列腺、前列腺切除术或放射治疗是确定的局部治疗方案。临床中最常用的放疗包括外束和短距离放射治疗。短距离放射治疗是指,将由放射性小颗粒组成的放射源置入前列腺,适用于小体积肿块。这些治疗可以为局部局限性前列腺癌患者提供治愈的机会。80% 的患者可在此阶段被诊断,5 年生存率为 100%。随着癌症进展,复发风险增加,联合放疗及促性腺激素释放激素(gonadotropin-releasing hormone,GnRH)的治疗可能是必要的。12% 的患者被诊断为局部晚期癌症,其 5 年生存率同样为 100%。只有激素治疗失败后才会使用化疗。许多细胞毒性药物和免疫疗法可用于治疗去势抵抗性转移前列腺癌。虽然只有 4% 的初诊患者为转移性疾病,但他们的 5 年生存率只有 28%[7]。在前列腺癌不同期别的治疗将在后面进行详细讨论。

风险因素

案例 100-1

问题 1:S. J. 是一名 50 岁的非裔美国男性,既往未接受过前列腺癌筛查。无其他合并症,不吸烟,定期锻炼,饮食主要是每周吃 4~5 次红肉,很少吃蔬菜和水果。S. J. 发生前列腺癌的危险因素是什么?

年龄

风险因素在确定哪些人最有可能患前列腺癌方面很重要,也有助于确定哪些人最能从筛查中获益。年龄是最重要的因素,超过一半的病例发生在 65 岁之后,很少发生在 40 岁之前。前列腺癌的平均死亡年龄是 80 岁[1]。

种族

白人和黑人男子分别在 50 岁和 40 岁后,前列腺癌的发生风险开始增加。在美国,非裔美国人的发病风险最高而存活率较低(图 100-1)。前列腺癌死亡率在黑人和白人之间差距最大,黑人死亡率高出约 2.5 倍[2]。在 PSA 检测时代之前的数十年,这一比例即存在。黑人男性倾向于在更年轻时即诊断出较晚期的肿瘤,其转移性疾病的发病率要高出 1.5 倍[6]。在一项对非洲和加勒比男性的研究中发现,撒哈拉以南的种族可能更易发病。日本男性的发病风险最低,且 5-α-还原酶的活性亦较低。然而,这些种族间发病率的差异是否确实由遗传或环境原因造成,目前还不清楚[4]。

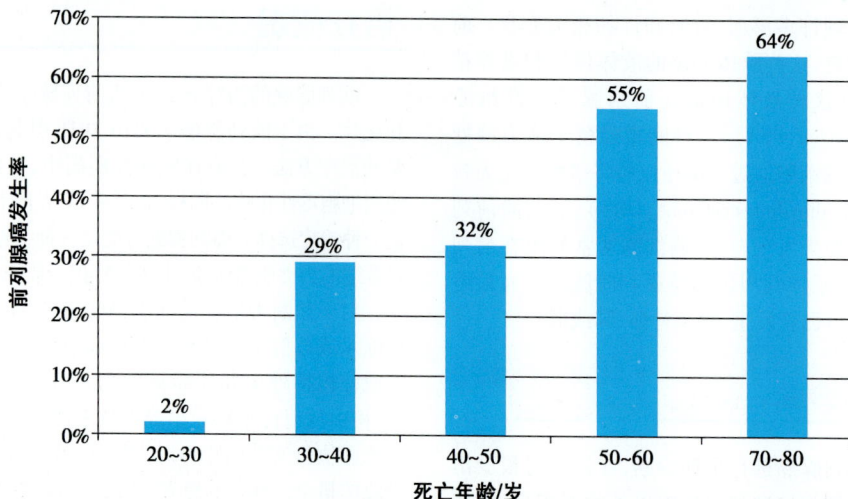

图 100-1　PSA 标准化测试之前,死于非相关原因男性尸检中,发现前列腺癌的百分率[16]

家族史

如果一个男性的兄弟或父亲在 60 岁时被诊断出患有前列腺癌,家族史会使患病风险增加 2.5 倍[6]。如果 2 个或更多的直系亲属患前列腺癌,那么与一般人群相比,患病风险会增加 7~8 倍。被诊断为前列腺癌的家庭成员年龄越小,其患病风险就越高[1,4]。

饮食和生活方式

饮食和生活方式也与前列腺癌发生风险相关。有以下饮食习惯的男性,患前列腺癌的风险更高:高饱和脂肪和红肉的饮食,少摄入水果、蔬菜、番茄制品、鱼或大豆[1,4]。在观察性研究中,维生素 D、钙、番茄红素、锌、ω-3 脂肪酸、α-亚油酸、硒、维生素 E、他汀类药物和非甾体类抗炎药物与降低风险有关,但不确定它们对疾病的影响方式[4]。在前瞻性试验中,对几种作为膳食补充剂的药物进行了研究,但没有显示出任何益处。

遗传综合征

生殖细胞系 *BRCA2* 突变可增加 2~6 倍的前列腺癌发病风险。目前还不清楚 BRCA1 突变对前列腺癌的影响到底有多大,尽管这 2 种突变通常被认为是同时发生的。发生突变的男性患者,癌症侵袭性更强,发病时间更早,而且存活时间明显缩短。

林奇综合征(*MLH1*、*MSH2*、*MSH6*、*PMS2* 或 *EPCAM* 生殖细胞突变)患者的前列腺癌风险增加了 2~5 倍。但这些患者的癌症表现与未发生突变的癌症患者相似,因此不会在更早的年龄发生或更具侵袭性[1]。

S. J. 具有下列前列腺癌高风险因素:种族和饮食。可改变的危险因素包括:持续运动养生;改变饮食习惯,少吃红肉,在日常菜单中加入鱼,以及更多的水果和蔬菜。

案例 100-1,问题 2: S. J. 得知他 47 岁的弟弟刚刚被诊断出患有晚期前列腺癌。S. J. 的患病风险会发生改变吗?

因为 S. J. 现在有 1 位一级亲属在 60 岁之前被诊断出患有前列腺癌,他的患病风险大大增加(2.5 倍)。

筛查

案例 100-1,问题 3: 在 S. J. 得知其弟弟的诊断后,他变得担心,并预约他的初级保健办公室进行筛查讨论。S. J. 应该开始前列腺癌的常规筛查吗?

在过去 25 年中,前列腺癌的 5 年生存率从 68.3% 上升至 99.9%,10 年生存率为 97.8%,15 年生存率为 91.4%,部分原因是早期检测[8]。目前已发布数个前列腺癌筛查指南,来自于美国癌症协会(American Cancer Society,ACS)[9]、国家综合癌症网络(National Comprehensive Cancer Network,NC-CN)[5]、和美国泌尿外科协会(American Urological Association,AUA)[10](表 100-1)。历史上,50 岁以上的男性被鼓励每年做一次 PSA 检查。在 20 世纪 90 年代早期,PSA 筛查实施后,前列腺癌的诊出率急剧上升:从 1975 年,每 10 万名标准化年龄患者中诊出少于 100 例,到 1992 年每 10 万名达到 240 例的峰值,至撰写本文时,这个比率相当稳定,为每 10 万名中 158 例[4]。然而,现在不同学会之间对于 PSA 筛查的适当建议存在一些争议。前列腺癌是一种生长速度相对较慢的癌症,可能对一些患者不会构成生命威胁,也可能不需要治疗。由于该病主要发生在年龄较大的男性中,如果不进行常规筛查,许多男性可能不会出现促使他们去进行检查的症状。

前列腺、肺、结直肠和卵巢(the Prostate,Lung,Colorectal,and Ovarian,PLCO)筛查试验随机选择超过 76 000 名美国男性进行严格的年度 PSA 和 DRE 筛查或标准检查。研究发现,前列腺癌在年度筛查组中被发现的频率更高,但这并没有改变致死性疾病的发病率[11]。然而,一项欧洲研究对超过 182 000 名男性进行随机的年度筛查或不筛查,在中位数为 11 年的随访中,筛查组的死亡风险相对降低了 21%。

表 100-1

普通风险和高风险患者的前列腺筛查指南

	普通风险	高风险
ACS[9],2010	预期寿命≥10 年:50 岁开始进行筛查,并令其知晓筛查决策 如果 PSA<2.5ng/ml,每 2 年筛查 1 次 如果 PSA≥2.5ng/ml,每年进行筛查 1 次 如果 PSA≥4ng/ml,考虑活检 预期寿命<10 年:如果无症状,不推荐筛查	高风险(非裔美国人,家族史诊断年龄<65 岁),预期寿命≥10 年:45 岁开始进行筛查并令其知晓筛查决策 预期寿命<10 年:如果无症状,不推荐筛查 更高风险(多名家庭成员在 65 岁之前诊断为前列腺癌):40 岁开始进行筛查并令其知晓筛查决策 预期寿命<10 年:如果无症状,不推荐筛查
NCCN 1. 2017[5]	预期寿命>10 年,从 45 岁开始筛查 45~75 岁: 如果 PSA≥1.0ng/ml,每 1~2 年筛查 1 次 如果 PSA<1.0ng/ml,每 2~4 年筛查 1 次 如果 PSA>3ng/ml 或非常可疑 DRE,考虑活检	非裔美国人和有家族史的男性,平均发病风险无明显差异,但应考虑早几年开始筛查;需考虑每年进行 1 次筛查,而不是隔年进行 1 次
	超过 75 岁无任何合并症患者: 如果 PSA<4ng/ml,每 1~4 年筛查 1 次 如果 PSA≥4ng/ml 或非常可疑 DRE,考虑活检	BRCA2(和 BRCA1)突变:考虑从 40 岁开始筛查
AUA[10],2013	55~69 岁,令其知晓筛查决策;每 2+年筛查 1 次 ≥70 岁,如果预期寿命少于 10~15 年,不进行筛查	高风险(非裔美国人或家族史)——≤55 岁,行个体化决策
USPSTF[14],2012	不推荐进行 PSA 常规筛查	

为了预防 1 人死于前列腺癌,1 055 名男性需要接受筛查,并检测 37 种癌症[12]。因此,人们认识到前列腺癌可能被过度诊断(过度检测),特别是在老年人。过度诊断通常被定义为检测 1 种疾病,但它不会缩短寿命或造成不良影响[13]。美国预防服务特别工作组分析了几项试验的数据,得出结论认为,每 1 000 名年龄在 55~69 岁的男性接受筛查,将避免 0~1 人死于前列腺癌,110 名男性将被诊断出前列腺癌。然而,100~120 名男性的假阳性结果会导致不必要的活检[14]。任何潜在与诊断相关的风险,包括活检过程中的风险,如感染、出血和排尿困难,以及不必要的治疗相关风险,都应考虑在筛查的风险-效益比中。这些研究强调了选择性筛查的必要性,以避免过度诊断和过度治疗,同时保证长期生存率。

指南中一致推荐,对年龄在 70~75 岁的男性不需要进行筛查,因为他们目前还没有诊断出癌症,而在这种缓慢增长的癌症出现任何症状之前,更有可能死于其他无关的原因。指南强调考虑患者的预期寿命,对预期寿命少于 10~15 年的患者不推荐进行筛查。对于那些罹患前列腺癌风险较高的人群(如家庭、种族或其他危险因素),筛查可能应更早开始。然而,许多指南建议人们应该与他们的医生讨论可能的任何风险因素,并共同决定是否进行筛查以及在什么年龄开始,这取决于他们的风险因素、合并症和个人意愿[5,9,10]。S. J. 由于他弟弟的诊断、种族,以及可改变的危险因素,增加了他的患癌风险,因此现在开始筛查被认为是谨慎的。但这应该与他的医生讨论,以确保他认识到筛查的所有益处和风险。

预后因素

案例 100-2

问题 1:C. W. ,67 岁,男性。于 15 年前在他的初级保健医生指导下开始行常规筛查。他的 PSA 检查结果如下。2012 年 8 月 5 日,PSA 升至 6.68ng/ml。DRE 为阴性。他的体力状态评分非常好,能够不受限的完成疾病前所有活动。体检未发现明显的抑郁倾向。否认前列腺癌家族史。当被问及社会经历,他说出于社交要求,平均每月喝 1~2 杯酒,从未吸烟或使用非法药物。既往病史为高胆固醇血症、高血压和抑郁症。

使用的药物为阿托伐他汀、赖诺普利和舍曲林;没有任何已知的过敏经历。

历年 PSA 值	
时间	PSA 水平/ng·ml^{-1}
08/05/2012	6.68
09/22/2011	3.11
09/25/2010	2.52
08/29/2009	2.43
08/27/2008	2.27
09/03/2007	2.02
08/19/2006	1.98
08/15/2005	1.82
09/01/2004	1.52
08/28/2003	1.38
09/09/2002	1.25
08/20/2001	1.17

通过上述评估,是什么促使 C. W. 的初级保健医生将其转诊至泌尿专科医师?

利用预后因素来对癌症复发的风险进行分层,这对癌症的诊断和确定最佳的治疗是至关重要的。对于前列腺癌这样的异质性疾病尤其重要。复发风险高的患者需要更积极的治疗,而那些风险低的患者可以从更保守的方法中获益。肿瘤分期,PSA 和 Gleason 评分是预后因素,可用于计算患者在未来 5~10 年内复发的概率。利用这些因素并结合患者的预期寿命将有助于医生在最大化保证生活质量的同时为患者确定最佳治疗方案。

预期寿命

很多人的死亡原因并非前列腺癌。尸检数据显示,每 10 名因各种原因死亡的男性中,就有 7 人在死亡时患有前列腺癌,而这些都没有被诊断出来[15,16](图 100-2)。对患者预期寿命的估计可以帮助确定从治疗中获得的潜在生命收益的程度。在死于另一个不相关的事件之前,生命短暂的男性患任何疾病或发病率的风险都很低,因此可能无法从明确的治疗中获益。相反,对于健康状况良好的年轻人,因为他们的寿命更长可能需要接受治疗,癌症复发可能是发病率和死亡率的一个原因。虽然保险预期寿命图(明尼苏达大都会保险或社会保障管理局人寿保险表)可以用来确定潜在的预期寿命,但它通常是由患者的医疗保健团队进行的综合临床测定,在确定治疗计划时,需要考虑许多因素,包括他们的整体健康状况、生活质量、合并症和家族史[4]。

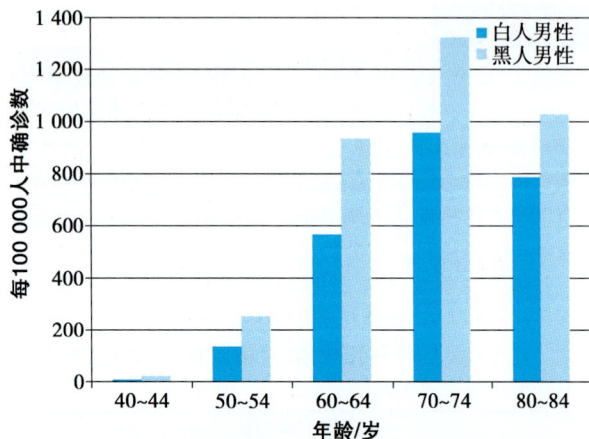

图 100-2　前列腺癌的发病率随种族和年龄变化[4]

前列腺特异性抗原

如前所述,血清 PSA 水平用于筛查前列腺癌检测。这也是一种用于诊断治疗的预后因素,因为更高的 PSA 水平与更高的风险和潜在的疾病发展风险有关。前列腺癌细胞越多,PSA 值就越高。确定癌症水平上升的速度是评估癌症潜在复发和进展能力的另一种方法。然而,众所周知,不是所有的前列腺癌都会导致 PSA 水平升高。这是另一种工具可以帮助医生评估特定病人的复发风险。如前所述,PSA 水平为 4~10ng/ml 的男性患前列腺癌的患病概率为

30%~35%;如果浓度超过 10ng/ml,风险就会加倍[6]。为了更好地确定患者患前列腺癌的风险,已经开发了许多其他筛查方法。

观察 PSA 水平上升的时间,是一种潜在的方法用于鉴别患有前列腺癌的男性和由于其他原因而 PSA 升高的男性。确定 PSA 上升速度可能有助于进一步确定哪些人应该进行活检。在诊断中,PSA 水平快速的增加也能提示疾病更快速的进展并可以作为治疗决策的指南。然而,由于实验室质控原因,要知道正常 PSA 范围随年龄和水平波动是可能存在,这一点很重要[4]。

由于 C. W. 的 PSA 值在 2011 年为 3.21,2012 年为 6.68,因此担心他可能患有前列腺癌。前列腺癌预防试验(Prostate Cancer Prevention Trial, PCPT)发现,在 PSA ≤ 4.0ng/ml 和 DRE 正常的男性中,有 15% 被诊断出患有前列腺癌。当 PSA 水平在 4~10ng/ml 时,这个比例就翻倍[5]。从 2010—2011 年,2011—2012 年,C. W. 的 PSA 变化表明 PSA 上升的速度加快了,这也表明了进一步的评估是必要的。巴尔的摩老龄化纵向研究(PLSA)试验表明,在 980 名男性中,PSA 上升速度每年超过 0.35ng/ml 的男性前列腺癌死亡相对风险,比 PSA 上升速度不超过每年 0.35ng/ml 的男性高(P=0.02)[5]。

> 案例 100-2,问题 2:C. W. 转诊至泌尿科医生作进一步评估。什么额外的诊断程序可以明确诊断前列腺癌?通过程序可以做什么评估来更好地预测这种疾病?

肿瘤分期

美国癌症联合委员会(American Joint Committee on Cancer, AJCC)开发了一种用于诊断前列腺癌的新分级系统。AJCC TNM 分级系统根据肿瘤大小(T)、淋巴结受累程度(N)和远处转移的缺失或存在程度(M)对肿瘤的程度进行分类。一般而言,如果肿瘤仍在前列腺包膜内,则认为是局部病变。如果癌细胞已经扩散到被膜外或已经侵入邻近的结构,它是局部进展的,如果癌细胞已经扩散到身体的其他部位,则被认为是转移性的。

Gleason 评分

Gleason 评分是肿瘤活检的组织学分级。它是通过累积穿刺活检中,最常见及次常见的的生长模式来计算评分。这个评分是决定治疗和预后最重要的因素之一,因为它与肿瘤的侵袭性有关。侵袭性肿瘤是指生长速度快、转移风险高、局部治疗后易复发的肿瘤。有 5 种不同的生长模式,从高分化(1)到低分化(5),与腺体正常形态进展性损失有关(图 100-3)[18]。分化良好的癌细胞是与正常前列腺细胞最相似的细胞,它们的生长和扩散速度往往比分化不良的癌细胞慢,而分化不良的癌细胞则更具侵袭性。多达 50% 的前列腺肿瘤表现出不止一种组织学模式[19]。通过评估多个活检样本来发现最常见的生长模式,可以更准确地估计肿瘤的侵袭行为。第 1 种和第 2 种最常见生长模式的累

Gleason模型

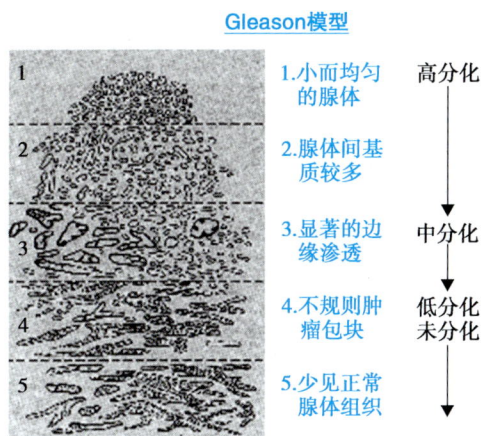

1. 小而均匀的腺体　　高分化
2. 腺体间基质较多
3. 显著的边缘渗透　　中分化
4. 不规则肿瘤包块　　低分化 未分化
5. 少见正常腺体组织

图 100-3　Gleason 前列腺癌组织学分级中，随着腺体组织失去正常结构、病变进展，评分逐渐增加。(来源：Scher HI et al. Cancer of the Prostate. In：DeVita VT et al，eds. *Cancer：Principles and Practice of Oncology*. 10th ed. Philadelphia，PA：Lippincott Williams & Wilkins；2015.)

积值理论上可以在 2~10，因大多数肿瘤组织评分在 5~10。Gleason 分数不超过 6 分的癌症，分化较好，侵袭性较弱，被认为是低级别的。Gleason 7 分被认为是中级别，而 Gleason 7 分以上被认为是低分化、高等级癌症。Gleason 分数在 2~4 的患者，在 15 年内死于癌症的概率是 4%~7%。Gleason 分数在 8~10 的男性，如果不治疗，15 年内死亡的风险为 87%[4]。

结合分期、PSA 水平和 Gleason 评分的风险分层工具已经被开发和验证，因为它们能够识别出那些在局部治疗后复发风险增加和预后恶化的男性。这些评分系统对尚未接受治疗的患者进行分组，将其分为极低风险、低风险、中等风险、高风险或极高风险，结合患者的预期寿命和总体健康情况进行参考，以选择合适的初始治疗方案（表 100-2）[6,20]。

经直肠超声引导的穿刺活检可明确诊断前列腺癌。活检标本可以结合 DRE 结果来确定临床分期和 Gleason 评分的预后因素。

表 100-2

前列腺癌风险组[6]

风险	阶段	PSA/ng·ml⁻¹	Gleason 评分	其他
临床进展				
极低风险	T1c	<10	≤6	少于 3 个前列腺活检阳性，每一个活检组织中癌细胞≤50%；PSA 浓度：<0.15ng/(ml·g)
低风险	T1~T2a	<10	≤6	
中等风险	T2b~T2c	10~20	7	
高风险	T3a	>20	8~10	
局部晚期				
极高风险	T3b~T4		5 个活检组织中超过 4 个评分在 8~10	
转移性				
转移性	任何 T、N1 或任何 T、任何 N、M1			

根据预后最严重的因素，对患者进行危险分组。有多种不良因素的患者可能会转入下一个危险组

案例 100-2，问题 3：C.W. 的穿刺活检提示 Gleason 评分为 3+3=6，T1c 期（无可疑阳性淋巴结和远处转移）前列腺癌（3/10 活检阳性）。基于以上诊断，C.W. 的风险分组为？

C.W. 为 T1cN0M0 期前列腺癌，Gleason 评分≤6，PSA <10ng/ml。根据这些预后因素，以及 3/10 活检阳性，他可被诊断为低风险前列腺癌。

治疗

观察和积极监测

案例 100-2，问题 4：C.W. 咨询了一位肿瘤内科医生关于他低风险前列腺癌的治疗方法。这位肿瘤医生解释说，C.W. 总体较为健康，预期寿命很长，前列腺癌的生长速度相对较慢。那么什么是 C.W. 的前列腺癌保守治疗方案？

已有研究来确定那些以保守观察的治疗方法，而对其癌症没有立即、明确的干预，即能获得良好结果的男性。这是因为我们现在认识到了人们所说的前列腺癌过度治疗。正如前面所讨论的，虽然过度筛查在一些模型评估中起到了一定作用，但在美国所有筛查检测到的癌症中，有23%～42%的人属于过度治疗。根据患者的不同状态，这种非抗癌治疗的方法，具有微妙的区别。

观察不涉及癌症干预，如额外的活检、扫描、手术或治疗，仅监测患者，只有在患者出现症状时才进行姑息治疗。这是患者预期寿命低于10年，低风险或中等风险前列腺癌患者的一种选择，由于同时存在合并症或疾病，这些疾病致死风险很可能会超过前列腺癌，因此无法从治疗中获益[6]。

积极监测不同于观察，因为需要积极监测常规PSA水平，如果癌症似乎在进展中，可能需要进行DRE，目标是推迟治疗的副作用而不错过治愈的机会。因此，推荐用于预期寿命少于20年且患前列腺癌风险非常低的患者，或预期寿命大于10年但患前列腺癌风险较低的患者[6]。在对近1 000名前列腺患者进行积极监测（中位观察时间为6.4年，0.2～19.8年）的一项研究中发现：如果患者PSA值在不到3年的时间里翻了1倍，他们的Gleason评分在另一次活检的基础上更高，或者他们有新的临床进展，那么他们是可以接受治疗的。在这993名研究参与者中，有15%已经死亡，其中只有15名患者（1.5%）死于前列腺癌。另有13名患者（1.3%）发生转移，但在分析时只有4人死亡。在5年、10年和15年时间节点里，分别有75.7%、63.5%和55%的患者未经治疗和继续监测[21]。在对5 500多名具有低风险和良好中度风险的前列腺癌患者进行的另一项研究中发现，在接受了近距离放射治疗并进行了积极监测后，这些男性中有605人死亡，但其中只有5.6%死于前列腺癌[22]。这些研究表明，一些患者推迟治疗可能不影响生存。在患者和医生对这种方法的利弊进行全面的讨论后，应作出观察或积极监测的决定（表100-3）。

表 100-3

观察和积极监测的利弊[6]

优势	劣势
避免潜在的副作用	错过治愈的机会
生活质量	进展和（或）转移的风险
尽量避免不必要的治疗	如果有必要，未来的治疗将更加复杂，副作用也会更多
	神经保留手术将更加困难
	焦虑
	频繁的医学检查和活检

来源：Zelefsky MJ，Eastham JA，Sartor AO. Cancer of the Prostate. In：DeVita VT et al，eds. Cancer：*Principles and Practice of Oncology*. 10th ed. Philadelphia，PA：Lippincott Williams & Wilkins，2014. Accessed November 15，2015.

C.W.为低风险前列腺癌，体力状态良好且没有合并症状，预期生存期较长（≥10年），可行积极监测。鉴于他的年龄和较长的预期寿命，不推荐仅进行观察。

明确的局部治疗

早期疾病的治疗包括放射治疗，主要形式有近距离放射治疗或外束放射治疗（external beam radiation therapy，EBRT）和根治性前列腺切除术。这些局部治疗之所以被使用是因为癌症被认为仍然局限于前列腺。治疗方法的选择取决于风险分层，而风险分层考虑了疾病的程度、病理阶段和PSA、预期寿命、患者偏好，以及可能导致并发症和影响治疗结果的潜在合并症。如果治疗成功且选择了正确的患者，那些局部疗法就有可能治愈这种疾病。

手术

根治性前列腺切除术是一种切除前列腺及周围组织的手术。一般只推荐临床局限性前列腺癌患者，其预期寿命为10年或以上，且无妨碍手术的合并症[6]。一项使用SEER医疗保险数据库的研究，观察了手术后的结果。在1992—1996年，对11 522名男性的研究中发现，术后并发症与外科诊所和医疗机构的手术量有关。手术量高的医院术后发病率低于手术量低的医院（27% vs 32%，$P=0.03$）；与手术量低的外科医生相比，手术量高的外科医生术后发病率也更低（26% vs 32%，$P<0.001$）。当然医生或机构与死亡概率之间没有联系[23]。另一项研究发现，在没有接受其他治疗的患者中，当调整了肿瘤特征和手术年限后，外科医生的经验与较低的复发风险有关（$P<0.001$）。5年的可能复发率在职业生涯早期（10次手术前）为17.8%，而在后期（>250次手术后）为10.9%[24]。这些发现证实了经验是根治性前列腺切除术成功的关键因素。外科手术可以是开放或腹腔镜根治性前列腺切除术，若怀疑有淋巴结转移也可以包括切除周围的淋巴结。腹腔镜前列腺切除术创伤小、住院时间短、恢复快。对于经验丰富的外科医生来说，这2种方法的结果都是可以比较的，但仍需要长期的结果[1]。

来自手术的额外信息可以提供更准确的预后信息，如分级、是否扩展到周围组织或淋巴结。而这些信息可用于确定是否需要进一步治疗。除了提供更准确的预后信息外，根治性前列腺切除术还有一个好处，即治疗时间短，住院时间通常为1日。然而，它确实有勃起功能障碍、尿失禁和任何大手术相关的发病风险。由于这些风险，根治性前列腺切除术适用于预期寿命超过20年的极低风险患者、预期寿命超过10年的低和中等风险患者，以及没有证据表明疾病固定在前列腺外邻近组织的高风险患者[6]。

放射治疗

放射疗法使用高能束（EBRT）或放射性粒子（近距离放射治疗）杀死癌细胞。在近距离放射治疗中，辐射源直接进入前列腺，对周围组织的直接作用最小。这种形式的辐射可以是低剂量或高剂量的，可以作为低风险癌症的单一疗法，也可以作为EBRT的辅助治疗，特别是在中高风险癌症中[6]。在低风险的癌症中,近距离放射治疗与根治性前列腺切除术的控制率相当[25]。近距离治疗的优点是治疗时间短与尿失禁和勃起功能障碍的风险最小,但可导致急性尿潴留。

目前的 EBRT 技术使用三维适形放射治疗技术(three-dimensional conformal radiation therapy,3D-CRT),在计算机生成患者解剖图像的基础上进行放射治疗。增强放疗(intensity-modulated radiation therapy,IMRT)是 3D-CRT 的第 2 次迭代,根据治疗区域的需要,使用不同强度的辐射。影像引导放射治疗(image-guided radiation therapy,IGRT)是一种更精确地定位治疗的 3D-CRT。IMRT 和 IGRT 技术都是 EBRT 治疗的标准治疗方法,可以更精确地提供更高剂量的辐射,以降低不良反应的风险。由于前列腺靠近膀胱和直肠,使用 EBRT 治疗可引起直肠急症,增加大便次数、尿频和尿失禁,以及勃起功能障碍。虽然这些症状通常是短期的,而且使用新技术可以降低风险,但在一些患者中,虽然比例较低,这些症状可以长期存在。与根治性前列腺切除术不同,EBRT 避免手术和麻醉导致的并发症,如出血、心肌梗死或肺栓塞。对于低风险、中等风险和高风险的癌症,体外放射治疗是一种选择。它通常与短期雄激素剥夺疗法联合治疗中等风险,与长期雄激素剥夺疗法联合治疗高风险癌症(见下一节雄激素剥夺疗法)。

放射治疗的其他形式,如质子束和立体定向放射治疗用于局限性前列腺癌。然而,在确定的局部治疗一线方案中,这些治疗是否优于目前的标准疗法尚未明确[26]。

目前还没有前瞻性随机对照试验直接比较局部前列腺癌放疗和前列腺切除术的治疗效果。一项回顾性研究比较了 766 例接受 EBRT 治疗的患者和 888 例接受外科手术患者的结果,发现所有疾病组的无病生存率没有显著差异[27]。其他几项回顾性研究也没有发现 EBRT 和前列腺切除术之间的区别[28,29]。在前瞻性随机对照试验能够明确地比较这些治疗方案之间的疗效之前,医生必须比较每种治疗方法的优缺点和患者的个体因素,以确定最合适的治疗方案。

雄激素剥夺疗法

雄激素剥夺疗法(androgen deprivation therapy,ADT)能用于抑制雄激素的产生。中等风险患者可与放疗联合使用,并可作为高风险患者联合放疗治疗的标准。雄激素剥夺疗法可以通过睾丸切除术来进行,因为大约 90% 的雄激素来自睾丸,被称为外科去势,或者通过添加 GnRH 类似物来实现,被称为药物去势。两者都应将人体的睾丸素分泌量降低至去势水平,通常低于 50ng/ml。由于这 2 种方法同样有效,大多数男性会接受 GnRH 治疗。然而,当患者出现进展性症状时,或者当依从性、成本或有效性不高时,睾丸切除术可以立即降低睾丸激素水平。表 100-4 总结了 GnRH 激动剂,其中包括亮丙瑞林、戈舍瑞林、组氨瑞林、布舍瑞林和曲普瑞林,以及一种 GnRH 阻滞剂——地加瑞克。

表 100-4

雄激素阻断药

药剂	给药途径	剂量
GnRH 受体激动剂		
亮丙瑞林(Eligard)	皮下注射	每月 7.5mg 每 3 个月 22.5mg 每 4 个月 30mg 每 6 个月 45mg
亮丙瑞林(Lupron Depot)	肌内注射	每月 7.5mg 每 3 个月 22.5mg 每 4 个月 30mg 每 6 个月 45mg
曲普瑞林(Trelstar or Trelstar Mixject)	肌内注射;吸入剂(重组)	每 4 周 3.75mg 每 12 周 11.25mg 每 24 周 22.5mg
戈舍瑞林(诺雷德)	皮下植入	每 28 日 3.6mg,每 12 周 10.8mg
组氨瑞林(Vantas)	皮下植入	每 12 个月 50mg
布舍瑞林(Suprefact)	皮下注射	每 8 小时 500μg,连续 7 日。每日 1 次,每日 200 μg
布舍瑞林(Suprefac Depot)	皮下植入	每 2 个月 6.3mg 每 3 个月 9.45mg

表 100-4

雄激素阻断药（续）

药剂	给药途径	剂量
GnRH 阻滞剂		
地加瑞克（Firmagon）	皮下注射	负荷剂量：240mg 分为 2 次，每次注射 120mg 维持剂量：每 28 日 80mg （首次加药后 28 日开始）
雄激素阻滞剂		
比卡鲁胺（Casodex）	口服	50mg，每日 1 次（与 GnRH 类似物一起服用） 150mg，每日 1 次（单药治疗）
尼鲁米特（Nilandron）	口服	300mg，每日 1 次，持续 30 日，随后 150mg 每日 1 次
氟他胺（Eulexin）	口服	250mg，每日 3 次

GnRH 激动剂通过与 GnRH 受体结合，抑制垂体黄体生成素（luteinizing hormone，LH）和卵泡刺激素（follicle stimulating hormone，FSH）的产生，降低睾丸激素，进而降低双氢睾酮。它们与 GnRH 受体结合，最初引起 LH 和 FSH 的升高和睾酮的激增，持续 1 周，直到连续的垂体过度刺激最终降低 GnRH 受体并降低激素水平[30]（图 100-4）。这种最初、短暂的睾丸激素激增，称为肿瘤耀斑，会对出现症状的患者产生负面影响，包括骨痛和膀胱阻塞。但只要在短时间内进行至少 7 日的抗雄激素治疗，就可以预防耀斑的发生。

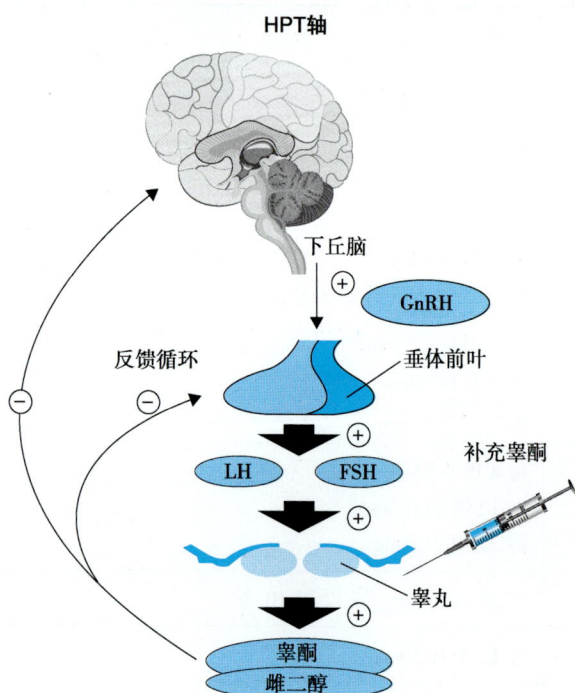

HPT轴

图 100-4 下丘脑-垂体-甲状腺腺轴（the hypothalamic-pituitary-thyroid axis，HPT 轴）受到 GnRH 激动剂的不断刺激通过负反馈来抑制睾酮生成。FSH，卵泡刺激素；GnRH，促性腺激素；LH，黄体生成素

在此情况下使用的抗雄激素是雄激素受体阻滞剂，通过与雄激素受体结合，竞争性地抑制受体与睾酮和双氢睾酮的结合。这些口服药物包括氟他胺、尼鲁米特和比卡鲁胺。阉割联合了 GnRH 激动剂或睾丸切除术和抗雄激素的去势疗法被称为联合阻断雄激素治疗（combined androgen blockade，CAB）。CAB 除了最初用于预防肿瘤耀斑发生的明确局部治疗，还可用于治疗复发性疾病。

因为 GnRH 阻滞剂直接阻断受体，因此立即减少了 LH 和 FSH 的产生，以及随后的睾酮抑制，避免了肿瘤耀斑和抗雄激素的使用，这对此期间合并症增多的患者可能最有用。

在一些中等风险前列腺癌患者的临床试验中，在放疗中联合 ADT 可以提高总体生存率，并对其他患者，特别是那些被认为具有极高风险前列腺癌特征的患者来说，也是一种选择[6]。这些试验支持在中等风险患者中使用 4~6 个月的 ADT 短期疗程[31-33]。在高风险或较高风险患者中，ADT 联合放射治疗可提高生存率，研究倾向于长期 ADT（2~3 年）而非短期 ADT（4~6 个月）。在放疗时加入 ADT 被认为对癌细胞有一种附加的协同细胞毒作用，可能会缩小前列腺和减少所需的辐射量[34]。因此，ADT 通常在放射前 2 个月启动。在局限性前列腺癌患者中，没有伴随放疗的雄激素剥夺单一疗法没有被证明是有益的。新辅助或辅助 ADT 对根治性前列腺切除术没有额外的益处。

传统上，放疗联合 ADT 治疗局限性前列腺癌的研究，采用在整个 ADT 治疗的部分联合使用雄激素阻断剂来进行。是否需要添加抗雄激素还不清楚。Meta 分析表明，比卡鲁胺可能比 GnRH 激动剂单药治疗的总体生存率提高 5%~20%，但仍需要更多的临床试验来明确证实其在局部治疗中的作用[35,36]。抗雄激素单药治疗效果不如药物（外科）去势，不推荐用于局限性前列腺癌的治疗。

使用 ADT 干扰睾酮和二氢睾酮的产生会导致一系列影响生活质量的症状，特别是对于长时间使用 ADT 的患者。这些副作用包括热潮红、性欲减退、勃起功能障碍、男性乳腺增生、行为改变和注射部位灼烧。雄激素剥夺疗法在使用 6 个月后会降低骨密度,从而导致骨质疏松[37]。它还会导致心血管和代谢异常,如体脂肪增加、肌肉力量下降,以及胰岛素敏感性下降,导致高血脂和高血糖。随着 ADT 的使用,糖尿病的发病率增加了 44%[38]。

案例 100-2,问题 5: C. W. 被筛选出继续进行积极的监测。他的肿瘤医生为他预约了每 3 个月进行 1 次 PSA 检查,每 6 个月进行 1 次 DRE 检查。他的检查结果如下:

日期	PSA 水平/ng·ml^{-1}	DRE
01/13/2013	7.16	阴性
04/27/2013	7.45	
7/12/2013	7.74	阴性
11/03/2013	8.08	
04/10/2014	8.75	阴性
10/29/2014	9.05	
01/30/2015	10.70	阴性
03/20/2015	11.19	
07/02/2015	11.70	阴性

C. W. 的 PSA 值继续上升,然而,他的整体健康状况仍然很好,没有任何症状。C. W. 开始焦虑,肿瘤医师决定行再次活检来重新评估肿瘤及治疗计划。结果显示,Gleason 评分为 4+3 = 7(4/12 活检阳性)。C. W. 可能的治疗方案是什么?

C. W. 为前列腺癌 T1cN0M0 期,Gleason 评分 7 分,PSA 11.7,他被归入中等风险组。明确的局部治疗选择是根治性前列腺切除术或 EBRT 联合 ADT,伴或不伴近距离放射治疗。由于一些试验在中等风险患者中应用了 ADT 联合放疗[31-33],C. W. 将接受 EBRT 联合 4~6 个月的 ADT 短期治疗。

局部晚期疾病

案例 100-3

问题 1: 患者 H. L. 是一名 63 岁男性,前列腺癌临床分期 T1cN0M0,PSA 9.2,Gleason 评分为 4+3 = 7。他的既往病史很普通,体力状况也很好。他没有已知的过敏史,也没有服用任何药物。除了 PSA 水平外,其他实验室指标没有临床意义。H. L. 决定接受根治性前列腺切除术作为明确的局部治疗,随后发现病理分期为 T2cN0M0。他在手术后接受了监测,6 个月后没有任何手术或疾病的症状。手术后他的 PSA 监测值最低点是 0.32ng/ml。肿瘤医师认为癌症仍然存在,但不认为有任何迹象表明出现了播散。H. L. 是什么类型的癌症进展?

复发和进展

对于接受局部放疗或手术治疗的患者,大约 25%~33% 的患者会经历癌症复发。局部治疗结束后,通过定期监测患者 PSA 以检测生物化学的复发,这种复发是 PSA 升高提示的,无其他体征或症状的复发。PSA 复发的阈值取决于初始治疗。因为根治性前列腺切除术需要切除所有的前列腺组织,所以术后血清 PSA 不应被检测出来。根治性前列腺切除术后,PSA 水平超过 0.2ng/ml 被认为生化复发。前列腺根治后复发的危险因素有 Gleason 评分、手术切缘阳性和术后 PSA 水平升高[39]。根据美国放射肿瘤学协会(American Society of Radiation Oncology,ASTRO)标准,EBRT 后生化复发被定义为 PSA 水平比最低点上升超过 2ng/ml,达到了 PSA 的最低值或连续 3 次高于 PSA 最低点。EBRT 后复发的危险因素有肿瘤体积大、PSA 复发时间短、前列腺外器官浸润、Gleason 评分高[40]。由于 H. L. 无症状,唯一的症状是前列腺切除术后,本来无法检测出来的 PSA 值的上升。因此他是生物化学上复发的前列腺癌。

案例 100-3,问题 2: 什么是 H. L. 可选的最合适的治疗方式?

生化复发表明患者可能是局部复发,也可能是转移复发。被认为局部复发的患者可能有机会再次接受局部治疗,称为局部解救治疗,为治愈或延缓进展提供机会。前列腺根治术后生化复发且无远处转移迹象的患者可考虑采用或不采用 ADT 的解救放疗。相反,最初接受放射治疗的患者可能是前列腺切除术的候选患者。除解救性前列腺切除术,冷冻疗法(冷冻癌细胞术)和近距离放射治疗(如果 EBRT 是第 1 次使用),也是放射治疗后的解救治疗选择。为了确定解救治疗的适宜性,必须综合患者和疾病的特点进行评估[6]。

在临床特征表明该疾病不再局限于前列腺者,称为播散性前列腺癌,需要全身治疗。由于前列腺癌是由激素驱动的,ADT 是复发性前列腺癌的初始标准治疗方法。在这一点上,患者被认为是去势敏感的,因为他们的癌症仍然可以通过 ADT 降低睾酮达到去势水平来抑制。雄激素疗法是一种缓和疗法,但它能控制或延缓症状和并发症,提高患者的生活质量[6]。

由于 ADT 对生化复发的益处尚不完全清楚,何时开始 ADT 尚不明确。观察直到有进展是一种选择,然而,疾病快速进展的患者,可表现为症状的出现、PSA 升高或 PSA 升高速度快、预期寿命长,应尽早开始 ADT。随着 ADT 的长期使用,费用和大量的副作用可能会限制和影响一些患者的生活质量。间歇性 ADT,一旦对治疗有反应,而不是持续给药,是一种可以减少副作用和提高生活质量的方法。这种方法是,患者继续使用 ADT,直到出现最大的 PSA 反应,然后暂时停止 ADT,直到达到一定的 PSA 阈值,ADT 再被重新启动[41]。间歇性 ADT 的全部好处尚不清楚。Crook 和他的同事进行了一项试验,让 1386 名接受放疗后 PSA 升高的男性接受间歇性 ADT 或连续 ADT 治疗。间歇性 ADT 治疗在总体生存率上并不差(8.8 年 vs 9.1 年;HR, 1.02;

95%CI,0.86~1.21),但这一组中更多的患者死于前列腺癌（120/690 vs 94/696）。试验表明间歇性 ADT 可以提高生活质量,然而,必须做更多的研究来确定对生存的真正影响。这种方法可以考虑用于无转移性疾病的患者[42]。ADT 反应的持续时间有所不同,但最终癌症会对 ADT 产生耐药性,大多数患者病情会进展。

在这个疾病阶段,H.L. 有复发性前列腺癌,但没有播散性疾病的证据。因此认为是局部复发,他仍然可能有通过局部解救治疗达到治愈的机会。他首先接受了前列腺切除术治疗,而解救治疗应该包括有或无 ADT 的 EBRT。

去势抵抗的前列腺癌

案例 100-3,问题 3: H.L. 采用 EBRT 进行局部解救治疗,用亮丙瑞林进行 ADT 治疗。EBRT 完成后,他在继续 ADT 治疗的同时接受监测。他的相关实验室结果如下:

日期	PSA 水平/ng·ml⁻¹	睾酮/ng·dl⁻¹
04/27/2014	1.56	
07/09/2014	0.36	
10/17/2014	0.31	<50
01/23/2015	0.57	
04/19/2015	1.08	<50
07/10/2015	0.74	
10/02/2015	2.45	<50

除了轻度抑郁和每日 3~4 次潮热外,H.L. 健康状况良好。2015 年 4 月 19 日,骨密度扫描结果显示骨量减少,T 值为-1.5。比卡鲁胺于 2015 年 4 月 19 日加入他的 ADT 治疗计划。H.L. 的癌症是如何进展的?接下来他的肿瘤医师应该怎么办?

前列腺癌去势治疗抵抗（castration-resistant prostate cancer,CRPC）发生时,癌症不再对单用 ADT 有反应,尽管睾丸素水平下降,癌症仍在进展。这是由持续升高的 PSA 或已有转移的新进展所提示的。在这种情况下,有很多不同的疗法可以使用,包括化疗和免疫方法。CRPC 获得性耐药机制为,上调雄激素和/或雄激素受体,促使癌症在 ADT 存在的情况下生长。这种对雄激素通路的持续依赖使得 CRPC 能够对影响雄激素的其他药物和雄激素受体抑制剂敏感,尽管它的名称表明肿瘤对进一步的雄激素处理具有耐药性。GnRH 激动剂或阻滞剂应在进行任何其他治疗时无限期地继续使用,以保持其对睾酮和双氢睾酮的抑制作用。

如果患者在接受 ADT 治疗时 PSA 水平上升,应重新检查睾酮水平,以确保其低于去势水平。如果不是,那么 ADT 不能充分阻止雄激素的产生,通常建议改变药物或行睾丸切除术。如果睾酮水平低于 50ng/ml,则确认患者有去势抵抗,需要额外的全身治疗（表 100-5）[6]。

表 100-5

转移性去势抵抗前列腺癌的生存和生活质量优势

治疗	总体生存优势	生活质量优势
阿比特龙 1 000mg,口服,每日 1 次,第 1~28 日 泼尼松 5mg,口服,每日 2 次,第 1~28 日 每 28 日重复 1 次	×	×
恩杂鲁胺 160mg,每日 1 次,第 1~28 日 每 28 日重复 1 次	×	×
镭-223,50kBq/kg(1.35microcurie/kg) 每 4 周重复 1 次,共 6 次	×	×
多西他赛 75mg/m²,静脉注射,第 1 日 泼尼松 5mg,每日 2 次,第 1~21 日 每 21 日重复 1 次	×	×
Sipuleucel-T,每 2 周 1 次 共 3 剂	×	
卡巴他赛 25mg/m²,静脉注射,第 1 日 泼尼松 10mg,每日 1 次,第 1~21 日 每 21 日重复 1 次	×	
米托蒽醌 12mg/m²,静脉注射,第 1 日 泼尼松 5mg,口服,每日 2 次 每 21 日重复 1 次		×

kBq,千贝克勒尔

二线激素治疗

尽管这种癌症现在被贴上了去势抵抗的标签,但许多细胞仍然非常依赖雄激素受体,并且可以在整个疾病过程中继续作为靶点。对于服用 GnRH 类似物的患者,如果有足够的去势水平（<50ng/dl）,但 PSA 水平显著升高或临床复发时,他们通常会对二线激素治疗有反应,如抗雄激素剂、抗雄激素撤退、酮康唑、糖皮质激素和雌激素。这些药物可以延缓疾病的进展,延缓对增加毒性的治疗的需求,然而,它们并没有显示出对生存的益处。在采用不同的治疗方式之前,可以按顺序使用这些药物[6]。

联合雄激素阻滞剂加用抗雄激素剂是 CRPC 患者常用的初始治疗方法。如前所述,在这种情况下使用的抗雄激素药物有 3 种,包括比卡鲁胺、尼鲁米特和氟他胺。由于氟他胺每日多次给药,以及尼鲁米特延迟黑暗视觉适应的副作用,比卡鲁胺是典型的首选药物。虽然这些药物的耐受性一般很好,但副作用可能包括肝毒性和肝酶升高。建议使用这些药物期间监测肝功能。胃肠道毒性可能发生,特别是氟他胺。尼鲁米特与肺相关的副作用发生率最高,尽管在任何抗雄激素中都是罕见的[4]。

联合治疗进展后停止抗雄激素剂可导致 PSA 水平下降,称为"抗雄激素戒断综合征"。大约 20% 的患者都有这种反应,应该尝试开始另一种治疗[43]。

酮康唑是一种抗真菌药物,是肾上腺雄激素合成的抑制剂。睾丸在男性体内产生了近 90% 的睾丸激素,其余 10% 来自于肾上腺产生的雄激素。雄激素随后转化为睾酮和双氢睾酮。前列腺癌,口服酮康唑 400mg,每日 3 次,在胃 pH 值较低的情况下,联合低剂量的糖皮质激素,可以最大限度地被吸收。在高达 71% 的患者中,PSA 可以降低 50% 或更多[4]。本药物具有增加药物相互作用的潜力,因为它是 CYP3A4 的有效抑制剂。毒性包括恶心、呕吐、皮疹和疲劳,通常对患者来说是自限性的。

几种不同的糖皮质激素和雌激素历来被用于前列腺癌的治疗。目前还不清楚这些药在 CRPC 中的具体作用。雌激素可抑制垂体中 LH 的释放,进而降低睾丸中睾酮的分泌。它们也可能对癌细胞有直接的细胞毒性作用。联合雌激素和雌二醇氮芥也显示了 24%~42% 的反应率。糖皮质激素,如氢化可的松、地塞米松和泼尼松,可以通过减少垂体中促肾上腺皮质激素(adrenocorticotropic hormone, ACTH)的产生来抑制肾上腺雄激素的合成。考虑到这些药物的毒性以及目前可供选择的药物数量的增加,这些药物在某种程度上已经失宠了[4]。

尽管睾丸素水平低于去势水平,但前列腺特异性抗原(PSA)的上升与 H. L. 去势抵抗相一致。肿瘤医师在 H. L. 的治疗计划中添加了一种抗雄激素剂。一种最初对他的 PSA 有反应的药,但因为一种获得性耐药机制,在他的下一次评估中,他的 PSA 又上升了。对于 H. L. 来说,下一步治疗是停止他的抗雄激素剂的使用以获得撤退反应。

转移性癌

当转移性癌发生时,应评估病情的状况和程度,并开始讨论治疗目标,因为患者是不可治愈的。转移性癌最可能出现在骨骼、肺和肝脏。合并症状更为常见,通常与转移部位有关。对于第 1 次被诊断为转移性前列腺癌的患者来说,治疗从 ADT 开始,就像在早期阶段使用激素治疗一样。雄激素去势疗法将持续进行,而其他药物则在疾病的发展过程中同时使用。

一旦患者发生去势抵抗,健康状况良好且无症状的男性可以使用免疫疗法、肿瘤疫苗进行治疗。对于有症状的去势抵抗,细胞毒性化疗通常被视为一线治疗。在转移性 CPRC 中批准使用较新的抗雄激素药物,并可在化疗前或化疗后使用。这些药物的给药顺序尚不清楚,然而,体力状况不佳、年事已高、病情进展迅速或需要延迟细胞毒性化疗的患者,可以尽早接受相对耐受的抗雄激素药物。在决定是否以及何时实施这些治疗方法时,重要的是要讨论每种治疗方法的益处以及潜在的副作用[44]。

细胞毒药物治疗

案例 100-4

问题 1: E. S. 是一名 70 岁的男性,2004 年行根治性前列腺切除,术后生化复发,自 2005 年 12 月起,每 3 个月接受 1 次亮丙瑞林治疗。2013 年 3 月,PSA 从最初的 0.12 上升至 0.47,他开始使用最初有疗效的比卡鲁胺。然而,PSA 随后在 2013 年 7 月上升到 2.16,于是停止使用比卡鲁胺。他的相关实验室结果如下:

日期	PSA 水平/ng·ml⁻¹
07/27/2013	2.16
10/20/2013	3.01
01/10/2014	3.32
04/12/2014	3.67
07/14/2014	3.93
10/26/2014	4.42
01/14/2015	4.77
04/17/2015	5.06
07/23/2015	5.51
10/02/2015	10.79

他继续每 3 个月使用亮丙瑞林和临床监测(相关实验室发现如上)。他来到肿瘤医师的办公室进行例行的随访,他感到越来越疲劳,髋关节又出现了新的疼痛。除了这种新的疼痛之外,他身体健康,每日步行 4.83 千米(3 英里)进行锻炼。他没有已知的药物过敏症状,每日只服用 10mg 的赖诺普利来治疗高血压。肿瘤医师要求对胸部、腹部和骨盆进行 CT 扫描,结果发现 1 个新的骨盆肿块。最好的治疗建议是什么?

紫杉烷类

紫杉烷类是唯一一类在 CRPC 治疗中显示出整体生存效益的化疗药物。这些药物是微管抑制剂,可以促进微管的组装并抑制分解,从而稳定微管并抑制细胞周期。在有紫杉烷类之前,化疗通常是无效的,米托蒽醌只能缓解症状。

多西他赛

当需要进行化疗时,多西他赛联合泼尼松被认为是治疗有症状的、转移性 CRPC 的一线药物。在 2 个随机的 Ⅲ 期研究中发现基于多西他赛的方案可以提高整体存活率。多西他赛联合泼尼松与之前的治疗标准方案(米托蒽醌联合泼尼松)进行了比较,后者没有任何生存益处,但提高了生活质量。在 1 000 多名男性中,每 3 周使用多西他赛联合泼尼松对比米托蒽醌联合泼尼松,总体存活率增加了约 2 个月(TAX327: 18.9 个月 vs 16.5 个月, $P = 0.009$; SWOG9916: 17.5 个月 vs 15.6 个月, $P = 0.02$)。在 2 项研究中,生活质量是相似的[45-47]。当多西他赛改为低剂量每2周1次,耐受性提高了,发热性中性粒细胞的发生减少和其他毒性较少[48]。对于不能耐受多西他赛3周方案的患者,可以考虑每2周使用1次。

最近有数据支持多西他赛早期应用于晚期或转移性激素敏感性前列腺癌患者。CHAARTED试验表明,在内脏或骨转移的男性中,早期使用多西他赛联合泼尼松6个周期,加上ADT可以提高生存率。平均总生存率为13.6个月,ADT和多西他赛联合组优于ADT组(57.6个月 vs 44个月,$P<0.001$)。进展时间分别为20.2和11.7个月($P<0.001$)。对肿块大的男性进行亚组分析,总体生存率中位数为49.2和32.2个月($P=0.0006$)。这种优势在肿块较小的男性中并不多见。联合用药组的不良反应包括发热性中性粒细胞减少症和神经毒性[49]。

STAMPEDE试验表明,与只接受标准治疗的新诊断的晚期前列腺癌患者相比,增加6个周期多西他赛化疗,平均总生存期延长了10个月(77个月和67个月)。对于转移性疾病的患者,总体生存率增加了22个月(43个月和65个月)[50]。这些研究为早期使用多西他赛获得生存优势提供了证据,提示了一种新的化疗方案。临床观察证实了多西他赛在转移性激素敏感性前列腺癌中的作用。

卡巴他赛

卡巴他赛联合泼尼松可用于以多西他赛为基础的治疗后进展的患者。在一项针对转移性CRPC患者的卡巴他赛联合泼尼松对比米托蒽醌联合泼尼松的随机Ⅲ期研究中,多西他赛耐药的患者总体生存率提高了2.4个月($P=0.0001$),但出现了更严重的副作用。有4.9%的患者死亡(相比于米托蒽醌方案的1.9%),主要原因是败血症和肾功能衰竭。其他不良反应包括发热性中性粒细胞减少症、严重腹泻、贫血、恶心、呕吐和疲劳[51]。随着卡巴他赛毒性发生频率和严重程度的增加,在使用前应评估患者个体风险和获益。

米托蒽醌

在多西他赛作为一线细胞毒性化疗前,米托蒽醌联合泼尼松被认为是唯一一种对转移性CRPC有用的化疗方案。它并没有提高整体存活率,但确实提高了生活质量,可缓解29%的疼痛,而单独使用泼尼松仅为12%[52]。由于其在整体和无进展生存中缺乏获益,被降为最后的治疗选择,用于没有其他可行的治疗方法时,来缓解晚期转移性CRPC的症状。

免疫疗法

Sipuleucel-T

Sipuleucel-T是FDA批准的第1种癌症疫苗。与通过免疫系统识别病毒或细菌来预防感染的疫苗不同,癌症疫苗治疗癌症。这种癌症疫苗能刺激病人自身的免疫系统,对抗前列腺酸性磷酸酶(prostatic acid phosphatase,PAP)抗原,这种抗原在大多数前列腺癌组织中都有表达。从患者身上采集包含抗原提呈细胞的白细胞,然后暴露于PAP-粒

细胞巨噬细胞集落刺激因子(PAP-GM-CSF重组融合蛋白)。收集3日后,激活的细胞再注入患者体内。每2周注射1次,共3次。一项随机、双盲、安慰剂对照的Ⅲ期研究对500多名有轻微症状或无症状转移性CRPC的男性进行了研究。总中位生存期为25.8个月,安慰剂组为21.7个月($P=0.03$)。治疗耐受性良好,常见的不良反应有轻度至中度发冷(54.1%)、发热(29.3%)和头痛(16%)。与其他治疗转移性CRPC的方法不同,sipuleucel-T不会引起PSA水平的变化[53]。

新一代抗雄激素疗法

对雄激素在前列腺癌中作用的进一步了解,阐明了雄激素通路在CRPC中仍然活跃的概念。这在转移性CRPC中已经证明的疗效促使了新药的开发,这些药物可以抑制雄激素受体或雄激素合成所需的酶。Ⅲ期试验证实了它们对转移性CRPC,在多西他赛使用前后的功效。由于耐受性和易于口服给药,它们可以用于治疗不适宜或不能耐受化疗的患者,在多西他赛之前使用。

阿比特龙

阿比特龙是一种雄激素合成抑制剂,不可逆地抑制CYP17(17α-羟化酶或C17,20-裂解酶),这是一种雄激素生物合成所需的酶,在前列腺、睾丸和肾上腺组织中表达。它抑制睾酮前体、脱氢表雄酮和雄烯二酮。一项Ⅲ期随机安慰剂对照试验发现,在使用多西他赛后进展的转移性CRPC患者中,与单独使用泼尼松相比,阿比特龙与泼尼松联用的总中位生存期可延长4个月以上(15.8个月 vs 11.2个月,$P<0.001$)[54,55]。骨转移、PSA反应率、PSA进展时间,以及疼痛的缓解也有统计学意义的改善[56]。

阿比特龙优于多西他赛的应用,在另一项Ⅲ期随机试验中进行了研究。无症状或轻度症状转移性CRPC患者无进展生存期比单独使用泼尼松增加了1倍(16.5个月 vs 8.3个月,$P<0.001$)。疼痛强度的进展从18.4个月延迟到26.7个月[57]。对于不能忍受、希望延迟化疗或选择不接受多西他赛的患者来说,这是一个合理的选择。

由于阿比特龙对CYP17有抑制作用,可能增加肾上腺分泌的盐皮质激素,引起高血压、低钾血症和体液潴留等副作用,应予以监测。同时使用泼尼松可以降低这些副作用的发生率和强度。与阿比特龙相关的最常见不良反应包括疲劳(39%)、背部或关节不适(28%~32%)和周围组织水肿(28%)。22%的患者发生腹泻、恶心、便秘、潮热和高血压,但仅有4%的患者发生严重反应。房颤也很少发生(4%),中止治疗最常见的原因是肝酶升高或心脏功能紊乱。当患者开始服用阿比特龙,肝功能、电解质(钾和磷)和血压应该至少每月监测1次[54-57]。

恩杂鲁胺

恩杂鲁胺是一种雄激素受体抑制剂,抑制雄激素受体易位并与DNA结合,以抑制前列腺癌细胞的增殖。对接受多西他赛标准治疗的转移性CRPC患者进行了初步应用研究。

在 AFFIRM 的试验中,患者以 2∶1 的方式被随机分为恩杂鲁胺组或安慰剂组。由于中期分析的结果,研究提前终止,使用安慰剂的患者开始使用恩杂鲁胺进行治疗。治疗组总生存率中位数为 18.4 个月,安慰剂组为 13.6 个月($P<0.001$)。生活质量改善,54%的患者 PSA 水平下降超过 50%($P<0.001$)[58]。治疗组与安慰剂组的不良反应包括疲劳(34% vs 29%)、腹泻(21% vs 18%)、潮热(20% vs 10%)和头痛(12% vs 6%)。癫痫发作偶尔发生(<1%),心血管疾病发生率无差异[58,59]。恩杂鲁胺是目前在转移性 CRPC 中唯一未与泼尼松联合使用的药物。

在多西他赛治疗前的一线治疗中,由于治疗组无进展生存期较好(65% vs 14%,$P<0.001$),PREVAIL Ⅲ期试验也提前终止。总体生存率也提高了(32.4 个月 vs 30.2 个月,$P<0.001$)[60]。

镭-223

在没有已知内脏转移的 CRPC 和有症状的骨转移患者中,已经证明镭-223 二氯化物可以提高中位总生存率(镭-223 组为 14.9 个月,安慰剂组为 11.3 个月)。每 4 周服用 1 次,共 6 个周期,可以减轻疼痛。它也延迟了首次骨骼事件的发生时间(15.6 个月 vs 9.8 个月,$P<0.001$)。它会释放高能量的 α 粒子,以骨转移为靶点,通过与增加骨更新的区域结合,短程辐射在这些靶点区域使双链 DNA 断裂,造成局部毒性作用。治疗组和安慰剂组的不良反应一致,尽管镭-223 组有略高的骨髓抑制发生率。由于不良事件,更多的安慰剂组的参与者中断了研究[61]。

E.S. 是去势抵抗转移性前列腺癌。伴有临床症状,自上次来访以来,他的 PSA 值迅速上升。多西他赛是治疗有症状的转移性前列腺癌的标准药物,这是对 E.S. 最合适的选择,没有任何并发症或其他禁止使用的因素。

骨转移

案例 100-4,问题 2：既然 E.S. 有骨转移症状,有什么措施可以减少骨相关事件风险?

约 90% 的转移性前列腺癌患者会发生骨转移,并且这是晚期疾病的常见并发症。它们可能是无症状的,但常常会引起疼痛、活动性降低和生活质量下降。这些转移也可能导致骨相关事件(如病理性骨折),需要对骨进行放疗或手术以及脊髓减压。前列腺癌骨转移主要是成骨细胞病变,在肿瘤周围骨形成增加。此外,也会增加成骨细胞骨吸收或溶骨增加[4]。有几种治疗方法可改善症状、预防并发症或提高生存率。

双膦酸盐

唑来膦酸是唯一表现出有利于 CRPC 和骨转移患者的双膦酸盐。在Ⅲ期临床研究中,唑来膦酸可延迟骨相关事件的发生,包括骨骼的辐射、病理性骨折的时间和骨痛。但并未显示可改善生活质量或减少新转移的发展。剂量是每 3~4 周静脉注射 4mg,肾功能不全时必须减少剂量,在肾清除率小于 30ml/min 时不推荐使用。患者应服用钙和维生素 D 预防低钙血症。唑来膦酸可引起颌骨坏死这一罕见且严重的不良反应[4]。

RANKL 抑制剂

Denosumab(地诺单抗)是核因子-kB 配体受体激活剂(RANKL)的单克隆抗体,参与破骨细胞介导的骨吸收和重塑。与唑来膦酸治疗伴骨转移的 CRPC 相比,地诺单抗能更有效地预防病理性骨折、骨转移导致的放疗或手术治疗、或脊髓压迫的骨相关事件。地诺单抗还可恢复了骨密度[4]。地诺单抗相关的严重副作用除与双膦酸盐引起颌骨坏死相同外,还具有较高的低钙血症发生率。地诺单抗的剂量不需要根据肾脏调节,但是肾脏清除率小于 30ml/min 的患者发生低钙血症的风险增加,应该监测肾功能。CRPC 患者发生骨转移时,应每 4 周皮下注射 120mg 地诺单抗。患者应服用钙和维生素 D 预防低钙血症[62]。

全身放射治疗

可以使用全身放射治疗,镭-223 能够延迟前文所述的有症状的骨转移发生骨相关事件的时间。它是唯一具有生存获益的骨靶向治疗,对于患有广泛性骨病但病情轻微的患者,是很好的选择。锶-89 或钐-153 是目前已经使用的 2 种 β-射线治疗剂,用于对姑息性化疗和疼痛药物无反应的骨转移疼痛患者。但它们没有生存益处,如果要使用额外化疗,骨髓抑制是未来计划中必须考虑的主要问题。

虽然不是全身性放疗,但外照射疗法是治疗骨转移的 1 个或几个有症状部位的选择。最常用于缓解症状[6]。

激素

在以前讨论的Ⅲ期试验中,阿比特龙可改善骨相关疼痛和延迟首次发生骨相关事件的时间(13.3 个月 vs 16.7 个月)[56,58]。一项 PREVAIL 研究表明在多西他赛治疗前,恩杂鲁胺也可增加首次骨骼相关事件时间[60]。

E.S. 应在开始治疗时补充钙和维生素 D,并能在日常行走中增加负重锻炼。此外,肿瘤内科医生可推荐每 3~4 周使用唑来膦酸或每 4 周使用 1 次地诺单抗。

前列腺癌治疗的不良反应

由于诊断为前列腺癌的男性人数众多,且治疗后长时间生活的人数不断增加,患者的余生中应考虑到癌症治疗的不良影响。这些影响包括短期和长期问题。患者应该意识到这些潜在的不良影响,且他们的管理策略应包含在与医生的讨论中。来自美国癌症协会关于前列腺癌早期诊断患者长期存活的指南可提供给初级保健医师[8]。

雄激素剥夺疗法

男性使用 ADT 后丢失大部分睾酮可引发一些症状,就像绝经后女性丢失雌激素一样。诊断癌症后大量存活的患者应该意识到这种疗法的长期不良影响。美国临床肿瘤学家协会(American Society of Clinical Oncologists,ASCO)的生存指南认识到这些问题,并为他们提出监测建议,包括健康促进、筛查继发性癌症、直肠和泌尿系统症状、心血管和代谢影响、贫血、骨骼健康、性功能障碍和血管运动症状[63]。

案例 100-5

问题 1: P. L. 是一名 63 岁男性,接受 ADT 治疗已有 1 年多的时间,目前有潮热和轻度抑郁症。他还做了骨密度扫描,显示 ADT 引起骨质减少。P. L. 的肿瘤内科医生能为他做什么以减轻 ADT 治疗所导致的副作用和并发症?

血管舒缩症状

血管舒缩症状会困扰大多数 ADT 治疗期间的男性。潮热的特征是面部和躯干强烈的热感、发红和发汗,还可能包括焦虑和心悸。这些作用在频率、强度和持续时间上有变化。其机制可能是因为雄激素缺失,破坏了去甲肾上腺素和 5-羟色胺神经递质的平衡。这些数据是从许多男女性患者中获取的,因为大多数患者治疗后都又类似反应,而有些药物可产生类似的疗效。这些药物包括雌激素、加巴喷丁、普瑞巴林和文拉法辛[63]。

加巴喷丁是治疗男性潮热最常用的药物之一。使用加巴喷丁剂量高达每日 900mg 的男性 ADT 患者显示潮热显著减少。建议开始时以每日 300mg 进行滴定,并以 300mg 的增量增加,以达到最终剂量。每日 150~300mg 的普瑞巴林对妇女有一定的益处,开始每日给予 2 次 75mg 可能是一个合理的选择,但对男性尚未进行研究。

5-羟色胺和 5-羟色胺-去甲肾上腺素再摄取抑制剂对 ADT 男性有益,不过迄今为止还没有进行安慰剂对照的随机试验。文拉法辛剂量为每日 75mg,是该类研究中最广泛使用的药物。帕罗西汀在男性 ADT 中也有研究。也有报道使用其他药物进行这类研究。

雌激素也被用于治疗潮热。己烯雌酚和经皮雌激素疗效良好。未发现血栓的产生,但一些男性有乳房发育症。甲地孕酮和甲羟孕酮也被用于研究,一项试验表明甲羟孕酮比文拉法辛有更好的疗效。然而,人们担心它可能刺激前列腺癌生长,类似于雄激素受体阻滞剂,如果肿瘤生长,应停止使用该药物。

替代疗法也被用于治疗潮热。针灸在一些小型研究中表现出了潜能。大豆和草药产品也被使用,但是必须进行随机对照研究,以确定这些疗法的真正获益[64]。

心血管和代谢不良反应

值得关注的是 ADT 与心血管疾病死亡风险之间的关联。然而在临床试验中这种关联一致性一直没有被证实。充血性心力衰竭和心肌梗死被认为是有心血管疾病风险的高风险人群。一项非转移性和非 CRPC 研究的 meta 分析显示,接受 ADT 治疗和未治疗的男性在心血管死亡方面没有显著差异。美国心脏协会顾问小组得出结论认为,这种关联仍然存在争议,不建议定期进行心脏检查,但应进行心血管危险因素的筛查及常规监测血压、血脂、血糖,尤其是那些接受 ADT 治疗超过 6 个月的男性[65]。

雄激素缺乏可增加肥胖风险、减少瘦肌肉量、降低胰岛素敏感性、增加高密度脂蛋白水平,以及增加皮下脂肪堆积。筛查糖尿病和高胆固醇血症是必要的,特别是长期使用 ADT 的患者[8,66-71]。

性相关副作用

性欲减退和勃起功能障碍是 ADT 的不良反应,接受 ADT 治疗的男性发生率高达 85%。ADT 治疗的影响可能会延迟至 2 年后才能完全缓解[72]。停止治疗后勃起功能障碍可恢复。然而,对于长期治疗的患者,医疗团队和患者之间就减轻这些影响的可用措施应该进行公开对话[8]。其他可能导致勃起功能障碍的因素也应考虑在内,包括糖尿病或心血管疾病史,以及患者是否曾经做过前列腺切除术。目前关于这种不良反应的最佳治疗方法尚未达成共识。可以用磷酸二酯酶抑制剂尝试,一项研究显示 44% 的患者使用此药获益[72]。

心理或认知不良反应

可能发生的心理不良反应有痛苦、抑郁和认知障碍。据估计,多达 30% 的患者经历过痛苦,25% 的患者焦虑风险增加,将近 10% 的患者有抑郁症。低水平睾酮会影响某些男性的情绪,导致抑郁和脾气暴躁。常规评估对于识别有这些经历的患者是至关重要的,这些影响可能对生存和生活质量产生重大影响,必要时考虑转诊并进行行为干预[8,73,74]。

骨相关不良反应

接受 ADT 治疗的患者更容易导致骨密度降低和骨折。一项回顾性研究,对 1992—1997 年诊断为前列腺癌的患者进行研究,比较了接受 ADT 治疗与没有接受 ADT 治疗的骨折发生率,结果发现接受 ADT 治疗的男性骨折发生率更高(19.4% vs 12.6%,P<0.001)。雄激素去势疗法增加了骨转换,降低骨密度,骨折风险相对增加 21%~54%。在最初的 6~12 个月内骨密度会快速丢失[75]。

美国临床肿瘤学家学会(ASCO)发布的前列腺癌生存指南建议,所有接受 ADT 的男性都应该使用基线双能 X 线吸收仪(dual energy x-ray absorptiometry,DEXA)扫描和使用 FRAX 评分(骨折风险评估)来评估骨折的风险[8]。对于那些确定为高风险的男性来说,有很多选择,如阿仑膦酸钠每周 70mg、唑来膦酸每年 5mg 或地诺单抗每 6 个月 60mg[6]。

颌骨坏死被认为是在改善骨健康中最严重的不良反应。建议患者在开始使用双膦酸盐或地诺单抗治疗之前进行基线牙齿评估,在开始使用这些药物之前,任何侵入性牙科手术要完成并治愈。也要重视良好的口腔卫生。

P. L. 的肿瘤内科医生可以给他提供抗抑郁药。已证明加巴喷丁、文拉法辛、雌激素和针灸对血管舒缩症状(如潮热)有益处。如果 P. L. 对治疗抑郁症和潮热有兴趣,文拉法辛可能是一个不错的选择,因为适当剂量的文拉法辛可以治疗这 2 个副作用。对于 P. L. 骨量的减少,可以做负重运动、补充维生素 D 和钙,以及每年使用唑来膦酸或 2 年使用 1 次地诺单抗,以防止骨丢失引起的并发症。

辐射效应

案例 100-6

问题 1:K. A. 最近通过活检被诊断为前列腺癌。结果显示 Gleason 评分 4+3＝7(5/12 活检阳性)。他与肿瘤医生、肿瘤放射师和泌尿科医师对局部治疗进行了讨论。他决定接受放射治疗,肿瘤放射师计划应用 EBRT,同时联合 6 个月的 ADT 治疗。K. A. 的治疗会带来哪些副作用?肿瘤医生对副作用和他的病史(PMH、FH 和 SH)要关注什么?

性相关副作用

勃起功能障碍是放射治疗最常见的性相关不良反应,包括射精量减少、没有射精、性高潮强度降低和性欲下降。EBRT 后 3 年或更长时间,36%~68% 的患者出现勃起功能障碍,联合近距离放射治疗后,50%~60% 男性患者均有一定程度的勃起功能障碍。前列腺根治性切除术后,勃起功能障碍很快就会发生,但可能随着时间的推移而改善。而辐射反应则相反,辐射引起的性功能障碍是一个缓慢的衰落过程。

在一项研究中,80% 接受放射治疗的患者对西地那非反应良好。在另一项研究中,74% 的患者在 4 年后仍有反应。应该还要考虑其他可能导致勃起功能障碍的因素,如冠心病、糖尿病,以及患者年龄。一些没有治疗反应的患者,应该转诊至泌尿科医生或性健康专家以评估其他治疗方案[4,72]。

体外放射治疗

局部放射治疗通常长达 4~6 周,急性症状通常发生在第 3 周左右,并在治疗完成后几日至几周内消失。腹泻可以用标准药物治疗(如洛哌丁胺、地芬诺酯或阿托品)。内痔或外痔可能会发炎,坐浴和氢化可的松栓剂可以帮助缓解症状。此外,急性泌尿道症状也可能发生,使用非那吡啶和 α-受体阻滞剂(如坦索罗辛)可获益。

EBRT 结束后 12~18 个月内可发生放射治疗引起的晚期直肠毒性,并持续数年,尽管 5 年后出现不良反应的情况很少。这些不良反应包括直肠出血、黏液排出和粪便轻度失禁。可通过饮食中增加膳食纤维、类固醇栓剂和坐浴来控制直肠出血,直肠溃疡和瘘管的发生率小于 1%。

晚期尿路感染包括 10%~15% 的慢性尿道炎和 2%~3% 的尿道狭窄[4]。

近距离放射治疗

近距离放射治疗可辐射小面积的前列腺,可减少 EBRT 的一些不利影响。在低剂量近距离放射治疗中,急性尿潴留发生率为 6%~15%,近年来能更好地识别其发展的危险因素,发病率降至 6%。短暂性泌尿系统疾病包括放射性尿道炎或前列腺炎、尿频、尿急和排尿困难。在近距离放射治疗后 1~3 个月症状将出现峰值,并在随后的几个月内逐渐解决,α-受体阻滞剂坦索罗辛可缓解这些症状[4]。

K. A. 在 EBRT 后可能会发生腹泻和痔疮。其他的泌尿系统和直肠症状包括直肠急症、尿频和肠活动增加,勃起功能障碍也可能发生。雄激素去势疗法可引起表 100-6 所列的许多副作用。最常见的不良反应包括性欲减退、勃起功能障碍、热痉挛、体重增加和肌肉丧失。因为 K. A. 已经患有高胆固醇血症和抑郁症,可能会因为使用 ADT 而受到影响,K. A. 的肿瘤医生必须密切监测这些并发症的变化,并在需要时积极治疗。

表 100-6

雄激素去势的不良反应、大概频率和潜在的治疗选择

作用	大概频率	可能的干预措施
性欲减退	一般	未知
勃起功能障碍	一般	未知
潮热	50%~80%	文拉法辛,雌激素,孕激素
肌肉损失	常见,持续时间依赖的	锻炼
体重增加	常见	锻炼或节食
面部或身体毛发减少	很常见	未知
疲劳	未定义	锻炼
情绪不稳	未定义	未知
抑郁	0~30%	各种抗抑郁药
认知功能障碍	未定义	未知
男性乳腺发育	高达 20%	抢先放射
乳房胀痛	未定义	芳香酶抑制剂
骨质疏松	常见,持续时间依赖的	锻炼或双膦酸盐
贫血	5%~13%	不推荐使用促红细胞生成素
高脂血症	10%	饮食,他汀类
糖尿病	每年增长 0.8%	锻炼,口服药
心肌梗死	每年增长 0.25%	危险因素的治疗
冠心病	每年增长 1%	危险因素的治疗

由于缺乏对比研究、定量评估和/或一致的定义,许多事件的发生率未能很好的确定。

来源:Scher HI et al. Cancer of the Prostate. In:DeVita VT et al, eds. *Cancer:Principles and Practice of Oncology*. 10th ed. Philadelphia, PA:Lippincott Williams & Wilkins;2015.

预防

案例 100-7

问题 1：A. G. 是一名 42 岁的非洲裔美国男性，去医生那里讨论降低前列腺癌风险的可能方法。他的父亲在 49 岁时被诊断患有前列腺癌，他的弟弟 45 岁时就被诊断出患有前列腺癌。除了生活方式和饮食改变之外，A. G. 的医生应该怎样和他讨论 5-α-还原酶抑制剂的使用？

由于大量男性患有前列腺癌，人们开始关注预防的可能性。一些可改变的危险因素可解决，但也有人关注药物或补充剂，这些药物或补充剂至少可以降低风险或可能预防前列腺癌的发生。

目前最大的试验数据来自 5-α-还原酶抑制剂——非那雄胺和度他雄胺。非那雄胺是 Ⅱ 型 5-α-还原酶的竞争性抑制剂，能够阻断前列腺细胞中睾酮向双氢睾酮的转化。在前列腺癌预防试验（Prostate Cancer Prevention Trial, PCPT）中，超过 1 800 名 55 岁或以上的男性参与，他们的基线 PSA ≤3 且 DRE 正常。他们被随机分成每日 5mg 组或安慰剂组，每年进行 DRE 和监测 PSA。在 7 年的随访中，服用非那雄胺的男性前列腺癌患病率下降了 24.8%。在非那雄胺队列中，4 368 名男性中有 803 名癌症患者，安慰剂组 4 692 名男性中有 1 147 名癌症。有关性副作用的报道较多，但较少出现下尿路症状，这与非那雄胺的作用机制及其在前列腺良性增生中的应用有关。然而，对于那些服用非那雄胺的男性，高级别（Gleason 评分为 7 分或更高）的癌症比例较高，在非那雄胺组中诊断出 280 个高级别肿瘤，而在安慰剂组中诊断出 237 个[76]。人们担心这些癌症更有侵袭性。这种风险太高，很少有人考虑将其用于预防。在试验开始后的 18 年，再次对存活进行了评估，以确定非那雄胺是否增加了死亡的风险，因为诊断出更高级别的癌症。使用非那雄胺的低级别恶性肿瘤组，10 年生存率为 83%，安慰剂组为 80.9%（P=0.46），对于高级别恶性肿瘤，非那雄胺组存活率为 73%，安慰剂组为 73.6%。最近更新的 15 年数据显示非那雄胺组和安慰剂组诊断为前列腺癌的比例分别为 10.5% 和 14.9%（P<0.001）。在非那雄胺队列中，3.5% 的为高级别肿瘤，安慰剂组中为 3%（P=0.05）。在第 15 年，非那雄胺组存活率为 78%，安慰剂组为 78.2%。非那雄胺组死亡风险比为 1.02（P=0.46）。在死亡风险方面两组之间无显著性差异。总体而言，非那雄胺可降低约 1/3 前列腺癌的风险[77]。

度他雄胺，一种 Ⅰ 型和 Ⅱ 型 5-α-还原酶抑制剂，在一项为期 4 年的随机、双盲、安慰剂对照研究试验中，男性每日给予 0.5mg 度他雄胺或安慰剂。这些人年龄在 50~75 岁，PSA 在 2.5~10ng/ml，且 6 个月内前列腺活检为阴性。共有 6 729 名男性参与，度他雄胺组中 3 305 名男性有 659 名癌症患者，安慰剂组 3 424 名男性中有 858 名癌症患者。4 年间，相对风险降低了 22.8%（P<0.001），且高分化肿瘤组与正常对照组相比无显著性差异。度他雄胺和安慰剂组分别有 9% 和 5.7% 的男性出现勃起功能障碍（P<0.001）。虽然度他雄

组 BPH 症状较少，但还是发现有性欲减退（3.3% vs 1.6%）。不到 5% 的男性因为药物相关的不良事件而停止了研究[78]。

SELECT 试验评估了硒和维生素 E 在预防前列腺癌中的作用。研究表明，活性氧可能与各种恶性肿瘤的发病和进展有关，如前列腺癌。这是一个 Ⅲ 期随机、双盲、安慰剂对照试验，以评估每日硒 200μg 和维生素 E 400IU 单独或联合使用的有效性。超过 35 000 名男性参与了研究，他们的 DRE 正常且 PSA 水平<4ng/ml。中位数为 5.46 年，各组之间未见差异[79]。

A. G. 的医生应该说明 5-α-还原酶抑制剂的确能够显著降低前列腺癌的发病率，但是目前还不清楚它们对前列腺癌的生存有什么影响，且可能对高级别癌症的发病率有负面影响。此外，患者可能会有勃起功能障碍和性欲下降等药物副作用。

生存

由于大量患者诊断出前列腺癌且肿瘤通常生长缓慢，因此有大量男性带癌生活或诊断前列腺癌后仍然生存，约占癌症幸存者的 20%。人们认识到在治疗完成后，生理和心理影响可能长期存在。美国癌症协会制定了指南，于 2014 年更新，并在 2015 年得到 ASCO 的认可，用于初级保健医师监测前列腺癌幸存者的健康[8,64]。

需进行生活质量基线评估，如男性性健康 5 项调查表或勃起功能国际指数，至少每年使用其中 1 个进行有效的调查监测[8]。这些有助于识别患者关注的不良负担或其他副作用。

健康生活方式

指南包括强调患者获得和保持健康体重的好处、获得足够的体育锻炼，并食用水果、蔬菜和全谷含量高的饮食。对于那些肠道吸收有残留问题的患者，他们应该向营养师咨询。指南还包括避免饮酒注意事项、限制吸烟，以及每日饮酒不超过 2 杯，必要时停止吸烟喝酒。吸烟会增加复发和其他癌症的发生率。

肥胖与前列腺癌死亡率增高和生化指标复发有关。体重指数（body mass index, BMI）、健康食物的选择及体育活动应该交由初级保健医师处理和鼓励。

已证明体育活动可以改善癌症相关和整体生存率，加速短期疗程后的恢复，并预防一些长期效应。运动可以改善疲劳、焦虑、抑郁症状、自尊、幸福感和生活质量。应鼓励患者每周至少进行 150 分钟的体育锻炼[8]。

监测

一旦治疗结束，应该在最初的 5 年内每 6~12 个月监测 1 次 PSA，然后每年监测 1 次。每年进行 1 次 DRE 也是合适的，尤其有一些患者在癌症发生时 PSA 不会升高。同时，那些接受盆腔放疗的患者患膀胱癌和结肠癌的风险也会增加。他们应该进行常规筛查，有任何血尿、直肠出血或疼痛的迹象都应到肿瘤放射师那里进行评估[4]。

（桂玲 译，张程亮 校，杜光 审）

参考文献

1. American Cancer Society. Cancer Facts and Figures, 2015. http://www.cancer.org/cancer/prostatecancer/detailedguide/prostate-cancer-key-statistics. Accessed December 22, 2015.
2. Siegel RL et al. Cancer statistics, 2015. *CA Cancer J Clin.* 2015;65:5–29.
3. Moore KL et al, eds. *Clinically Oriented Anatomy.* 7th ed. Baltimore, MD: Lippincott Williams & Wilkins; 2014.
4. Scher HI et al. Cancer of the Prostate. In: DeVita VT et al, eds. *Cancer: Principles and Practice of Oncology.* 10th ed. Philadelphia, PA: Lippincott Williams & Wilkins; 2015.
5. National Comprehensive Cancer Network® (NCCN®). Prostate Cancer Early Detection v2.2015, www.nccn.org. Accessed December 21, 2015.
6. National Comprehensive Cancer Network® (NCCN®). Prostate Cancer v1.2015, www.nccn.org. Accessed December 21, 2015.
7. Stephenson AJ et al. Preoperative nomogram predicting the 10-year probability of prostate cancer recurrence after radical prostatectomy. *J Natl Cancer Inst.* 2006;98:715–717.
8. Skolarus TA et al. American Cancer Society prostate cancer survivorship care guidelines. *CA Cancer J Clin.* 2014;64(4):225–249.
9. Wolf AM et al. American Cancer Society Guideline for the early detection of prostate cancer: update 2010. *CA Cancer J Clin.* 2010;60:70–98.
10. Carter HB et al. Early detection of prostate cancer: AUA guideline. *J Urol.* 2013;190(2):419–426.
11. Andriole GL et al. Prostate cancer screening in the randomized Prostate, Lung, Colorectal, and Ovarian Cancer Screening Trial: mortality results after 13 years of follow-up. *J Natl Canc Inst.* 2012;104(2):125–132.
12. Schroeder FH et al. ERSPC investigators: screening and prostate-cancer mortality in a randomized European study. *N Engl J Med.* 2009;360:1320–1328.
13. Drazer MW et al. National trends in prostate cancer screening among older American men with limited 9-year life expectancies: evidence of an increased need for shared decision making. *Cancer.* 2014;120:1491–1498.
14. Moyer VA; U.S. Preventive Services Task Force. Screening for prostate cancer: U.S. Preventive Services Task Force recommendation statement. *Ann Intern Med.* 2012;157(2):120–134.
15. Sakr WA et al. The frequency of carcinoma and intraepithelial neoplasia of the prostate in young male patients. *J Urol.* 1993;150:379–385.
16. Sakr WA et al. High grade prostatic intraepithelial neoplasia (HGPIN) and prostatic adenocarcinoma between the ages of 20–69: an autopsy study of 249 cases. *In Vivo.* 1994;8(3):439.
17. Thompson IM et al. Prevalence of prostate cancer among men with a prostate-specific antigen level < or =4.0ng/mL. *N Engl J Med.* 2004;350(22):2239–2246.
18. Gleason DF. The Veteran's Administration Cooperative Urologic Research Group: histologic grading and clinical staging of prostatic carcinoma. In: Tannenbaum M, ed. *Urologic Pathology: The Prostate.* Philadelphia, PA: Lea and Febiger; 1977;171–198.
19. Gleason DF. Classification of prostatic carcinomas. *Cancer Chemother Rep.* 1966;50:125–128.
20. Rodrigues G et al. Pre-treatment risk stratification of prostate cancer patients: a critical review. *Can Urol Assoc J.* 2012;6(2):121–127.
21. Klotz L et al. Long-term follow-up of a large active surveillance cohort of patients with prostate cancer. *J Clin Oncol.* 2015;33:272–277.
22. Raldow AC et al. Risk Group and death from prostate cancer: implications for active surveillance in men with favorable intermediate-risk prostate cancer. *JAMA Oncol.* 2015;1(3):334–340.
23. Begg CB et al. Variations in morbidity after radical prostatectomy. *N Engl J Med.* 2002;346:1138–1144.
24. Vickers AJ et al. The surgical learning curve for prostate cancer control after radical prostatectomy. *J Natl Cancer Inst.* 2007;99(15):1171–1177.
25. Merrick GS et al. Permanent interstitial brachytherapy in younger patients with clinically organ-confined prostate cancer. *Urology.* 2004;64:754–749.
26. Valicenti RK et al. Adjuvant and salvage radiotherapy after prostatectomy: ASTRO/AUA Guideline. *Int J Radiation Oncol Biol Phys.* 2013;86(5):822–828.
27. D'Amico AV et al. Biochemical outcome after radical prostatectomy, external beam radiation therapy, or interstitial radiation therapy for clinically localized prostate cancer. *JAMA.* 1998;280:969–974.
28. Kupelian PA et al. Higher than standard radiation doses (>or =72 Gy) with or without androgen deprivation in the treatment of localized prostate cancer. *Int J Radiat Oncol Biol Phys.* 2000;46:567–574.
29. Aizer AA et al. Radical prostatectomy vs. intensity-modulated radiation therapy in the management of localized prostate adenocarcinoma. *Radiother Oncol.* 2009;93:185–191.
30. Van Poppel. LHRH agonists versus GnRH antagonists for the treatment of prostate cancer. *Belgian J Med Oncol.* 2010;4:18–22.
31. Bolla M et al. Duration of androgen suppression in the treatment of prostate cancer. *N Engl J Med.* 2009;360:2516–2527.
32. D'Amico AV et al. Androgen suppression and radiation vs radiation alone for prostate cancer: a randomized trial. *JAMA.* 2008;299:289–295.
33. Jones CU et al. Radiotherapy and short-term androgen deprivation for localized prostate cancer. *N Engl J Med.* 2011;365:107–118.
34. Gomella LG et al. Hormone therapy in the management of prostate cancer: evidence-based approaches. *Thera Adv Urol.* 2010;2(4):171–181.
35. Maximum androgen blockade in advanced prostate cancer: an overview of the randomized trials. Prostate Cancer Trialists' Collaborative Group. *Lancet.* 2000;355:1491–1498.
36. Samson DJ et al. Systematic review and meta-analysis of monotherapy compared with combined androgen blockade for patients with advanced prostate carcinoma. *Cancer.* 2002;95:361–376.
37. Greenspan SL et al. Effect of once-weekly oral alendronate on bone loss in men receiving androgen deprivation therapy for prostate cancer: a randomized trial. *Ann Intern Med.* 2007;146:416–424.
38. Basaria S et al. Hyperglycemia and insulin resistance in men with prostate carcinoma who receive androgen-deprivation therapy. *Cancer.* 2006;106(3):581.
39. Freedland SJ et al. Adjuvant and salvage radiotherapy after prostatectomy: American Society of Clinical Oncology Clinical Practice Guideline Endorsement. *J Clin Oncol.* 2014;32:3892–3898.
40. Zumsteg ZS et al. The natural history and predictors of outcome following biochemical relapse in the dose escalation era for prostate cancer patients undergoing definitive external beam radiotherapy. *Eur Urol.* 2015;67(6):1009–1016.
41. Hussain M et al. Intermittent versus continuous androgen deprivation in prostate cancer. *N Engl J Med.* 2013;368:1314–1325.
42. Crook JM et al. Intermittent androgen suppression for rising PSA level after radiotherapy. *N Engl J Med.* 2012;367:895–903.
43. Sartor AO et al. Antiandrogen withdrawal in castrate-refractory prostate cancer: a Southwest Oncology Group trial (SWOG 9426). *Cancer.* 2008;112:2393–2400.
44. Valencia LB et al. Sequencing current therapies in the treatment of metastatic prostate cancer. *Canc Treat Rev.* 2015:41:332–340.
45. Tannock IF et al. Docetaxel plus prednisone or mitoxantrone plus prednisone for advanced prostate cancer. *N Engl J Med.* 2004;351:1502–1512.
46. Berthold DR et al. Docetaxel plus prednisone or mitoxantrone plus prednisone for advanced prostate cancer: updated survival in the TAX 327 study. *J Clin Oncol.* 2008;26:242–245.
47. Petrylak DP et al. Docetaxel and estramustine compared with mitoxantrone and prednisone for advanced refractory prostate cancer. *N Engl J Med.* 2004;351:1513–1520.
48. Kellokumpu-Lehtinen PL et al. 2-weekly versus 3-weekly docetaxel to treat castration-resistant advanced prostate cancer: a randomized, phse 3 trial. *Lancet Oncol.* 2013;14:117–124.
49. Sweeney CJ et al. Chemohormonal therapy in metastatic hormone-sensitive prostate cancer. *N Engl J Med.* 2015;373:737–746.
50. James ND et al. Docetaxel and/or zoledronic acid for hormone-naïve prostate cancer: First overall survival results from STAMPEDE. *J Clin Oncol.* 2015;33:(suppl; abstr 5001).
51. De Bono JS et al. Prednisone plus cabazitaxel or mitoxantrone for metastic castration-resistant prostate cancer progressing after docetaxel treatment: a randomized open0label trial. *Lancet.* 2010;37:1147–1154.
52. Basch E et al. Systemic therapy in men with metastatic castration-resistant prostate cancer: American Society of Clinical Oncology and Cancer Care Ontario Clinical Practice Guideline. *J Clin Oncol.* 2014;32:3436–3448.
53. Kantoff PW et al. Sipuleucel-T immunotherapy for castration-resistant prostate cancer. *N Engl J Med.* 2010;363:411–422.
54. De Bono JS et al. Abiraterone and increased survival in metastatic prostate cancer. *N Engl J Med.* 2011;364:995–2005.
55. Fizazi K et al. Abiraterone acetate for treatment of metastatic castration-resistant prostate cancer: final overall survival analysis of the COU-AA-301 randomised, double-blind, placebo-controlled phase 3 study. *Lancet Oncol.* 2012;13:983–992.
56. Logothetis CJ et al. Effect of abiraterone acetate and prednisone compared with placebo and prednisone on pain control and skeletal-related events in patients with metastatic castration-resistant prostate cancer: exploratory analysis of data from the COU-AA-301 randomised trial. *Lancet Oncol.* 2012;13(12):1210–1217.
57. Ryan CJ et al. Abiraterone in metastatic prostate cancer without previous

chemotherapy. *N Engl J Med*. 2013;368:138–138.

58. Scher HI et al. Increased survival with enzalutamide in prostate cancer after chemotherapy. *N Engl J Med*. 2012;367:1187–1197.

59. Quintela ML et al. Enzalutamide: a new prostate cancer targeted therapy against the androgen receptor. *Canc Treat Rev*. 2015;41:247–253.

60. Beer TM et al. Enzalutamide in metastatic prostate cancer before chemotherapy. *N Engl J Med*. 2014;371:424–433.

61. Parker C et al. Alpha emitter radium-223 and survival in metastatic prostate cancer. *N Engl J Med*. 2013;369:213–223.

62. Fizazi K et al. Denosumab versus zoledronic acid for treatment of bone metastases in men with castration-resistant prostate cancer: a randomised, double-blind study. *Lancet*. 2011;377:813–822.

63. Resnick MJ et al. Prostate cancer survivorship care guideline: American Society of Clinical Oncology Clinical Practice Guideline Endorsement. *J Clin Oncol*. 2015;33:1078–1085.

64. Jones JM et al. Androgen deprivation therapy-associated vasomotor symptoms. *As J Androl*. 2012;14:193–197.

65. Levine GN et al. Androgen-deprivation therapy in prostate cancer and cardiovascular risk: a science advisory from the American Heart Association, American Cancer Society, and American Urological Association: endorsed by the American Society for Radiation Oncology. *CA Cancer J Clin*. 2010;60(3):194.

66. Nguyen PL et al. Association of androgen deprivation therapy with cardiovascular death in patients with prostate cancer: a meta-analysis of randomized trials. *JAMA*. 2011;306:2359-66.

67. Nguyen PL et al. Adverse effects of androgen deprivation therapy and strategies to mitigate them. *Eur Urol*. 2015;67(5):825–836.

68. Hakimian P et al. Metabolic and cardiovascular effects of androgen depri-

vation therapy. *BJU Int*. 2008;102:1509–1514.

69. Saylor PJ et al. Metabolic complications of androgen deprivation therapy for prostate cancer. *J Urol*. 2009;181:1998–2006.

70. O'Farrell S et al. Risk and timing of cardiovascular disease after androgen deprivation therapy in men with prostate cancer. *J Clin Oncol*. 2015;33:1243–1251.

71. Smith MR et al. Changes in body composition during androgen deprivation therapy for prostate cancer. *J Clin Endocrinol Metab*. 2002;87:599–603.

72. White ID et al. Development of UK guidance on the management of erectile dysfunction resulting from radical radiotherapy and androgen deprivation therapy for prostate cancer. *Int J Clin Pract*. 2015;69:10–23.

73. McGinty HL et al. Cognitive functioning in men receiving androgen deprivation therapy for prostate cancer: a systematic review and meta-analysis. *Support Care Cancer*. 2014;22:2271–2280.

74. Gonzalez BD et al. Course and predictors of cognitive function in patients with prostate cancer receiving androgen deprivation therapy: a controlled comparison. 2015;33:2021–207.

75. Shahinian VB et al. Risk of fracture after androgen deprivation for prostate cancer. *N Engl J Med*. 2005;352:154–164.

76. Thompson IM et al. The influence of finasteride on the development of prostate cancer. *N Engl J Med*. 2003;349(3):215.

77. Thompson IM et al. Long-term survival of participants in the prostate cancer prevention trial. *N Engl J Med*. 2013;369:603–610.

78. Andriole GL et al. Effect of dutasteride on the risk of prostate cancer. *N Engl J Med*. 2010;362(13):1192.

79. Lippman SM et al. Effect of selenium and vitamin E on risk of prostate cancer and other cancers: the Selenium and Vitamin E Cancer Prevention Trial (SELECT). *JAMA*. 2009;301:39–51.

101 第101章 造血干细胞移植

Valerie Relias

核心原则	章节案例
① 造血干细胞移植(hematopoietic cell transplantation,HCT)是一个挽救生命的医疗过程,包括输注造血干细胞到患者(HCT 受体)体内来治疗恶性和非恶性疾病和/或恢复正常造血及淋巴细胞功能。	案例 101-1(问题 1) 案例 101-2(问题 1)
② 自体 HCT 是指移植供体和受体是相同的个体,从而消除了移植前和移植后的免疫抑制。自体造血干细胞必须在给予清髓性预处理方案前获取保存,在给予预处理方案后进行输注。	案例 101-1(问题 2 和 3)
③ 自体 HCT 移植术后的药物治疗包括使用造血生长因子去刺激干细胞,并加快造血功能的恢复。	案例 101-1(问题 6) 案例 101-2(问题 8)
④ 自体 HCT 术后常见的并发症是感染和器官衰竭,并发症发生率不到 5%。自体 HCT 移植术后死亡的最常见原因是原发性疾病的复发。	案例 101-1(问题 5)
⑤ 同种异体 HCT 包括从供体骨髓、外周血祖细胞(peripheral blood progenitor cells,PBPC)或脐带血液得到的造血干细胞的移植。同种异体 HCT 的捐赠者可能是不相关或相关的个体。捐助者和受体之间必须通过人类白细胞抗原(human leukocyte antigen,HLA)分型来测定其组织相容性。在某种程度上,预处理方案是由供体和受体之间的不匹配程度来决定的。	案例 101-2(问题 2 和 3)
⑥ 自体 HCT 的预处理是为了清除残留的恶性肿瘤,同时还提供免疫抑制,以保障移植的干细胞生长并创建移植物抗肿瘤效应。	案例 101-1(问题 4)
⑦ HCT 的预处理方案的选择取决于多种因素,如基础性疾病、HLA 匹配度、干细胞来源、患者年龄和合并症。预处理方案强度不同,可分为清髓性和非清髓性。	案例 101-2(问题 5 和 6)
⑧ 同种异体 HCT 术后的免疫抑制治疗为防止两者移植排斥和急慢性移植物抗宿主病(acute and/or chronic graft versus host disease,aGVHD/cGVHD)是必要的。一些免疫抑制剂需要通过监测治疗药物来确保高效低毒。	案例 101-2(问题 7) 案例 101-4(问题 1) 案例 101-5(问题 1~9)
⑨ 清髓预处理方案出现的移植后并发症如出血性膀胱炎、黏膜炎、肝窦阻塞综合征(sinusoidal obstructive syndrome,SOS)或静脉闭塞性疾病(veno-occlusive disease,VOD)需要药物干预。	案例 101-2(问题 8 和 9) 案例 101-3 问题 1~9
⑩ 机会性感染是清髓性和非清髓性 HCT 术后的发病率和死亡率的一个主要原因。主要感染的病原体基于移植后的时间而有所不同,包括细菌、真菌和病毒等种类。	案例 101-6(问题 1~3) 案例 101-7(问题 1~5)
⑪ HCT 的长期并发症包括 cGVHD、内分泌功能紊乱,以及继发性癌症。	案例 101-5(问题 7~9) 案例 101-8(问题 1)

概述

在世界范围内,每年自体造血干细胞移植超过 32 000 例,异体造血干细胞移植超过 25 000 例[1]。使用造血干细胞移植(hematopoietic cell transplantation,HCT)的基本原理是基于化学疗法的陡峭剂量反应。然而,随着化疗剂量的增加,骨髓抑制成为剂量限制性副作用。造血干细胞移植可促进骨髓功能的恢复。

造血干细胞移植是一个将造血干细胞输注到已经接受了高剂量化疗和/或放射治疗的患者的医疗过程。这种方法的变化取决于这些干细胞的供体、自体或非自体,以及干细胞的来源。自体干细胞移植是患者作为造血干细胞的供体,而在同种异体移植中,供体是另一个相关个体,如同胞或无关供体。造血干细胞的来源可以是外周血祖细胞(peripheral blood progenitor cells,PBPC)、骨髓(bone marrow,BM)或脐带血。

HCT 的类型取决于许多因素,包括疾病的类型和状态、患者年龄、性能状态和器官功能,如果需要同种异体移植,还取决于是否有合适的供体。表 101-1 比较了采用清髓或非清髓制备方案的自体和同种异体移植的特征[2]。许多疾病用自体或异体 HCT 治疗(表 101-2)[2]。必须根据注入的造血干细胞的免疫来源(即同种异体或自体)和解剖来源(即骨髓、PBPC 或脐带血)对 HCT 的基本方案进行修改。

HCT 是许多患者唯一的治疗方法,然而,其并发症所致的发病率和死亡率均较高,患有并发症的晚期癌症患者的死亡率大约为 40%[2]。HCT 的基本模式见图 101-1。造血干细胞输注前给予的放疗和/或化疗治疗,被视为预处理方案[2]。造血干细胞输注前的日数计算为阴性(即-3、-2、-1),HCT 输注日计算为第 0 日,移植后的日数计算为阳性

表 101-1

不同类型造血干细胞移植对比

风险[a]	清髓性		非清髓性
	自体	异基因	异基因
移植后复发	+++	+	+
排斥反应	−	+	++
移植延迟	++	+	+
GVHD	−	+	++
感染	+	++~+++[b]	++~+++[b]
移植相关的发病率	+	+++	++
移植相关的死亡率	+	++	+
费用	++	+++	++~+++

[a] 风险随患者潜在疾病、个体特点和既往病史而变化。
[b] 感染的风险随免疫抑制和/或慢性 GVHD 的强度及持续时间的增加而增加。
GVHD,移植物抗宿主病

表 101-2

造血干细胞移植治疗的适应证

同种异体移植	
良性肿瘤	再生障碍性贫血
	重型地中海贫血
	重症联合免疫缺陷病
	Wiskott-Aldrich 公司综合征
	范可尼贫血
	先天性代谢缺陷
恶性肿瘤	AML
	急性淋巴细胞白血病
	慢性粒细胞白血病
	骨髓增生异常综合征
	骨髓增殖性疾病
	NHL
	霍奇金病
	慢性淋巴细胞性白血病
	多发性骨髓瘤
	少年单核细胞白血病
自体移植	
恶性肿瘤	NHL
	多发性骨髓瘤
	AML
	霍奇金病
	神经母细胞瘤
	生殖细胞肿瘤
其他疾病	自身免疫性疾病
	淀粉样变

HCT 的时间随疾病诊断变化。
AML,急性髓性白血病;NHL,非霍奇金淋巴瘤。
来源:Copelan EA. Hematopoietic stem-cell transplantation. *N Engl J Med.* 2006;354;1813;Vaughan W et al. The principles and overview of autologous hematopoietic stem cell transplantation. *Cancer Treat Res.* 2009;144;23.

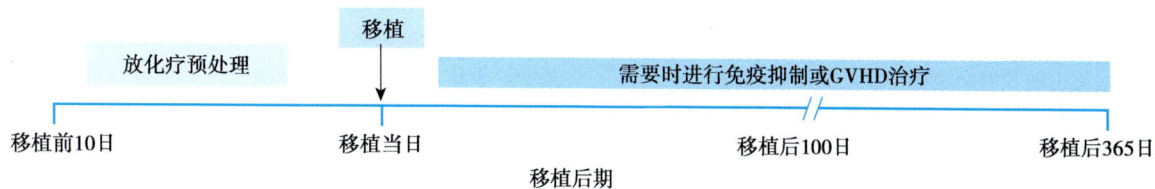

图 101-1　造血干细胞移植的基本模式。移植当日,骨髓、外周血干细胞或脐带血输注。
免疫抑制治疗或 GVHD 的预防仅用于异基因移植

（+1、+2 等）。虽然预处理使用的是与常规化疗方案相同的药物,但使用的剂量更高。给予预处理方案的目的是消除残留的恶性肿瘤,并在同种异体 HCT 的情况下,抑制受体的免疫系统[2]。自体 HCT 仅可使用清髓预处理方案,而同种异体 HCT 可使用清髓性、低强度或非清髓性预处理方案。清髓性预处理方案包括近致死剂量的化疗用药和/或清髓性放疗,用以清除骨髓,之后可能休息 1~2 日。预处理结束后再进行造血干细胞移植。清髓性预处理方案有显著的相关毒性和并发症,因此通常限于健康、年轻的（即通常年龄小于 60 岁）患者[3]。或者,进行低强度或者非清髓性移植,以期治愈更多的癌症患者,而不会出现与制备相关的毒性并发症。非清髓方案利用移植物抗肿瘤（graft-versus-tumor,GVT）效应,就是利用供体淋巴细胞诱导的肿瘤根除效应（参见 GVT 部分）。对大多数以化疗为基础的预处理方案,间歇期非常必要,需在此期间清除化疗产生的可能损伤输注细胞的毒性代谢物。化疗和放疗后,一段时间内全血细胞持续减少,直到输注造血干细胞重建造血功能。移植通常需要没有输血的患者连续 3 日维持绝对中性粒细胞计数（absolute neutrophil count,ANC）超过 $500/\mu l$ 和血小板计数至少 $20\,000/\mu l$[4]。患者不能维持造血功能时,自体或异体 HCT 后均可能发生移植排斥反应。

自体造血干细胞移植

自体 HCT 定义的特征是,供体和受体是同一个人,移植前后无需行免疫抑制治疗。自体造血干细胞必须在清髓性预处理前获取,储存至预处理后使用。造血干细胞主要用于挽救性治疗,用于重建骨髓造血功能,避免因清髓性治疗导致的长时间持续的、威胁生命的骨髓发育不全[5]。移植前高强度的治疗并不能完全清除肿瘤仍是移植后复发的主要原因[6]。

自体造血干细胞移植的适应证

案例 101-1

问题 1：P. J.,男性,46 岁。患有弥漫性大 B 细胞非霍奇金淋巴瘤（non-Hodgkin lymphoma,NHL）,获得完全缓解 1 年后,第 1 次复发。应用地塞米松、大剂量阿糖胞苷和顺铂（DHAP 方案）行 2 个疗程化疗后,测量病灶缩小了 80%。P. J. 的骨髓活检和腰穿均显示阴性。清髓性预处理的自体 HCT 是否为 P. J. 的可选治疗方案?

自体 HCT 可用于治疗多种恶性肿瘤（见表 101-2）。非霍奇金淋巴瘤（NHL）和多发性骨髓瘤是自体 HCT 最常见的适应证,并占所有自体 HCT 的 2/3 以上[2]。几乎所有接受自体 HCT 的患者,此前均接受过标准化疗方案,并未能成功。因此,他们的造血干细胞已经暴露于之前的化疗,能存活的用于移植的干细胞较少。

自体 HCT 主要应用于仍对化疗敏感的侵袭性复发 NHL[7]。在一项随机对照试验中[8],自体骨髓移植（bone marrow transplant,BMT）与常规化疗（DHAP 方案）相比,5 年无病生存率分别为 46% 和 12%（$P=0.001$）。总的 5 年生存率方面,BMT 移植是 53%,而常规化疗患者是 32%（$P=0.038$）[8]。

通常对 NHL 患者,在初始治疗复发后才行 HCT,但对某些恶性肿瘤,自身 HCT 即可作为初始治疗方案以提高总生存率和无进展生存期[7,9-10]。

对不同预处理方案、干细胞动员技术和干细胞来源（BMT 与 PBPCT）之间的比较,缺乏前瞻性的研究。然而,自体 PBPCT 已成为干细胞来源首选,因在其他疾病中 PB-PCT 能改善治疗结果[11]。PBPCT 细胞定义为表达 CD34 抗原的细胞（如 CD34+）,持续在血液中循环,因数量过低而不易达到移植所需标准。动员是指应用相关技术使造血干细胞从骨髓中移出,从而增加循环中的干细胞数量。可以通过使用生长因子或化疗来完成（见自体外周血干细胞动员和采集部分）。

P. J. 体内仍存在对化疗敏感的微小残留病灶（肿瘤对化疗的反应率为 80%）。如前所述,他的长期预后将可因自体 PBPCT,而非进一步常规化疗加以改进。P. J. 可选择行自体 PBPCT,因高剂量化疗消灭其肿瘤的可能性更大。

自体造血干细胞的获取

案例 101-1,问题 2：采集并保存 P. J. 造血干细胞的最好方式是什么?

外周血祖细胞（PBPC）在许多 HCT 中心已经基本上取代了骨髓,据统计 2004—2008 年间成人自体移植中 PBPC 占 98%[1],因 PBPC 较骨髓能被更快速的移植,使得中性粒细胞减少症持续的日数减少[12]。由于干细胞获取在预处理前,自体造血干细胞必须经冷冻保存[2]。通常冻存于 -120℃ 以下,尽管可冻存数年但仍建议几周内完成移植[2]。二甲基亚砜（dimethylsulfoxide,DMSO）是常用以保护造血干细胞冻融期间免受损害的溶剂。储存在 DMSO 中的造血干细胞输注时引发的毒性,可能与二甲基亚砜本身有关。输注过程中,DMSO 与皮肤潮红、恶心、腹泻、呼吸困难、低血压、心律失常,以及少见的过敏反应有关[13]。移植物中未检测出的肿瘤细胞会导致癌症复发,但不幸的是,清除了肿瘤细胞的移植物并没有改善患者的生存率[2]。

相对于骨髓移植,PBPC 移植的采集方法侵入性较低,而获得的造血干细胞数量较骨髓来源却高达 5 倍以上。这使得 PBPC 移植后,中性粒细胞和血小板能更快速的恢复(中性粒细胞或血小板减少症的持续时间较短)、血小板和抗生素的输注减少,以及住院时间缩短。因此,改用 PBPC 代替骨髓行自体 HCT 的主要原因,是其能更快速的移植并且收集方法侵入性低[11]。所以对 P.J. 来说,提取 PBPC 是最好的方式。这些细胞将在 -120℃ 下以 DMSO 冻存。

动员和采集自体外周血祖细胞

案例 101-1,问题 3:为了 PBPC 动员,P.J. 第 1 日按 $4g/m^2$ 静脉注射一剂环磷酰胺,第 2 日接着以 $10\mu g/(kg\cdot d)$ 皮下注射非格司亭,持续到采集外周血祖细胞的完成。使用环磷酰胺后 12 日,P.J. 的白细胞(white blood cell,WBC)计数恢复至 3 000/μl,开始采集外周血祖细胞。经过 2 次造血干细胞的收集,外周血祖细胞达到足够数量。对 P.J. 的细胞进行处理并保存。应用非格司亭和环磷酰胺的原理是什么?是什么决定了采集时间?

外周循环中 PBPC 的数量很少。因此,将 PBPC 从骨髓中动员出来是为采集足够供临床使用 PBPC 所必要的。虽然少数患者的动员效果可能较差,但大多数患者能得到足够数量的自体 PBPC[11]。多种方法可以用来动员 PBPC。造血生长因子(hematopoietic growth factors,HGF)被用于 PBPC 的动员,可单用或与骨髓抑制性化疗组合使用[11]。在给予动员剂后,患者接受单采血液成分术,类似于透析的门诊手术以收集 PBPC[12]。

常用的造血生长因子有,粒细胞-巨噬细胞集落刺激因子[GM-CSF(granulocyte-macrophage colony-stimulatin)、沙格司亭]和粒细胞集落刺激因子[G-CSF(granulocyte colony-stimulating factor)、非格司亭][11,14]。2 种造血生长因子均能动员 PBPC,其中应用非格司亭可得到较高产出率[11]。非格司亭用于自体动员 PBPC 的最常用剂量是皮下注射 $10\sim20\mu g/(kg\cdot d)$[11,14]。非格司亭使用后大约 10 小时即可动员干细胞入血,在第 5 日(与第 6 日相比)开始提取 PBPC 的产出率更高[11]。

骨髓抑制性化疗刺激干细胞和祖细胞的增殖。相对于单独使用非格司亭,化疗与非格司亭联用能提高 PBPC 的动员率[11]。化疗可以治疗恶性肿瘤[11]。用于 PBPC 动员的化疗方案包括单药使用环磷酰胺或美法仑。也可将 PBPC 动员合并到特定疾病的单周期化疗内,这样显然更好,例如,对 R-ICE(利妥昔单抗、异环磷酰胺、卡铂、依托泊苷)敏感的非霍奇金淋巴瘤患者可使用单周期 R-ICE 化疗作为

动员方案[11]。通过给予化疗,患者体内的修复机制能促进干细胞分裂并释放进入血液循环。这是一个微妙的平衡,因为动员干细胞的化疗越多,对干细胞损坏可能性越大,采集时产率就更低。应避免使用有干细胞毒性的药物,如卡莫司汀,因为它们会降低 PBPC 的数量和质量。HGF 在化疗结束后 24~72 小时开始使用。当外周血白细胞计数大于 $1\times10^3\sim3\times10^3/\mu l$ 时开始提取[11]。

由于广泛的前期治疗或使用骨髓有毒物治疗,某些患者未能动员足够的 PBPC。这些患者就可以使用一种 CXCR4 趋化因子受体的抑制剂——普乐沙福。普乐沙福于 2008 年被美国食品药品管理局(Food and Drug Administrations,FDA)批准与非格司亭联合应用于干细胞动员。CD34 是一种黏附分子,参与促进造血干细胞向骨髓微环境的附着。基质细胞衍生因子-1(SDF-1)是造血干细胞的一种化学诱导物,其存在于循环中,可使造血干细胞快速迁移至外周血[11]。普乐沙福抑制 CXCR4,阻断配体 SDF-1 与 CXCR4 受体的结合,从而从骨髓中释放 CD34+ 细胞。对 2 项随机研究进行比较发现,在联合使用普乐沙福和非格司亭的非霍奇金淋巴瘤及多发性骨髓瘤患者中,分别有 59% 和 72% 可在 4 个或更少的提取部位获得足够多的 CD34+ 细胞供自体移植,而单用非格司亭的 2 类患者,则分别仅有 24% 和 34% 能获得足够多的干细胞[15]。患者给予 10μg/kg 的非格司亭 4 日后,在行干细胞提取前约 10~18 小时使用普乐沙福。提取需每日持续进行,直至获得足够(以受体的千克体重来计算)的 PBPC 目标数量[11]。通常需要 1~2 次大面积的采血,以收集足够数量的 CD34+ 细胞[16]。对于接受移植的成年患者,可输注的 CD34+ 细胞的数量,是 PBPC 数量是否足够以及移植是否可持续进行的最可靠预测指标[11]。为实现成人快速和完全(如白细胞、红细胞、血小板)的移植,自体 PBPCT 所需最少 CD34+ 细胞,即多种不同的阈值已被确定。CD34+ 细胞最小阈值范围为 $1\times10^6\sim3\times10^6/kg$(以受体千克体重计算),而给予大于或等于 $5\times10^6\sim8\times10^6/kg$ 的 CD34+ 细胞数量,能实现更快速的血小板和中性粒细胞植入[11]。

影响 CD34+ 细胞的产率的因素很多,包括动员前骨髓抑制治疗的时间和数量。动员前放化疗的时间和次数,均会产生负面影响。化疗的类型、化疗方案的数量和持续时间均会影响干细胞采集。此外,低增生骨髓和难治性疾病也会使 PBPC 的采集较为困难[11]。关于儿童行自体 PBPCT 的相关参数及信息很少[17]。提取后,将细胞冷冻保存、存储、解冻,并注入在自体造血干细胞获取部所提及的患者。因为 P.J. 在初始治疗后,有 1 年的缓解期,也没有接受过放疗,且挽救治疗方案中不含有烷化剂,他的细胞采集预期较为理想并可在较短时间内完成。

清髓性预处理方案

案例 101-1,问题 4:P.J. 及其同类患者使用清髓性预处理方案的目标和特点?

P.J. 自体移植之前的高剂量清髓性预处理方案的基本目标是,清除标准化疗未治愈的残余恶性肿瘤。自体 HCT

没有必要进行免疫抑制,因为移植供体和受体在遗传学上完全相同[2]。自体 HCT 之前最常见的高剂量治疗方案通常为多个烷化剂的联合应用。烷化剂的使用是因为它们对各种恶性肿瘤呈现出显著的量效曲线,并以此抵抗耐药的产生,

同时还表现出骨髓抑制的剂量限制性特征[18]。理想中的抗肿瘤联合用药应该具有不重叠且不危及生命的非血液学毒性。常用的清髓性治疗方案如表 101-3 所示[19-23]。清髓性治疗方案所致的早期和晚期毒性见表 101-4[2-4]。

表 101-3

造血干细胞移植清髓性预处理代表性方案

移植类型	疾病状态	方案	剂量/周期
同种异体[75]	恶性血液病ª	CY/TBI	CY,每日静脉注射 60mg/kg,连续给药 2 日,给予 TBI 前第 1~7 日予以 10~15.75Gy 的全身放疗
自体[92,93]	急性和慢性白血病	BU/CY	BU,成人每次 1mg/kg,PO 或者 0.8mg/kg,IV,每 6 小时给药 16 次 BU,儿童<12kg,每次 1.1mg/kg,IV,每 6 小时给药 16 次 CY,用于 BU 给药后,50mg/(kg·d),IV,每日 1 次,连用 4 日;或 60mg/(kg·d),IV,每日 1 次,连用 2 日
自体[23]	非霍奇金淋巴瘤 霍奇金病	BEAM (卡莫司汀/依托泊苷/阿糖胞苷/美法仑)	卡莫司汀,每次 300mg/(m²·d),IV 依托泊苷,200mg/(m²·d),IV,bid,连用 3 日 阿糖胞苷,200mg/(m²·d),IV,bid,连用 4 日 美法仑,每次 140mg/(m²·d),IV

ª 包括急性髓性白血病、急性淋巴细胞白血病、慢性髓细胞性白血病、非霍奇金淋巴瘤和霍奇金病。
Bid,每日 2 次;BU,白消安;CY,环磷酰胺;IV,静脉注射;PO,口服;TBI,全身总体照射量

表 101-4

清髓性异基因造血干细胞移植常见相关毒性

移植后早期(<100 日)	移植后晚期(>100 日)
中性粒细胞减少性发热	增加对感染的易感性
恶心,呕吐,腹泻 黏膜炎 静脉闭塞病 肾功能不全 心脏毒性	内分泌失调(甲状腺功能减退症,出血性膀胱炎,不孕不育,生长迟缓) 神经认知变化
肺炎	继发恶性肿瘤
移植排斥	慢性 GVHD
急性 GVHD	白内障

GVHD,移植物抗宿主病

自体造血干细胞移植的并发症

案例 101-1,问题 5:自体 HCT 后必须预防的并发症是什么?怎么使这些并发症降到最轻?门诊可提供何种治疗?

自体 HCT 后死亡的最常见原因是原发病的复发。自体 HCT 中最常见的毒性是高剂量化疗引起的全血细胞减少症。由于自体 HCT 并不需要进行复杂的免疫抑制治疗

或发生移植物抗宿主病(graft versus host disease,GVHD),其支持治疗策略与同种异体 HCT 在早晚期恢复阶段均有所不同。隔离和利用空气层流室是不必要的。自体 PBSCT 的使用与较短的中性粒细胞减少期和较少的临床资源需求有关,因此,一些 HCT 中心开发了将门诊护理纳入初始恢复的项目。这些门诊项目还为支付医疗服务的人提供了成本节约[24,25]。在自体 HCT 期间成功进行门诊治疗,需要精心制订和实施必要的支持性治疗策略,以防止或减少感染、化疗引起的恶心和呕吐(chemotherapy-induced nausea and vomiting,CINV)、疼痛,以及达到输血要求。对于有更严重并发症的患者,也有必要制订入院标准。

应用口服或每日 1 次静脉使用抗生素来预防或治疗发热性中性粒细胞减少症促进了门诊治疗,从而避免了许多患者住院[26]。

此外,自体 HCT 门诊护理要求 HCT 中心拥有适当的资源、设施和工作人员,可提供 24 小时护理。接受门诊治疗的患者必须符合条件,如有 24 小时看护陪同,并住在 HCT 中心附近。

自体外周血干细胞移植后造血生长因子的应用

案例 101-1,问题 6:完成 PBPC 采集 10 日后,P.J. 进行了自体 HCT。在行自体 PBPC 移植前,他接受了含环磷酰胺、卡莫司汀和依托泊苷的清髓性预处理方案。移植当日,为 P.J. 开具了如下医嘱:非格司亭,5μg/(kg·d),第 0 日开始皮下注射,直到绝对中性粒细胞恢复至 500/μl,持续 2 日。对 P.J. 来说,移植后应如何合理应用非格司亭?

无论何种干细胞来源的自体 HCT,都会因清髓性预处理方案而伴有严重的骨髓发育不全(见表 101-3)。自体 BMT 后,发育不全通常会持续 14~21 日,但自体 PBPCT 后持续时间为 10~14 日[21]。在此期间,患者伴有高度的出血和感染风险。为了减轻全血细胞减少症的并发症,可以使用诸如非格司亭和沙格司亭等造血生长因子。这些药物通过刺激定向祖细胞的繁殖发挥作用。HGF 的作用已被几个大型的多中心、随机、双盲、安慰剂对照试验所证明[27-29]。大部分试验表明,HGF 能减少中性粒细胞的移植时间(4~7 日),减少感染的发生,缩短自体 BMT 后住院时间,因此节约了资源[27,28,30]。但使用这些药物不影响总体生存率[27,29]。

虽然研究认为在自体 PBPCT 过程中,HGF 可使中性粒细胞快速恢复,但另一些报告则发现在感染发生率和节约相关资源(如缩短住院日数)上并无差别[28,30-32]。尽管临床实践指南支持自体移植后 HGF 的应用,但自体 PBPCT 后 HGF 的获益仍需从药物经济学角度进行深入评估。

在临床实践中,非格司亭被认为是加快中性粒细胞移植的首选。通常认为,非格司亭可以避免沙格司亭所致的发热反应,从而避免出现发热性中性粒细胞减少。虽然从理论上来说,非格司亭和沙格司亭会刺激白血病成髓细胞的繁殖,但到目前为止,并没有证据表明自体或异体 HCT 后使用 HGF 的患者,其白血病复发率会增高[33,34]。

尽管非格司亭和沙格司亭均可加速中性粒细胞的恢复,但并不能刺激血小板增殖或加快血小板恢复[27,28]。在目前阶段,这些药物的作用仍不明确。P.J. 因恶性淋巴瘤正在行自体 PBPCT。尽管这 2 种药物在减少感染或其他相关临床获益方面仍然存在争论[14],为促进移植过程,可选择使用非格司亭或沙格司亭。同时,需要每日对全血细胞分类计数进行监测,非格司亭应一直使用至中性粒细胞恢复正常。

异基因造血干细胞移植

异基因 HCT 是指将捐赠者骨髓、PBPC 或者脐带血中的造血干细胞输注到患者体内。2008 年,北美洲 51% 的移植来自于无血缘关系的捐赠者[1]。因此,为了解异基因 HCT 的应用及并发症,免疫、主要组织相容性复合体(major histocompatibility complex,MHC),以及人白细胞抗原(human leukocyte antigen,HLA)方面的知识是必不可少的。

异基因造血干细胞移植的适应证

案例 101-2

问题 1:B. S. ,22 岁男性,患有急性髓细胞白血病(acute myelocytic leukemia,AML)。采用标准剂量的阿糖胞苷和柔红霉素治疗后,获得初次缓解,随后使用了高剂量的阿糖胞苷进行巩固治疗。B. S. 的细胞遗传学风险高,染色体 11q23 异常和倒位 3。因此,他将接受异基因 HCT 作为缓解后治疗的一部分。HLA 分型确定与其家族中的同胞捐赠者完全匹配。B. S. 今日已经回到诊所

进行移植前的准备工作。其体格检查和实验室检查结果均正常。骨髓活检显示原始细胞少于 5%,心电图与心室壁运动检查正常。肾脏、肝脏、肺的功能检查均合格。该患者是否可以行异基因 HCT?

异基因 HCT 的主要适应证包括骨髓或者免疫系统相关的致死性疾病(见表 101-2)。相对于其他治疗方式,异基因 HCT 的最佳对象和时间一直以来都是存在争议的,特别是对于治疗手段在不断增加的 AML[35]。但美国国家综合癌症网络(National Comprehensive Cancer Network,NCCN)提供的 AML 治疗指南中包括异基因 HCT。当同胞或者其他捐赠者[匹配的无关捐赠者(MUD)]配型成功时,对前述血液疾病(脊髓发育不良、继发 AML 等)或细胞遗传学高风险的患者(如 B. S.),异基因 HCT 被推荐为缓解后治疗的一部分[36]。现阶段的研究主要着眼于低强度预处理方案和可以改善预后的新型靶向制剂的运用[36]。B. S. 因其细胞遗传学和捐赠者达到要求,符合行异基因 HCT 的条件。另外,其年龄和器官功能也符合要求,微小残留病灶应该能够完全清除。

组织相容性

案例 101-2,问题 2: 在为和 B. S. 同类的患者选择异基因 HCT 的捐赠者时,组织相容性为什么非常重要?

因为在进行异基因 HCT 时,被移植的组织是具有免疫活性的,有发生双向移植排斥的可能性[2]。首先,宿主(接受捐赠者)体内的细胞毒性 T 细胞和 NK 细胞可以识别移植物(捐赠者的造血干细胞)中的 MHC 抗原,引起移植排斥反应。移植后导致无效的造血作用(即 ANC 和/或血小板计数不足)。其次,捐赠者的免疫活性细胞识别宿主的 MHC 抗原,引起免疫反应,被称之为 GVHD。因此,对可行异基因 HCT 患者来说,首要步骤是寻找 HLA 相容的移植物,能使排斥反应和 GVHD 的发生为可接受的低风险。

在异基因 HCT 之前确定潜在捐赠者和患者之间的组织相容性[37]。最初,HLA 分型是使用组织(颊拭子)和血液样本进行的。I 类 MHC 抗原(HLA-A、HLA-B 和 HLA-C)的相容性是通过血清学和基于 DNA 的检测方法确定的[38,39]。目前,大多数临床和研究实验室也在进行分子 DNA 分型[38-47]。具有不同 HLA 抗原(即"抗原不匹配")的供体-受体配对总是具有不同的等位基因,然而,具有相同等位基因的配对总是具有相同的抗原,并被称为"匹配"。然而,一些配对具有相同的 HLA 抗原,但具有不同的等位基因,因此是"等位基因不匹配"(关于组织相容性的更多讨论,见第 34 章)。

同源捐赠者发生移植排斥反应的风险是最小的,意味着接受者和宿主是同卵双胞胎。自然界中,产生同卵双胞胎的概率是 1%,因此患者几乎不太可能有同源捐赠者。对于没有同源捐赠者的患者,最初的 HLA 配型主要在家族成员之中进行,因为在无血缘关系的个体之间发生完全组织

相容性匹配的可能性是很小的，同胞兄妹是一个家庭中最有可能配对成功的。然而，仅有 25% 的患者能找到 HLA 配型成功的同胞亲属[38]。

缺少 HLA 匹配的同胞捐赠者是异基因 HCT 的一个障碍。异基因造血干细胞的替代资源，如单个或多个 HLA 或 MUD 位点不匹配的血缘捐赠者，正在被使用[40]。国家骨髓捐赠计划的建立将有助于增加潜在的异基因 HCT 捐赠者[40]。通过这个计划，HLA 匹配的非血缘关系的捐赠者将会被确定。接受非血缘捐赠者的移植相较于同胞捐赠者的移植，更可能导致移植失败和 GVHD[41]。因此，预测导致移植失败或 GVHD 的原因来提高非血缘捐赠者移植可行性和安全性的工作仍在继续（见移植排斥部分）[42]。

预处理方案或预防 GVHD 的免疫抑制治疗，应根据受体和供体之间的不匹配程度来进行调整。匹配越好则移植失败的风险越低，尽管单个 HLA 等位基因的不匹配不会影响整体的存活，多个等位基因的不匹配将显著影响总生存率。最重要的等位基因是 HLA Ⅰ类抗原（HLA-A、HLA-B、HLA-C）和 HLA Ⅱ类抗原（HLA-DRB1、HLA-DPB1、HLA-DQB1）[43-45]。随着目前的数据表明 HLA-DPB1 不匹配会增加死亡率，该领域正在不断发展[46]。

异基因 HCT 的适用标准视具体情况而定。拥有同胞捐赠者不再是进行异基因 HCT 的必要条件，通过改进免疫抑制药物和国家骨髓捐赠计划，促进了血缘或非血缘来源的供体，进行匹配或不匹配的移植[41]。潜在捐赠者也包括单倍相合的捐赠，即父母、兄妹、子女只有一个相同的 HLA 单体型。单倍相合捐赠者的 HCT 最初被认为是移植失败和患 GVHD 可能性很高，但是最近的技术进步大大改善了结果。单倍相合 HCT 会发生另一种与 NK 细胞有关的同种异体反应机制，可能与 AML 患者的复发率降低有关联[2]。

正常的肾脏、肝脏、肺和心脏功能是进行移植必不可少的因素。以前大于 55 岁的患者不适于进行移植，因其发生相关并发症的可能性较高。然而，现在许多移植中心基于患者生物学功能而非生物学年龄的标准，正在考虑将年龄提高至 65 岁。

获取、处理、移植异基因造血干细胞

案例 101-2，问题 3：为了移植，如何获取和处理来自 B. S. 的同胞捐赠者具有组织相容性的造血干细胞？骨髓、PBPC 或者脐带血作为造血干细胞来源分别有什么优势？

根据获取位置的不同（骨髓、外周血或者脐带血），采集异基因造血干细胞的方法也有差异。ABO 血型不相容增加了 HCT 的复杂程度，却并不是障碍。如果受体和供体的 ABO 血型不相容（同胞捐赠者发生的概率为 30%~40%，非血缘捐赠者更高），需要执行额外的处理程序来减少 HCT 过程中红细胞的输注[47]。不同的策略用于 ABO 血型不相容 HCT 受体的血液支持治疗，包括灌输捐赠者的新鲜冰冻血浆来提供非细胞来源的 A 或 B 型抗原，以及红细胞和血

小板或者 O 型红细胞数量减少的输血类型，来降低免疫相关的溶血性贫血和血栓性微血管病的风险[47]。

骨髓

获取骨髓需要通过外科手术的方法从髂骨中获取。在 BMT 当日，通过局部或全身麻醉，从捐赠者身上获取异基因骨髓[2]。根据疾病治疗方法、预处理方案和输注方式的不同，所需成核骨髓细胞的数量亦有所变化，通常需要输注细胞 $1 \times 10^8 \sim 3 \times 10^8$/kg（以受体体重计算）[17]。从后髂嵴处，通过多次吸取获得骨髓细胞，再经过去除脂肪或者骨髓栓子后，立即注射到患者血管中。如果不能立即注射，可以将骨髓冰冻直到可以输入。一旦开始循环输入，通过趋化因子 SDF-1 或 CXCR4 受体的作用机制，干细胞将移至骨髓处并最终固定下来。

外周血干细胞

如前所述，造血干细胞不断分离，进入循环，并返回骨髓。因此，外周血是造血干细胞的便捷来源之一。外周血 PBPC 的数量以细胞表面因子 CD34 作为标记物来进行评估。血液中循环的 CD34$^+$ 细胞数量通过骨髓动员而不断增加。最常见的用于供体骨髓动员药物为非格司亭，以 10~16μg/(kg·d) 的剂量连续皮下注射 4~5 日，当第 4 或第 5 日 CD34$^+$ 细胞的数量达到峰值时，再进行外周血干细胞的提取[9]。通常 1~2 次提取可以获得足够数量的外周血干细胞。完全相容的同胞捐赠者提供 CD34$^+$ 细胞的最佳数量为 $4 \times 10^6 \sim 10 \times 10^6$/kg（受体每千克体重），单倍同一性的捐赠者则需要提供更多的细胞数量[10,48,49]。更高的细胞剂量不仅可以使移植更快速，还可以降低真菌感染并提高整体存活率[50]。从外周血中获得造血干细胞后，处理方式与骨髓来源干细胞相同，均需立即使用或者冰冻以备将来所需。相对于骨髓，输注 PBPC 使中性粒细胞和血小板移植更快[2]。拥有一个 HLA 匹配同胞捐赠者的恶性血液病患者，进行 PBPC 移植还具有低复发率和高无瘤存活率的特点[51]。然而，PBPC 移植比骨髓移植需要更多地 T 细胞[2]。因此，PBPCT 具有相似的急性 GVHD 发病率，但总体及慢性 GVHD 的发病率会高出近 20%[51]。

脐带血

来自脐带和胎盘的血液具有丰富的造血干细胞，但体积有限[52]。因此，对于那些没有合适血缘捐赠者的患者，脐带血提供了可以替代的干细胞来源。一经同意，在刚出生时脐带血就可以在胎盘分娩后获得[53]。

随后就应对脐带血进行处理，如果符合已建立的特定标准（例如最小的核细胞内含物、无菌），样品将被用于 HLA 分型并冷藏保存以备将来所需。据估计，已有 20 000 例 HCT 是通过脐带血开展，在世界范围内有超过 300 000 份脐带血被保存。目前对于可用的脐带血能冷藏多久仍不清楚[54]。

相对于非血缘的骨髓或 PBPC 供体，通过非血缘的脐带血供体进行的 HCT 具有很多的优点[52]。特别是以下几点：①脐带血是现成的，使得 HCT 可在更迅速的时间内执

行;②干细胞未曾暴露于胸腺,相对于骨髓或 PBPC 来说,可使 HLA 不匹配度较高[53];③尽管 HLA 配型要求不是那么严格,不匹配的脐带血在保持 GVT 活性的前提下,也不容易引发 GVHD。不算严格的 HLA 配型要求,增加了进行同种异体捐赠的可能性,有利于未注册或者缺少配对干细胞的少数人群进行移植。HLA 匹配度越高,CD34⁺细胞数量越多,脐带血移植的效果就越好[55]。然而,脐带血中造血干细胞的数量较少,特别是对于成年人来说,这是个劣势[56]。为了克服细胞数量的限制并改善移植效果,研究人员正尝试以下方法:在移植中结合 2 份脐带血[57]、将脐带血与来自单倍型供体高度纯化的 CD34⁺细胞融合[58]、使带血祖细胞在体外扩增[59]、直接将脐带血输入骨髓之内[60-62],以及使用能促进脐带血进入骨髓内的药物等方法[63]。

由于充足的细胞剂量对脐带血移植后的移植成活率至关重要,且单个脐带血单位的细胞剂量有限,故成人脐带血移植治疗领域的进展缓慢[56]。然而,近期数据显示,当单个脐带血单位具有足够的细胞剂量时,成人白血病患者的预后与接受非血缘来源的骨髓或外周血移植的患者相似[64]。

此外,对于那些单个脐带血单位细胞剂量不充足的白血病成人,使用 2 个部分匹配的脐带血单位组成移植物也会产生类似于有血缘关系和无血缘关系供者的结果[65]。当使用低强度预处理方案时,脐带血的应用获得良好的疗效数据,可以作为治疗成人患者的造血祖细胞的替代资源,极大地增强了脐带血利用率[66,67]。

总之,过去 10 年,脐带血作为造血干细胞移植中的一种来源被充分利用。建立改善移植新方法、促进免疫重构和提高脐带血移植后效果的研究正在进行,对需要同种异体移植却缺乏合适血缘捐赠者的患者来说,增加了他们获得成功移植的可能。

因为其同胞的 HLA 配型完全一致,从 B. S. 的同胞中获取 PBPC,对 B. S. 进行清髓性 HCT 更加合理。由于预期中性粒细胞和血小板移植速度加快,无病生存率升高和复发率降低,PBPC 移植优于 BMT。

移植物抗肿瘤效应

案例 101-2,问题 4:B. S. 将从他的组织相容性兄弟姐妹中获得同种异体 HCT,希望能诱导 GVT 效应,帮助治疗他的恶性肿瘤。什么是 GVT 效应?哪一类肿瘤最易对这类效应产生反应?

GVT 指供体的细胞毒性 T 淋巴细胞可抑制或消除受体的恶性肿瘤。最初 GVT 效应的临床证据为,并发 GVHD 的患者比无并发症患者疾病复发率更低[68,69]。这表明 GVT 与供体的淋巴细胞相关。而对异基因 HCT 后恶性肿瘤复发的患者,输注淋巴细胞仍能获得疗效,进一步证实了供者的淋巴细胞参与了 GVT 的作用[70,71]。复发肿瘤的清除,同时取决于特定的肿瘤抗原靶点或 GVHD,这可能会影响肿瘤细胞的反应性。不同的疾病对于供者淋巴细胞的反应性有差异,慢性骨髓性白血病(chronic myelogenous leukemia,

CML)和急性白血病分别为最可能和最不可能发生反应的疾病[72]。一些特定的实体瘤患者(如肾细胞癌)也能从 GVT 效应中受益[73]。这些数据促进了低强度和非清髓性预处理方案的运用。

异基因造血干细胞移植的预处理

清髓性预处理方案

案例 101-2,问题 5:对于像 B. S. 这样接受异基因 HCT 的患者,使用清髓性预处理方案的基本原理是什么?什么类型的方案是可用的,B. S. 的推荐治疗方案是什么?

异基因 HCT 中化疗和/或放疗的联合使用被称为预处理方案。高剂量清髓性预处理方案的原理与自体造血干细胞移植部分讨论的内容相类似。包括以下几点:①清髓性预处理方案通过化疗产生剂量限制性骨髓抑制作用,在输注造血干细胞后,恢复受体的造血功能;②最大程度的提高烷化剂和放疗的剂量-反应曲线的峰值[18];③抑制了宿主的免疫系统。预处理方案的设计是为了消除宿主组织(淋巴组织和巨噬细胞)的免疫活性,抑制和减轻宿主抗移植物反应(即移植物排斥)。相反,在进行同源移植以前,患者也无需行免疫抑制的预处理方案,因为供体和受体为基因同源的。因此,预处理方案应根据原发性疾病和供体-受体之间 HLA 配型情况进行调整。

用于异基因 HCT 的常见预处理方案见表 101-3[8,20,74]。表 101-4 则列出了的清髓性异基因 HCT 的常见毒性。很多血液肿瘤的预处理方案包含了环磷酰胺、放疗或二者联用。环磷酰胺和全身放疗的联用是最早的预处理方案之一,现在仍广泛使用。这种方案有免疫抑制作用,同时还具有抗恶性血液肿瘤(例如白血病、淋巴瘤)的内在活性。全身放疗具有抑制骨髓和免疫系统的作用,与化学疗法不具交互抗性,能够到达不被化疗影响的位点(例如中枢神经系统)[2]。全身放疗的毒性和放疗设备的不足已经促进了非放疗预处理方案的发展。环磷酰胺-全身放疗方案的改进包括用其他药物(如白消安)代替全身放疗,以及增加其他的化疗药物或单克隆抗体药物(如阿伦单抗)到现有方案中。这些措施旨在减少与全身放疗相关的长期毒性(如儿童生长迟缓、白内障)或者提供额外的抗肿瘤效应。在 4 个临床试验的 meta 分析中比较了白消安与环磷酰胺(BU 与 BY)和环磷酰胺与全身放疗(CY 与 TBI)联合用于 AML 和 CML 患者的长期疗效[75]。2 种预处理方案引起远期并发症的发生率一致,除了 CY 与 TBI 联用引起的白内障,以及 BU 与 BY 联用导致的秃头症,具有较高风险。尽管利用 CY 与 TBI 治疗 AML 有改善无病生存期的趋势,但对 CML 的整体存活率和无病生存期的作用是相似的。对于有潜在免疫排斥可能性的不匹配的异基因 HCT,抗胸腺细胞球蛋白也可加入到预处理方案中来进一步抑制受体的免疫功能。

根据以上数据,CY 与 TBI 联用的预处理方案对 B. S. 来说更好,因其患有细胞遗传学高风险的 AML,还拥有一个 HLA 匹配的同胞捐赠者。由于 AML 的复发率较高,所以异基因 HCT 适用于小于 60 岁且体力状况较好的患者，因这类患者对再次诱导化疗的反应性可能会降低，且二次缓解期的持续时间也可能会缩短。

低强度和非清髓性抑制的预处理方案

案例 101-2，问题 6：非清髓性预处理方案的基本原理？B.S 是否为这种方案的合适人选？

与清髓性预处理方案相关药物的毒性（见表 101-4）限制了异基因 HCT 的应用，使其仅能用于年轻患者，因这类患者合并症较少。而很多患恶性血液病的患者年龄较大，清髓性 HCT 则难以在该类患者中应用[76]。观察发现 GVHD 患者复发较少，对 GVT 的理解和应用，促进了强免疫抑制方案和非清髓性预处理（例如低强度和非清髓性）方案的发展[2]。目前，低强度预处理方案应用于约 30% 的异基因移植患者[77]。超过 60% 的接受低强度预处理方案的患者大于 50 岁[1,77]。

低强度预处理方案应用范围广泛，非清髓性方案使骨髓抑制的程度最低。一般而言，较强的预处理方案常应用于非血缘来源或 HLA 不匹配供体的 HCT[78]。低强度方案无法完全清除宿主的正常血液和恶性肿瘤细胞，需要通过 GVT 效应来清除残留的肿瘤。体内新的移植细胞缓慢的取代宿主的造血系统并产生 GVT 效应[73]。移植之后，供体和宿主产生的血液细胞可同时被检测到，这也证实了嵌合现象已经广泛产生，且供体和患者细胞共同在患者中共存一段时间。如果移植失败，典型的现象是只能检测到宿主自身细胞。接受低强度预处理方案之后，嵌合现象（表现为 5%～95% 的供体 T 细胞可在外周血中检测到）在供体和受体之间产生，使得 GVT 效应作为治疗基础产生作用。嵌合现象可用以监测疾病和移植反应。使用传统（如异性供体的性染色体）和分子（如同性供体的可变串联重复序列数量）检测方法，对外周血和骨髓中的 T 细胞和粒细胞的嵌合现象进行评估。用于描述 HCT 后嵌合体特征的方法在其他地方进行了综述[79-81]。移植后数月，供体淋巴细胞可被输注（称为供体淋巴细胞输注）以增加 GVT 活性[2]。并非每个移植中心都可以进行供体淋巴细胞输注，同时还依赖于捐赠者的可供性。其挑战是最大限度的增强 GVT 效果并将发生 GVHD 的风险降至最低。因此，GVHD 的预防，尽管与运用清髓性抑制方案不同，但也是十分必要的。低强度预处理方案降低了治疗相关的死亡率，但其缺点为复发率较高[2,82]。这些方案的安全性和有效性使得它们可以更加广泛的运用于非恶性肿瘤[2]。由于很多的低强度预处理方案的数据来自于年龄较大或者具有合并疾病的患者，它们不能与清髓性预处理方案的数据进行比较[82]。对恶性或非恶性的肿瘤疾病，低强度预处理方案是否能够改善年轻患者或者无并发症患者的长期存活率仍不清楚。需要从并发症、疾病特征、移植前治疗和造血干细胞来源等层面来设计并开展前瞻性对照试验[82]。

关于低强度预处理方案之后最佳造血干细胞来源的依据也是缺乏的。大多数情况下，比较的是 PBPC 和骨髓干细胞移植。其中一些数据显示，相对于骨髓移植，PBPC 可

获得更快的移植、更早的 T 细胞嵌合、更长的无进展生存期和更低风险的移植排斥[83,84]。

B.S. 年轻并且身体足够健康，可以接受清髓性异基因造血干细胞移植。目前，低强度 HCT 的一线应用仅限于由于年龄、长期治疗史，或者其他的禁忌证等方面不合格的患者。对 B.S. 来说不是合适的选择。

移植术后免疫治疗

案例 101-2，问题 7：异基因 HCT 后免疫抑制治疗的基本原理是什么？B.S 的推荐疗法是什么？

输注造血干细胞后，免疫抑制治疗有助于抑制和减少 GVHD。接受同基因移植或者去 T 细胞组织相容性异基因移植的患者，通常不需接受移植术后免疫抑制治疗。在同基因移植时，供体和受体通常是完全相同的，不会产生 GVHD。在去 T 细胞移植时，输注进患者体内的供体 T 细胞数量通常不足以引起有效的移植物抗宿主反应[70,85]。免疫抑制剂可单独或联合应用以抑制 GVHD。通常在清髓性 HCT 后的治疗方案包括环孢素或者他克莫司联合短期低剂量的甲氨蝶呤[86]。GVHD 的预防用药根据低强度预防方案的选择和剂量而有所不同（表 101-5）[87]。类固醇也能用于预防 GVHD，但它们更经常用于治疗 GVHD。对异体 HCT 后无 GVHD 的患者，免疫抑制治疗可逐渐减少并在 6 个月至 1 年后中止。随着时间的发展，供体和受体的免疫活性组织逐渐相互耐受并停止识别对方为异物，不再需要免疫抑制剂。相反，实体器官移植受体通常需要在整个生存期接受持续的免疫抑制治疗。

表 101-5

常见的低强度预处理或非清髓性方案以及移植后免疫抑制[102]

预处理方法	移植后免疫抑制
氟达拉滨，30mg/（m²·d），IV，连用 3 日（移植前第 4、3、2 日）；TBI，第 0 日单次 2Gy	环孢素，6.25mg/kg，PO，bid，从移植前第 3 日至移植后第 100 日连续使用，随后从移植后第 100～180 日逐渐减量使用
氟达拉滨，25mg/（m²·d），IV，连用 5 日；美法仑，90mg/（m²·d），IV，连用 2 日	吗替麦考酚酯，15mg/kg，PO，bid 或 tid，从移植当日至移植后第 40 日连续使用，随后从移植后第 40～90 日逐渐减量使用
氟达拉滨，25～30mg/（m²·d），IV，连用 3～5 日；白消安 ≤ 9mg/kg/ 总剂量	他克莫司需在血液中达到 5～10ng/ml 的浓度；甲氨蝶呤，5mg/（m²·d），IV，移植后第 1、3、6、11 日

Bid，每日 2 次；IV，静脉注射；PO，口服；TBI，全身照射；tid，每日 3 次

没有匹配的相关或无关供体,使用单倍相合供体进行 HCT 的患者,可以在输注造血干细胞后使用环磷酰胺。通常在 HCT 约 4 日后给予环磷酰胺。研究表明环磷酰胺不影响造血干细胞,但确实对同种异体反应性 T 细胞发挥作用,从而降低 GVHD 发生的风险[88]。目前正在进行试验以评估这种方法的有效性。

B. S. 接受了清髓性异基因 HCT,将会接受移植后免疫治疗,方案为环孢素注射 6 个月,之后逐渐减少,随后给予短期的甲氨蝶呤治疗,分别在移植后当日给予 $15mg/m^2$,移植后第 3、6、11 日注射 $10mg/m^2$。该联合方案将降低患 GVHD 风险。假设 B. S. 未发生其他并发症,可能在移植术后 9 个月停止免疫抑制。环孢素需要在使用期间进行治疗药物监测。

自基因和异基因清髓性造血干细胞移植的支持治疗比较

案例 101-2,问题 8: 对自基因和异基因移植中清髓性预处理方案的支持治疗策略有什么不同?B. S. 将需要何种支持疗法?

无论接受自基因还是异基因 HCT,对接受清髓性预处理方案的患者,常见的支持疗法包括留置中心静脉导管、输注血液制品,以及化疗引起的恶心呕吐、黏膜炎和疼痛的药物治疗。它们的相似之处在于均能减轻清髓性预处理方案所致的副作用。

由于自基因和异基因 HCT 中免疫抑制的需求不同,支持疗法也各异。异基因 HCT 患者,会经历初期的各类血细胞减少,随后是长时间的免疫抑制,大幅增加细菌感染的可能,更严重的是真菌、病毒和其他机会性感染[4]。免疫抑制治疗引起的额外感染风险被认为是预防或治疗 GVHD 的一部分。异基因 HCT 后,制订减少免疫抑制期间感染风险的支持策略是至关重要的(见感染并发症部分)。

B. S. 接受了清髓性异基因移植,因此,他将被植入一个中心静脉导管。他很可能需要多次红细胞和血小板输注才能进行植入。由于移植后持续数月的免疫抑制,其感染的风险增加。同时,如果他患上 GVHD,那么还需要额外的维持疗法。用环孢素和甲氨蝶呤预防 GVHD 将使他处于高风险的药物毒性中,需要进行监测。如果他接受自基因移植,中性粒细胞减少症的持续时间将会更短,不需要免疫抑制的药物,GVHD 相关的并发症风险亦将会被避免。

清髓性和非清髓性造血干细胞移植的支持治疗比较

案例 101-2,问题 9: 对于异基因移植,清髓性和非清髓性预处理方案的支持治疗策略是什么?

直接对比清髓性和非清髓性预处理方案的毒性不可行,因为后者仅用于无法采用清髓性 HCT 的情况。两者在预处理以及化疗药物(见表 101-3 和表 101-5)的使用上差异巨大。非清髓性 HCT 的感染并发症可能发生在不同时期,但是急性 GVHD 的发生概率和严重程度相似。无论如何,由于接受造血干细胞移植的患者的身体健康状况不同,对其预处理的比较变得困难[78]。临床研究试图设计最优的预处理方案,能使疗效和毒性(如混合嵌合体、疾病反应)都在可以接受的范围内。因此,相较于清髓性 HCT,低强度或非清髓性 HCT 的预处理方案和移植后的免疫治疗会有更多的变化。

造血干细胞移植的并发症

案例 101-3

问题 1: K. M.,36 岁,女性,CML 加速期。确诊后成功的找到了非血缘 6/6HLA 配对的异基因供体。K. M. 将要接受清髓性异基因 PBPCT。预处理方案如下:白消安,需在 4 日内服用 16mg/kg 的总量(每次口服 1mg/kg,每 6 小时 1 次,服用 16 次,移植前第 7、6、5、4 日);环磷酰胺 60mg/(kg·d),静脉注射,注射时间为移植前第 3、2 日。移植前 1 日为休息日,第 0 日时输注 PBPC。K. M. 可能会发生哪些毒性并发症?它们是否与标准化疗用药导致的并发症相似?

对于抗肿瘤治疗的常规化疗剂量,骨髓抑制是常见的剂量限制性毒性。但 HCT 患者在清髓性治疗前后,常会行造血系统挽救治疗,因此清髓性预处理方案的剂量限制性毒性为非造血系统毒性(如髓外毒性)。毒性大小随预处理方案而不同。大多数接受 HCT 的患者通常会经历化疗药物产生的毒性,如脱发、黏膜炎、化疗引起的恶心呕吐、不孕,以及肺毒性(见第 94 章)。但是,这些药物毒性在 HCT 患者中被夸大了。

表 101-4 描述了一系列骨髓移植前处理可能导致的毒副作用。图 101-2 描述了 HCT 后并发症的发生时间。选择性毒性将在以下部分讨论。

白消安癫痫

案例 101-3,问题 2: 除预处理外,对 K. M. 的支持治疗和监测指标如下:在入院时(移植前第 8 日)开始,给予每日 500mg 的左乙拉西坦(口服,每日 2 次,从移植前 8 日到移植前 3 日)。在第 1 次给予白消安后,监测其稳态血药浓度,维持在 900ng/ml。在给予环磷酰胺前 4 小时及最后一次给药后 24 小时,给予 $3\,000ml/(m^2·d)$ 的生理盐水。在每次给予环磷酰胺前 30 分钟,给予环磷酰胺剂量 10% 的美司钠,之后在每次给予环磷酰胺后 24 小时持续静脉注射给予 100% 的美司钠。从移植前第 5 天开始,每日检测患者体重 2 次,每 4 小时监测液体的摄入量和尿液的排泄量,每日监测尿液红细胞至最后一次给予环磷酰胺后 24 小时。如果 2 小时内尿液排泄量降至 300ml 以下,静脉注射 250ml 生理盐水并给予 $10mg/m^2$ 的呋塞米(总量不超过 20mg)。对 K. M. 采取这些与白消安治疗相关的支持治疗和监测的依据是什么?

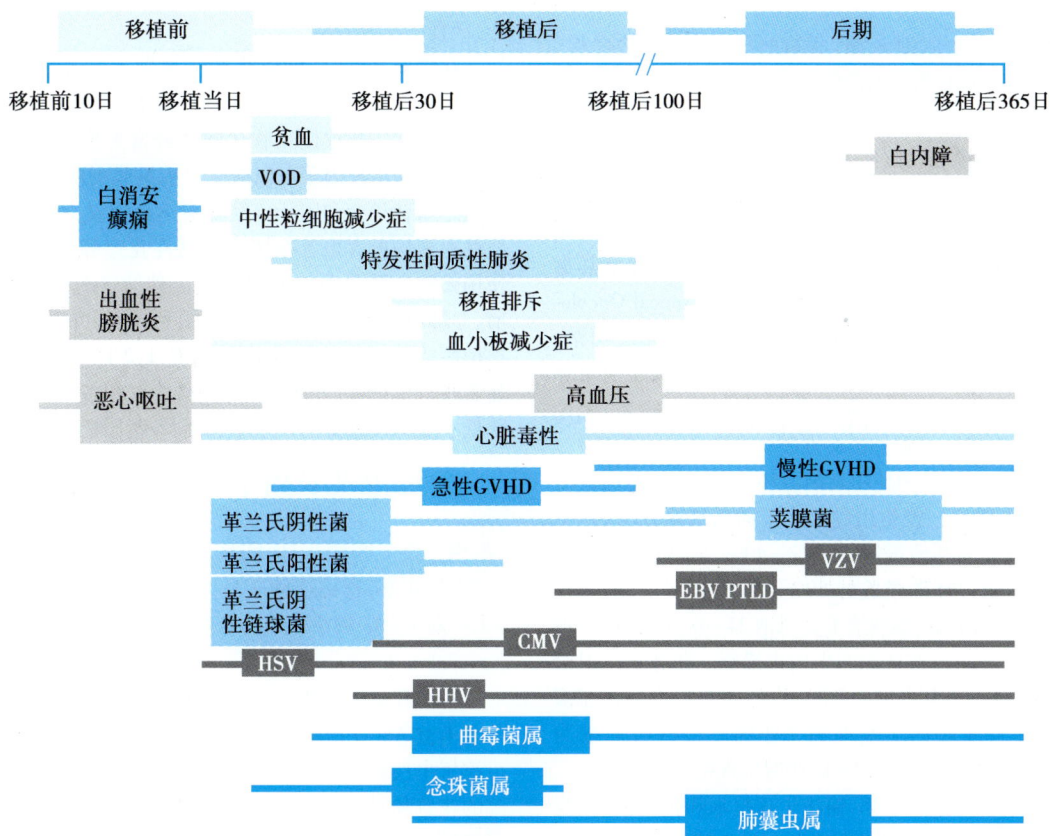

图 101-2　异基因 HCT 患者行造血干细胞移植（HCT）后并发症的发生时间。CMV,巨细胞病毒；EBV,EB 病毒；GVHD,移植物抗宿主病；HHV,人类疱疹病毒；HSV,单纯性疱疹病毒；PTLD,移植后淋巴组织增生病；VOD,静脉阻塞疾病；VZV,水痘带状疱疹病毒

在接受 HCT 预处理过程中,高剂量白消安会使约 10% 的患者产生癫痫。白消安是亲脂性药物,容易随着平均脑脊液（血浆比为 1 或更高）的流动穿透血-脑屏障。白消安癫痫可能是直接的神经毒性作用所导致[89],所以必须采取预防措施。很多 HCT 中心以左乙拉西坦替换了苯妥英钠的应用,但仍在使用苯二氮䓬类药物（如劳拉西泮或氯硝西泮）[90]。癫痫的预防必须在给予白消安之前 12 小时开始,持续到最后一次给予白消安后 24~48 小时。即使采取了预防措施,癫痫仍有可能发生,但是不会造成永久的神经伤害。

白消安的合适剂量

案例 101-3,问题 3: 可采用什么样的剂量策略以最大程度的减少白消安毒性?

白消安与环磷酰胺联合静脉注射是 AML 患者行异基因 HCT 前常用的预处理方案。FDA 推荐剂量为:白消安连续静脉注射给药 16 次,每次 0.8mg/kg,间隔 6 小时（与吸收率达 90% 时,口服给药 1mg/kg 作用相似）[91]。静脉注射白消安时,按体重给予 0.8mg/kg,可达到大约 1 200μM/min

的 AUC,80% 的患者维持 AUC 在 900~1 500μM/min[92]。较高的 AUC 值（>1 500μM/min）与发生肝脏静脉闭塞性疾病（VOD）的风险增加有关,因此,有必要对白消安 AUC 进行监测。第 1 次给药后,目标 AUC 通常在 900~1 350μM/min。这可以最大限度地降低 VOD 和移植失败的风险,并最大限度地降低疾病复发的可能[93]（见案例 101-3,问题 7~9,关于 VOD 的讨论）。

为了减少静脉注射的副作用,在 K.M. 第 1 次给予白消安后,对 AUC 进行了监测。第 1 次取样在 2 小时静脉注射后立即执行,在第 1 次取样后 1、2、4 小时再次分别取样。很多中心无法完成白消安的监测分析,所以,如果有必要,须预先安排并及时分析这些样品,以便校正第 2 次或第 3 次白消安的给药剂量。12 小时后,K.M. 的 AUC 达到 1 225μM/min,所以其用药剂量未做调整。如果 AUC 超过了 1 350μM/min,她的给药剂量可根据以下公式调整:

调整后剂量(mg)=实际给药剂量(mg)×目标 AUC (μM/min)/实际 AUC(μM/min)

（公式 101-1）

出血性膀胱炎

案例 101-3,问题 4: 对 K. M. 采取的与环磷酰胺治疗相关的支持治疗和监测依据是什么?

在接受环磷酰胺治疗的 HCT 患者中,轻到重度的出血性膀胱炎发生率在 4%~20%[94]。造成膀胱毒性的是环磷酰胺的代谢产物丙烯醛[95]。美司钠(巯乙磺酸钠)作为化学保护剂,可提供硫醇自由基与丙烯醛结合从而降低其毒性。美国临床肿瘤学会(American Society of Clinical Oncology,ASCO)关于放化疗的应用保护指南中推荐使用美司钠,同时采取生理性或者强制性利尿的治疗,以减少高剂量环磷酰胺对 HCT 患者膀胱的毒害[96]。值得注意的是,无论是否使用这些方法,血尿和出血性膀胱炎还是可能发生。

清髓性 HCT 过程中使用高剂量环磷酰胺时,美司钠的最适剂量并不明确。曾使用过很多不同的给药方法,包括间歇推注(剂量为环磷酰胺的 20%~40%,最高达 5 倍)或连续输注(剂量为环磷酰胺的 80%~160%)[94,97,98]。需在环磷酰胺给药结束后,继续给予美司钠 24~48 小时,使美司钠可持续清除环磷酰胺代谢产生的丙烯醛。在静脉注射给予美司钠 4 小时后,其中绝大多数(60%~100%)会通过尿液排泄[99]。环磷酰胺的半衰期为 7 小时[100],给药剂量为 60mg/kg 时,丙烯醛会持续 24~48 小时出现在尿液中[101]。

因此,需连续给予 K. M. 输注生理盐水和美司钠,减少她因环磷酰胺发生出血性膀胱炎的风险。必须检测 K. M. 尿液中的红细胞,同时监测尿量,以便在发生出血性膀胱炎时可以快速干预。

化疗导致胃肠道反应

案例 101-3,问题 5: 还需要注意哪些终末器官毒性? 对 K. M. 是否还需要用其他药物来预防和治疗清髓性预处理导致的肠胃道(gastrointestinal,GI)反应?

预处理方案的高剂量化学疗法导致大多数患者在处理后的 10~15 日出现呕吐和厌食。HCT 受体出现化疗所致的恶心呕吐主要与使用致吐的化疗药物(见第 22 章)、全身放疗,以及对恶心呕吐控制不足有关。所以,同 K. M. 一样的患者,在接受清髓性 HCT 前均会给予 5-羟色胺受体拮抗剂和糖皮质激素进行预防[102]。

美国临床肿瘤学会指南建议使用神经激肽受体-1 拮抗剂——阿瑞吡坦,虽然缺乏支持其在 HCT 患者中应用的证据[102]。阿瑞吡坦是中度的细胞色素 P-450 3A4 抑制剂,理论上它可能会与预处理方案中的药物(尤其是环磷酰胺)发生相互作用。这需要严格的对照试验来评估它造成的影响[102]。有研究数据表明 5-羟色胺受体拮抗剂昂丹司琼会加快清髓性 HCT 乳腺癌患者体内环磷酰胺的清除[103,104]。然而,需要更多的研究来确定其临床应用,因为到目前为止,在接受清髓性 HCT 的患者中,环磷酰胺的药物浓度与治疗效果并非绝对的一致[19,91]。

口腔上皮分化迅速,因此很多接受清髓性预处理方案的患者会患口腔黏膜炎。作为 GVHD 的预防药物,甲氨蝶呤也会加剧口腔黏膜炎的发生[105]。口腔黏膜炎会导致恶心、厌食。

在情况严重时,可能需要注射阿片类止痛药[106]和全静脉营养液。因为感染会加剧口腔黏膜炎,所以一定要注意口腔卫生。建议使用软牙刷并经常更换[107]。使用重组人角质细胞生长因子可以减少口腔黏膜炎的发生。癌症支持治疗联合学会和国际口腔肿瘤学会建议,行自体 HCT 的恶性血液病患者患者在接受清髓性化疗和全身放疗时,可使用帕利夫明预防口腔黏膜炎。连续 3 日在预处理方案前,立即给予 60μg/(kg·d)的帕利夫明,并在造血干细胞移植后持续给药 3 日(如移植后 0、1、2 日)[108]。帕利夫明显著降低了患者口腔黏膜炎的发生率和持续时间,同时也降低了血源性感染的发生率和阿片类止痛药的应用[108]。

骨髓抑制和生长因子的应用

案例 101-3,问题 6: 医嘱显示,移植后第 5 日就开始使用非格司亭,直到连续 2 日 ANC 均恢复至 500/μl 或以上。对 K. M. 的治疗是否合适?

输注异基因 PBPC 后,造血生长因子的应用具有争议,并且不被 ASCO 指南所推荐[14]。异基因移植后,输入 HGF 可缩短中性粒细胞减少时间,但并没有被证实可以减少住院的花费和时间,或者抗生素的使用。给予造血生长因子可能导致严重 GVHD 的发生,降低生存率[109]。K. M. 正在接受异基因 PBPC 移植,因此不应该使用非格司亭。

肝窦阻塞综合征(SOS)/肝静脉闭塞性疾病

案例 101-3,问题 7: 移植前 K. M. 实验室检查指标在正常范围内。入院时体重为 80kg。在骨髓输入后的 5 日内,K. M. 的体重开始增加约 0.5kg/d,入量超过出量大约 500~1 000ml/d,出现了轻度发热,腋下温度 38℃。血及尿培养均为阴性。移植后第 6 日,K. M. 体重为 85kg。移植后第 7 日的实验室检查如下:

总胆红素:1.5mg/dl
谷草转氨酶(aspartate aminotransferase,AST):40U/L
碱性磷酸酶:120U/L

移植后第 10 日,K. M. 诉上腹中部、右上腹疼痛,肝脏触痛。随后几日,K. M. 出现黄疸。持续检测肝功能,缓慢上升。移植后第 18 日,指标达到以下峰值:

总胆红素:5.0mg/dl
AST:150U/L
碱性磷酸酶:180U/L

移植后第 18 日,K. M. 的体重为 90kg。在病例记录中,她的问题列表中包含排除肝窦阻塞综合征,什么是肝窦阻塞综合征?

肝窦阻塞性综合征(sinusoidal obstructive syndrome,SOS),之前称为 VOD,是由水潴留、右上腹疼痛和高胆红素血症组成的综合征。严重时会引起肾功能衰竭、脑病、多器官衰竭,最终可能导致死亡。SOS 或 VOD 的发生率取决于用于诊断综合征的定义,然而,它最常与 HCT 的高剂量化疗相关。据报道,有 5%~55% 的患者接受清髓性 HCT 治疗[110,111]。SOS 或 VOD 发展的主要风险因素是与清髓性移植相关的高剂量化疗。预处理方案中,包括白消安、环磷酰胺和/或 TBI 大于 13.2Gy 等因素,与 VOD 的高发生率存在关系[19,112]。据报道,患者特异性因素如年龄较大、器官受损和晚期疾病也会增加 SOS 或 VOD 风险。

虽然 SOS 或 VOD 发展的病理生理学不是十分清楚,但已知肝窦内皮细胞的损伤是该过程的最初损伤。内皮损伤继续导致肝窦内皮里层细胞脱落,最终导致栓塞和阻碍肝窦血流[113]。这种肝内血流阻塞导致了窦性前门静脉高压症和肝功能不全恶化,通常表现为胆红素和腹水增加。

临床表现和诊断

> **案例 101-3,问题 8**:K. M. 的哪些持续的症状体征与 SOS 或 VOD 的诊断相关?

SOS 或 VOD 的初始症状可在移植后的前 15~30 日内随时发生。体重在基线以上增加 5%,通常是发生 SOS 或 VOD 的第 1 个表现,发生于骨髓输注 3~6 日以后,约 90% 的患者中[111]。体重增加由水潴留引起,肾钠排泄减少证明这一结果。新发的输血都难以矫正的血小板减少症也可能是即将发生的 SOS 或 VOD 的早期征兆。紧随着体重增加,高胆红素血症也发生于几乎所有患者中,通常出现在造血干细胞输注 10 日后。其他的肝功能异常则会在高胆红素血症后出现,包括谷草转氨酶和碱性磷酸酶升高。腹水、右上腹疼痛和脑病滞后于肝功能变化,在造血干细胞输注后 10~15 日内发生[111]。

虽然肝组织活检是诊断 SOS 或 VOD 的金标准,但由于手术过程中的出血风险,使其应用受到限制。已经有其他非侵入性标准来帮助诊断 HCT 后的 SOS 或 VOD。2 组临床标准要求评估高胆红素血症、腹水或体重增加和右上腹疼痛,并排除药物、急性 GVHD 或感染等其他可能造成肝损伤的原因[111,114]。除了这些标准,超声可能有助于确定是否有逆转肝静脉血流并确认腹水和/或肝肿大。

> **案例 101-3,问题 9**:K. M. 从 SOS 或 VOD 中恢复的可能性有多少?如何对其进行治疗?

尽管多数 SOS 或 VOD 患者(70%~85%)可自然恢复,但 SOS 或 VOD 仍没有标准治疗方法。预防措施旨在控制患者的风险因素,并且还使用了药物预防策略。患者特异性风险因素通常是不可逆的,但是,选择合适的方案,如非清髓方案、避免使用肝毒性药物、使用分次 TBI,以及使用合适的白消安剂量可降低风险。预防性药物也进行了相关评估。预防性肝素的使用在临床试验中显示出不同的结果,因此,它的使用仍存在争议[115]。研究数据表明使用熊去氧胆酸的效果也是不确定的。一些试验表明,通过使用它可以降低 SOS 或 VOD 的发生率。在一项临床研究试验

中,接受熊去氧胆酸的患者肝毒性降低,急性 GVHD 降低,生存率提高[116]。

其他治疗方法包括支持治疗措施,如维持水钠平衡,对于严重的腹水患者,因腹水会导致疼痛和肺损害,可行穿刺抽液[105]。血液扩容如白蛋白和胶体可以用于保持血容量,螺内酯可被用于减少血管外液体积,如果出现脑病,则应限制蛋白质的摄入,并给予乳果糖。不幸的是,这些措施对改善预后的作用一直没被证实。在严重 SOS 或 VOD 和多器官衰竭的患者中,可用的治疗选择是有限的。重组人组织纤溶酶原激活物和肝素的溶栓治疗结果喜忧参半,并能导致致命的颅内或肺出血[105]。去纤维蛋白多核苷酸(defibrotide,DF),是一种研究药物,在治疗 SOS/VOD 方面显示出良好的效果[117-119]。去纤维蛋白多核苷酸,它是核糖核苷酸,有抗血栓形成和抗缺血作用,且对血栓的活性作用不会引起显著的全身抗凝反应。在一项纳入了 88 例重症 VOD 及相关器官功能障碍患者的 DF 临床试验中,36% 的患者 VOD 症状完全消失,35% 患者 HCT 后存活 100 日[119]。

尽管 DF 治疗 SOS 或 VOD 似乎是有效的,对高风险患者预防用 DF 是否获益了解甚少。Corbacioglu 等以患有恶性婴儿骨硬化病并且接受干细胞移植的儿童患者为研究对象,探讨此问题。1996—2001 年间,纳入研究的儿童中,7/11 或者 63.6%(n=20)的儿童患有 SOS 或 VOD。2001—2005 年,在 9 个患者中连续使用 DF 预防,在这个组中,1/9(11.1%)的患者被诊断为中度 SOS 或 VOD,表明 DF 的预防使用有显著的益处。为了进一步探索这个问题,一项美国国立卫生研究院资助的前瞻性随机试验一直在进行,探讨在干细胞移植中,对 SOS 或 VOD 高风险的儿童,预防使用 DF 是否优于 DF 的治疗性应用[120]。

因为 K. M. 未达到严重 SOS 或 VOD 的标准,应该采用限制液体和螺内酯利尿的治疗方法,对她进行保守治疗。其症状和体征可在未来 2 周内恢复。且轻度 SOS 或 VOD 症状,很可能完全恢复,没有后遗症。

移植排斥

案例 101-4

> **问题 1**:E. R.,65 岁,女性,诊断为骨髓增生异常综合征。既往病史为显著的 1 型糖尿病和肾脏功能不全。初步诊断之后,就开始搜寻与她 HLA 完全匹配的非血缘捐赠者。在国家骨髓捐赠者注册表上发现 1 名捐赠者。E. R. 将会接受非清髓性的异基因 HCT,骨髓来自于 1 名无血缘关系的女性捐赠者。E. R. 的预处理方案如下:在移植前第 4、3、2 日,使用氟达拉滨 30mg/(m² · d),在输入骨髓当日行 2Gy TBI,并在移植后予以环孢素和吗替麦考酚酸酯。现为移植后第 28 日,E. R. 的全血细胞学检查结果如下:
> 　白细胞计数:500/μl
> 　粒细胞或单核细胞:没有被检测到
> 　血小板:100 000/μl
> 　血细胞比容(Hct):30%
> 　供体 T 细胞嵌合率<5%。E. R. 经历了什么,她该如何治疗?

低强度的治疗方案通常包括氟达拉滨与烷化剂的联合应用或低剂量的 TBI(图 101-3)。用非清髓性氟达拉滨联合 TBI 方案,发生中性粒细胞减少、血小板减少和其他非血液学毒性的概率最小[2]。移植通常在患者接受非清髓性预处理方案的前 30 日进行,然而移植后可能立即出现排斥反应[121]。混合嵌合体一般在非清髓性 HCT 后形成,而在移植后第 28 日,E.R 的供体 T 细胞嵌合率较低,使她处于移植物排斥反应的高风险中器官排斥一直存在,特别是在非清髓性异基因 HCT 之后。供体和受体效应细胞之间的纤弱平衡关系应建立在清髓性化疗和免疫抑制之间,因连续的宿主抗移植物效应可导致移植排斥。对再生障碍性贫血患者、组织不相容或去 T 细胞的 HCT 患者,移植排斥反应发病率更高。移植排斥的治疗选择很有限。尽管毒性较强,如能获得供体,行 2 次 HCT 是最权威的疗法[122]。接受异基因 HCT 的患者,使用抗胸腺细胞球蛋白的免疫抑制剂可以较好的控制移植排斥。行低强度预处理方案后,出现排斥反应的患者,需再次行 HCT。

E.R. 接受了非清髓性处理,因此,移植后她应该发生混合嵌合现象。但是,她只有不到 5% 的供体 T 细胞。目前研究的重点是定量监控嵌合体,特别是评估供体细胞嵌合百分比,这是有助于临床干预的一个工具[80]。因最具预测性的细胞类型未知,供体不同类型细胞的嵌合比例被评价(如 T 细胞、NK 细胞、粒细胞)。移植后,供者嵌合的百分比随时间变化,称为"移植动力学",受几个重要因素影响,如 HCT、干细胞源和移植后免疫抑制的强度[80,123]。供体和受体细胞之间的平衡需要 GVT 效应最大化,这可降低复发并且使发生 GVHD 风险降至最小[80,123]。基于 E.R. 的嵌合状态,由于缺乏抑制受体恶性肿瘤的供体细胞毒性 T 淋巴细胞,她不会受益于 GVT 效应。

E.R. 处于移植排斥的高风险,因此可能不会从移植中获益。一项中断环孢素和吗替麦考酚酯治疗的试验,是一个选择,该试验试图使平衡移向供体移植物的生长,并远离受体 T 细胞增长。对 E.R. 的 T 细胞嵌合体应定期监测,每日监测造血功能,同时按临床要求进行骨髓活检。

移植物抗宿主病

移植物抗宿主病(graft versus host disease,GVHD)是由于激活了供体的淋巴细胞,导致受体免疫调节系统的损伤。由于绝大部分可预估的发病率及死亡率与移植排斥和 GVHD 相关,供体和受体组织相容性的差异是在异基因 HCT 后行免疫抑制治疗的主要原因。因此,患者接受异基因 HCT 后,应开始移植后免疫抑制治疗或预防 GVHD。然而,由于异基因移植后有产生 GVT 效应的可能性,供体的免疫效应细胞可识别并清除受体的残留肿瘤,因此相关研究集中在免疫抑制的执行过程中,希望能获得充分的 GVT 效应而不增加发生移植排斥和 GVHD 的风险[124]。

GVHD 是异基因 HCT 最主要的并发症,限制了它在挽救无组织相容性供体患者生命的运用[2,125]。如果不施行预处理方案,异基因 HCT 后可能导致 GVHD。GVHD 的病理生理学还没有完全被理解,目前的观点认为其发展分为 3 个步骤:①预处理方案导致组织损害并释放炎性因子至全身循环;②受体和供体的抗原呈递细胞和炎性因子激活了供体 T 细胞;③激活的供体 T 细胞通过一系列的机制导致细胞毒性,引发急性 GVHD 的组织损害[126]。

根据发病时间和临床表现,GVHD 传统上被分为 2 类(如急性和慢性)。急性 GVHD 定义为,发生在移植后 100 日以内,损害皮肤、胃肠道和肝脏[2]。相反,类似于多种自身免疫性疾病。慢性 GVHD 可能影响任何器官组织,通常发生在 100 日以后。随着非清髓性 HCT 的引入,GVHD 的时间过程发生了变化,故迟发性急性 GVHD 也可能发生在 100 日以后,然而在这些人身上,急性和慢性 GVHD 的症状可能并存。因此,美国国立卫生研究院已根据临床表现而非 HCT 后的时间制订了共识标准,对 GVHD 进行分类[127]。

关于预防和处理 GVHD 的大部分数据来自于清髓性预处理方案后。因此,后面的部分仅指患者在清髓性异基因 HCT 后进行的试验。

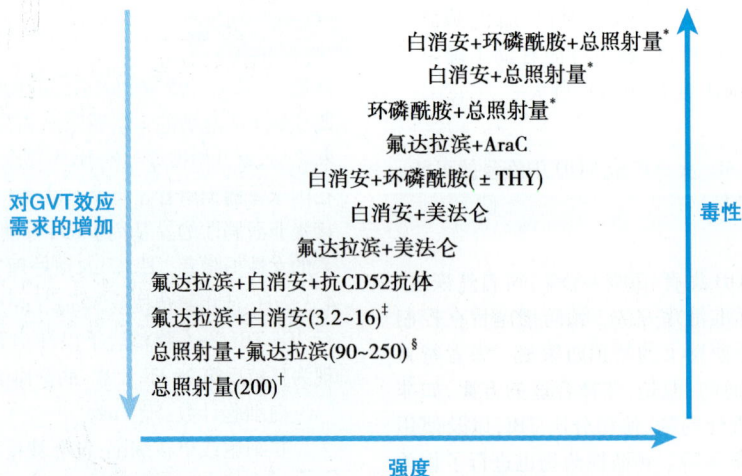

图 101-3　不同强度的预处理方案,以及对毒性的影响和 GVT 效应的依赖性。AraC,阿糖胞苷;BU,白消安;CD52,抗 CD52 抗体(阿仑单抗);CY,环磷酰胺;FLU,氟达拉滨;TBI,总照射量;THY,球蛋白。* TBI>1 200cGy;† 200cGy;‡ 3.2~16mg/kg;§ 90~250mg/m²。来源:Deeg HJ et al. Optimization of alloge-neic transplant conditioning:not the time for dogma. *Leukemia*. 2006;20:1701.

急性移植物抗宿主病

风险因素

案例 101-5

问题 1：M. P. ,22 岁,男性,70kg。为费城染色体阳性（Ph+）AML,接受了来自其姐姐的单抗原不匹配异基因 HCT。通过环磷酰胺联合全身放疗的清髓性预处理方案后,给予如下免疫抑制治疗方案:环孢素,每12 小时静脉注射 2.5mg/kg,从移植前 3 日开始给药,直到能耐受口服药物,然后换成环孢素,每 12 小时口服 4mg/kg,直到移植后第 50 日。甲氨蝶呤,移植后第 1 日静脉注射 15mg/m²,移植后第 3、6、11 日静脉注射 10mg/m²。增加急性 GVHD 发生风险的相关因素是什么?

与 GVHD 发展相关的最重要的因素是供体与受体之间的组织相容性程度[2]。临床明确的 Ⅱ~Ⅳ 级急性 GVHD 发生率,在 HLA 匹配的同胞移植中为 20%~50%,而在 HLA 不匹配的同胞移植或 HLA 匹配的非血缘关系来源移植中,为 50%~80%[128]。比较不配对和配对的移植,以及配对的无血缘关系供体和血缘关系供体,均为前者发生急性 GVHD 的时间更早,程度更严重[41,129]。其他的增加急性 GVHD 发生风险的因素包括患者（或捐赠者）年龄、高强度的预处理方案、利用 PBPC 而非骨髓、供体和受体的性不匹配等[126]。脐带血移植（Umbilical cord transplants, UCT）导致 GVHD 的风险较小[130-132]。

M. P. 接受的异基因骨髓来自于与其 HLA 抗原不匹配的女性同胞供体。这 2 点增加了他患 GVHD 的风险,因此需要行严格的免疫抑制治疗,以预防 GVHD 的发展。

临床表现

案例 101-5,问题 2：移植后第 14 日,M. P. 注意到在其手臂、手掌和前胸发生了弥漫性黄斑性丘疹。没有合并腹泻,肝功能检测在正常范围内。发生皮疹时,其所用的抗生素从头孢吡肟换成了美罗培南。尽管所用的抗生素变了,其症状并未发生变化。M. P. 持续发生的与急性 GVHD 相关的临床症状是什么?

在急性 GVHD 中,供体淋巴细胞对宿主组织造成免疫调节损害的主要靶点是皮肤,紧接着分别是胃肠道（腹泻）和肝脏[128,133]。急性 GVHD 的皮肤（aGVHD 最常见的部位）经常表现为弥漫性的糜烂性斑丘疹,开始于手掌的掌心、足底或者脸。在很多严重案例中,皮肤 GVHD 可能进展成全身红皮病、大疱形成和皮肤脱落。

急性胃肠道 GVHD 的早期症状经常表现为缺乏食欲,紧接着是恶心和呕吐[105]。腹部疼痛、水样或者血性腹泻同时发生,严重时可能导致电解液失衡、脱水或者肠梗阻。肝脏 GVHD 通常紧随着皮肤或者胃肠道的 GVHD。其症状包

括总胆红素、碱性磷酸酶和肝脏转氨酶的逐渐上升[105]。急性 GVHD 通常并不明显,直到移植后供体淋巴细胞开始增殖。皮肤通常是第 1 个受累器官。肝脏或者胃肠道移植物抗宿主病的症状通常晚于皮肤症状大约 1 周后发生,很少患者会不伴发皮肤 GVHD。

在 HCT 患者中,必须将急性 GVHD 和其他原因所致的皮肤、肝脏或者胃肠道毒性进行精确的区分。例如,斑丘疹可能表现为对抗生素过敏,通常开始于躯干或者四肢上部分,很少出现在掌心或者足底。化疗、放疗、感染或者抗生素治疗都可能引起腹泻[105]。然而,预处理方案引起的腹泻很少便血,通常在终止药物或者放射治疗 3~7 日内症状就能缓解。应该区分由感染性因素如梭菌或者巨细胞病毒和 GVHD 引起的腹泻。肝 GVHD 也应该从根本上与 VOD、血液制品及肠外营养引起的药物性肝炎区分[105]。尽管这些症状中肝功能检测均是异常的,但是肝 GVHD 很少会引起患者的体重增加和右上半身的疼痛[105]。尽管出于可能增加移植前早期血小板减少风险的考量,很少进行肠道和肝脏的活检,但受累器官组织活检结合临床证据仍然是确诊急性 GVHD 的唯一方法。急性 GVHD 与受累器官的组织学特征改变密切相关。基于临床标准的分期系统被用于急性 GVHD 分级。首先考虑对器官受累的严重程度分级（表 101-6）,接下来基于受累器官数量和程度进行总体分级（表 101-7）。

M. P. 在移植时有皮疹,可能是由抗生素或者急性 GVHD 引起。尽管及时改变了抗生素的应用,其症状并没有改善,提示症状是由 GVHD 引起。其皮疹占据了身体 36% 的部分,但是由于没有表现出胃肠道和肝脏的反应,因此其可能处于 Ⅰ 级 GVHD（见表 101-6 和表 101-7）。

表 101-6

急性移植物抗宿主病的改良 Glucksberg 分级

器官分期	皮肤ᵃ	肝	胃肠道ᵇ
1	斑丘疹<体表 25%	胆红素 2~2.9mg/dl	500~1 000ml/d 腹泻或活检证实为上消化道受累
2	斑丘疹 25%~50%体表	胆红素 3~6mg/dl	1 000~1 500ml/d 腹泻
3	斑丘疹 >50% 体表	胆红素 6.1~15mg/dl	1 500~2 000ml/d 腹泻
4	广义的红皮大疱	胆红素>15 mg/dl	>2 000ml/d 腹泻和严重腹痛或无肠梗阻

ᵃ 皮疹的程度取决于"九规则"。

ᵇ 腹泻量的分级适用于成人。

来源:Cutler C, Antin JH. Manifestations and treatment of acute graft-versus-host disease. In:Blume KG et al,eds. *Thomas' Hematopoietic Cell Transplantation*. 4th ed. Malden,MA:Blackwell;2009:1291.

表 101-7

改良 Glucksberg 与国际骨髓移植登记中心对急性移植物抗宿主病严重性分级的比较

器官分期	皮肤	肝	肠
Glucksberg 分级			
Ⅰ,轻度	1~2 级	无	无
Ⅱ,中等	3 级或	1 级或	1 级
Ⅲ,严重		2~3 级或	2~4 级
Ⅳ,威胁生命	4 级或	4 级	–
IBMTR 分级			
A,轻度	1 级	无	无
B,中等	2 级	1 或 2 级	1 或 2 级
C,严重	3 级	3 级	3 级
D,威胁生命	4 级	4 级	4 级

来源:Cutler C,Antin JH. Manifestations and treatment of acute-graft-versus-host disease. In:Blume KG et al,eds. *Thomas' Hematopoietic Cell Transplantation.* 4th ed. Malden,MA:Blackwell;2009:1291.

IBMTR,国际血液和骨髓移植登记处

免疫抑制预防治疗

案例 101-5,问题 3:M. P. 为何要接受环孢素和甲氨蝶呤的免疫抑制预防治疗?

异基因 HCT 后影响发病率和死亡率的主要原因为 GVHD。如果 HCT 前不接受免疫抑制治疗,几乎所有的异基因 HCT 患者都会患 GVHD[2]。减少患病风险最常见的办法是进行预防性免疫抑制疗法,并且大多数患者接受多药 GVHD 预防。

以往通常采用抗胸腺细胞球蛋白、环磷酰胺、甲氨蝶呤或者环孢素等单药治疗来阻止急性 GVHD 的产生[134-136]。抗胸腺细胞球蛋白非特异性的与单核细胞结合,耗尽除淋巴细胞以外的造血祖细胞。因此,考虑到移植失败的风险,很少采用抗胸腺球细胞作为预防方案[134]。2 药联合免疫抑制可以极大程度的减少 GVHD 风险(表 101-8)。尽管广泛发布的方案是短期应用甲氨蝶呤和环孢[136],但关于最有效方案,国际上仍然没有统一的标准。几项随机临床试验比较了接受 HLA 匹配的同胞供体[137,138]或者无血缘关系供体的异基因 HCT 中,他克莫司、短程的甲氨蝶呤、环孢素结合短程甲氨蝶呤三者之间的疗效[86]。同胞供体移植后采用他克莫司治疗,患Ⅱ~Ⅳ级急性 GVHD 的风险更低,而慢性 GVHD 的发生率相同[137]。对进展期疾病,他克莫

司治疗组因毒性导致死而使整体存活率更低,然而在他克莫司联合甲氨蝶呤试验组中进展期疾病患者的整体存活率却相对较高,这令试验结果难以解释[137]。

表 101-8

清髓性移植急性移植物抗宿主病的联合免疫抑制预防治疗方案[137]

药物	给药方案
环孢素联合短期甲氨蝶呤	1.5mg/kg,IV 或 4mg/kg(Neoral),PO,每 12 小时 1 次,从移植前 1 日到移植后 50 日,然后按每周 5% 逐渐减量和移植后 180 日停药 甲氨蝶呤,10mg/m² ,IV,移植后第 3、6、11 日
他克莫司联合短期甲氨蝶呤[136]	他克莫司,0.03mg/(kg·d),持续 IV 或 0.12mg/(kg·d),PO,bid 甲氨蝶呤,15mg/m² ,IV,移植后第 1 日;10mg/m² ,IV,移植后第 3、6、11 日
环孢素、甲氨蝶呤和泼尼松联用	环孢素,5mg/(kg·d),连续 IV,移植前第 2 日至移植后 3 天,随后 3~3.75mg/kg,IV,至移植后第 35 天;然后 7mg/(kg·d)(Neoral)口服,调整剂量使环孢素浓度(放射免疫法)为 200~400ng/ml。每 2 周以 20% 逐渐减量,移植后第 180 日停药 甲氨蝶呤,15mg/m² ,IV,移植后第 1 日;10mg/m² ,IV,移植后第 3、6 日 甲泼尼龙,0.5mg/(kg·d),IV,移植后第 7~14 日;然后用 1mg/(kg·d),IV,至移植后第 28 日;然后泼尼松,0.8mg/(kg·d),PO,至移植后第 42 日;然后慢慢减量,移植后第 180 日停药

Bid,每日 2 次;IV,静脉注射;PO,口服

随后,国际骨髓移植注册会进行了一项对照试验,提示他克莫司联合短程甲氨蝶呤与环孢素联合短程甲氨蝶呤的治疗方案之间,因潜在风险因素的不平衡导致了生存率的不同[138]。患者接受了 HLA 匹配或者轻度不匹配的无血缘移植后,他克莫司治疗组Ⅱ~Ⅳ级急性 GVHD 的发生率更低,2 组之间慢性 GVHD 的发生率、无病存活率、整体存活率相似[86]。患有晚期恶性血液肿瘤的患者不在此研究范围以内。目前 2 种方案均用于清髓性预处理方案之后的异基因 HCT。

近来,吗替麦考酚酯(mycophenolate mofetil,MMF)正在被研究用于治疗清髓性异基因移植,和环孢素联用时,表现出与甲氨蝶呤联合环孢素相同的急性 GVHD 发生率和 100

日存活率,但显著减少了黏膜炎的发生,并能促进中性粒细胞的快速移植[139,140]。吗替麦考酚酯现在临床上常与环孢素或者他克莫司联合使用。

M. P. 接受了短程甲氨蝶呤和环孢素的双药预防急性GVHD,是最常见的清髓性预防方案。使用不同机制的2种免疫抑制药物,一种抑制T细胞的激活(环孢素),另一种抑制激活T细胞的分裂和克隆扩增(甲氨蝶呤),比单药能更加有效的降低GVHD风险。

> **案例101-5,问题4**:急性GVHD预防用药的剂量原则是什么?

尽管各种联合免疫抑制治疗方案在药物、剂量和联合方式上有些许不同,但所有方案在根本准则上是一致通用的。首先,细胞毒性药物(甲氨蝶呤)是足量还是减量,需依据患者黏膜炎的严重程度、有无过多的液体潴留[136,141]。网状液体潴留增加了甲氨蝶呤的蓄积,使得药物暴露持续时间延长。甲氨蝶呤用于GVHD预防可能延迟移植时间、增加严重黏膜炎发生的可能性,并引起肝功能检测指标过高。在出现肾脏和肝脏的损害的情况下,应减少甲氨蝶呤的剂量[136,142]。

在预防GVHD时,钙调神经磷酸酶抑制剂(如环孢素、他克莫司)应该在供体细胞输注之前或输注时立即运用(输注前3日到输注时)。该方案是基于这些药物的作用机制来制订的,通过抑制辅助T细胞产生的白介素-2来阻止细胞毒性T细胞的扩散。在供体细胞输注之前使用环孢素,可以在排斥反应发生之前抑制白介素-2的分泌。

环孢素通常通过静脉注射给药,直到源自清髓性预处理方案的胃肠道毒性被解决(如7~21日)[136]。这是由于源自预处理方案的胃肠道效应(例如恶心呕吐,腹泻)和GVHD会影响乳液型环孢素的口服吸收,可能导致药物血液浓度的不稳定[143]。很多中心运用口服乳液型配方(Neoral)或者其他新型乳液型配方来改善生物利用度。利用微乳液口服配方,静脉和口服的剂量比例在1:2或者1:3是合适的。他克莫司的静脉剂量与口服剂量的最常用转化比例为1:4。当患者联合应用了可作用于细胞色素P450 3A或者P糖蛋白的药物(例如伏立康唑)时,可能会影响钙调神经磷酸酶抑制剂的代谢和转运,进行经验性剂量调整是必须的。因此,需要密切监测药物与钙调神经磷酸酶抑制剂的相互作用[144]。

应基于血药浓度水平和血肌酐浓度来调整环孢素和他克莫司的剂量。钙调神经磷酸酶抑制剂不会造成骨髓抑制,其常见的药物副作用包括电解液异常、神经毒性、高血压和肾毒性[89]。

在各个医疗机构之间,预防GVHD的治疗计划相差很大。总体目标是保持钙调神经磷酸酶抑制剂的剂量稳定,维持至HCT后第50天,然后缓慢减少直到第6个月终止所有的免疫抑制方案。此时,免疫耐受已经建立,患者不再需要接受免疫抑制治疗。但这仅在患者未经历GVHD时才能实现。

钙调神经磷酸酶抑制剂的适宜剂量

> **案例101-5,问题5**:在移植后第18日,测量M. P. 晨起空腹环孢素浓度为392ng/ml。为什么需要监测环孢素浓度?

尽管对HCT患者行钙调神经磷酸酶抑制剂的药代动力学监测作用不明确,但因固体器官移植患者药效学的建立,还是常规行监测。HCT中心有一套标准实践方法来根据药物血液浓度调整环孢素和他克莫司的剂量[145]。环孢素浓度与急性GVHD两者之间的关系在早期研究中没有被发现,然而其他的研究提示,成人空腹12小时环孢素血药浓度在200~400ng/ml时,患急性GVHD和环孢素导致肾毒性的风险最低[146-148]。当持续输入环孢素时,为了能获得与间歇给药相同的AUC,需要达到300~500ng/ml的高血药浓度来预防GVHD[149,150]。需要注意的是,不管浓度低或正常,环孢素都可能导致肾毒性的发生,并诱发已知的其他药物或疾病可能导致的肾毒性。另外,近期研究显示谷浓度与环孢素的暴露时间没有直接的关系,但与$AUC_{(0~12)}$峰值有关。可能需要高于800ng/ml的峰浓度来预防GVHD。尽管如此,数据是有限的,利用峰值来行药物治疗监测的方法并不被推荐[151]。理想的他克莫司浓度在5~15ng/ml。大于20ng/ml浓度的他克莫司增加细胞毒性的发生风险,主要是肾毒性[145,152]。血肌酐上升时,他克莫司剂量调整的方法与环孢素一致。

调整M. P. 的剂量,与所有接受了清髓性预处理方案的异基因HCT患者相似,维持环孢素浓度在200~400ng/ml是合理的。剂量调整应基于环孢素血药浓度和血肌酐水平。没有标准的浓度表存在,但是很多中心都采用自己一套标准的方法。M. P. 血肌酐水平正常,其空腹环孢素浓度是392ng/ml。因此,其环孢素剂量可以维持,空腹浓度的检测需要重复几日。如果增加或减少了存在相互作用药物的应用,或者基于其他毒性反应的考虑,均应重复检测血药浓度。

急性移植物抗宿主病的治疗方法

> **案例101-5,问题6**:在移植后第3周,M. P. 在其肩膀和脖子处感染了瘙痒性皮疹并蔓延至掌心,看起来像是皮肤晒伤。在移植后第19日,组织活检确诊了急性皮肤GVHD。同一日,M. P. 在接下来的24小时内的腹泻量为1 000ml,胆红素为2.8mg/dl。他开始进行每12小时静脉注射1mg/kg甲泼尼龙的治疗。M. P. 行甲泼尼龙治疗的基本原理是什么?

处理这类HCT并发症最有效的方法是防止GVHD发展。对GVHD患者,治疗的第1步是在现有的免疫抑制治疗方案中加入糖皮质激素[126]。因此GVHD及其治疗方法会导致很强的免疫缺陷[2,153]。GVHD和感染同时发生,可导致异基因HCT患者死亡。

糖皮质激素的使用方式是由GVHD严重程度决定的。仅有皮肤损伤且面积少于50%的患者可以使用局部的类固醇激素处理,若其他器官受累或者皮肤疾病处于 3~4 级则需要糖皮质激素治疗。患者对治疗的全反应率在 25%~40%,而更加严重的 GVHD 患者对治疗的反应率可能更低[126,153]。对初始治疗有反应的轻至中度(Ⅰ~Ⅲ级)急性 GVHD 患者,相较对初始治疗没有反应的严重 GVHD 患者,具有更好的存活优势。对治疗没有反应或者发生持续严重 GVHD 患者,通常死于 GVHD 和感染并发症[154]。

根据治疗反应,治疗急性 GVHD 的激素用量逐渐减少。糖皮质激素的减量方式目前没有一致的最佳方法,减少的速率是根据患者情况决定的[153]。患有或潜在 GVHD 的患者在应逐渐尝试减量,其剂量将增加或者缓慢的减少直到耐受范围内。

因为 M.P. 有足够直接的证据显示其患急性 GVHD,他将接受全身静脉注射糖皮质激素的治疗。单用糖皮质激素被认为是确诊的急性 GVHD 合理治疗方法[153]。激素通过阻断巨噬细胞产生白介素-1 的分泌来间接的终止宿主组织的免疫调节损伤。白介素-1 是主要的辅助 T 细胞诱导分泌物白介素-2 的刺激物,白介素-2 反过来激活细胞毒性 T 淋巴细胞的增殖。甲泼尼龙用于急性 GVHD 治疗的推荐剂量是 1~2mg/(kg·d),分开静脉注射或者口服,通过治疗反应来确定之后逐渐减量的过程[154,155]。试验表明与 2mg/(kg·d) 相比较高剂量的激素(10mg/(kg·d))对初始治疗急性 GVHD 并无益处[156]。需每日对皮疹、腹泻、胆红素水平进行监测,以评估急性 GVHD 反应[126]。M.P. 在急性 GVHD 发生时接受了环孢素的预防。尽管环孢素不能有效防止 GVHD 发生,它仍是典型的免疫抑制预防药物。

很大一部分患者对激素类药物治疗无反应,他们被认为患有激素耐受性 GVHD[126]。治疗反应时间根据受累器官和患者的差异而各不相同。如果患者的症状在治疗的前 3 日内恶化或者皮肤症状在 5 日时仍旧没有改善,治疗反应将不太可能及时实现,需要考虑第 2 治疗方案[126]。患有激素耐受性 GVHD 患者的预后很差。大量的药物正在被研究来进行"补救"或者二次治疗。补救治疗依赖于哪些器官受累。例如,光线疗法被用于皮肤 GVHD 的补救治疗,而不被吸收的激素类药物被用于胃肠道 GVHD。其他的补救治疗措施包括抗胸腺细胞球蛋白、地尼白介素、MMF 和 TNF-α 拮抗剂(如英夫利昔单抗、依那西普)[126,157]。但最佳给药剂量、时间,以及如何联用现在仍不可知。

M.P. 应该在 4~7 日后评估甲泼尼龙的治疗反应。如果他的急性 GVHD 改善或者稳定,应该连续 14 日接受该剂量的治疗。如果他对该治疗有反应,甲泼尼龙用量应该在至少 1 个月内缓慢减少,他还应该对任何疾病复发的迹象进行监测。如果在激素减少阶段其皮肤反应恶化、胆红素增加、腹泻量增多,这意味着 GVHD 复发,其激素剂量需要再次增加直到病情稳定为止,开始时应该以缓慢的速度减少剂量。如果 M.P. 使用甲泼尼龙的一线治疗失败,应接受挽救治疗。

慢性移植物抗宿主病

临床表现

> 案例 101-5,问题 7:M.P. 成功治疗了急性 GVHD,不再服用激素类药物,目前环孢素剂量正在逐渐减少。在移植后第 200 日,经过佛罗里达 2 周的假期后到诊所进行后续治疗。在假期里他发现手臂和腿上有轻微的皮疹,眼睛周围有较多的色素沉积,口腔中有白色斑块状病变。同时还有眼睛干涩的症状。实验室检查发现碱性磷酸酶和总胆红素浓度增加。M.P. 的这些变化最有可能是什么原因导致的?

慢性 GVHD 是异基因 HCT 最常见的晚期并发症,存活超过 100 日的患者发病率在 20%~70%[158]。慢性 GVHD 是不再复发患者的发病和死亡的主要原因[2]。慢性 GVHD 发生的风险因素包括受体、供体和移植因素。不可更改的受体风险因素包括患者相对年龄较大、特定的诊断(比如 CML)和缺乏 HLA 匹配的捐赠者。可能减少慢性 GVHD 发生风险的可变因素包括选择更年轻的捐赠者、避免多次生育的女性捐赠者、采用脐带血或者骨髓而非 PBPC 进行移植、限定 CD34+ 和 T 细胞融合量[158]。急性 GVHD 是发生慢性 GVHD 的主要预示,70%~80%患有 Ⅱ~Ⅳ级急性 GVHD 的患者均发生了慢性 GVHD[158]。

慢性 GVHD 并不是急性 GVHD 的延续。以前区分两者的边界依赖于时间,然而现在区分它们依据不同的临床症状[158]。慢性 GVHD 的体征和症状在各个器官系统中的不同表现罗列在表 101-9 中。

慢性 GVHD 诊断和分级的统一标准已经建立[127]。诊断慢性 GVHD 需要不同于急性 GVHD,具有至少一项慢性 GVHD 的临床表现或者至少一项组织活检或者其他检测确定的独特表现,和排除其他可能的诊断。临床分级系统运用数值 0~3,症状越严重分数越高。总分计算包括受累器官的数量和严重程度。总分反映了慢性 GVHD 对患者身体状况的预期影响,可以用于评价是否需要进行全身的免疫抑制治疗。慢性 GVHD 分级和预后可以定义和预测高危患者人群[159]。

M.P. 慢性 GVHD 的特征和症状包括阳光暴露部位的皮疹、眼周组织色素沉积、口腔白色斑块状的损伤、黏膜干燥、碱性磷酸酶和总胆红素水平的增加。这些症状出现在急性 GVHD 症状完全消退且环孢素剂量持续减少后的一段时间。因此,M.P 的慢性 GVHD 为中度,非活动期[127]。

药物治疗

> 案例 101-5,问题 8:给予 M.P. 泼尼松 1mg/(kg·d) 口服来治疗慢性 GVHD。环孢素已被停用,但为了治疗又将其剂量增加至治疗浓度。以上治疗方式合理吗? 有没有其他药物适用于慢性 GVHD?

表 101-9

慢性移植物抗宿主病的典型症状[a]

受累器官	诊断	典型特征	其他特征[a]	急性和慢性 GVHD 共有症状
眼		新发的干眼、沙眼或者眼痛[b] 瘢痕性结膜炎干燥性结膜角膜炎[b] 交叉感染会加重角膜病,导致流泪、眼干、灼烧感及畏光	畏光 眶周病变 色素沉积过度 眼眼睑出红疹并伴有水肿	
胃肠道	食管蹼 中上 1/3 食管狭窄[c]		胰腺功能不全	厌食症 恶心 呕吐 腹泻 体重减轻 成长停滞(婴儿和孩子)
肝脏				总胆红素、碱性磷酸酶大于 2 倍正常参考值上限[c]
肺脏	肺组织活检诊断闭塞性细支气管炎	肺功能试验及影像学来诊断闭塞性细支气管炎[b]		闭塞性细支气管炎 迁延性肺炎
皮肤	皮肤异色病 地衣状病变 皮肤硬化症 硬斑样病变 萎缩性苔藓病变	皮肤褪色	臀部损伤鱼鳞藓 毛囊角化症 色素减退 色素沉着	红斑 斑状丘疹 瘙痒

造血和免疫反应体征和症状的区别包括指甲、头皮和毛发、口腔、牛殖器、肌肉、筋膜关节,以及一些其他器官,还包括 Filipovich 等描述的内容[152]。

[a] 一旦慢性 GVHD 被确定诊断,这些是其中的部分症状。

[b] 慢性 GVHD 确诊需行活检或者影像学辅助诊断(或眼睛的泪液分泌实验)。

[c] 感染、药物副作用、恶性肿瘤及一些其他可能因素需被排除。

GVHD,移植物抗宿主病

慢性 GVHD 没有可以预防的疗法,并且对于它的最佳疗法仍然存在争议。慢性 GVHD 的最佳疗法就是长期使用免疫抑制剂。尽管慢性 GVHD 患者使用皮质类固醇药物从长远来看有多种副作用,但却可因长期使用皮质类固醇药物而大大提高存活率[158,160]。典型治疗方案是泼尼松按 1mg/(kg·d)的剂量给药,连续口服用药 14 日,然后逐渐转换为隔日给药(1 日足量用药,第 2 日减量用药的循环)直到持续 1mg/(kg·d)隔日给药[160]。隔日疗法是为了尽量减少对肾上腺皮质产生抑制作用的首选。一旦治疗开始,到之前提到的症状有所好转,需要 1~2 个月。治疗通常需持续 9~12 个月,然后等慢性 GVHD 的症状消退后才能逐渐减少用药。据报道该治疗周期的中位数为 23 个

月[161]。若减少用药或停止使用肾上腺皮质激素药物之后,慢性 GVHD 患者的情况变差,免疫抑制治疗需要重新开始。对于难治性慢性 GVHD 患者可能适用的其他方法有 MMF、达克珠单抗、西罗莫司、喷司他丁和体外光化学疗法[160]。

免疫抑制疗法需要很长的周期,所有慢性 GVHD 患者在治疗中应密切监测其慢性毒性。长期使用皮质类固醇药会并发库兴氏征、无菌性骨坏死和糖尿病。其他严重并发症包括由荚膜生物及非典型病原体如肺囊虫(*Pneumocystis jiroveci*,*P. Jiroveci*)引发肺炎,以及巨细胞病毒、带状疱疹感染的高发生率。

由此看来,M. P. 使用单药泼尼松按 1mg/(kg·d)的剂

量连续使用 2 周,再依上面所述的隔日疗法来治疗慢性 GVHD 是较为合理的。

辅助治疗

即将接受辅助疗法的 GVHD 患者,需先服用甲氧苄啶/磺胺甲噁唑来预防肺囊虫和荚膜生物(如肺炎链球菌和流感嗜血杆菌)所致感染。对于慢性 GVHD 患者来说确保最佳预防性抗生素的使用是至关重要的,因为感染是治疗中导致死亡的主要因素[161]。人造泪液和唾液能够改善润滑、减少黏膜龟裂和破缝的发生。较新的治疗方法,如环孢素眼用乳剂和自体血清泪液,可缓解慢性眼部 GVHD[162]。如果营养摄入欠佳,咨询临床营养师并且使用口服营养补充剂是可取的。患者应被告知,无论将会在日照下多久,都应涂抹防晒油以防暴晒。肝功能异常的情况在由使用熊去氧胆酸改为胆汁酸置换疗法后,其肝功能改善了 30%[163-165]。当开始接受长期的免疫抑制疗法,钙剂、雌性激素,或其他的抗骨质疏松药物应该被用于女性或其他存在骨折或骨质疏松风险的患者[166]。关于皮肤硬化、疲劳和肌无力等症状如何逐渐好转、治疗的预期持续时间,以及免疫抑制剂口服依从性的患者教育是必不可少的。

感染并发症

机会性感染是清髓性和非清髓性 HCT 的常见发病及死亡原因。有 3 个阶段易发生感染风险(图 101-2)。在移植前早期,尤其患者在经历清髓性治疗时,易感的病原菌包括需氧菌、念珠菌、还有单纯性疱疹病毒。化疗诱导的黏膜损伤可形成能让一些诸如草绿色链球菌、念珠菌、需氧型革兰氏阴性细菌等微生物进入血液的通道。尿管相关感染已成为引发菌血症的主要原因,尤其在移植后的早期阶段[159,161]。常规应用起预防作用的抗病毒药大大减少了感染单纯性疱疹病毒的概率。呼吸道病毒如呼吸道合胞病毒、流感病毒、腺病毒、副流感病毒,越来越多的被看成是导致肺部感染的病原体,尤其是在社区爆发性感染的情况下[167]。为了减少作为 HCT 受体的患者暴露在这些病原体中的风险,有呼吸系统病毒感染症状的探视者和工作人员将不允许直接接触患者。

与清髓性 HCT 预处理方案相比,低强度或非清髓性 HCT 预处理方案的优点是降低了治疗毒性。低强度或非清髓性 HCT 预处理方案不会导致真正的嗜中性粒细胞减少症[5],早期黏膜炎的发病率也大大降低[168]。在一项配对研究中发现,接受非清髓性 HCT 后,前 30 日菌血症的发病率比接受清髓性 HCT 者低[168]。此外,非清髓性 HCT 在移植早期黏膜炎的发生率更低。

感染风险较高的第 2 个时期(图 101-2)是从移植当日至移植术后第 100 日内。巨细胞病毒、腺病毒、曲霉菌都是常见易感病原体。在该阶段,低强度或非清髓性预处理的患者也可能发生急性 GVHD 并给予皮质类固醇药物治疗,与清髓性 HCT 患者有相似的易感染率[168]。

最后一个易感阶段是移植第 100 日之后,易感染病原体是一些荚膜生物(肺炎链球菌、流感嗜血杆菌、奈瑟氏菌)、真菌,以及带状疱疹病毒。带荚膜的细菌常引起肺窦感染。慢性 GVHD 患者在此期间的感染风险,会因延长的免疫抑制治疗周期而增加。

因为 HCT 受体并发症的发生率与机会性感染紧密联系,故选择最佳药物对预防和治疗非常重要。2009 年,美国疾控中心颁布了 HCT 患者机会性感染的防治指南[4,169]。这些指南是由来自美国疾控中心、美国感染协会和血液及骨髓移植协会的专家们根据现有的统计数据总结而成。下面的讨论是从疾病防治中心指南整合出的一些建议,并涉及了所有类型 HCT 机会性感染的药物治疗信息。

细菌和真菌感染的防治

由于疾病相关的免疫抑制作用、广泛的预处理用药和移植后免疫抑制治疗,需要对异基因 HCT 患者进行密切的药物相关性毒性监测,并给予全面的治疗,以保持适当的血细胞计数、防治感染,以及提供最佳营养。

必须给所有患者配置双腔或三腔导管。患者的病程需要进行长期化疗、输血、抗感染、肠外营养及辅助用药以减轻机体的排斥反应,排除了通过外周静脉给药的可能。使用中心静脉导管能够让所有药物以最大浓度进入到高血流量的血管里。这样每日的静脉输液变得更省时方便。

在给予预处理方案后,成功实施移植前,清髓性异基因 HCT 患者会经历一段全血细胞减少期,大约持续 2~6 周。在这期间,患者需输入大量的红细胞和血小板。红细胞和血小板的输注,通常在患者红细胞压积低于正常范围的 25% 和血小板计数少于 10 000/μl 或 20 000/μl 时执行。输注多种血液制品使患者处于血制品相关感染风险(如巨细胞病毒、肝炎病毒等)的风险。此外,外源性白细胞 HLA

抗原（同种异体免疫）致敏可导致免疫相关的血小板减少症。因此，接受血液制品支持治疗的清髓性异基因 HCT 患者，应联合降低病毒感染和同种异体免疫发生风险的治疗策略。最有效的方式是减少输注量，使用单一供体而非多供体的血液制品，或使用新鲜并滤除掉白细胞的血液制品。

接受低强度或非清髓性预处理的患者可能或不可能发生中性粒细胞减少症，并且对血液制品支持治疗的需求较少。事实上，许多中心在门诊执行低强度或非清髓性预处理 HCT，仅对那些发生并发症，需要进一步治疗的患者提供住院治疗。

为了降低自体或异基因 HCT 患者的感染风险，推荐了几项治疗策略。单独的隔离性房间需装有负压-HE-PA，遵守规范的洗手方法来减少细菌或真菌感染[4]。为了减少免疫抑制的患者暴露在含有病原体的外界环境中，食用经医院批准的低菌饮食（表 101-10），禁止探视者带花草进入患者房间。鼓励患者保持口腔卫生，因为口腔是人体细菌或真菌感染来源。经常使用无菌水、生理盐水或苏打水漱口（每日 4~6 次）是有效的[4]。在患血小板和中性粒细胞减少症期间避免用牙刷刷牙或用牙线洁牙。

积极应用抗细菌、抗真菌和抗病毒的药物治疗，不管是用以预防还是治疗已明确的感染，都是患者管理中的重要部分。当患者的绝对中性粒细胞小于 1 000/μl 或患者出现中性粒细胞减少症，再或者患者出现发热（口腔温度大于 38℃），都可以使用广谱抗革兰氏阴性菌的抗生素来预防。有些移植中心会在患者入院时给予氟喹诺酮类抗菌药物，如左氧氟沙星治疗，尤其是当患者的中性粒细胞减少症状预期会持续 7 日以上时[170-174]。

使用氟喹诺酮类抗菌药物的预防治疗，很大程度上降低了革兰氏阴性菌的感染率，但并不影响死亡率[4]。需要注意使用氟喹诺酮类抗菌药物预防治疗后，会出现耐药菌，同时增加了链球菌感染的风险[4,175]。事实上，是草绿色链球菌的感染率增加[4,176]。某些抗生素（如青霉素、万古霉素）因不能有效的抗链球菌感染，同时诱导耐药菌产生，而未被推荐为预防性抗生素[4]。尽管有预防性抗生素的使用指南，对那些发生中性粒细胞减少伴发热的患者应立即给予第三、四代头孢（如头孢他啶、头孢吡肟、亚胺培南或美罗培南），预防性抗生素需停止使用[4,177]。

HCT 受体通常还需行抗真菌的预防治疗。按照指南，从 S.D. 入院就始给予 400mg/d 的氟康唑一直到移植术后 75 日，这是为了降低移植术后的系统性真菌感染率和由真菌感染导致的死亡率[178,179]。氟康唑的应用是考虑到容易出现耐药光滑念珠菌和曲霉菌感染[180,181]。

有时预防霉菌和酵母菌需使用泊沙康唑或伏立康唑，但是，使用抗霉菌药来行预防性抗真菌治疗的数据是有限的。如果 S.D. 要求预防霉菌，每日 2 次伏立康唑 200mg 是一个合理的选择。伏立康唑（200mg，每日 2 次）与氟康唑（400mg，每日 1 次）的随机双盲试验是为了比较基础风险 HCT 中对侵袭性真菌的预防作用。2 种药分别单独治疗后

表 101-10

食物导致的中性粒细胞减少患者感染风险

中性粒细胞缺乏时需避免的高风险食物	感染风险
沙拉	革兰氏阴性杆菌，如铜绿假单胞菌和弯曲菌属
番茄，萝卜，芹菜，胡萝卜	铜绿假单胞菌
生鸡蛋	空肠弯曲菌属，沙门菌
未经高温灭菌的奶酪	单核细胞增生李斯特菌肠球菌
冷的，不紧实的肉	李斯特菌属，产气荚膜梭菌，空肠弯曲菌
未煮熟的肉类	沙门菌，李斯特菌属，大肠杆菌
生坚果类	黑曲霉，黄曲霉
黑胡椒或香料	曲霉菌属
生贝壳类或寿司	创伤弧菌，诺瓦克病毒
瓶装水	假单胞菌属，噬纤维菌属，弯曲菌属
冷或冰的熟食	李斯特菌属
制冰机	铜绿假单胞菌，嗜麦芽窄食单胞菌

的生存率及复发率无显著性差异，总生存率都约为 6 个月。毒性反应相似，但伏立康唑组有减少曲霉菌感染及经验用药的趋势[182]。基于它在中性粒细胞减少症患者中的预防效果，泊沙康唑也被用于 HCT 的霉菌预防[183]。但用于 HCT 中的数据非常有限。2 种唑类药物均影响 CYP3A4 同工酶，它们与钙调神经磷酸酶抑制剂一起使用需要严格的监测。更广谱的唑类的使用也导致了突破性接合菌感染的发展，尤其是伏立康唑的使用[184]。

棘白菌素也被用于 HCT 中预防更广泛的酵母菌和霉菌感染。对接受 HCT 的患者行米卡芬净（每 24 小时静脉注射 50mg）和氟康唑（每 24 小时静脉注射 400mg）双盲随机对照试验。试验总体成功定义为治疗结束后无可疑的、确诊的或可能的系统性真菌感染或移植后 4 周内无确诊或可能的系统性真菌感染。米卡芬净较氟康唑的总体有效率更高（80.0% vs. 73.5%，$p = 0.03$）。使用米卡芬净后，曲霉菌感染发生率更少。患者对药物的耐受性相似[185]。

单纯性疱疹病毒和水痘带状疱疹病毒的防治

案例101-6,问题2：按照惯例,在移植前需要进行体检筛查,S. D. 被检查出 HSV 血清反应阳性(≥1. 11 指标值)并且 VZV 血清反应也为阳性(≥1 指标值),这将对她的治疗有什么影响?

超过70%的 HSV 血清反应阳性的患者,在清髓性异基因 HCT 后将会经历 HSV 病毒再激活[186]。阿昔洛韦被用于 HSV 血清反应阳性且即将接受自体或异基因 HCT 患者,用来预防 HSV 病毒的再激活[4,187]。阿昔洛韦的剂量范围较广,通常是为每8小时静脉注射250mg/m²,而口服给药的剂量范围从600~1 600mg/d[4]。阿昔洛韦预防治疗的持续时间,从移植后30~365日或更长时间不等,持续时间的长短依赖于 HCT 类型和其他风险因素。伐昔洛韦是阿昔洛韦的前体药,生物利用度大大提高,并能达到足够的血药浓度来防治伴有的黏膜炎和胃肠道反应的急性 GVHD 的 HSV 病毒感染[188]。伐昔洛韦预防用量通常是每12小时口服500mg[189,190]。

带状疱疹血清反应阳性的患者有发展成带状疱疹的风险,尤其是在移植术后100日[191]。预防用阿昔洛韦降低了 VZV 病毒再激活的风险[192]。在预防 HSV 病毒再激活的同时,VZV 病毒预防用药的最佳持续使用时间还存在争议,通常是持续用药至移植后365日或更长时间。

通常 HSV 和 VZV 血清反应阴性的患者很少呈现 HSV 和 VZV 病毒感染的症状,因此不需要预防使用阿昔洛韦。如果 HSV 感染发生,常出现口腔、鼻唇或生殖器黏膜的机体损伤,可以使用阿昔洛韦标准剂量来治疗。

因为 S. D. 的 HSV 和 VZV 血清反应阳性,有再激活的风险,故每日2次口服阿昔洛韦400mg,移植前4日开始服用直到中性粒细胞增至2 500/μl 并维持至少2日。

巨细胞病毒病的防治

案例101-6,问题3：S. D. 的 CMV 血清学反应也为阳性,这个结果意味着什么,什么方法可预防 CMV 的再激活?

CMV 能够在初次暴露后产生终身潜伏性感染。对于免疫功能不全的患者,该病毒可再度激活,导致无症状传染或发展成 CMV 病。接对 HCT 受体,发生 CMV 感染(定义为虽然没有临床症状,但能从任何体液中分离到病毒,检测到病毒蛋白或核酸)的概率在15%~60%,患 CMV 病(症状和体征同 CMV 病毒感染组织后的症状一致)的概率在20%~35%。接受异基因 HCT 后发生 CMV 病最常见的临床表现有肺炎、发热和胃肠道感染[193]。

CMV 血清反应阴性的 HCT 患者,只要选择同样为 CMV 血清反应阴性的供体,并且只接受 CMV 血清反应阴性供体所捐赠的血液,初次 CMV 感染或 CMV 病即可被阻止。这些患者不需要使用预防 CMV 病毒的药物。那些自身 CMV 血清反应阳性或接受了 CMV 血清反应阳性的供体

血液的患者,抗病毒药物对减少 CMV 激活或二次感染相关的发病率是必不可少的。有2个常用总体策略。普通的预防方式包括给予更昔洛韦从移植时直到大约移植后第100日。此方法相较于安慰剂,明显降低了 CMV 感染和 CMV 病的发生概率[194]。然而,更昔洛韦的预防性使用导致30%的患者发生中性粒细胞减少症,增加了侵袭性细菌和真菌感染的风险[194,195]。更昔洛韦导致的二次中性粒细胞减少,使得抗病毒治疗终止或每日给予非格司亭(或1周几次)来保证有足够的中性粒细胞数量。防治 CMV 病的其他策略还有早期预防治疗或风险调整治疗[188,196]。只有通过病毒培养鉴定出血液中 CMV 病毒抗原(如 pp65)或使用 PCR 的方法检测到病毒核酸,监测到 CMV 的早期激活,才能给予患者这些治疗方法。仅对具有 CMV 病高风险的 HCT 患者,选择性的使用早期预防用药更昔洛韦[197-199]。基于抗原检测的早期预防治疗与一般的更昔洛韦治疗有效性相当,但可减少 CMV 所致的死亡率[195,200-203]。更昔洛韦的用量为,每12小时静脉注射5mg/kg,持续7~14日,随后每日1次静脉注射5mg/kg,持续2~3周,直到最后一次在血中检测到抗原或移植后第100日[4]。早期预防疗法可限制患者暴露于更昔洛韦的毒性作用中,同时节约总成本[191]。最近有数据显示口服缬更昔洛韦相较于更昔洛韦,是更安全有效的早期预防疗法[204,205]。膦甲酸可能也会被用来替代更昔洛韦,但会导致肾毒性和电解质丢失[203,206]。当开始使用膦甲酸时,必须监测和纠正电解质与液体平衡。

西多福韦可用于治疗 HCT 患者的 CMV 感染,但对更昔洛韦和膦甲酸治疗失败的患者疗效亦欠佳[207]。剂量相关性肾功能损伤限制了患者使用西多福韦。给药1~2次后即可观察到肾损伤[207]。西多福韦的非常用剂量在临床应用中有效。需常规监测肾功能、电解质、白细胞和眼内压。

移植前 CMV 血清反应阳性的自体 HCT 患者,应接受上述早期预防性的抗病毒治疗[4,208]。非清髓性或低强度的 HCT 患者也需要接受早期预防性抗病毒治疗。因为宿主 T 细胞会在清髓性或低强度预处理方案患者的外周血中存在6个月,它们的存在可能在 CMV 早期为宿主提供保护。一项配对研究比较了在清髓性和非清髓性 HCT 患者中,CMV 感染的发生率和结局,显示尽管两者出现 CMV 抗原血症的时间一致,但接受非清髓性 HCT 患者在早期较少患 CMV 病[209]。两者在1年内 CMV 的发病率相似,这说明接受非清髓性相较于清髓性 HCT 患者在移植后期(移植术后100日以后)患 CMV 的概率增大[209]。由此得出,非清髓性 HCT 患者同样需要行早期预防性治疗,还应在 HCT 后1年内,持续对 CMV 抗原血症患者进行监测[209,210]。

移植后第20日,S. D. 的中性粒细胞绝对计数恢复到1 000/μl,移植后第32日,每周以 PCR 方法进行监测的血样显示 CMV 阳性。开始早期预防性使用更昔洛韦,每12小时静脉注射5mg/kg,维持12周,随后继续每日1次静脉注射5mg/kg。经过3周治疗,对 S. D. 的监测结果显示 CMV 阴性,停止使用更昔洛韦。每周监测血样至移植后第100日。若血样监测显示 CMV 再次激活需重新开始使用

更昔洛韦。

曲霉菌感染的诊断与治疗

风险因素

案例 101-7

问题 1: A. W. ,男,15 岁,体重 60kg,身高 165cm,急性淋巴细胞白血病。第 3 次行匹配的、非血缘供体的、非清髓性 PBPC 移植。移植后第 79 日。他的临床体征为体温 39℃,有 3 日不明原因的咳嗽史。重要病史有与皮肤和 GI 相关的 GVHD 病(现正使用环孢素、麦考酚酸酯和泼尼松),还有因蒽环类药物暴露导致的充血性心力衰竭。A. W. 有低度的恶心和低镁血症,需要每日静脉给予含镁的药物。相关的实验室参考值如下:

钠:138mmol/L

钾:4.2mmol/L

氯:100mmol/L

二氧化碳:23mmol/L

血尿素氮:18mg/dl

肌酐:0.8mg/dl

总胆红素:0.6mg/dl

镁:1.5mg/dl

白细胞计数:3 500/μl

血小板计数:78 000/μl

绝对中性粒细胞计数:1 810/μl

血红蛋白:10.8g/dl

在 HCT 前,A. W. 的 CMV 和 HSV 血清学反应均呈阳性。口服药物包括每 12 小时环孢素 275mg,每 12 小时吗替麦考酯 900mg,每日早晚各服泼尼松 60mg、12.5mg,每周一和周二各服用 160mg 和 800mg 甲氧苄啶/磺胺甲噁唑,每日早上氟康唑 400mg,伐昔洛韦 500mg 每日 2 次,地高辛每 12 小时 0.125mg,依那普利每 12 小时 10mg,还有每日早上 1 粒维生素。

体格检查显示,A. W 呈现出慢性病容并伴有满月脸,皮肤干燥起屑,有胸膜摩擦音,毛发稀疏。对他进行了血培养、尿液分析及胸部 X 线检查。胸部 X 线显示其胸部有疑似因真菌而形成的几处小空洞病灶。他被要求做进一步检查来确诊是否有曲霉菌感染。A. W. 有哪些曲霉菌感染的高危因素?

侵袭性霉菌(大多是曲霉菌,也有镰刀菌、丝孢菌和接合菌)增加了自体或异基因 HCT 后的感染发病率和死亡率。导致此趋势的因素包括:①之前所述抵抗细菌和病毒感染的多种有效预防治疗,增加了曲霉菌的增生机会;②氟康唑的预防使用降低了白色念珠菌血症的发病率,降低了白色念珠菌相关疾病的致死率[178-180,211,212]。据报道,HCT受体中曲霉菌的感染率上升到 26%,侵袭性曲霉菌(invasive aspergillosis,IA)的致死率达 74%~92%[185]。

侵袭性真菌感染发生的几个风险因素已被确定[211,212]。中性粒细胞对宿主的防御起关键性作用,HCT

后,持续的中性粒细胞减少症无论在何阶段均被认为是预示感染最重要的指标[181,211]。GVHD(急性或慢性)及皮质类固醇治疗也是重要的风险因素,尤其是曲霉菌感染,推测这大概是由于中性粒细胞功能紊乱造成[185,211-213]。另外,从 20 世纪 90 年代早期开始,为了预防移植患者感染念珠菌而广泛使用氟康唑(400mg/d)治疗,已导致 IA 发病率的大幅增长,以及耐氟康唑念珠菌(如克柔假丝酵母、光滑念珠菌)的大量增加[211,213,214]。

A. W. 因 GVHD 接受皮质类固醇治疗,同时预防性使用氟康唑。这些治疗增加了 A. W. 发生 IA 的风险。

治疗

案例 101-7,问题 2: A. W. 接受了支气管肺泡灌洗来确定他的肺炎是否由病原体入侵导致。对收集的灌洗液进行病理检查,发现有横膈,有分支菌丝,培养更加确证了是烟曲霉菌感染。CT 断层扫描否定肺外受累。曲霉菌通常是如何诊断的? 治疗这种感染的药物有哪些?

IA 的早期诊断和治疗,依赖于从疑似感染部位取组织或分泌物进行检查,并积极进行侵入性的抗真菌治疗,可以改善患者的生存率[215]。虽然下呼吸道感染时常作为感染的主要部位,曲霉菌也可侵入血管并随血液流动散布到其他器官,包括脑部、肝脏、肾脏、脾脏和皮肤[191]。对脑部、胸部、腹部和盆腔进行计算机断层扫描可以协助评估疾病发展、治疗方案选择及整个预后。对呼吸道分泌物进行培养对曲霉菌的诊断缺乏敏感性,而患者身体状况可能使得侵入性诊断过程无法进行。很多临床医生采用欧洲研究治疗癌症机构的标准来诊断确定的、可能的和可疑的 IA[216]。

新的诊断试验以检测到真菌抗原或真菌代谢物为准,如检测半乳甘露聚糖、1,3-β-D-葡聚糖,以及 PCR 法检测真菌 DNA 等。半乳甘露聚糖是曲霉菌细胞壁的多糖组分,并在真菌生长时释放。用酶联免疫法(enzyme-linked immunoassay,GM-EIA)检测半乳甘露聚糖,已成为早期曲霉菌感染诊断的具有一定灵敏度和特异性的方法。这项检测不仅可使用血清标本也可以用支气管肺泡灌洗液或脑脊液标本。既往抗真菌治疗而导致 GM-EIA 结果可能产生假阴性,而抗菌药(如哌拉西林或他唑巴坦)会导致假阳性[185,217]。

抗真菌药物

HCT 后合并 IA 的患者的预后通常很不好,患者 1 年存活率约为 20%[211]。成功的治疗不仅依赖于加强抗真菌治疗,还取决于患者自身免疫功能的恢复和/或减弱免疫抑制[215,218]。传统的两性霉素 B(conventional amphotericin B,c-AmB),是 IA 抗真菌治疗的传统金标准药物。仅使用 c-AmB 单一疗法的反应率在 28%~51%,这主要取决于潜在免疫抑制的严重强度。然而,65%有反应的患者最

225

第 101 章 造血干细胞移植

终死于感染[215]。庆幸的是，两性霉素 B 脂质体、广谱三唑类和棘白菌素类药物可用来替代 c-AmB。侵袭性曲霉病的治疗已经从使用两性霉素转向使用广谱唑类进行治疗。

3 种广谱三唑类药物(伊曲康唑、伏立康唑、泊沙康唑)可以用于治疗难治性或难以耐受两性霉素 B 的患者。早期被用于对两性霉素 B 治疗无反应的 IA 患者，27% 的患者使用伊曲康唑完全治愈，35% 的患者获得缓解[219]。对 HCT 及免疫功能不全患者的疗效相似。不幸的是，伊曲康唑胶囊难以吸收，而静脉给药又容易沉淀在血管壁[218]。另外，伊曲康唑可抑制 CYP 酶亚型的活性，并抑制患者的心肌收缩[220,221]。

伏立康唑于 2002 年批准上市。伏立康唑的口服生物利用度得到很好改善(96%)。对免疫功能不全的 IA 患者，分别给予伏立康唑和两性霉素 B 作为首选治疗，开展随机非双盲临床试验[222]。这项试验的主要目的是为了证实，对疑似或确诊为 IA 的患者，经过 12 周治疗后，同两性霉素 B 相比较，伏立康唑的疗效并非处于劣势。伏立康唑的给药方案为每 12 小时静脉注射 6mg/kg，持续 2 日，然后每 12 小时静脉注射 4mg/kg，持续 7 日，随后每 12 小时口服 200mg。c-AmB 的给药方案为 1～1.5mg/(kg·d)。对治疗失败或难以耐受的患者给予其他的抗真菌药。对使用伏立康唑的 144 名患者进行评估，有 76 人(52.8%)部分或完全有效，而使用 c-Amb 的患者，133 名患者中有 42 人(31.6%)部分或完全有效。伏立康唑对患者进行治疗的持续中位时间数为 77 日，144 人中有 52 人又选用了其他药。比较之下，使用 c-AmB 治疗患者的持续中位时间数为 10 日，133 人中有 107 人又选用了其他的药(通常为两性霉素 B 的脂质衍生物药)。12 周存活率，伏立康唑组为 70.8%，c-Amb 组为 57.9%(P=0.02)。结果显示对于伴有 IA 的免疫功能不全患者，如 HCT 患者，使用伏立康唑较 c-AmB 有更好疗效和更高存活率。伏立康唑相关的毒副反应也较小，然而，应密切监测由于 P450 3A4 抑制引起的药物相互作用。

泊沙康唑是一种新型广谱三唑类药物，有口服混悬液、片剂和静脉注射制剂。与片剂相比，混悬剂的吸收率更多变。在所有有效的三唑类药物中，泊沙康唑有最小的抗曲霉菌抑菌浓度，包括土曲霉。它是唯一能有效抑制接合菌的三唑类药物。临床上，目前泊沙康唑的使用经验较有限。然而，在一项非盲的外部对照试验中显示，对难治性 IA 或难以耐受其他药物治疗的患者使用泊沙康唑治疗，可完全治愈的概率在 42%，而用对照药物只有 26%(P=0.006)[223]。

棘白菌素类抗真菌药(卡泊芬净、米卡芬净、阿尼芬净)能抑制真菌细胞壁重要成分 β-(1,3)-葡聚糖的合成。没有前瞻性随机试验记录棘白菌素类药物作为初始治疗用于 IA 的疗效，只有卡泊芬净用于挽救治疗的疗效被证实。在一项非盲非对照试验中，对至少经过 7 日抗真菌治疗但发生失败或耐受的 67 名 IA 患者，给予卡泊芬净，并评估其

疗效[224]。卡泊芬净用法为第 1 日静脉注射 70mg，随后以 50mg/d 静脉注射持续给药。在被评估的 63 人中，26 个人(43%)对治疗有效。52 人中 26 名(50%)患者在接受至少 7 日的治疗后好转。在另一项非盲非对照试验中，Denning 等对疑似或确诊为 IA 的患者，给予单独或联合应用米卡芬净，并评估了该药的安全性和药效性。225 人中 80 名患者(35.6%)的病情好转。大多数患者接受了联合用药，对 34 名使用单药的患者疗效相似[225]。两性霉素 B 不再是治疗侵袭性曲霉菌病的一线疗法。它通常预留给霉菌感染的患者，如耐唑类药物的隐球菌。

总的来说，用以治疗 IA 的药物在过去 10 年得到了很大发展。尽管一些专家依然认为伏立康唑应作为首选药，但考虑到获得性耐药的问题，对其应用仍存在很大争议，因对其他曲霉菌的选择性作用及对药物不良反应的耐受性仍缺乏明确的研究。对患者的个体化治疗应基于治疗反应、耐受性和费用。

抗真菌药物的毒性、抗真菌治疗疗程和联合抗真菌治疗

> **案例 101-7，问题 3**：A.W. 开始使用伏立康唑，每 12 小时静脉注射 6mg/kg，维持治疗 2 日，随后每 12 小时静脉注射 4mg/kg，持续给药，在第 1 日，同时静脉注射卡泊芬净 70mg，随后以 50mg/d 静脉注射持续给药。唑类治疗预期有哪些毒性？联合给药的依据是什么？如何监测患者指标？A.W. 应该接受多久的抗真菌治疗？

根据报道，伏立康唑的常见毒性包括可逆性的视力障碍(视力模糊、颜色感知的改变、畏光、幻视)、皮肤反应(皮疹、瘙痒症、光敏性)、肝脏释放的转氨酶和碱性磷酸酶升高、恶心、头痛[222,226,227]。卡泊芬净与之相较，不良反应较少。常见的有静脉刺激和头痛，组胺释放导致的皮肤过敏反应(发红、红斑、水疱)。使用卡泊芬净后大概有 6% 的患者出现肝脏转氨酶升高[224]。应对 A.W. 的肝功能指标进行监测并让其知晓使用伏立康唑有可能引起视觉相关的不良反应。已知唑类也是 CYP3A4 同工酶的抑制剂，因此，还必须监测药物相互作用。在接受异基因 HCT 的患者中观察到的主要相互作用是钙调神经磷酸酶抑制剂水平的增加，故需要密切监护。

数据显示对 IA 患者联合使用三唑类和棘白菌素类可改善疗效，多烯类药物较少用于 IA 治疗。但体外和动物实验数据显示，棘白菌素类与伏立康唑或多烯类联合用药时均存在协同作用[228-231]。考虑到伴严重免疫功能不全的 IA 患者总体预后不良，很多医生为患者选择联合用药方案。因此对 A.W. 来说，伏立康唑与卡泊芬净的联合用药是合理选择。

抗真菌治疗侵袭性曲霉病的最佳持续时间尚未确定[218]。重点应结合患者的免疫系统状况和对治疗的反应程度。很多临床医生倾向于给予持续的侵入性抗真菌治

疗,直到从放射学上证实感染病灶得到稳定,再给予小剂量的维持治疗(如单药口服伏立康唑),直到患者的自主免疫功能恢复。对于 IA 患者进行为期数月的抗真菌治疗以获得有效管理是不常见的。

肺囊虫病的预防

案例 101-7,问题 4:A. W. 正服用甲氧苄啶/磺胺甲噁唑,一种 2 药联合的复方制剂,在周一和周二均每日 2 次口服。这种药物治疗的原理是什么?

对于接受异基因 HCT 的患者来说,肺囊虫是导致肺囊虫病(*Pneumocystis* pneumonia,PCP)的常见病原体。PCP 是一种潜在致死性的感染,因此,需按照惯例对其进行预防。最适宜的预防用药还不明确,但大多数医疗机构使用甲氧苄啶/磺胺甲噁唑对 PCP 进行预防[4]。氨苯砜和雾化喷他脒被用来作为对磺胺类药物过敏或不能耐受甲氧苄啶/磺胺甲噁唑(如血液毒性)治疗的替代药。PCP 预防治疗常在患者中性粒细胞数恢复后开始,因为 PCP 常发生于细胞移植后,和甲氧苄啶/磺胺甲噁唑有潜在的免疫抑制作用。应对发生不明原因中性粒细胞减少和血小板减少的患者给予密切监测。

造血干细胞移植后的生存问题

案例 101-8

问题 1:H. O. ,32 岁,女性。10 多年前,在 21 岁时因慢性 CML 行 BMT。术前行白消安联合环磷酰胺预处理,供体来自 HLA 匹配的同胞捐赠者。目前已痊愈,已有 9 年未发生慢性 GVHD。现在唯一接受的治疗是每日口服 1 次多种维生素片剂。对于 H. O. 来说,癌症存活后有哪些需要考虑的问题?

有很大部分比例的 HCT 患者可达到无瘤生存,但从长期来看,癌症治疗还是对长期的生理和情感发展造成了风险[2]。因为大部分长期 HCT 存活患者不再受到 HCT 中心的监护,他们的卫生保健提供者可能不熟悉 HCT 的复杂性。为了协助长期 HCT 患者的临床护理,预防和监测的实践建议推荐用于成人或儿童 HCT 生存者[232,233]。这些指南是协助 HCT 患者获得医疗保健。以下内容包括对长期 HCT 存活者可能并发症的多种考虑[232-234]。长期 HCT 存活的患者需定期监测,包括肝脏、呼吸系统、内分泌功能、眼

睛、骨骼、神经系统、肾、血管,以及对免疫系统、次生恶性新生物、GVHD 或放疗导致的口腔并发症。还应评估 HCT 幸存者的社会心理健康状况。

即使在停止免疫抑制治疗后,免疫功能需要 2 年多才能恢复[235]。GVHD 的治疗加剧了免疫功能缺陷,必须警惕并预防感染并发症。应快速评估发热并阻止致命的感染。接受 HCT 治疗,同时也失去了可通过疫苗来预防疾病的保护性抗体。因此,HCT 生存者需针对特定的感染性疾病重新接种疫苗,并在接种前评估风险。

HCT 生存者有极高的患继发性恶性肿瘤的风险[2]。异基因 HCT 后,皮肤癌、口腔黏膜癌、脑瘤、甲状腺瘤和骨癌的发病率增高,非霍奇金淋巴瘤患者接受自体 HCT 后,骨髓发育不良和急性淋巴细胞白血病的发病风险也升高[2]。幸存者应避免致癌物(如烟草)并无限期地筛查继发性恶性肿瘤[2]。预处理方案、感染并发症(无论是自体或异基因移植)和移植术后免疫抑制(仅限异基因移植),可能导致终末器官的长期受损[232,234]。例如内分泌功能紊乱,甲状腺、性腺及生长速度常受影响[232,233]。肾上腺皮质功能不全,由于长期使用皮质类固醇药物治疗 GVHD 所致。不孕症,因联合应用烷化剂和放疗,常见于清髓性 HCT 后。男性患者常发生无精子症,而化疗诱导女性患者进入更年期[2]。然而,HCT 后还是可以怀孕[2]。60% 以上的 HCT 患者有骨量减少,最有可能是因性腺功能紊乱和使用皮质类固醇药物所致,皮质类固醇药物还可致缺血性坏死的发生[236]。15%～40% 的 HCT 存活者会发生多种原因所致的肺功能不全,可表现为多种症状(如慢性阻塞性肺疾病)[236]。HCT 患者感染肝炎病毒,通常由输血导致,或者更常见的受体或供体为肝炎肝病毒携带者。慢性丙型肝炎的感染率在 5%～70%[237]。因此,肝硬化及其并发症成为 HCT 晚期一种重要的合并症[237]。肝功能损伤也会源于铁超载,铁超载继发于 HCT 前清髓性预处理后多次输注浓缩红细胞。秃头症是白消安联合环磷酰胺的常见迟发反应,同样环磷酰胺联合全身放疗会引起白内障[75]。

应常规对 H. O. 监测疾病复发和慢性 GVHD 症状。为了降低感染并发症的风险,她应该被告知在出现发热或其他感染征兆时如何尽快获得医疗帮助,在清髓性 HCT 后,她应再次接种疫苗。应定期规律评估终末器官功能,包括肾脏、肝脏、甲状腺及卵巢功能。还应监测其骨密度,告知 H. O. 采取预防骨质流失的治疗措施(如补钙)。除了对 H. O. 行标准的癌症筛查外,还应密切监测继发性恶性肿瘤的发生[2]。

(李冬艳 译,桂玲、陈炜 校,杜光 审)

参考文献

1. Pasquini MC, Wang Z. Current use and outcome of hematopoietic stem cell transplantation: CIBMTR Summary Slides. Center for International Blood and Marrow Transplant Research. http://www.cibmtr.org/ReferenceCenter/SlidesReports/SummarySlides/pages/index.aspx. Accessed August 8, 2015.

2. Copelan EA. Hematopoietic stem-cell transplantation. *N Engl J Med*. 2006;354:1813.

3. Baron F, Storb R. Allogeneic hematopoietic cell transplantation following nonmyeloablative conditioning as treatment for hematologic malignancies and inherited blood disorders. *Mol Ther*. 2006;13:26.

4. Guidelines for preventing opportunistic infections among hematopoietic stem cell transplant recipients. *MMWR Recomm Rep*. 2000;49:1.

5. Anderlini P, Champlin R. Use of filgrastim for stem cell mobilisation and transplantation in high-dose cancer chemotherapy. *Drugs*. 2002;62(Suppl 1):79.

6. Vaughan W et al. The principles and overview of autologous hematopoietic stem cell transplantation. *Cancer Treat Res*. 2009;144:23

7. National Comprehensive Cancer Network (NCCN). NCCN clinical practice guidelines in oncology: non-Hodgkin's lymphoma. Version 2.2011.

8. Philip T et al. Autologous bone marrow transplantation as compared with salvage chemotherapy in relapses of chemotherapy-sensitive non-Hodgkin's lymphoma. *N Engl J Med*. 1995;333:1540.

9. Le Gouill S et al. Impact of the use of autologous stem cell transplantation at first relapse both in naive and previously rituximab exposed follicular lymphoma patients treated in the GELA/GOELAMS FL2000 study. *Haematologica*. 2011;96:1128.

10. Mounier N et al. High-dose therapy and autologous stem cell transplantation in first relapse for diffuse large B cell lymphoma in the rituximab era: an analysis based on data from the European Blood and Marrow Transplantation Registry. *Biol Blood Marrow Transplant*. 2012;18(5):788–793

11. Shea TC, DiPersio JF. Mobilization of autologous peripheral blood hematopoietic cells for cellular therapy. In: Blume KG et al, eds. *Thomas' Hematopoietic Cell Transplantation*. 4th ed. Malden, MA: Blackwell; 2009:590.

12. Schmitz N, Barrett J. Optimizing engraftment—source and dose of stem cells. *Semin Hematol*. 2002;39:3.

13. Rowley SD. Cryopreservation of hematopoietic cells. In: Blume KG et al, eds. *Thomas' Hematopoietic Cell Transplantation*. 4th ed. Malden, MA: Blackwell; 2009:631.

14. Smith TJ et al. 2006 Update of recommendations for the use of white blood cell growth factors: evidence-based clinical practice guidelines. American Society of Clinical Oncology Growth Factors Expert Panel. *J Clin Oncol*. 2006;24:3187.

15. Brave M et al. FDA review summary: mozobil in combination with granulocyte colony-stimulating factor to mobilize hematopoietic stem cells to the peripheral blood for collection and subsequent autologous transplantation. *Oncology*. 2010;78:282.

16. Comenzo R et al. Large-volume leukapheresis for collection of mononuclear cells for hematopoietic rescue in Hodgkin's disease. *Transfusion*. 1991;31(4):327–332.

17. Figueres E et al. Analysis of parameters affecting engraftment in children undergoing autologous peripheral blood stem cell transplants. *Bone Marrow Transplant*. 2000;25:583.

18. Eder JP et al. A phase I–II study of cyclophosphamide, thiotepa, and carboplatin with autologous bone marrow transplantation in solid tumor patients. *J Clin Oncol*. 1990;8:1239.

19. McDonald GB et al. Cyclophosphamide metabolism, liver toxicity, and mortality following hematopoietic stem cell transplantation. *Blood*. 2003;101:2043.

20. Clift RA et al. Marrow transplantation for patients in accelerated phase of chronic myeloid leukemia. *Blood*. 1994;84:4368.

21. IV Busulfex (busulfan) injection [package insert]. Fremont, CA; PDL Bio Pharma, Inc; 2006. http://www.busulfex.com/0608L-0078A_Otsuka_IVBUSULFEXJniection_PLpdf. Accessed December 19, 2010.

22. Radich JP et al. HLA-matched related hematopoietic cell transplantation for CML chronic phase using a targeted busulfan and cyclophosphamide preparative regimen. *Blood*. 2003;102:31.31

23. Argiris A et al. High-dose BEAM chemotherapy with autologous peripheral blood progenitor-cell transplantation for unselected patients with primary refractory or relapsed Hodgkin's disease. *Ann Oncol*. 2000;11:665.

24. Meisenberg BR et al. Outpatient high-dose chemotherapy with autologous stem-cell rescue for hematologic and nonhematologic malignancies. *J Clin Oncol*. 1997;15:11.

25. Rizzo JD et al. Outpatient-based bone marrow transplantation for hematologic malignancies: cost saving or cost shifting? *J Clin Oncol*. 1999;17:2811.

26. Gilbert C et al. Sequential prophylactic oral and empiric once-daily parenteral antibiotics for neutropenia and fever after high-dose chemotherapy and autologous bone marrow support. *J Clin Oncol*. 1994;12:1005.

27. Gisselbrecht C et al. Placebo-controlled phase III trial of lenograstim in bone-marrow transplantation [published correction appears in *Lancet*. 1994;343:804]. *Lancet*. 1994; 343:696.

28. Greenberg P et al. GM-CSF accelerates neutrophil recovery after autologous hematopoietic stem cell transplantation. *Bone Marrow Transplant*. 1996;18:1057.

29. Rabinowe SN et al. Long-term follow-up of a phase III study of recombinant human granulocyte-macrophage colony stimulating factor after autologous bone marrow transplantation for lymphoid malignancies. *Blood*. 1993;81:1903.

30. Klumpp TR et al. Granulocyte colony-stimulating factor accelerates neutrophil engraftment following peripheral blood stem-cell transplantation: a prospective, randomized trial. *J Clin Oncol*. 1995;13:1323.

31. Spitzer G et al. Randomized study of growth factors postperipheral-blood stem-cell transplant: neutrophil recovery is improved with modest clinical benefit. *J Clin Oncol*. 1994;12:661.

32. Cortelazzo S et al. Granulocyte colony-stimulating factor following peripheral-blood progenitor-cell transplant in non-Hodgkin's lymphoma. *J Clin Oncol*. 1995;13:935.

33. Legros M et al. rhGM-CSF vs. placebo following rhGM-CSF-mobilized PBPC transplantation: a phase III double-blind randomized trial. *Bone Marrow Transplant*. 1997;19(23):209.

34. Powles R et al. Human recombinant GM-CSF in allogeneic bone-marrow transplantation for leukaemia: double-blind, placebo-controlled trial. *Lancet*. 1990;336:1417.

35. Estey EH. Treatment of acute myelogenous leukemia. *Oncology (Williston Park)*. 2002;16:343.

36. National Comprehensive Cancer Network (NCCN). NCCN clinical practice guidelines. oncology: acute myeloid leukemia. Version 2.2011.

37. Erlich HA et al. HLA DNA typing and transplantation. *Immunity*. 2001;14:347.

38. Mickelson E, Petersdorf EW. Histocompatibility. In: Blume KG et al, eds. *Thomas' Hematopoietic Cell Transplantation*. 4th ed. Malden, MA: Blackwell; 2009:145.

39. Speiser DE et al. High resolution HLA matching associated with decreased mortality after unrelated bone marrow transplantation. *Blood*. 1996;87:4455–4462.

40. Davies SM et al. Engraftment and survival after unrelated donor bone marrow transplantation: a report from the national marrow donor program. *Blood*. 2000;96:4096.

41. Weisdorf DJ et al. Allogeneic bone marrow transplantation for chronic myelogenous leukemia: comparative analysis of unrelated versus matched sibling donor transplantation. *Blood*. 2002;99:1971.

42. Anasetti C et al. Improving availability and safety of unrelated donor transplants. *Curr Opin Oncol*. 2000;12:121.

43. Morishima Y et al. The clinical significance of human leukocyte antigen (HLA) allele compatibility in patients receiving a marrow transplant from serologically HLA-A, HLA-B, and HLA-DR matched unrelated donors. *Blood*. 2002;99:4200.

44. Sierra J, Anasetti C. Hematopoietic transplantation from adult unrelated donors. *Curr Opin Organ Transplant*. 2003;8:99.

45. Sage D. My approach to the immunogenetics of haematopoietic stem cell transplant matching. *J Clin Pathol*. 2010; 63:194.

46. Pidala J et al. Nonpermissive HLA-DPB1 mismatch increases mortality after myeloablative unrelated allogeneic hematopoietic cell transplantation. *Blood*. 2014;124(16):2596–2606.

47. O'Donnell MR. Blood group incompatibilities and hemolytic complications of hematopoietic cell transplantation. In: Blume KG et al, eds. *Thomas' Hematopoietic Cell Transplantation*. 4th ed. Malden, MA: Blackwell; 2009:1219.

48. Rowley SD et al. Experiences of donors enrolled in a randomized study of allogeneic bone marrow or peripheral blood stem cell transplantation. *Blood*. 2001;97:2541.

49. Schmitz N. Peripheral blood hematopoietic cells for allogeneic transplantation. In: Blume KG et al, eds. *Thomas' Hematopoietic Cell Transplantation*. 4th ed. Malden, MA: Blackwell; 2009:618.

50. Bittencourt H et al. Association of CD34 cell dose with hematopoietic recovery, infections, and other outcomes after HLA-identical sibling bone marrow transplantation. *Blood*. 2002;99:2726.

51. Stem Cell Trialists' Collaborative Group. Allogeneic peripheral blood stem-cell compared withbone marrow transplantation in the management of hematologic malignancies: an individual patient data meta-analysis of nine randomized trials. *J Clin Oncol*. 2005;23:5074.

52. Brunstein CG, Wagner JE. Umbilical cord blood transplantation. In: Hoffman R et al, eds. *Hematology Basic Principles and Practice*. Philadelphia, PA:

Churchill Livingstone Elsevier; 2009:1643.

53. Broxmeyer HE, Smith FO. Cord blood hematopoietic cell transplantation. In: Blume KG et al, eds. *Thomas' Hematopoietic Cell Transplantation*. 4th ed. Malden, MA: Blackwell; 2009:559.

54. Wagner JE, Gluckman E. Umbilical cord blood transplantation: the first 20 years. *Semin Hematol*. 2010;47:3.

55. Rocha V et al. Improving outcomes of cord blood transplantation: HLA matching, cell dose and other graft- and transplantation-related factors. *Br J Haematol*. 2009;147:262.

56. Brunstein CG, Laughlin MJ. Extending cord blood transplant to adults: dealing with problems and results overall. *Semin Hematol*. 2010;47:86.

57. Barker JN et al. Transplantation of 2 partially HLA-matched umbilical cord blood units to enhance engraftment in adults with hematologic malignancy. *Blood*. 2005;105:1343.

58. Fernandez MN et al. Cord blood transplants: early recovery of neutrophils from co-transplanted sibling haploidentical progenitor cells and lack of engraftment of cultured cord blood cells, as ascertained by analysis of DNA polymorphisms. *Bone Marrow Transplant*. 2001;28:355.

59. Delaney C et al. Notch-mediated expansion of human cord blood progenitor cells capable of rapid myeloid reconstitution. *Nat Med*. 2010;16:232.

60. Brunstein CG et al. Intra-BM injection to enhance engraftment after myeloablative umbilical cord blood transplantation with two partially HLA-matched units. *Bone Marrow Transplant*. 2009;43:935.

61. Frassoni F et al. Direct intrabone transplant of unrelated cord-blood cells in acute leukaemia: a phase I/II study. *Lancet Oncol*. 2008;9:831.

62. Eapen M et al. Outcomes of transplantation of unrelated donor umbilical cord blood and bone marrow in children with acute leukaemia: a comparison study. *Lancet*. 2007;369:1947.

63. Ratajczak MZ et al. Modulation of the SDF-1-CXCR4 axis by the third complement component (C3)—implications for trafficking of CXCR4+ stem cells. *Exp Hematol*. 2006;34:986.

64. Eapen M et al. Effect of graft source on unrelated donor haemopoietic stem-cell transplantation in adults with acute leukaemia: a retrospective analysis. *Lancet Oncol*. 2010;11:653.

65. Brunstein CG et al. Allogeneic hematopoietic cell transplantation for hematological malignancy: relative risks and benefits of double umbilical cord blood. *Blood*. 2010;116:4693.

66. Ballen KK et al. Double unrelated reduced-intensity umbilical cord blood transplantation in adults. *Biol Blood Marrow Transplant*. 2007;13:82.

67. Brunstein CG et al. Umbilical cord blood transplantation after nonmyeloablative conditioning: impact on transplantation outcomes in 110 adults with hematologic disease. *Blood*. 2007;110:3064.

68. Weiden PL et al. Antileukemic effect of graft-versus-host disease in human recipients of allogeneic-marrow grafts. *N Engl J Med*. 1979;300:1068.

69. Weiden PL et al. Antileukemic effect of chronic graft-versus host disease: contribution to improved survival after allo- geneic marrow transplantation. *N Engl J Med*. 1981;304:1529.

70. Ho VT, Soiffer RJ. The history and future of T-cell depletion as graft-versus-host disease prophylaxis for allogeneic hematopoietic stem cell transplantation. *Blood*. 2001;98:3192.

71. Marmont AM et al. T-cell depletion of HLA-identical transplants in leukemia. *Blood*. 1991;78:2120.

72. MacKinnon S. Who may benefit from donor leucocyte in fusions after allogeneic stem cell transplantation? *Br J Haematol*. 2000;110:12.

73. Childs RW. Nonmyeloablative allogeneic peripheral blood stem-cell transplantation as immunotherapy for malignant diseases. *Cancer J*. 2000;6:179.

74. Vassal G et al. Is 600 mg/m^2 the optimal dosage of busulfan in children undergoing bone marrow transplantation? *Blood*. 1992;79:2475.

75. Socie G et al. Busulfan plus cyclophosphamide compared with total-body irradiation plus cyclophosphamide before marrow transplantation for myeloid leukemia: long-term follow-up of 4 randomized studies. *Blood*. 2001; 98:3569.

76. Balducci L, Extermann M. Cancer and aging. An evolving panorama. *Hematol Oncol Clin North Am*. 2000;14:1.

77. Center for International Blood and Marrow Transplant Research. Report on state of the art in blood and marrow transplantation. *IBMTR/ABMTR Newsl*. 2006;12:1.

78. Champlin R et al. Nonmyeloablative preparative regimens for allogeneic hematopoietic transplantation: biology and current indications. *Oncology (Williston Park)*. 2003;17:94.

79. Bryant E, Martin PJ. Documentation of engraftment and characterization of chimerism following hematopoietic cell transplantation. In: Blume KG et al, eds. *Thomas' Hematopoietic Cell Transplantation*. 3rd ed. Malden, MA: Blackwell; 2004:234.

80. Kristt D et al. Assessing quantitative chimerism longitudinally: technical considerations, clinical applications and routine feasibility. *Bone Marrow Transplant*. 2007;39:255.

81. Baron F et al. Kinetics of engraftment in patients with hematologic malignancies given allogeneic hematopoietic cell transplantation after nonmyeloablative conditioning. *Blood*. 2004;104:2254.

82. Deeg HJ et al. Optimization of allogeneic transplant conditioning: not the time for dogma. *Leukemia*. 2006;20:1701.

83. Van Besien K et al. Fludarabine, melphalan and alemtuzumab conditioning in adults with standard-risk advanced acute myeloid leukemia and myelodysplastic syndrome. *J Clin Oncol*. 2005;23:5728.

84. Maris MB et al. Allogeneic hematopoietic cell transplantation after fludarabine and 2 Gy total body irradiation for relapsed and refractory mantle cell lymphoma. *Blood*. 2004;104:3535.

85. Martin PJ et al. Effects of in vitro depletion of T cells in HLA-identical allogeneic marrow grafts. *Blood*. 1985;66:664.

86. Nash RA et al. Phase 3 study comparing methotrexate and tacrolimus with methotrexate and cyclosporine for prophylaxis of acute graft-versus-host disease after marrow transplantation from unrelated donors. *Blood*. 2000;96:2062.

87. Giralt S et al. Reduced-intensity conditioning for unrelated donor progenitor cell transplantation: long-term follow-up of the first 285 reported to the national marrow donor program. *Biol Blood Marrow Transplant*. 2007;13:844.

88. Rezvani AR et al. Prevention of graft-vs-host disease. *Expert Opin Pharmacother*. 2012;13:1737–1750

89. Openshaw H. Neurological complications of hematopoietic cell transplantation. In: Blume KG et al, eds. *Thomas' Hematopoietic Cell Transplantation*. 4th ed. Malden, MA: Blackwell; 2009:1653.

90. Tran HT et al. Individualizing high-dose oral busulfan: prospective dose adjustment in a pediatric population undergoing allogeneic stem cell transplantation for advanced hematologic malignancies. *Bone Marrow Transplant*. 2000;26:463.

91. McCune JS, Slattery JT. Pharmacological considerations of primary alkylators. In: Andersson B, Murray G, eds. *Clinically Relevant Resistance in Cancer Chemotherapy*. Boston, MA: Kluwer Academic; 2002:323.

92. Nguyen L et al. Intravenous busulfan in adults prior to haematopoietic stem cell transplantation: a population pharmacokinetic study. *Cancer Chemother Pharmacol*. 2006;57:191.

93. Ciurea SO, Andersson BJ. Busulfan in hematopoietic stem cell transplantation. *Biol Blood Marrow Transplant*. 2009;15: 523.

94. Shepherd JD et al. Mesna versus hyperhydration for the prevention of cyclophosphamide-induced hemorrhagic cystitis in bone marrow transplantation. *J Clin Oncol*. 1991;9:2016.

95. Cox PJ. Cyclophosphamide cystitis—identification of acrolein as the causative agent. *Biochem Pharmacol*. 1979;28: 2045.

96. Hensley ML et al. American Society of Clinical Oncology clinical practice guidelines for the use of chemotherapy and radiotherapy protectants. *J Clin Oncol*. 1999;17:3333.

97. Hows JM et al. Comparison of mesna with forced diuresis to prevent cyclophosphamide induced haemorrhagic cystitis in marrow transplantation: a prospective randomised study. *Br J Cancer*. 1984;50:753.

98. Vose JM et al. Mesna compared with continuous bladder irrigation as uroprotection during high-dose chemotherapy and transplantation: a randomized trial. *J Clin Oncol*. 1993;11:1306.

99. James CA et al. Pharmacokinetics of intravenous and oral sodium 2-mercaptoethane sulphonate (mesna) in normal subjects. *Br J Clin Pharmacol*. 1987;23:561.

100. Ren S et al. Pharmacokinetics of cyclophosphamide and its metabolites in bone marrow transplantation patients. *Clin Pharmacol Ther*. 1998;64:289.

101. Fleming RA et al. Urinary elimination of cyclophosphamide alkylating metabolites and free thiols following two administration schedules of high-dose cyclophosphamide and mesna. *Bone Marrow Transplant*. 1996;17:497.

102. Kris MG et al. American Society of Clinical Oncology guideline for antiemetics in oncology: update 2006 [published correction appears in *J Clin Oncol*. 2006;24:5341]. *J Clin Oncol*. 2006;24:1.

103. Cagnoni PJ et al. Modification of the pharmacokinetics of high-dose cyclophosphamide and cisplatin by antiemetics. *Bone Marrow Transplant*. 1999;24:1.

104. Gilbert CJ et al. Pharmacokinetic interaction between ondansetron and cyclophosphamide during high-dose chemotherapy for breast cancer. *Cancer Chemother Pharmacol*. 1998;42:497.

105. Strasser SI, McDonald GB. Gastrointestinal and hepatic complications. In: Blume KG et al, eds. *Thomas' Hematopoietic Cell Transplantation*. 4th ed. Malden, MA: Blackwell; 2009:1434.

106. Stiff P. Mucositis associated with stem cell transplantation: current status and innovative approaches to management. *Bone Marrow Transplant*. 2001;27(Suppl 2):S3.

107. Keefe DM et al. Updated clinical practice guidelines for the prevention and treatment of mucositis. *Cancer.* 2007;109: 820.

108. Spielberger R et al. Palifermin for oral mucositis after intensive therapy for hematologic cancers. *N Engl J Med.* 2004; 351:2590.

109. Ringden O et al. Treatment with granulocyte colony stimulating factor after allogeneic bone marrow transplantation for acute leukemia increases the risk of graft-versus host disease and death: a study from the Acute Leukemia Working Party of the European Group for Blood and Marrow Transplantation. *J Clin Oncol.* 2004;22;416.

110. Carreras E et al. Incidence and outcome of hepatic veno-occlusive disease after blood or marrow transplantation: A prospective cohort study of the European Group for Blood and Marrow Transplantation. *Blood.* 1998;92:3599–3604.

111. McDonald GB et al. Veno-occlusive disease of the liver and multiorgan failure after bone marrow transplantation: A cohort study of 355 patients. *Ann Int Med.* 1993;118:255–267.

112. Peters WP et al. Clinical and pharmacologic effects of high dose single agent busulfan with autologous bone marrow support in the treatment of solid tumors. *Cancer Res.* 1987;47:6402.

113. Mohty M et al. Sinusoidal obstructive syndrome / veno-occlusive disease: current situation and perspectives—a position statement from the European Society for Blood and Marrow Transplantation (EBMT). *Bone Marrow Transplant.* 2015;50:781–789.

114. Jones RJ et al. Venoocclusive disease of the liver following bone marrow transplantation. *Transplantation.* 1987;44:778–783.

115. Attal M et al. Prevention of hepatic veno-occlusive disease after bone marrow transplantation by continuous low dose heparin: a prospective, randomized trial. *Blood.* 1992;79:2834–2840.

116. Ruutu R et al. Ursodeoxycholic acid for the prevention of hepatice complications in allogeneic stem cell transplantation. *Blood.* 2002;100:1997–2083.

117. Richardson PG et al. Treatment of severe veno-occlusive disease with defibrotide: compassionate use results in response without significant toxicity in a high-risk population. *Blood.* 1998;92:737.

118. Chopra R et al. Defibrotide for the treatment of hepatic veno-occlusive disease: results of the European compassionate-use study. *Br J Haematol.* 2000;111:1122.

119. Richardson PG et al. Multi-institutional use of defibrotide in 88 patients after stem cell transplantation with severe venoocclusive disease and multisystem organ failure: response without significant toxicity in a high-risk population and factors predictive of outcome. *Blood.* 2002;100:4337.

120. Corbacioglu S et al. Stem cell transplantation in children with infantile osteopetrosis is associated with a high incidence of VOD, which could be prevented with defibrotide. *Bone Marrow Transplant.* 2006;38:547.

121. McSweeney PA et al. Hematopoietic cell transplantation in older patients with hematologic malignancies: replacing high-dose cytotoxic therapy with graft-versus-tumor effects. *Blood.* 2001;97:3390.

122. Wolff SN. Second hematopoietic stem cell transplantation for the treatment of graft failure, graft rejection or relapse after allogeneic transplantation. *Bone Marrow Transplant.* 2002;29:545.

123. Baron F, Sandmaier BM. Current status of hematopoietic stem cell transplantation after nonmyeloablative conditioning. *Curr Opin Hematol.* 2005;12:435.

124. Appelbaum FR. Haematopoietic cell transplantation as immunotherapy. *Nature.* 2001;411:385.

125. Welniak LA et al. Immunobiology of allogeneic hematopoietic stem cell transplantation. *Annu Rev Immunol.* 2007;25: 139.

126. Deeg HJ. How I treat refractory acute GVHD. *Blood.* 2007;109:4119.

127. Filipovich AH et al. National Institutes of Health consensus development project on criteria for clinical trials in chronic graft-versus-host disease: I. Diagnosis and staging working group report. *Biol Blood Marrow Transplant.* 2005;11: 945.

128. Tabbara IA et al. Allogeneic hematopoietic stem cell transplantation: complications and results. *Arch Intern Med.* 2002; 162:1558.

129. Beatty PG et al. Marrow transplantation from related donors other than HLA-identical siblings. *N Engl J Med.* 1985; 313:765.

130. Barker JN et al. Survival after transplantation of unrelated donor umbilical cord blood is comparable to that of human leukocyte antigen-matched unrelated donor bone marrow: results of a matched-pair analysis. *Blood.* 2001;97:2957.

131. Rocha V et al. Comparison of outcomes of unrelated bone marrow and umbilical cord blood transplants in children with acute leukemia. *Blood.* 2001;97:2962.

132. Rocha V et al. Graft-versus-host disease in children who have received a cord-blood or bone marrow transplant from an HLA-identical sibling. Eurocord and International Bone Marrow Transplant Registry Working Committee on Alternative Donor and Stem Cell Sources. *N Engl J Med.* 2000;342:1846.

133. Martin PJ et al. A retrospective analysis of therapy for acute graft-versus-host disease: initial treatment. *Blood.* 1990;76:1464.

134. Weiden PL et al. Anti-human thymocyte globulin (ATG) for prophylaxis and treatment of graft-versus-host disease in recipients of allogeneic marrow grafts. *Transplant Proc.* 1978;10:213.

135. Deeg HJ et al. Cyclosporine as prophylaxis for graft-versushost disease: a randomized study in patients undergoing marrow transplantation for acute nonlymphoblastic 5 leukemia. *Blood.* 1985;65:1325.

136. Storb R et al. Should methotrexate plus calcineurin inhibitors be considered standard of care for prophylaxis of acute graft-versus-host disease? *Biol Blood Marrow Transplant.* 2010;16:S18–S27.

137. Ratanatharathorn V et al. Phase III study comparing methotrexate and tacrolimus (Prograf, FK506) with methotrexate and cyclosporine for graft-versus-host disease prophylaxis after HLA-identical sibling bone marrow transplantation. *Blood.* 1998;92:2303.

138. Horowitz MM et al. Tacrolimus vs. cyclosporine immunosuppression: results in advanced-stage disease compared with historical controls treated exclusively with cyclosporine. *Biol Blood Marrow Transplant.* 1999;5:180.

139. Bolwell B et al. A prospective randomized trial comparing cyclosporine and short course methotrexate with cyclosporine and mycophenolate mofetil for GVHD prophylaxis in myeloablative allogeneic bone marrow transplantation. *Bone Marrow Transplant.* 2004;34:621.

140. Nash RA et al. A phase i/ii study of mycophenolate mofetil in combination with cyclosporine for prophylaxis of acute graft-versus-host disease after myeloablative conditioning and allogeneic hematopoietic cell transplantation. *Biol Blood Marrow Transplant.* 2005;11:495.

141. Chao NJ et al. Cyclosporine, methotrexate, and prednisone compared with cyclosporine and prednisone for prophylaxis of acute graft-versus-host disease. *N Engl J Med.* 1993;329:1225.

142. Goker H et al. Acute graft-versus-host disease: pathobiology and management [published correction appears in *Exp Hematol.* 2001;29:653]. *Exp Hematol.* 2001;29: 259.

143. Schultz KR et al. Effect of gastrointestinal inflammation and age on the pharmacokinetics of oral microemulsion cyclosporin A in the first month after bone marrow transplantation. *Bone Marrow Transplant.* 2000;26:545.

144. Leather HL. Drug interactions in the hematopoietic stem cell transplant (HSCT) recipient: what every transplanter needs to know. *Bone Marrow Transplant.* 2004;33: 137.

145. Przepiorka D et al. Relationship of tacrolimus whole blood levels to efficacy and safety outcomes after unrelated donor marrow transplantation. *Biol Blood Marrow Transplant.* 1999;5:94.

146. Duncan N, Craddock C. Optimizing the use of cyclosporin in allogeneic stem cell transplantation. *Bone Marrow Transplant.* 2006;38:169.

147. Schmidt H et al. Correlation between low CSA plasma concentration and severity of acute Gv HD in bone marrow transplantation. *Blut.* 1988;57:139.

148. Hows JM et al. Use of cyclosporin A in allogeneic bone marrow transplantation for severe aplastic anemia. *Transplantation.* 1982;33:382.

149. Oshima K et al. Target blood concentrations of cyclosporine and tacrolimus in randomized controlled trials for the prevention of acute GVHD after hematopoietic SCT. *Bone Marrow Transplant.* 2010;45:781.

150. Nakamura Y. Evaluation of appropriate blood level in continuous intravenous infusion from trough concentrations after oral administration based on area under trough level in tacrolimus and cyclosporine therapy. *Transplant Proc.* 2005;37:1725.

151. Furukawa T et al. Pharmacokinetic and pharmacodynamic analysis of cyclosporine A (CsA) to find the best single time point for the monitoring and adjusting of CsA dose using twice daily 3-h intravenous infusions in allogeneic hematopoietic stem cell transplantation. *Intl J Hematol.* 2010;92:144.

152. Wingard JR et al. Relationship of tacrolimus (FK506) whole blood concentrations and efficacy and safety after HLA-identical sibling bone marrow transplantation. *Biol Blood Marrow Transplant.* 1998;4:157.

153. Couriel D et al. Acute graft-versus-host disease: pathophysiology, clinical manifestations, and management. *Cancer.* 2004;101:1936.

154. Deeg HJ et al. Treatment of human acute graft-versushost disease with antithymocyte globulin and cyclosporine with or without methylprednisolone. *Transplantation.* 1985;40:162.

155. Lazarus HM et al. Prevention and treatment of acute graft-versus-host disease: the old and the new. A report from the Eastern Cooperative Oncology Group (ECOG). *Bone Marrow Transplant.* 1997;19:577.

156. Van Lint MT et al. Early treatment of acute graft-versus-host disease with high-or low-dose 6-methylprednisolone: a multicenter randomized trial from the Italian Group for Bone Marrow Transplantation. *Blood.* 1998;92:2288.

157. Antin JH et al. Novel approaches to the therapy of steroidresistant acute graft-versus-host disease. *Biol Blood Marrow Transplant.* 2004;10:655.

158. Lee SJ. New approaches for preventing and treating chronic graft-versus-host disease. *Blood.* 2005;105:4200.

159. Yamasaki S et al. Infectious complications in chronic graftversus-host disease:

a retrospective study of 145 recipients of allogeneic hematopoietic stem cell transplantation with reduced- and conventional-intensity conditioning regimens. *Transpl Infect Dis.* 2008;10:252.

160. Perez-Simon JA et al. Chronic graft-versus-host disease: pathogenesis and clinical management. *Drugs.* 2006;66: 1041.

161. Vogelsang GB. How I treat chronic graft-versus-host disease. *Blood.* 2001;97:1196.

162. Lin X et al. Ocular manifestations of graft-versus-host disease: 10 year's experience. *Clin Opthal.* 2015;9:1209–1213.

163. Essell JH et al. Ursodiol prophylaxis against hepatic complications of allogeneic bone marrow transplantation: a randomized, double-blind, placebo-controlled trial. *Ann Intern Med.* 1998;128:975.

164. Ohashi K et al. The Japanese multicenter open randomized trial of ursodeoxycholic acid prophylaxis for hepatic veno-occlusive disease after stem cell transplantation. *Am J Hematol.* 2000;64:32.

165. Ruutu T et al. Ursodeoxycholic acid for the prevention of hepatic complications in allogeneic stem cell transplantation. *Blood.* 2002;100:1977.

166. Stern JM et al. Bone density loss during treatment of chronic GVHD. *Bone Marrow Transplant.* 1996;17:395.

167. Bowden RA. Respiratory virus infections after marrow transplant: the Fred Hutchinson Cancer Research Center experience. *Am J Med.* 1997;102:27.

168. Junghanss C et al. Incidence and outcome of bacterial and fungal infections following nonmyeloablative compared with myeloablative allogeneic hematopoietic stem cell transplantation: a matched control study. *Biol Blood Marrow Transplant.* 2002;8:512.

169. Tomblyn M et al. Guidelines for preventing infectious complications among hematopoietic cell transplantation recipients: a global perspective [published correction appears in *Biol Blood Marrow Transplant.* 2010;16:294]. *Biol Blood Marrow Transplant.* 2009;15;1143.

170. Gafter-Gvili A et al. Meta-analysis: antibiotic prophylaxis reduces mortality in neutropenic patients [published correction appears in *Ann Intern Med.* 2006;144:704]. *Ann Intern Med.* 2005;142:979.

171. van de Wetering MD et al. Efficacy of oral prophylactic antibiotics in neutropenic afebrile oncology patients: a systematic review of randomised controlled trials. *Eur J Cancer.* 2005;41:1372.

172. Bucaneve G et al. Quinolone prophylaxis for bacterial infections in afebrile high risk neutropenic patients. *Eur J Cancer.* 2007;(Suppl 5):5.

173. Bucaneve G et al. Levofloxacin to prevent bacterial infection in patients with cancer and neutropenia. *N Engl J Med.* 2005;353:977.

174. Cruciani M et al. Prophylaxis with fluoroquinolones for bacterial infections in neutropenic patients: a meta-analysis. *Clin Infect Dis.* 1996;23:795.

175. Engels EA et al. Efficacy of quinolone prophylaxis in neutropenic cancer patients: a meta-analysis. *J Clin Oncol.* 1998;16:1179.

176. Tunkel AR, Sepkowitz KA. Infections caused by viridans streptococci in patients with neutropenia. *Clin Infect Dis.* 2002;34:1524.

177. Freifeld et al. Clinical practice guideline for the use of antimicrobial agents in neutropenic patients with cancer: 2010 update by the Infectious Diseases Society of America. *Clin Infect Dis.* 2011;52:e56.

178. Goodman JL et al. A controlled trial of fluconazole to prevent fungal infections in patients undergoing bone marrow transplantation. *N Engl J Med.* 1992;326:845.

179. Slavin MA et al. Efficacy and safety of fluconazole prophylaxis for fungal infections after marrow transplantation: a prospective, randomized, double-blind study. *J Infect Dis.* 1995;171:1545.

180. Marr KA et al. Epidemiology and outcome of mould infections in hematopoietic stem cell transplant recipients. *Clin Infect Dis.* 2002;34:909.

181. Cornely OA et al. Evidence-based assessment of primary antifungal prophylaxis in patients with hematologic malignancies. *Blood.* 2003;101:3365.

182. Wingard JR et al. Randomized double-blind trial of fluconazole versus voriconazole for prevention of invasive fungal infection (IFI) after allo hematopoietic cell transplantation (HCT). *Blood.* 2010;116:5111.

183. Cornely OA et al. Posaconazole vs. fluconazole or itraconazole prophylaxis in patients with neutropenia. *N Engl J Med.* 2007;356:348–359.

184. Imhof A et al. Breakthrough fungal infections in stem cell transplant recipients receiving voriconazole. *Clin Infect Dis.* 2004;39:743–746.

185. Singh N, Paterson DL. Aspergillus infections in transplant recipients. *Clin Microbiol Rev.* 2005;18:44.185.

186. Selby PJ et al. The prophylactic role of intravenous and long term oral acyclovir after allogeneic bone marrow transplantation. *Br J Cancer.* 1989;59:434.

187. Burns LJ et al. Randomized clinical trial of ganciclovir vs acyclovir for prevention of cytomegalovirus antigenemia after allogeneic transplantation. *Bone Marrow Transplant.* 2002;30:945.

188. Ljungman P. Prevention and treatment of viral infections in stem cell transplant recipients. *Br J Haematol.* 2002;118:44.

189. Vusirikala M et al. Valacyclovir for the prevention of cytomegalovirus infection

after allogeneic stem cell transplantation: a single institution retrospective cohort analysis. *Bone Marrow Transplant.* 2001;28:265.

190. Dignani MC et al. Valacyclovir prophylaxis for the prevention of Herpes simplex virus reactivation in recipients of progenitor cells transplantation. *Bone Marrow Transplant.* 2002;29:263.

191. Soubani AO, Chandrasekar PH. The clinical spectrum of pulmonary aspergillosis. *Chest.* 2002;121:1988.

192. Steer CB et al. Varicella-zoster infection after allogeneic bone marrow transplantation: incidence, risk factors and prevention with low-dose acyclovir and ganciclovir. *Bone Marrow Transplant.* 2000;25:657.

193. Razonable RR, Emery VC. Management of CMV infection and disease in transplant patients. *Herpes.* 2004;11:77.

194. Goodrich JM et al. Ganciclovir prophylaxis to prevent cytomegalovirus disease after allogeneic marrow transplant. *Ann Intern Med.* 1993;118:173.

195. Boeckh M et al. Cytomegalovirus pp65 antigenemia-guided early treatment with ganciclovir versus ganciclovir at engraftment after allogeneic marrow transplantation: a randomized double-blind study. *Blood.* 1996;88:4063.

196. Zaia JA. Prevention of cytomegalovirus disease in hematopoietic stem cell transplantation. *Clin Infect Dis.* 2002;35: 999.

197. Boeckh M et al. Plasma polymerase chain reaction for cytomegalovirus DNA after allogeneic marrow transplantation: comparison with polymerase chain reaction using peripheral blood leukocytes, pp65 antigenemia, and viral culture. *Transplantation.* 1997;64:108.

198. St George K et al. A multisite trial comparing two cytomegalovirus (CMV) pp65 antigenemia test kits, biotest CMV Brite and Bartels/Argene CMV antigenemia. *J Clin Microbiol.* 2000;38:1430.

199. Nichols WG et al. High risk of death due to bacterial and fungal infection among cytomegalovirus (CMV)-seronegative recipients of stem cell transplants from seropositive donors: evidence for indirect effects of primary CMV infection. *J Infect Dis.* 2002;185:273.

200. Boeckh M et al. Successful modification of a pp65 antigenemia-based early treatment strategy for prevention of cytomegalovirus disease in allogeneic marrow transplant recipients. *Blood.* 1999;93:1781.

201. Schmidt GM et al. A randomized, controlled trial of prophylactic ganciclovir for cytomegalovirus pulmonary infection in recipients of allogeneic bone marrow transplants: The City of Hope-Stanford-Syntex CMV Study Group. *N Engl J Med.* 1991;324:1005.

202. Goodrich JM et al. Early treatment with ganciclovir to prevent cytomegalovirus disease after allogeneic bone marrow transplantation. *N Engl J Med.* 1991;325:1601.

203. Ljungman P et al. Results of different strategies for reducing cytomegalovirus-associated mortality in allogeneic stem cell transplant recipients. *Transplantation.* 1998;66:1330.

204. Ayala E et al. Valganciclovir is safe and effective as pre-emptive therapy for CMV infection in allogeneic hematopoietic stem cell transplantation. *Bone Marrow Transplant.* 2006;37:851.

205. Diaz-Pedroche C et al. Valganciclovir preemptive therapy 7 for the prevention of cytomegalovirus disease in high-risk seropositive solid-organ transplant recipients. *Transplantation.* 2006;82.30.

206. Reusser P et al. Randomized multicenter trial of foscarnet versus ganciclovir for preemptive therapy of cytomegalovirus infection after allogeneic stem cell transplantation. *Blood.* 2002;99:1159.

207. Ljungman P et al. Cidofovir for cytomegalovirus infection and disease in allogeneic stem cell transplant recipients. The Infectious Diseases Working Party of the European Group for Blood and Marrow Transplantation. *Blood.* 2001;97:388.

208. Holmberg LA et al. Increased incidence of cytomegalovirus disease after autologous CD34-selected peripheral blood stem cell transplantation. *Blood.* 1999;94:4029.

209. Junghanss C et al. Incidence and outcome of cytomegalovirus infections following nonmyeloablative compared with myeloablative allogeneic stem cell transplantation, a matched control study. *Blood.* 2002;99:1978.

210. Mohty M et al. High rate of secondary viral and bacterial infections in patients undergoing allogeneic bone marrow mini-transplantation. *Bone Marrow Transplant.* 2000;26: 251.

211. Marr KA et al. Invasive aspergillosis in allogeneic stem cell transplant recipients: changes in epidemiology and risk factors. *Blood.* 2002;100:4358.

212. De La Rosa GR et al. Risk factors for the development of invasive fungal infections in allogeneic blood and marrow transplant recipients. *Transpl Infect Dis.* 2002;4:3.

213. Wingard JR et al. Association of Torulopsis glabrata infections with fluconazole prophylaxis in neutropenic bone marrow transplant patients. *Antimicrob Agents Chemother.* 1993;37:1847.

214. Wingard JR et al. Increase in Candida krusei infection among patients with

bone marrow transplantation and neutropenia treated prophylactically with fluconazole. *N Engl J Med*. 1991;325:1274.

215. Patterson TF et al. Invasive aspergillosis: disease spectrum, treatment practices, and outcomes. I3 Aspergillus Study Group. *Medicine (Baltimore)*. 2000;79:250.

216. Ascioglu S et al. Defining opportunistic invasive fungal infections in immunocompromised patients with cancer and hematopoietic stem cell transplants: an international consensus. *Clin Infect Dis*. 2002;34:7.

217. Marr KA et al. Antifungal therapy decreases sensitivity of the Aspergillus galactomannan enzyme immunoassay. *Clin Infect Dis*. 2005;40:1762.

218. Marr KA et al. Aspergillosis: pathogenesis, clinical manifestations, and therapy. *Infect Dis Clin North Am*. 2002;16:875.

219. Stevens DA, Lee JY. Analysis of compassionate use itraconazole therapy for invasive aspergillosis by the NIAID Mycoses Study Group criteria. *Arch Intern Med*. 1997;157:1857.

220. Ahmad SR et al. Congestive heart failure associated with itraconazole. *Lancet*. 2001;357:1766.

221. Terrell CL. Antifungal agents. Part II. The azoles. *Mayo Clin Proc*. 1999;74:78.

222. Herbrecht R et al. Voriconazole versus amphotericin B for primary therapy of invasive aspergillosis. *N Engl J Med*. 2002;347:408.

223. Walsh TJ et al. Treatment of invasive aspergillosis with posaconazole inpatients who are refractory to or intolerant of conventional therapy: an externally controlled trial. *Clin Infect Dis*. 2007;44:2.

224. Stone EA et al. Caspofungin: an echinocandin antifungal agent. *Clin Ther*. 2002;24:351.

225. Denning DW et al. Micafungin (FK463), alone or in combination with other systemic antifungal agents, for the treatment of acute invasive aspergillosis. *J Infect*. 2006;53:337.

226. Walsh TJ et al. Voriconazole compared with liposomal amphotericin B for empirical antifungal therapy in patients with neutropenia and persistent fever [published correction appears in *N Engl J Med*. 2007;356:760]. *N Engl J Med*. 2002;346:225.

227. Denning DW et al. Efficacy and safety of voriconazole in the treatment of acute invasive aspergillosis. *Clin Infect Dis*. 2002;34:563.

228. Petraitis V et al. Combination therapy in treatment of experimental pulmonary aspergillosis: synergistic interaction between an antifungal triazole and an echinocandin. *J Infect Dis*. 2003;187:1834.

229. Kirkpatrick WR et al. Efficacy of caspofungin alone and in combination with voriconazole in a guinea pig model of invasive aspergillosis. *Antimicrob Agents Chemother*. 2002;46:2564.

230. Perea S et al. In vitro interaction of caspofungin acetate with voriconazole against clinical isolates of *Aspergillus* spp. *Antimicrob Agents Chemother*. 2002;46:3039.

231. Lewis RE, Kontoyiannis DP. Rationale for combination antifungal therapy. *Pharmacotherapy*. 2001;21:149S.

232. Rizzo JD et al. Recommended screening and preventive practices for long-term survivors after hematopoietic cell transplantation: joint recommendations of the European Group for Blood and Marrow Transplantation, the Center for International Blood and Marrow Transplant Research, and the American Society of Blood and Marrow Transplantation. *Biol Blood Marrow Transplant*. 2006;12:138.

233. Children's Oncology Group. Long-term follow-up guidelines for survivors of childhood, adolescent, and young adult cancers. Version 3.0. http://www.survivorshipguidelines.org/pdf/LTFUResourceGuide.pdf. Accessed November 14, 2010.

234. Goldberg SL et al. Vaccinations against infectious diseases in hematopoietic stem cell transplant recipients. *Oncology (Williston Park)*. 2003;17:539.

235. Antin JH. Clinical practice. Long-term care after hematopoietic-cell transplantation in adults. *N Engl J Med*. 2002;347:36.

236. Socie G et al. Nonmalignant late effects after allogeneic stem cell transplantation. *Blood*. 2003;101:3373.

237. Strasser SI, McDonald GB. Hepatitis viruses and hematopoietic cell transplantation: a guide to patient and donor management. *Blood*. 1999;93:1127.

5-α-还原酶抑制剂　200
5-氟尿嘧啶,5-FU　172
5-羟色胺受体拮抗剂　214
MMF　221
mTOR 抑制剂　39
RANKL 抑制剂　197
Sipuleucel-T　44,196
TNF-α 拮抗剂　220

A

阿比特龙　196
阿法达依泊汀　19
阿法依泊汀　19
阿仑膦酸钠　198
阿伦单抗　210
阿米替林　176
阿那曲唑　150
阿尼芬净　226
阿瑞吡坦　214
阿糖胞苷　67,102,116,120,122,207
阿昔洛韦　224
氨苯砜　227
昂丹司琼　214
奥滨尤妥珠单抗　125
奥法木单抗　125
奥沙利铂　68,172

B

白消安　210-212
贝伐单抗　55,73,162,178
苯达莫司汀　124,125
苯丁酸氮芥　124
苯海拉明　176
表鬼臼毒素　37
表柔比星　148
别嘌呤醇　118

丙卡巴肼　80
泊沙康唑　223,226
博来霉素　75

C

长春花碱　37
长春新碱　68,69
重组人组织纤溶酶原激活物　215
醋酸甲地孕酮　152

D

达克珠单抗　221
达沙替尼　122
单克隆抗体　39
蛋白酶体抑制剂　39
狄诺塞麦　129,152
地美环素　164
地诺单抗　197
地塞米松　101,176
度他雄胺　200
多库酯钠　102
多柔比星　69,90,148,149
多西环素　163,180
多西他赛　162,195

E

厄洛替尼　162
恩杂鲁胺　196
蒽环类抗生素　37
二甲基亚砜　205

F

伐昔洛韦　125,224
非格司亭　97,119,120,175,208,214
非那雄胺　200
非甾体抗炎药　96

234

药物索引

伏立康唑　223,226
氟达拉滨　120,124,211
氟康唑　223
氟喹诺酮类抗菌药物　223
氟尿嘧啶　172
氟维司群　152
复方新诺明　96,97,125

G

钙调神经磷酸酶抑制剂　219
更昔洛韦　224
广谱三唑类　226

H

环孢素　211,218
环磷酰胺　149,210,213,218
黄体酮　152

J

棘白菌素类　226
加巴喷丁　176
甲氨蝶呤　66,74,211,218
甲磺酸去铁胺　18
甲泼尼龙-利妥昔单抗　125
甲氧苄啶/磺胺甲噁唑　227
聚乙二醇　102

K

卡巴他赛　196
卡泊芬净　226
卡铂　53
卡莫司汀　207
卡培他滨　172
抗胸腺细胞球蛋白　218
抗肿瘤抗生素　37
克拉屈滨　120
克林霉素　163
克唑替尼　93

L

拉布立酶　118
拉帕替尼　71,154
来曲唑　150
雷洛昔芬　144,145

镭-223　197
利妥昔单抗　66,125
利妥昔单抗-苯丁酸氮芥　125
粒细胞集落刺激因子　108
两性霉素 B　225
两性霉素 B 脂质体　226
膦甲酸　224
洛哌丁胺　179
氯法拉滨　120

M

吗替麦考酚酯　211,218,219
美法仑　127,207,211
美司钠　74,97,214
门冬酰胺酶　101
米卡芬净　223,226
米诺环素　163
米托蒽醌　196

P

帕博西尼　152
帕利夫明　58,214
帕米膦酸　129,152
帕尼单抗　178
帕唑帕尼　72
哌拉西林　225
培非格司亭　175
培美曲塞　162
培门冬酶　101,104
喷司他丁　221
喷司他丁-环磷酰胺-利妥昔单抗　125
喷他脒　227
泼尼松　101
普乐沙福　206
普瑞巴林　176

Q

青霉素　223
氢化可的松　163,180
巯嘌呤　104
曲妥珠单抗　66,71,147,149,150,154
去甲替林　176
去铁酮　18
去纤维蛋白多核苷酸　215

S

沙格司亭　119

神经激肽受体-1 拮抗剂　214

舒尼替尼　71

双膦酸盐　197

双氢睾酮　185

索拉非尼　71

T

他克莫司　211

他莫昔芬　144,150

他唑巴坦　225

酮康唑　195

头孢吡肟　223

头孢他啶　223

妥昔单抗　125

W

万古霉素　223

威罗菲尼　72

X

西多福韦　224

西罗莫司　221

西妥昔单抗　65,162,178

喜树碱　37

细胞因子干扰素-α　44

缬更昔洛韦　224

Y

亚胺培南或美罗培南　223

亚叶酸　172

伊立替康　58,97

伊马替尼　71,122

伊曲康唑　226

依那西普　220

依托泊苷　90,207

依维莫司　152

依西美坦　150

异环磷酰胺　74,90

异维 A 酸　90

英夫利昔单抗　220

右雷佐生　63

Z

紫杉醇　53,149

紫杉烷类　37

组蛋白去乙酰化酶抑制剂　39

左氧氟沙星　223

唑来膦酸　129,152,197

主题索引

1,3-β-*D*-葡聚糖　225

^{123}I 间碘苯甲胍测试　90

5-α-还原酶抑制剂　200

B 细胞淋巴瘤　107

CT 结肠成像　171

DNA 修复基因　26

EGFR　178

FOLFOX6　175

Karnofsky 评分　30

Lynch 综合征　170

mFOLFOX6　175

P-糖蛋白　37

TNM 分期系统　29,97

A

癌变　27

癌基因突变　26

癌细胞　24

癌症　24

癌症分期　29

癌症筛查　28

B

靶向治疗　31

白细胞　53,116

白消安癫痫　213

白血病　29

半乳甘露聚糖　225

丙烯醛　214

播散性前列腺癌　193

不孕症　227

C

草绿色链球菌　223

超敏反应　176

潮热　198

成神经节细胞瘤　89

迟发性腹泻　58

迟发性急性 GVHD　216

充血性心力衰竭　69

出血性膀胱炎　74,214

初始化疗　38

纯神经母细胞瘤　89

促红细胞生成素　4

促凝血酶原激酶时间　55

促性腺激素释放激素　185

D

大细胞淋巴瘤　107

单克隆免疫球蛋白病　126

单药化疗　38

蛋白尿　73

导管原位癌　143

低钠血症　164

低强度预处理方案　211

端粒　27

端粒酶　27

对数杀伤假说　31

多发性骨髓瘤　29,126,205

多药耐药　37

多种药物耐受性　37

E

恶性肿瘤　24

耳毒性　69

二氢嘧啶脱氢酶　179

二线化疗　38

F

发热性中性粒细胞减少症　54

范科尼肾综合征　90

放射性核素心室内造影　70

放射治疗 31

非黑色素瘤 28

非霍奇金淋巴瘤 105,130,205

非清髓性方案 211

非清髓性预处理方案 205

非小细胞肺癌 53,157

肺毒性 75

肺囊虫 222,227

肺囊虫病 227

费城染色体 100

粪便免疫化学试验 171

粪便隐血试验 171

辅助化疗 39

辅助疗法 31

辅助治疗 170

负压-HEPA 223

G

钙黏着蛋白 27

干细胞动员 205

肝窦阻塞性综合征 214

肝毒性 78

肝脏 GVHD 217

高胆红素血症 215

睾丸素 184

革兰氏阴性菌 223

巩固治疗 100

姑息性疗法 31

姑息性手术 31

骨肉瘤 95

骨髓干细胞移植 93

骨髓抑制 52

骨相关事件风险 197

光滑念珠菌 225

H

黑色素瘤 28

横纹肌肉瘤 97

红细胞 52

化疗 31

化疗引起的恶心和呕吐 207

化学预防 28

缓解后治疗 119

混合血统白血病 99

霍奇金淋巴瘤 130

J

肌酐清除率 92

肌内注射 46

基底细胞癌 28

基因缺失 26

基因转录 26

基质金属蛋白酶 27

基质细胞衍生因子-1 206

激素敏感组织 44

急性 GVHD 216

急性白血病 210

急性淋巴细胞白血病 98

急性肾小管梗阻 74

急性髓细胞性白血病 79,98,115

急性早幼粒细胞性白血病 55,118

集落刺激因子 52,119

剂量-反应曲线 210

剂量强度 37

剂量限制性 207

剂量依赖性药物 31

家族性腺瘤样息肉 170

检查点抑制剂 44

减瘤术 31

碱性成纤维细胞生长因子 27

接合菌 225

结肠镜检查 170,171

结直肠癌 28

近距离放射治疗 199

浸润性导管癌 143

浸润性小叶癌 143

经直肠穿刺活检 185

静脉给药 46

静脉输注 46

静脉注射 116

局部化疗 46

巨幼细胞贫血 11

绝对中性粒细胞计数 205

K

抗雄激素戒断综合征 195

抗原 196

可弯曲式乙状结肠镜检查 171

克罗恩病 171

克柔假丝酵母 225

口服给药 46

口干症 56

口干症（口干） 56

口腔黏膜炎（口腔炎） 56

库欣综合征 164

快速推注 46

L

酪氨酸激酶受体 27

酪氨酸激酶抑制剂 39

冷冻癌细胞术 193

冷冻疗法 193

连续输注 46

联合化疗 38

镰刀菌 225

镰状细胞贫血 15

链球菌 223

良性前列腺肥大 185

量效曲线 207

疗效评估 46

林奇综合征 186

淋巴瘤 29

淋巴母细胞淋巴瘤 105,107

鳞状细胞癌 28

硫嘌呤-S-甲基酶 104

M

麻痹性肠梗阻 102

慢性 GVHD 216,220

慢性骨髓性白血病 210

慢性溃疡性结肠炎 171

慢性淋巴细胞性白血病 123

慢性髓细胞性白血病 120

慢性阻塞性肺疾病 227

酶联免疫法 225

弥散性血管内凝血 55

免疫球蛋白 E 63

N

耐氟康唑念珠菌 225

耐药光滑念珠菌 223

耐药克隆株 37

耐药性 37

脑脊液 101

脑神经毒性 69

内分泌功能紊乱 227

内分泌疗法 31,44

内镜检查 171

内源性激素 44

尿苷二磷酸葡萄糖醛酸转移酶 179

尿液致突变性 48

凝血酶原时间 55

P

皮肤 GVHD 217

皮肤癌 28

皮下给药 46

贫血 3,55

Q

脐带血 209

前病毒插入 26

前列腺 184

前列腺癌 28

前列腺癌去势治疗抵抗 194

前列腺酸性磷酸酶 196

前列腺特异性抗原 185

前列腺腺癌 184

前期癌变组织 170

嵌合现象 211

鞘内注射 102

侵袭性霉菌 225

侵袭性曲霉菌 225

清髓性预处理方案 210

曲霉菌 223,225

趋化因子 SDF-1 或 CXCR4 受体 209

去 T 细胞移植 211

全反式维 A 酸 117

全身给药 46

全身治疗 31

全血细胞计数 98,116

R

染色体损伤 48

染色体异位 26

人白细胞抗原 208

人乳头瘤病毒　28
溶血性贫血　209
乳房 X 线照相检查　144
乳酸脱氢酶　117
乳腺癌　28,142
乳腺癌耐药蛋白　37

S

三磷酸腺苷分子　27
三维适形放射治疗技术　191
色素沉着　60
上腔静脉综合征　164
社区获得性肺炎　123
神经毒性　66
神经节瘤　89
神经母细胞瘤　89
神经系统副肿瘤综合征　164
肾母细胞瘤　93
肾上腺皮质功能不全　227
生长因子　26
生化复发　193
生物安全柜　48
生物反应调节剂　31
实体瘤疗效评价标准　46
世界卫生组织　117
视网膜母细胞瘤蛋白　27
手足综合征　175,176
双向移植排斥　208
顺序依赖性药物　31
丝孢菌　225
髓外毒性　212
髓芯活检法　146

T

体外光化学疗法　221
铁超载　227
同种异体造血细胞移植　116
脱发　59
拓扑异构酶Ⅱ　37

W

外科去势　191
外束放射治疗　190
外周神经病变　68

外周血祖细胞　205
完全缓解　116
挽救疗法　38
微小残留病灶　100
维持治疗　100
胃肠道 GVHD　217
无病生存率　172
无疾病生存期　93
无瘤生存　227

X

细胞凋亡　26
细胞分裂　26
细胞杀伤　31
细胞生长　26
细胞信号通路　26
细胞周期　26
细胞周期蛋白　26
细胞周期蛋白-CDK 复合物　27
细胞周期非特异性药物　31
细胞周期特异性药物　31
小细胞肺癌　157,164
小叶原位癌　143
心脏毒性　69
新辅助化疗　95
雄激素剥夺疗法　184,191,197
血管内皮生长因子　27
血管舒缩症状　198
血红蛋白　116
血栓性微血管病　209
血小板计数　53
血小板减少症　55
血小板衍生的生长因子　27
血药浓度　48

Y

延迟强化治疗　100
炎性肠病　171
炎性乳腺癌　146
炎症性贫血　19
药时曲线　38
药时曲线下面积　53
药物去势　191
一线化疗　38

移植动力学　216

移植物抗宿主病　216

遗传性非息肉性结直肠癌　170

乙状结肠镜检查　170

异基因造血干细胞移植　105

异体造血干细胞移植　204

抑癌基因　26

影像引导放射治疗　191

用药差错　47

有丝分裂　26

有效药物浓度时间　38

幼年风湿性关节炎　98

诱导化疗　38,100

原癌基因　26

原发性细胞遗传学耐药　122

Z

早期应答　100

早幼粒细胞白血病　118

造血干细胞移植　56

造血生长因子　206

增强放疗　191

真菌　223

整合蛋白　27

直肠指诊　185

职业暴露　48

治愈性疗法　31

致癌基因　26

致癌物　25

致畸性　81

中性粒细胞减少伴发热　97,179

肿瘤　24

肿瘤标志物　47

肿瘤溶解综合征　118

肿瘤微转移　95

肿瘤耀斑　192

肿瘤转移　27

主要组织相容性复合体　208

自体干细胞移植　105

自体骨髓祖细胞移植　93

自体细胞自救　90

自体造血干细胞移植　204

自主神经病变　69

总体生存率　172

组织学诊断　29

左心室射血分数　70